陳存仁編校

皇漢醫學叢書

三

上海科学技术文献出版社

第三册

中國醫籍考（上）

陳存仁編校

皇漢醫學叢書

醫籍考

多紀元胤編

醫籍考

提要

本書爲日本多紀元胤氏所編述。楊守敬訪書日本嘗述及醫籍考之名。十餘年前葉恭綽君曾託其友人蘇曼殊君等在日訪購。因此書迄未付印。無從搜求。近以日本漢醫復興運動勃發。始由富士川游博士公之於世。多紀氏世攻漢醫。元胤夙受庭訓。克承箕裘。繼其先君編纂之遺作。搜集古聖後賢之遺作。編述本書。書凡八十卷。可謂我國千百來年醫籍之府庫。每書首列其名。次述其卷。表其存亡。示其序跋。而錄作者一生之事蹟。附末己見之考證按語。中多述我人未見未聞之書。或欲見而不得見之書。讀之可擴吾人之見聞。若以全部之系統而言。我國千百年來醫學上變遷之跡。亦可藉此窺其梗概。洵爲醫籍中最完備而有系統之目錄也。

序一

多紀元胤君。生平著述豐富。因篇帙浩繁。自不得悉數付梓。其門下好學之士。經謄錄者。亦僅數篇耳。即海內所收藏之珍本。均於明治末年間。購自書賈淺倉屋之手。

元胤字奕禧。一字紹翁。初稱安良。後改安元。柳沜乃其號也。文化二年。年十七。謁將軍家齊。八年三月四日。委列家督聯合醫師之席。後繼任父職。膺醫學館監事。欽賜厚俸。並賚侍者三十人從之。文政五年十二月。擢升至法眼。（日本僧侶最高級位曰法印。次曰法眼。）歿於十年六月三日。年僅三十有九。遺有難經疏證。體雅。疾雅。藥雅。名醫公案等著。

其父元簡。以博學聞於世。執日本醫學界之牛耳。平生鑒于醫學因陋就簡之式微。深爲慨嘆。遂矢志以匡救爲己任。遍聚古今醫籍。除其煩而滌其濫。撮其精要。凡十數部。行於世。並手編醫籍考一部。以辨醫學之源流。但未果即歿。至元胤始承其父志。且殫目錄學及道術之範圍易於中絕。力求其綿延。舉歷代史志各家藏目。及詩文賦頌。山經地志。凡有涉及醫學者。均潛心抽精提萃。以集大成。即現存之醫書。亦必辨其雅俗。鑑其眞贋。始有此苦心孤詣鉅大之八十卷焉。

本書倣朱錫鬯經義考之體裁。每書先揭其名。次示其卷第。詳其存佚。或未見。旁及諸家之序跋。與撰者之履歷。並將考語附錄之。故題曰醫籍考。凡唐宋之醫學。可靠之古方。金元醫家之門戶。與千百年來中國醫學之淵源流派。均可一目瞭然。飽覽無遺矣。是以本書在醫史上謂爲最有價值之典籍。自不爲過。

此書悉照家藏之原本影印。著者歿後。其弟元堅。逐條加以整理。並經其門人等謄錄。序文與目錄。係元堅之手筆。

富士川游序

序二

醫籍考八十卷者。先兄柳沜先生之所著也。先生既成是書。命不肖元堅以序言。無幾一疾弗輿。永捐諸孤。元堅泣血之餘。將付之梨棗。以廣傳布。奈何篇帙浩瀚。非倉卒所辦。仍姑謄錄數通。欲以貺天下好學之士。又不忍背其遺命。敢忘譾劣。以序之曰。蓋前人有所著作。後人必有所繼述。事日滋而記錄日增。文稍古而詮釋稍賾。支流派別。典籍寖繁。苟不甄綜而考覈之。紛紜轇轕。無有統紀。是以自古重目錄之學矣。夫醫有道焉。有術焉。推天地陰陽之祕。究藏府經絡之理。疾疢之所由起。草石之所由設。皆使明于我而切于物。此醫之道也。察人之虛實剛脆。辨病之吉凶淺深。而鍼石灸焫之宜。湯液丸散之施。使危者全困者安。此醫之術也。道以軒岐爲本。術以仲景爲宗。而淵奧博大。不易通達。是以名醫哲匠。撰述甚盛。延及于後世。則有偏主一格。以攄獨得者。有病分數科。以顓其門者。或改弦易轍。務逞新奇。或陳因膚廓。徒事雷同。故學醫之士。或唯就一二家取法。或泛然涉獵。無所持擇。而欲以致和鵲之功。其不草菅人命者尠矣。然則凡學醫者。豈可不用心于目錄之學。溯流以窮源乎哉。考醫書之有目。肇于劉歆七略。班固藝文志仍之。而醫經經方。凡十八家。四百八十卷。爾來歷代。無不著錄。

皇國寬平中藤原佐世等。撰現在書目。所載有出于隋唐史志之外者。何其盛歟。如趙陳諸家之目。皆就當代所存。自家所藏。而登載焉者已。然亦既夥矣。其總括今古。存佚莫擇。區而類之者。鄭氏通志略是已。然所錄蕪雜。不足取信。至如焦竑經籍志則固等自鄶矣。醫家自有目錄。惟爲明殷仲春醫藏目錄一書。然妄仿緇流。名義先悖。况品題失當。虧漏亦多。纖仄小品。何足以充學者之視聽乎。大抵醫者專騖捷徑。罕有精究道術者。是以目錄之學。棄而不講。豈可不謂之缺典乎。先君子櫟蔭先生常患醫學陵夷。人安固陋。慨然以匡救自任。因遍聚古今醫書。除煩滌濫。著書十數部。又欲撰醫籍考一書。以辨醫學源流。有志不果。先兄岐嶷夙成。一以纘述家學爲念。於先君子未完之緒。必加修補。而以目錄之學。爲道術之範圍。學問之綿蕝。造次顛沛。覃精是事。自歷代史志。各家藏目。以至詩文賦頌。山經地志。稗記臆說。事涉醫書者。悉莫不討搜薈萃。而况於醫書之見存者。必辨其雅俗。鑒其眞贋。仿朱錫鬯經義考之體。每書先揭其名。次以卷第。次以存佚未見。次以諸家序跋。撰人履歷。而次以考語。尋端竟委。訂譌闢謬。義例詳密。援據精覈。凡八十卷。析爲九類。於是堂構方成。燦爲鉅觀矣。蓋自非先兄之洽聞通識。何能至此乎。夫五運六氣之說攙。而素問之義悖。排纂割裂之習盛。而仲景之旨晦。本草褒於引經報使。脈法汨於七表八裏。唐宋之能遵古法。金元之務立門戶。今讀是書。則一目瞭然。千百年醫書之淵源流派。如指諸掌。因以讀諸家。則不爲多歧所惑。不爲曲說所囿。道之蘊奥。術之機活。可自此而進。可自此而得。則誠是學醫之津梁。濟生之關鍵。豈唯辨名氏較卷帙之謂也乎。噫天下固多賢而有力者。幸獲是書。愛而重之。亟刊印行世。則先兄之心力。無翳如之嘆。醫學之正脈。聯絡而不絶。此元堅所以日夕企望。而惓惓不能已于懷也。

大日本天保二年太歲在重光單閼春三月甲子胞弟元堅拜手稽首謹撰

總目錄

此爲先兄纂定之本。固無須賡續。然其下世後。古籍異帙。是書之所未收載。或出於故家舊藏。或來於吳舶新齎者。閒亦有之。每得一部。乃亟錄補于各類。以爲涓埃之助。且是書。往往載有元堅鄙說。荒謬麁陋。深重慚愧。然苟爲先兄所採。不敢忍芟除。故一仍其舊。但近日別有考證者。謹不妄贅。覽者鑒諸。辛卯嘉平月初五日元堅識。

醫籍考目次

素問註疑難　王　翼著

醫經四

內經疑義　袁　仁著
素問糾略　楊　愼著　三卷
素問提經　高　士著　三卷
素問摘語　鄭　曉著
內經註辨　蔡師勤著
內經要旨　徐春甫著　二卷
素問淺解　萬　全著
素問註　徐　渭著
素問註　周　鑑著
內經直指　翁應祥著
素文評林　許兆楨著
黃帝內經素問註證發微　馬　蒔著　九卷
素問註　吳　崑著　二四卷
岐黃要旨　宋　賢著
素問心得　胡文煥著　二卷

內經摘粹補註　李維麟著
素問輯要　胡尙禮著
內經鈔　趙獻可著
素問註　李仲梓著　二卷
內經纂要　靳鴻緒著
內經纂要　王佑賢著
素問集註　張志聰著　九卷
素問直解　高世栻著　九卷
素問鈔　何　鎭著
素問懸解　黃元御著　一三卷
素問釋義　張　琦著　一〇卷

醫經五

黃帝鍼經　九卷
鍼經音　楊玄操著　一卷
鍼經音義　席延賞著　一卷
靈寶註黃帝九靈經　一二卷
黃帝九虛內經　五卷

内經靈樞經　九卷
靈應靈樞　九卷
靈樞略　一卷
靈樞經脈箋　呂　復著
靈樞經摘註　高　士著　一卷
黃帝內經靈樞註證發微　馬　蒔著　九卷
靈樞經心得　胡文煥著　二卷
靈樞經　趙氏(缺名)註
靈樞經集註　張志聰編　九卷
靈樞直解　高世栻著
靈樞懸解　黃元御著　九卷

醫經六

黃帝內經太素(黃帝太素經)　楊上善著　三〇卷
內經類考　陰秉暘著　一〇卷
內經類鈔　孫應奎著
黃帝內經素問靈樞運氣音釋補遺
內經類旨　熊宗立著　一卷
類經　張介賓著　四二卷
類經圖翼　一一卷
類經附翼　四卷
黃帝內經素問靈樞合類　王九達著　九卷
靈素合鈔　林　瀾著　一五卷
素問靈樞類纂約註　汪　昂著　三卷
靈素微言　程雲鵬著
醫經原旨　薛　雪著　六卷
素靈發伏　嚴長明著
素靈微蘊　黃元御著　四卷

醫經七

黃帝八十一難經　二卷
衆難經　呂博望註　一卷
黃帝八十一難經註

楊玄操註　一卷

八十一難音義　一卷

難經疏　侯自然著　一三卷

難經補註　丁德用著　五卷

難經　虞庶註　五卷

黃帝八十一難經　王翰林集註　五卷

難經解義　龐安時著　一卷

黃帝八十一難經註釋

宋庭臣著　一卷

難經解　劉氏(闕名)著

難經辨正釋疑　周與權著

八十一難辨正條例　一卷

難經疏義(難經註義)王正宗

(王宗立)著　二卷

難經疏　高承德著

難經句解　李駉著　四卷

難經註　謝復古著

難經註　馮玠著

集註難經　紀天錫編　五卷

欒註難經　張元素著

難經重玄　王少卿著

難經本旨　袁坤厚著

難經說　謝縉孫著

難經辨疑　陳瑞孫著

難經本義　滑壽著　二卷

難經附說　呂復著

難經辨釋　二卷

勿聽子俗解八十一難經

熊宗立著　六卷

圖註八十一難經　張世賢著　八卷

難經正義　馬蒔著　九卷

難經考誤　姚濬著

難經補註　徐述著

圖註八十一難經評林捷徑統宗　六卷

難經直解　張景皐著

難素箋釋　黃淵著

難經經釋　徐大椿著　二卷

難經懸解　黃元御著　二卷

難經　戴　震著
春秋本難經註疏　唐千頃著
内難要語　唐秉鈞著

醫經八

岐伯經　一〇卷
内經　白氏（闕名）著　三八卷
外經　三六卷
旁篇　二五卷
扁鵲内經　九卷
外經　一二卷
扁鵲鏡經　一卷
靈元經　三卷

本草一

神農本草經　三卷

本草二

雷公集註神農本草　四卷

名醫別錄　陶弘景撰　三卷
本草經集註　陶弘景撰　七卷
新修本草（唐本草）　蘇　敬著　二一卷
新修本草圖　二六卷
本草音　三卷
本草圖經　七卷
本草　張　鼎撰　二〇卷
藥圖　二〇卷
圖經　七卷
本草音義（唐本草）　孔志約撰　二〇卷
本草拾遺　陳藏器撰　一〇卷
本草音義　李含光著　二卷
重廣英公本草　韓保昇撰　二〇卷
詳定本草　盧多遜撰　二〇卷
開寶重定本草　李　昉撰　二〇卷
補註神農本草　掌禹錫等撰　二〇卷
圖經本草　蘇　頌撰　二〇卷

重廣補註神農本草 陳 承撰 二三卷

大觀經史證類備急本草 唐愼微撰 三二卷

重修政和經史證類備用本草 三〇卷

紹興校定經史證類備急本草 王繼先編 二二卷

本草三

節要本草圖 文彥博撰

本草補遺 龐安時撰

本草節要 莊季裕著 三卷

辨誤 崔 源撰 一卷

本草衍義(本草廣義) 寇宗奭著 二〇卷

本草衍義補遺 朱震亨著 一卷

本草成書 鄭 樵著 二四卷

本草外類 五卷

新編類要圖註本草 劉信甫編 四二卷

寶慶本草 一冊(六卷)

寶慶本草折衷 陳 衍撰 五冊

至元增修本草 許國楨編

本草綱目 李時珍撰 五二卷

本草正譌補遺 徐昇泰編

重訂本草綱目 吳毓昌編 二〇卷

本草綱目必讀類纂 何 鎮編 二二卷

夕菴讀本草快編 浦士貞撰 六卷

本草綱目拾遺 趙學敏撰 一〇卷

神農本草經疏 繆希雍著 二〇卷

神農本草百種錄 徐大椿著 一卷

本草四

神農本草 八卷

神農本草 五卷

神農本草屬物 二卷

神農採藥經 二卷

雷公藥對 四卷
雷公藥對 徐之才撰 二卷
新廣藥對 宗令祺撰 三卷
桐君藥錄 三卷
子儀本草經 一卷
本草 蔡 邕撰 七卷
本草（本草因） 吳 普撰 六卷
本草經 李當之撰 一卷
藥錄 六卷
本草 隨 費 九卷
本草 秦承祖 六卷
炮炙論（炮炙方） 雷 斅撰 三卷
陳雷炮炙論 三卷
本草經 王季璞著 三卷
本草經鈔 談道術撰 一卷
本草病源合藥要鈔 徐叔嚮著 五卷
四家體療雜病本草要鈔 一〇卷
小兒用藥本草 王 末鈔 二卷

癰疽耳眼本草要鈔 九卷
本草要方 甘濬之撰 三卷
本草經 趙 贊撰 一卷
經略 一卷
本草經類用 三卷
本草經輕行 一卷
本草經利用 一卷
新集藥錄 徐 滔撰 四卷
藥法 四二卷
藥律 三卷
藥性 二卷
藥對 二卷
藥目 三卷
藥忌 一卷
本草 徐大山撰 二卷
藥總訣 陶弘景撰 一卷
藥像口訣 二卷
本草經 蔡 英撰 四卷

藥目要用　二卷
本草音義　姚　景撰　三卷
本草集錄　二卷
本草鈔　四卷
本草雜要訣　一卷
依本草錄藥性　三卷
靈秀本草圖　原平仲撰　一卷
入林採藥法　二卷
太常採藥時月　一卷
四時採藥及合目錄　四卷
諸藥要性　二卷
種植藥法　一卷
藥錄　李　密撰　二卷
本草　甄氏（缺名）撰　三卷
本草音義　甄立言撰　七卷
本草藥性　三卷
藥性論　四卷
諸藥異名　沙門行矩著　八卷
新本草　王方慶撰　四一卷

藥性要訣　五卷
胡本草　鄭　虔撰　七卷
四聲本草　蕭　炳著　四卷
刪繁藥詠　汪承宗撰　三卷
刪繁本草　楊損之撰　五卷
本草性類　杜善方撰　一卷
南海藥譜　七卷
海藥本草　李　珣撰　六卷
本草括要詩　張文懿著　三卷
日華子諸家本草　二〇卷
本草韻略　五卷
藥林　一卷
本草要訣　梁嘉慶撰　一卷
採藥論　一卷
制藥論法　一卷
藥銓總辨　裴宗元著　三卷
太平惠民和劑局方藥石炮製總論
許　洪撰　一卷
本草歌括　胡仕可著　八卷

本草五

本草集要　方　穀撰　一二卷

藥性辨疑　姚　能撰

湯液本草　李　暲撰

本草辨正　李　中撰　三卷

本草攷證　黃　淵撰　二卷

藥性賦　嚴　萃著

本草病因　馮淑沙撰　一卷

藥性類明（藥證類明）　二卷

藥性賦大全　吳維貞撰　一二卷

本草發明　皇甫嵩撰　六卷

太乙仙製本草藥性大全　王文潔撰　八卷

本草原始　李中立撰　八卷

藥品化義　賈所學撰　一三卷

本草六

藥鑑　杜文燮撰　二卷

本草定衡　龔廷賢撰　一三卷

藥品徵要　姚　濬撰

藥性輯要　一卷

本草輯要　邢增捷撰

藥性標本　吳文獻著　一〇卷

藥性會元　梅得元撰　三卷

藥準（藥徑）　許兆楨撰　二卷

藥纂　吳　崑著

藥能　沈　愚著

本草拾珠　萬　全著

本草考彙　盧　復著　二卷

本草真銓　楊崇魁著　二卷

本草便　張懋辰著　二卷

本草圖形　四卷

本草大成藥性賦　徐鳳石著　五卷

本草彙言　倪朱謨著　二〇卷

分部本草妙用　顧逢伯著　一〇卷

本草通元　李中梓著　二卷

雷公炮製藥性解　六卷

雷公炮製便覽　吳　武著　五卷

增補藥性雷公炮製　張光斗著　八卷

食治

食經 二卷
食經 一九卷
食經 一四卷
四時御食經 一卷
太官食經 五卷
太官食經 二〇卷
食法雜酒食要方白酒并作物法 一二卷
家政方 一一卷
食圖四時酒要方 一卷
食經 馬琬著 三卷
淮南王食經并目 諸葛穎編 一六五卷
膳羞養療 二〇卷
食經 竺暄著 四卷
四時食法 趙武著 一卷
食經 盧仁宗著 三卷
食療本草 孟銑著 三卷
食法 嚴龜著 一〇卷
食醫心鑑 昝殷著 二卷
食性本草 陳士良著 一〇卷

食法 王易簡著 一〇卷
養身食法 三卷
食治通說 婁居中著 一卷
食鑑 鄭樵著 四卷
飲膳正要 忽思慧著 三卷
日用本草 吳瑞著 八卷
食物本草 盧和著 二卷
食物本草 汪穎著 二卷
日食本草
食鑑本草 寧原著 二卷
食品集 吳祿著 二卷
食物輯要 穆世錫著 八卷
食物本草 李時珍著 二二卷
食物本草 吳文炳著 四卷
食說 一卷
食物辨真總釋 岳甫嘉著
食物本草會纂 沈李龍著 一二卷
飲食書 宋公玉著 六卷
本草醫旨食物類 施永圖著 五卷

藏府指掌圖書　施　沛著　一卷

藏府性鑒　賈　詮著

藏府性鑒增補　尤　乘著　二卷

內外景說　李中梓著

釋骨　沈　彤著　一卷

診法一

黃帝脈訣　一卷

黃帝脈經　一卷

素女脈訣

夫子脈訣

扁鵲脈經　一卷

扁鵲脈髓

倉公生死祕要　一卷

涪翁診脈法

脈經　張仲景著　一卷

觀形察色幷三部脈經

華　佗編　一卷

脈訣

脈經

脈經　一四卷

脈生死要說　二卷

脈經　黃公興撰　六卷

三部四時五臟辨診色訣事脈　一卷

脈經略　一卷

脈經　二卷

脈經　王叔和著　一〇卷

脈訣　一卷

脈訣機要　劉元賓著　三卷

通真子續註脈賦　一卷

補註王叔和脈訣　三卷

王叔和脈訣發蒙　三卷

集解脈訣　李　駉編　一二卷

潔古註叔和脈訣　張元素編　一〇卷

脈訣刊誤集解　戴起宗編　二卷

脈訣刊誤附錄　一卷

補訂脈訣刊誤　汪　機撰　二卷

訂定王叔和脈訣　徐　樞編　一卷

王叔和脈訣圖要俗解　熊宗立編　六卷
脈訣辨明
圖註王叔和脈訣　張世賢編　四卷
脈訣正義　馬蒔著　三卷
圖註釋義脈訣評林捷徑統宗　王文潔著　八卷
脈訣刪補　邢增捷編
脈訣彙　翟良編
脈訣闡微　陳士鐸著
脈訣纂要　馮兆張編
脈訣彙粹　李延昰編

診法二一

小兒脈訣　王叔和著
脈訣　皇甫謐著
脈經　秦承祖著　六卷
脈經　康普思著　一〇卷
脈經　徐氏闕名　二卷
新撰脈經訣　二卷

脈經鈔　許建吳撰　二卷
脈經　王子顒著　二卷
脈經　甄權著　一卷
脈訣賦　一卷
脈經　一〇卷
脈經　一卷
脈經　李勣著　一卷
脈經訣錄　一卷
脈訣　黃氏闕名　一卷
金鑑集歌　一卷
醫門金寶鑑　衛嵩著　三卷
鳳髓脈經機要　五卷
醫鑑　一卷
脈經手訣　張及著　一卷
百會要訣脈經　一卷
碎金脈訣　一卷
延靈至寶診脈定生死三部要訣　一卷
延靈鈔　張尙容著　一卷
太醫秘訣診脈候生死　一卷

指訣　徐　裔撰　一卷
脈訣　二卷
新集脈色要訣　覃延鎬撰　一卷
經要集（自經要集）　一卷
金匱指微訣　吳復圭著　一卷
耆婆脈經　一卷
脈訣　韓氏闕名　一卷
脈經　一卷
脈論　孫子闕名　一卷
脈訣論　一卷
診脈要訣　唐強明著　一卷
診脈會要　一卷
指難圖　一卷
柴先生脈訣　李上交編　一卷
相色經訣　華子顒著　一卷
脈證口訣　一卷
清溪子脈訣　一卷
了證歌　杜光庭著　一卷
廣成先生玉函經　崔嘉彥編　三卷

廣成先生玉函經解　黎民壽編　三卷
直魯古脈訣
脈粹　蕭世基著　一卷
脈要新括　劉元賓著　二卷
脈書訓解　三卷
仲景三十六種脈法圖　許叔微
脈法要略　莊綽著
脈訣　崔嘉彥著　一卷
脈訣　劉　開著　一卷
脈訣理玄秘要　一卷
紫虛脈訣啓微　王元標著
脈經　蔡元定著　一卷
察病指南　施　發著　三卷
脈訣　楊士瀛著　一卷
察脈總括　一卷
決脈精要　黎民壽著　一卷
脈歌　李　駉著

脈髓
脈訣指掌病式圖說　李杲著　一卷
脈談　張璧著
脈法撮要　嚴三點著　一卷
玄白子西原正派脈訣　張道中著　一卷
玄白子相類脈訣　一卷
玄白子診脈八段錦　一卷
脈法微旨　一卷
診脈指要　姚宜仲
丹溪脈訣　朱震亨　一卷
丹溪脈法
診家樞要　滑壽著　一卷
診家補遺　曹懷靜著
脈訣　滑壽著　一卷
五色診奇眩　呂復著
切脈樞要
脈緒
脈系圖

診法二三

脈證傳授心法　吳景隆著　一卷
脈經　袁顥著　二卷
統屬診法　汪宦著
四診發明　李言聞著　八卷
脈家要典　盧志著
脈薈　程伊著　一卷
診脈家寶　賀岳著
脈理明辨　呂夔著
診脈須知　吳洪著　五卷
診脈要訣　三卷
瀕湖脈學　李時珍著　一卷
醫經脈要錄　章季著　一卷
圖經脈證類擬　鮑叔鼎著　二卷
脈經直指　方穀著　七卷
脈學秘傳　一卷
脈經直指碎金集　徐行著

脈學指掌　翁宜春著　一卷
診翼　許兆禎著　二卷
脈語　吳崐著　二卷
脈經採要　孫櫓著
脈經本旨　王宗泉著
脈法正宗　姚濬著
脈賦　六卷
持脈備要　一卷
天元脈影歸指圖說　二卷
診家祕要　申相著
脈訣　黄武著
脈訣　唐繼山著
脈辨正義　鄒志夔著　五卷
脈法正宗　劉會著　二卷
診家要略　沈野著
脈理原始　李盛春著　一卷
四診法　張三錫著　一卷
脈理精微　方炯著
太初脈辨　孫光裕著　二卷

脈學正傳　石震著
正脈論　趙獻可著
脈微　施沛著　二卷
脈學講義　周宗嶽著
學古診則　盧之頤著　四卷
診家正眼　李中梓著　二卷
增補診家正眼　尤乘撰　二卷
脈鑑　李中梓著
望色啓微　蔣示吉著　三卷
四診脈鑑　王宏翰著
診宗三昧　張璐著
脈講　何鎮著
脈訣
脈覆　程雲鵬著
視診近纂　陳治著　二卷
脈確　黄韞兮著　一卷
辨脈篇　舒詔著　一卷
脈象統類　沈金鰲著　一卷
諸脈主病詩　一卷

書名	著者	卷數
枕中灸刺經	華佗著	一卷
玉匱鍼經	呂廣著	二卷
募腧經		
黃帝甲乙經（黃帝三部鍼經）	皇甫謐著	一〇卷
龍銜素鍼并孔穴蝦蟇圖		三卷
雜鍼經		四卷
鍼經	程天祚著	六卷
灸經		五卷
灸方	曹（闕名）	七卷
偃側雜鍼灸經	秦承祖著	三卷
偃側人經		二卷
明堂圖		三卷
鍼灸要鈔	徐叔嚮著	一卷
赤烏神鍼經	張子存著	一卷
明堂流注		六卷
明堂孔穴		五卷
明堂孔穴		一卷
新撰鍼灸穴		一卷
明堂孔穴圖		三卷
偃側圖		八卷
偃側圖		二卷
明堂蝦蟇圖		一卷
鍼灸圖要訣		一卷
鍼灸圖經		一一卷
鍼灸經		一卷
十二人圖		一卷
流注鍼經		一卷
灸經	曹（闕名）	一卷
鍼經	謝（闕名）	一卷
鍼經	殷元著	一卷
要用孔穴		一卷
九部鍼經		一卷
鍼灸經	釋僧匡著	一卷
三奇六儀鍼要經		一卷
黃帝內經明堂類成	楊上善著	一三卷
撰註黃帝明堂經	楊玄操著	三卷

玉龍歌　楊（闕名）　一卷
十二經絡　葛可久著

明堂經脈二

鍼經　李慶嗣著　一卷
流注指要　李源著
鍼經指南　竇傑著　一卷
重註標幽賦　王開著
竇太師標幽賦　祝定註
竇文貞公六十六穴流注秘訣　一卷
子午流注　一卷
注銅人鍼經密語　一卷
增注鍼經密語　王開　一卷
金蘭循經取穴圖解
忽公泰　一卷
節要　一卷
鍼經摘英集　一卷
流注指微賦　何若愚著　一卷
流注指微論　三卷

子午流注鍼經　三卷
鍼灸雜說　竇桂芳著　一卷
經絡十二論　葛應雷著
鍼灸全書　王鏡潭著　一卷
扁鵲神應鍼灸玉龍經　王國瑞
十四經發揮　滑壽著　三卷
十四經發揮合纂　張權著　一六卷
廣愛書　陳會著　一〇卷
神應經　一卷
鍼灸詳說　楊珣著　二卷
鍼灸集書　二卷
鍼灸撮要穴法　一卷
流注辨惑　凌雲著　一卷
鍼灸問對　汪機著　三卷
鍼灸節要　高武著　三卷
鍼灸聚英發揮　八卷
鍼灸大成　四卷
經脈分野　沈子祿著

經絡全書　徐師曾著　二卷
重輯經絡全書　尤　乘著　二卷
鍼灸原樞　吳嘉言著　二卷
活人妙法鍼經　徐廷璋著　二卷
奇經八脈考　李時珍著　一卷
鍼灸大全　徐　鳳著　七卷
衛生鍼灸玄機秘要
楊濟時著　三卷
鍼灸大成　一〇卷
鍼方六集　吳　崑著　六卷
砭焫考
神醫秘訣遵經奧旨鍼灸大成
吳文炳　四卷
鍼灸捷徑　二卷
飛騰八法
鍼灸纂要　一卷
鍼學提綱　一卷
南乾鍼灸書　二卷
鍼灸治例　一卷

考古鍼灸圖經　姚　良
鍼灸要覽　過　龍著　一卷
十四經發揮
發揮十二動脈圖解
劉繼芳著
經絡發明　金孔賢著
經絡俞穴　吳延齡著
鍼經訂驗　黃　棩著
銅人鍼灸方　一卷
鍼灸集成　一卷
紺珠鍼法
密治鍼經
鍼書　一卷
碧峯道人八法神法　一卷
經絡詳據　呂　夔著
鍼灸秘傳　鄧良仲著
經絡考　張三錫著　一卷
經絡考　趙獻可著
銅人穴經　李仲梓著

經穴指掌圖　施沛著　一卷
鍼灸秘要　凌千一著　四卷
鍼灸集要　凌貞侯著
經絡彙編　翟良著
經絡歌訣　汪昂著　一卷

方論一

張仲景傷寒卒病論　一〇卷

方論二

張仲景傷寒卒病論（續）

方論三

金匱玉函　八卷

方論四

註解傷寒論　成無已著　一〇卷
明理論　成無已著　四卷
傷寒明理續論　陶華著　一卷
傷寒明理補論　巴應奎著　四卷
傷寒明理論刪補　閔芝慶　四卷
增補成氏明理論　汪琥編
傷寒類證　宋雲公著　二卷
傷寒摘疑　一卷
傷寒例鈔　滑壽著　三卷
金鏡內臺方議　許弘著　一二卷
傷寒選錄　汪機著　八卷
傷寒類編　胡朝臣著　七卷
傷寒論條辨　方有執著　八卷
傷寒準繩　王肯堂著　八卷
集註傷寒論　趙開美著　一〇卷
傷寒論註　史闇然著　一四卷
傷寒金鏡疏鈔　盧之頤著

方論五

尙論張仲景傷寒論重編三百九十七法
喻昌著　四卷
傷寒尙論後編　喻昌著　四卷

傷寒抉疑　一卷
傷寒圖說　徐彬著　一卷
傷寒一百十三方發明　一卷
傷寒論宗印　張志聰著　八卷
傷寒論綱目
傷寒論集註　六卷
傷寒纘論　張璐　二卷
傷寒意珠篇　韓來鶴著
傷寒論類疏　張孝培著
傷寒論後條辨直解　程應旄著　一五卷
傷寒論贅餘　程應旄著　一卷
傷寒論註　陳亮斯著
傷寒論集　程林著
傷寒正宗　史以甲著　八卷

方論六

傷寒論三註　周揚俊著　一六卷
張仲景傷寒論辨證廣註　汪琥著　一四卷
重編張仲景傷寒證治發明溯源集　錢潢著　一〇卷
傷寒論註來蘇集　柯琴著　六卷
傷寒論翼　二卷
傷寒論直解　張錫駒著　六卷
傷寒論本義　魏荔彤著　一八卷
傷寒貫珠集　尤怡著　八卷
傷寒類方　徐大椿著　一卷
傷寒懸解　黃元御著　一五卷
傷寒論註　戴震著
漢長沙原本傷寒論註疏　唐千頃著
傷寒論綱目　沈金鰲著　一六卷
傷寒分經　吳儀洛著　一〇卷
傷寒論條辨續註　鄭重光著　一二卷
再重訂傷寒集註　舒詔著　一〇卷

方論七

傷寒身驗方　王珉著　一卷

辨傷寒　徐方伯著　一卷

傷寒總要　二卷

正理傷寒論

張果先生傷寒論　一卷

傷寒手鑑　田誼卿著　二卷

傷寒辨證集　一卷

百中傷寒論　陳昌允著　三卷

傷寒類要　高若訥著　四卷

醫傷寒慈濟集　丁德用著　三卷

家傷寒指南論　李大參　一卷

四時傷寒總病論　楊介著　六卷

傷寒論脈訣　楊介著

陰毒形證訣　宋迪　一卷

傷寒要法　一卷

通真子傷寒訣　一卷

傷寒括要　二卷

傷寒指微論　錢乙著　五卷

傷寒類例　胡勉著

別次傷寒　沈括著

傷寒方　孫兆著　二卷

傷寒脈訣

傷寒微旨論　韓祇和著

玉川傷寒論　一卷

傷寒論後集　六卷

證辨論傷寒論　石昌璉　一卷

傷寒集論方　一〇卷

孫王二公傷寒論方　二卷

集傷寒要論方　上官均著　一卷

傷寒總病論　龐安時著　七卷

傷寒論　巢氏著　一卷

傷寒論　朱旦著　一卷

明時政要傷寒論　陳昌祚著　三卷

傷寒論　鄭氏著　一卷

傷寒論　曾誼著　一卷

傷寒類要方　一〇卷

傷寒式例　劉君翰著　一卷

傷寒治要

傷寒證治　王　寔著　二卷
局方續添傷寒證治　一卷
傷寒片玉集　盧　昶著　三卷
傷寒方論　李　涉著　二〇卷
傷寒證法
傷寒遺法
傷寒論翼

方論八

傷寒百問　朱　肱著　三卷
南陽活人書　二〇卷
傷寒百問經絡圖　一卷
活人書括　李先知著　三卷
活人書辨　程　迥著
類證增註傷寒百問歌　錢聞禮著　四卷
傷寒百問方　錢　氏著　一卷
增釋南陽活人書　王作肅著　二二卷
擬進活人參同餘議　盧祖常著
活人總括　楊士瀛著　七卷
傷寒集成方法　李辰拱著
攷證活人書　李慶嗣　二卷
活人節要歌括　王好古著
活人書辯　戴啓宗著
傷寒活人指掌圖　吳　恕著　三卷
傷寒活人指掌補註辨疑　童養學著　三卷
活人釋疑　趙嗣貞著

方論九

註解傷寒百證歌　許知可著　三卷
註許氏傷寒百證歌　徐　彬著
發微論　許叔微著　二卷
傷寒治法八十一篇
翼傷寒論　二卷
辨類　五卷

傷寒要旨　李　檉著　一卷
傷寒解惑論　湯尹才著　一卷
傷寒補亡論　郭　雍著　二〇卷
傷寒辨疑　何　滋著　一卷
傷寒奧論
傷寒十勸　李子建著　一卷
醫經正本書　程　迥著　一卷
傷寒證類要略　平堯卿著　二卷
傷寒玉鑑新書　一卷
四時治要　屠　鵬著　一卷
傷寒瀉痢方　陳孔碩著　一卷
傷寒辨疑論　吳敏脩著
傷寒直格　劉　開著　五卷
傷寒論　成無已著　一卷
傷寒纂類　李慶嗣著　四卷
傷寒類　三卷

方論十

傷寒直格　劉完素著　三卷

傷寒標本心法類萃　二卷
傷寒醫鑑　馬宗素著　一卷
傷寒心要　鎦　洪著　一卷
傷寒心鏡　常　德著　一卷
傷寒保命集　張　璧著　二卷
叔和百問
傷寒會要　李　杲著
傷寒治法舉要　一卷
傷寒鈐法　李　浩著　一〇卷
仲景或問
陰證略例　王好古著　一卷
仲景詳辨　一卷
傷寒辨惑論
解仲景一集
傷寒生意　熊景先著
傷寒紀玄　尚從善著　一〇卷
傷寒一覽方　吳光霽著
傷寒鈐法　程德齋著
傷寒金鏡錄　杜　本著　一卷

傷寒大易覽　葉如菴著　一卷
傷寒補亡論　徐止善著
傷寒歌括　王　翼著
傷寒發揮　朱震亨著
長沙論傷寒十釋　呂　復著
傷寒釋疑　趙慈心著
傷寒立法考　王　履著　一卷

方論十一

傷寒治例　劉　純著　一卷
傷寒祕要　一卷
傷寒集義　二卷
傷寒撮要　一卷
傷寒捷要
傷寒類書
傷寒發明　張兼善著　二卷
傷寒類證　黃仲理著　一〇卷
傷寒論類證便覽　陸彥功著　一一卷
傷寒類證　趙道震著
傷寒補遺　王日休著
六經證辯　盛　寅著
傷寒纂例　徐　彪著　二卷
傷寒會通　沈　貞著
傷寒類例　趙景元著
傷寒全書　陶　華著　五卷
傷寒瑣言　一卷
傷寒家祕的本　一卷
傷寒家祕殺車槌法　一卷
傷寒證脈藥截江網　一卷
傷寒一提金　一卷
傷寒治例點金　二卷
傷寒治例直指　二卷
傷寒直格標本論　一卷
傷寒段段錦
釐正傷寒六書　趙心山著　六卷
傷寒六書纂要辨疑　童養學著　四卷
傷寒宗陶全生金鏡錄

楊恆山著

傷寒運氣全書　熊宗立編　一〇卷

傷寒撮要　楊珣著

傷寒百問　唐椿著

傷寒蘊要全書　吳綬著　四卷

續傷寒蘊要全書　彭用光　四卷

傷寒要約　史寶著

傷寒要格

傷寒一掌金

傷寒指掌　皇甫中著

家寶傷寒證治條明

王震著　九卷

方論十二

傷寒書　方廣著

傷寒神鏡　劉全德著　一卷

傷寒撮要　繆存濟著　四卷

傷寒論編　胡南金著　七卷

傷寒類證辨疑　吳時宰著　一卷

傷寒心法　唐欽訓著

闡明傷寒論　巴應奎著

傷寒或問　一卷

傷寒通義

解傷寒百證疑證　一卷

傷寒論大全　一卷

東垣先生傷寒正脈

王執中著　一二卷

傷寒摘錦　萬全著　二卷

復寒蠡測

傷寒指要　翁先春著　二卷

傷寒集驗

傷寒纂要　閔道揚著　二卷

傷寒集要　劉會著

傷寒捷法歌　申相著

傷寒指南　萬拱著

仲景論　盧復著

傷寒備覽　吳中秀著

甦生的鏡　蔡正言著　八卷

傷寒全生集　朱映璧著　四卷
傷寒捷徑書　孫在公著
傷寒解惑　許兆禎著
傷寒觀舌心法　申拱辰著　一卷
傷寒語錄
傷寒家秘心法　姚　能著
傷寒秘用　彭　浩著
傷寒書　方　炯著
傷寒指掌詳解　邢增捷著
傷寒心印　顧　行著　一卷
傷寒闡要編　閔芝慶著　七卷
傷寒補天石　戈維城著　二卷
傷寒指南書　葉允仁著　六卷
治傷寒全書研悅　李盛春著　一卷
傷寒要訣　翟應兆著
傷寒五法　陳長卿著　五卷
傷寒纂言　倪洙龍著
傷寒折衷　林　瀾著　一二卷
傷寒類證　八卷

傷寒實錄　吳有性著

方論十三

傷寒括要　李中梓著　二卷
傷寒述微　李　栻著　三卷
傷寒正宗　吳嗣昌著
傷寒大旨　潘　楫著
傷寒緒論　張　璐著　二卷
傷寒大成
傷寒捷書　陸　圻著　二卷
傷寒或問　何　鎮著
傷寒辨略　邵三山著
新纂傷寒溯源集　顧憲章著　六卷
傷寒大白　秦之禎著　四卷
孝慈備覽傷寒編　汪純粹著　四卷
傷寒舌鑑　張　登著　一卷
傷寒兼證析義　張　倬著　一卷
傷寒近前集　陳　治著　五卷
傷寒近後集　五卷

傷寒説意　黄元御著　一一卷

傷寒答問　程雲鵬著

方論十四

温疫論　吳有性著　二卷

温疫論類編　劉　奎著　五卷

摘錄温疫論　舒　詔著　一卷

松峯説疫　劉　奎著　六卷

温熱暑疫全書　周揚俊著　四卷

方論十五

秦始皇帝扁鵲俞拊方　二三卷

黄帝問答疾狀　一卷

扁鵲陷冰丸方　一卷

扁鵲肘后方　一卷

扁鵲療黄經　三卷

枕中祕訣　三卷

五藏六府痺十二病方　三〇卷

五藏六府疝十六病方　四〇卷

五藏六府癉十二病方　四〇卷

風寒熱十六病方　二六卷

五藏傷中十一病方　三一卷

客疾五藏狂顛方　一七卷

湯液經法　三二卷

倉公決死生祕要　一卷

方論十六

張仲景方　一五卷

評病要方　一卷

濟黄經　一卷

金匱要略方　三卷

金匱方衍義　趙良仁著

金匱要略方註　胡引年著

金匱要略摸象　盧之頤著

摩素金匱　九卷

金匱要略論註　徐　彬著　二四卷

金匱要略直解　程　林編　三卷

金匱要略註　張志聰編

方論十七

方論十八

議論備豫方　于法開著　一卷
宋武帝雜戎狄方　一卷
中散雜湯丸散酒方　羊欣著　一卷
羊中散藥方　二〇卷
謝南郡療消渴病方　一卷
宋建平王典術　一二〇卷
雜療法　徐叔嚮著　一二二卷
雜病方(體療雜病方)　六卷
療脚弱雜方　八卷
體療雜病疾源　徐悅著　三卷
藥方　徐文伯著　二卷
徐大山試驗方　二卷
巾箱方　三卷
隨年方　二卷
落年方　徐嗣伯著　三卷
藥方　五卷
雜病論　一卷
要方　徐裝著　一卷

辨脚弱方　徐方伯著　一卷
藥方　徐辨卿著　二一卷
雜方　徐氏(缺名)　一卷
效驗方　三卷
藥方　秦承祖著　四〇卷
百病方　胡洽著　二卷
藥方　釋僧深著　三〇卷
摩訶胡口口出胡國方　一〇卷

方論十九

雜藥方　褚澄著　二〇卷
褚氏遺書　一卷
集略雜方　一〇卷
雜藥方　一卷
雜藥方　四六卷
雜藥方　一〇卷
湯丸方　一〇卷
雜丸方　一〇卷
百病膏方　一〇卷

繁刪方　謝士泰著　一三卷
山居方　吳氏（闕名）　三卷
新撰藥方　五卷
單複要驗方　釋莫滿著　二卷
方　釋道洪著　一卷
雜療方　一三卷
雜藥酒方　一五卷
趙婆療瘰方　一卷
療百病散　三卷
大略丸　五卷
靈壽雜方　二卷
經心錄　宋　俠著　八卷
龍樹菩薩藥方　四卷
西域諸仙所說藥方　二四卷
香山仙人藥方　一〇卷
西域波羅仙人方　四卷
西域名醫所集要方　四卷
波羅門諸仙藥方　二〇卷
波羅門藥方　五卷
耆婆所述仙人命論方　三卷
乾陀利治鬼方　一〇卷
新錄乾陀利治鬼方　四卷
隋煬帝勅撰四海類聚單要方三〇〇卷
四海類聚方　二六〇〇卷
備急單要方　許　澄編　三卷
諸病源候論　吳景賢著　六卷
諸病源候論　巢元方著　五〇卷
古今錄驗方　甄立言著　五〇卷

方論二十

千金方　孫思邈著　三〇卷
千金翼方　三〇卷
千金髓方　二〇卷
千金寶要　郭　思著　八卷
千金寶要補　張學懋著　三卷
千金方衍義　張　璐著　三〇卷
醫家要妙　孫思邈著　五卷

方論二十一

方論二十二

備急單方　賈　耽著　一卷
傳信方　劉禹錫著　二卷
兵部手集方　薛弘慶著　三卷
古今集驗方　薛景晦著　一〇卷
海上集驗方　崔元亮著　一〇卷
藥方　鄭　注著　一卷
集驗獨行方　韋　宙著　一二卷
玉壺備急方　三卷
發焰錄　司空輿著　一卷
六十四問　許　詠著　一卷
青蘿子道光通元秘要術　三卷
啓玄子元和紀用經
葉長文著　一卷
羣方秘要方　蘇　越著　三卷
南行方　李繼皋著　三卷
唐宣成公太和濟要方　五卷
唐與集驗方　白仁敍著　五卷
應驗方　包　會著　一卷
方　梅崇獻著　五卷

醫門秘錄　五卷
延齡至寶方　姚和衆著　一〇卷
嵩臺集　李昭明著　三卷
北京要術　陳　元著　一卷
醫鑑　一卷
證病源　五卷
新集普濟方　張　泳著　五卷
經用方書　劉　翰著　三〇卷
論候　一〇卷
全體治世集　三〇卷
廣政集靈寶方
僞蜀羅普宣著　一〇〇卷
意醫紀曆　僞蜀吳羣　一卷
法家論語　一卷
問醫療訣　一卷
明醫顯微論　石昌璉著　一卷
大元新論　一卷
金匱錄　五卷
續傳信方　王　顏著　一〇卷

昇元廣濟方　華宗壽著　一〇卷
新書病總要略　張叔和著　一卷
醫門指要用藥立成訣　葉傳古著　一卷
金鑑方　孫廉著　三卷
新修榮衛養生用藥補瀉論　李鉞著　一〇卷
博濟安衆方　二卷
集諸要妙方　一卷
纂集韓待詔肘後方　一卷
惠心方　鄭氏著　三卷
纂秘要藥方　二卷
圓田通元秘術方　三卷
惠民方　一卷
秘要藥方　一卷
新集應病通神方　裴孝封著　一卷
普濟方　王守愚著　五卷
應驗方　崔氏著
塞上方　三卷

備急方　一卷
刪繁要略方　一卷
備急簡要方　一卷
病源丸經　一卷
醫明要略　一卷
問答病狀　一卷
問病錄　一卷
百一問答方　蕭存禮著　三卷
萬全方　安文恢著　三卷
集諸纂驗方　一卷
雜藥方　一卷
錄驗備急諸方　一卷
諸家明方　一卷
走馬備急方　段詠著　一卷
秘要方　一卷
千金纂錄　二卷
還元丹方　一卷
養生益壽備急方　一卷
巾箱集　一卷

祕方 王　氏著 五卷
集妙方 沈承澤著 三卷
川玉集 一卷
骨蒸論 一卷
水氣論 蕭宗簡著 三卷
風疾論 朱元朴著 一卷
五痨論 一卷
風論仙眺經 吳希言著 二卷
醫門括源方 一卷
草木諸藥單方 章秀言著 一卷
奏問單方 一卷
單方 一卷
新集方 王朝昌 二卷
方 李八百著 一卷
返魂丹方 一卷
通元祕錄 三卷
靈方志 孔周南著 一卷
療黃歌 蔣　淮著 一卷
靈奇璧奧 三卷

西京曹氏水氣論 一卷
三十六種風論 楊天業著 一卷
醫門簡要 華　顒著 一〇卷

方論二十三

太平聖惠方 王懷隱等 一〇〇卷
聖惠選方 何希彭編 六〇卷
聖惠經用方 一卷
神醫普救方 賈黃中撰 一〇一〇卷
至道單方
集驗方 陳堯叟著 一卷
集驗方 明　簡著
篋中方 錢惟濱著 一卷
博濟方 王　袞著 三卷
慶曆善救方 一卷
簡要濟衆方 周　應著 五卷
醫問 司馬光著 七卷
神効備急單方 葛懷敏著 一卷
藥準 文彥博著 一卷

傳家祕寶方　孫用和著　五卷
神巧萬全方　劉元賓著　一二卷
贛州正俗方　劉　彝著　二卷
良方　沈　括著　一〇卷
靈苑方　二〇卷
蘇沈良方　一五卷
聖散子方　蘇　軾著　一卷
醫準　杜　壬著　一卷

方論二十四

太醫局方　一三卷
治風方　張　耒著　一卷
古今錄驗養生必用方
初虞世著　三卷
續必用方　一卷
驗方書　龐安時著　一卷
龐氏家藏祕寶方　五卷
主對集　一卷
護命方　楊康侯著　五卷

通神論　一四卷
重廣保生信效方　閻孝忠著　一卷
脚氣治法總要　董　汲著　一卷
旅舍備要方　一卷
殊聖方　譚永德著
校政太平惠民和劑局方
陳師文著　五卷
增廣校正和劑局方　五卷
太平惠民和劑局方
許　洪註
太平惠民和劑局方指南總論　三卷
擬進太平惠民和劑類例
盧祖常
增廣太平惠民和劑局方　一〇卷
增註太平惠民和劑局方　一〇卷
局方發揮　朱震亨著　一卷
諸家名方　二卷

方論二十五

滉俗順生錄　二卷

玉鑑論　　五卷
左藏方　丁信臣著
惠眼觀證　梁逢堯著
鳳髓經
飛仙論
聯珠論
保信論
惠濟歌
家傳方　吉撝之著
聚寶方
五關貫真珠囊
醫鏡　盧　昶著
指南方　史　堪著　二卷
千金方　宋　氏著　三卷
方　張處環著　三卷
意外方
月錄方　韋　氏著　一卷
太醫方　陳　氏著　一卷
雞峯備急方　張　銳著　一卷

全生集　宋道方著
徽宗聖濟經　一〇卷
聖濟經　吳　禔註　一〇卷
聖濟經解義　黃　維著　一〇卷
政和聖濟總錄　二〇一卷
聖濟總錄纂要　程　林著　二六卷
濟世全生指迷方　王　貺著　三卷
燕臺集　李崇慶著　五卷
神聖集　雷繼暉著　三卷
集　華　氏著　一〇卷
五藏旁通導養方　劉　氏著　一卷
晨昏寧待方　二卷
大寶神驗藥方　一卷
悟玄子安神養性方　一卷
雜用藥方　一五卷
集驗　杜　氏著　一卷
拾遺候用深靈玄錄
郭仁普　五卷
醫鑑　代　榮著　一卷

方論二十六

濟世萬全方　王世明著　一卷
安慶集　一〇卷
傳信適用方　吳彥夔著　一卷
手集備急經效法　陳　扑著　一卷
選奇方　余　綱著　一〇卷
選奇方後集　一〇卷
家藏方　楊　倓著　二〇卷
總效方　胡元質著　一〇卷
續集驗方　陸　游著　二卷
衛生家寶方　朱端章著　六卷
衛生家寶湯方　三卷
錄驗方　葉大廉著　三卷
旣效方　王執中著

方論二十七

纂要備急諸方　一卷
太醫西局濟世方　八卷
經驗方　王　素編　三卷
方　胡　氏著　一卷

醫說　張　杲著　一〇卷
續醫說會編　周　恭編　一八卷
續醫說　俞　弁著　一〇卷
紫虛眞人四原論　崔嘉彥著　一卷
摘要方　一卷
百一選方　王　璆著　二八卷
備全古今十便良方　郭　坦著　四〇卷
家藏集要方　方　導編　二卷
究原方　張　松著　五卷
方脈舉要　劉　開著
已效方
隱居助道方服藥須知　溫大明著　一卷
活人事證方　劉信甫著　二〇卷
活人事證方後集　二〇卷
家藏方　魏　峴著　一〇卷
管見大全良方　陳自明著　一〇卷
必效方　釋文宥著　三卷

濟生方　嚴用和著　一〇卷
濟生續方　八卷
治未病方　一卷
備急効驗方　丘　哲著　三卷
蘭室寶鑑　二〇卷
簡易方論　黎民壽著　一一卷
仁齋直指方　楊士瀛著　二六卷
仁齋直指附遺方　朱崇正編　二六卷
醫學真經　楊士瀛著　二〇卷
金匱歌　王朝弼著
南來保生回車論　董　常著　一卷
簡驗方　李端愿著　一卷
要傳正明效方　五卷
秘傳辰方　彭　宅著
李左司保生要方
醫書會同　鮑志大著
類編朱氏集驗醫方　朱　佐著　一五卷
古今秘傳必驗方　一卷

方論二十八

宣明論　劉完素著　一五卷
素問玄機原病式　一卷
註釋素問玄機原病式　薛時平著　二卷
素問病機氣宜保命集　劉完素著　三卷
三消論　一卷
靈秘十八方
家珍　張元素著　一卷
醫學啓源　三卷
醫學新說　張　璧著
儒門事親　張從正著　三卷
治病百法　二卷
十形三療　三卷
雜記九門　一卷
撮要圖　一卷
治病雜論　一卷

三法六門　一卷
治法心要　一卷
世傳神效名方　一卷
三復指迷　一卷
張氏經驗方　二卷
內外傷辨惑論　李杲著　三卷
脾胃論　三卷
蘭室祕藏　三卷
活法機要　一卷
醫學發明　一卷
萬愈方　一卷
醫說辨惑論
東垣試效方　九卷

方論二十九

風科集驗名方　趙大中著　二八卷
嶺南衛生方　釋繼洪著　四卷
澹寮集驗祕方　一五卷
御藥院方　許國禎著　一一卷

醫學源流
衛生寶鑑　羅天益著　二四卷
衛生寶鑑補遺　一卷
經驗方　羅天益著
經驗祕方　八卷
經驗良方　一五卷
施圓瑞效方　三卷
伊尹湯液仲景廣爲大法　王好古著　四卷
醫壘元戎　一二卷
此事難知　二卷
醫學會同　葛彥和著　二〇卷
簡便方　王幼孫著　一卷
經驗方　一卷
集驗方　元好問著
衛生方　周　候著
集驗方　王東野著　五卷
濟生拔萃　杜思敬著　一九卷
簡驗方　殷　簡著

方論三十

方論三十一

朱氏傳方 一卷
丹溪隨身略用經驗良方 二卷
丹溪集 二卷
丹溪脈因證治 二卷
丹溪手鏡 三卷
金匱鉤玄 一卷
丹溪祕傳方訣 一〇卷
丹溪治法語錄 一卷
丹溪心法 三卷
丹溪心法類集 楊珣著 四卷
丹溪心法 程充著 四卷
丹溪心法附錄 方廣著 二四卷
丹溪藥要 趙良仁著
丹溪纂要 盧和著 八卷
丹溪適玄 三〇卷
丹溪心要 八卷
醫學問蒙 葛乾孫著
十藥新書 一卷
上清紫庭追勞仙方 一卷

四時變理方 呂復著
醫韻 滑壽著
攖寧生要方 一卷
醫學引轂 一卷
滑氏方脈
攖寧生補瀉心要 一卷
醫學蠡子書 五卷
脾胃後論 項昕著
醫原

方論三十二

普濟方 周定王橚著 一六八卷
保生餘錄
周府袖珍方 李恆著 四卷
乾坤生意 寧獻王權著 四卷
乾坤生意祕韞 一卷
壽域神方 四卷
臞仙活人心 三卷
備急活人方 苗仲通著

醫學宗旨　趙良仁著　一卷
醫經溯洄集　王　履著　一卷
標題原病式　一卷
百病鉤玄　二〇卷
醫韻統　一〇〇卷
證治要訣　戴原禮著　一二卷
證治類方　一二卷
類證用藥　一卷
戴復菴方書
推求師意　二卷
醫書節要　葉子奇著　一〇卷
活人寶鑑　伍子安著　一〇卷
醫學折衷　徐彥純著
玉機微義　劉　純著　五〇卷
醫經小學　六卷
雜病治例　一卷

方論三十三

集三丰張真人神速萬應方　四卷
濟急仙方　劉淵然著　一卷
方書　徐杜真著
千金寶鑑　雷伯宗著
治效方論　蔣用文著
蘭臺金匱　陸　昂著
元機素要
拔萃類方　劉均美著　二〇卷
醫學碎金　周　禮著　四卷
醫林會海　錢　萼著　四〇卷
湖海奇方　許　宏著　八卷
通元錄
衛生易簡方　胡　濙著　四卷
用藥真珠囊括　楊　溥著
註解病機賦　劉全備著　一卷
拯急遺方　葉尹賢著　一卷
救急易方　趙季敷著　八卷
新增救急易方　熊良佐著　八卷
備急仙方　黃吉甫著
經驗　許　敬著　三卷

醫鏡 蔣達善著 三〇卷
蘭閣秘方 丁毅著
論欬嗽條 徐彪著 二卷
山居便宜方 熊宗立著 一六卷
備急海上方 二卷
慈濟方 釋景隆著 四卷
慈惠方 一卷
試效神聖保命方 董宿著 一〇卷
奇效良方 七〇卷
奇效良方 方賢著 六九卷
秘傳經驗方 邵以正著 一卷
羣書抄方 丘濬著 一卷
續羣書抄方 何孟春編 一卷
心印紺珠經 李湯卿著 二卷
二難寶鑑 李榮著
原病集 唐椿著 四卷
醫學綱目 樓英著 四〇卷
增定醫學綱目 盧志著
經驗良方 呂尙清著 一卷

本草權度 黃濟之著 三卷
醫學綱目 黃武著

方論三十四

松崖醫徑 程介著 四卷
醫徑句測 程應旄著 二卷
醫書纂要集 郁震著
方法考源 周溥著
用藥歌括
雲嶠醫說 鄭鎰著 一〇卷
杏花春曉堂方
方法考
醫書百朋
名醫抄 費傑著
經驗良方
醫學決疑 徐沛著
濟世內科經驗全方 劉倫著 三卷
鈐法書 高湘著 一卷

醫選要方　周文采著　一〇卷
删補醫方選要　應　麐著　一〇卷
本草單方　王　鏊著　八卷
重證本草單方　方如川著　六卷
明醫雜著　王　綸著　一卷
明醫雜著註　薛　己著　六卷
醫論問答　王　綸著　一卷
醫衡　沈時譽著
病議
治驗
保生餘錄
醫學集成　傅　滋著　一二卷
醫學權輿　四卷
節略醫林正宗　饒　鵬著　八卷
醫學正傳　虞　摶著　八卷
方脈發蒙　六卷
蒼生司命　八卷
衛生集　周　宏著　四卷
山林相業　沈　綬著　一〇卷

醫家正旨　黄五辰著　六卷
醫經正宗　八卷
治病要語　朱氏　一二卷

方論三十五

世宗易簡方　一卷
醫通　韓　懋著　二卷
蓋齋醫要　陳　諫著　一五卷
儒醫精要　趙繼宗著　一卷
程齋醫抄　盛端明編　一四〇卷
程齋醫抄撮要　五卷
醫開　王世相著　七卷
致知樞要　徐子宇著　九卷
脈證方要　俞　弁著　一二卷
醫學管見　何　瑭著　一卷
醫學統旨　葉文齡著　八卷
醫學原理　汪　機著　一三卷
石山醫案　三卷
醫讀　七卷

方脈統宗　繆坤著
志齋醫論　高士著　二卷
經驗良方　鄒福著　一〇卷
治法捷要　呂夔著
醫家名言　張世華著
藥案　陶浩著
脈藥證治　方廣著
醫學質疑　汪宦著
證治要略
扶壽精方　吳旻著
諸證辨疑　吳球著　四卷
活人心統　四卷
方脈主意
經驗奇效單方　二卷
醫家必用　孫應奎著　一卷
醫家必用類選　四卷
醫學大原　俞橋著
醫略正誤　李象著　三卷
簡明醫要　顧儒著　五卷

簡明醫要補遺　一卷
醫方集略　郭鑒著　七卷
釋方　程伊著　四卷
體仁彙編　彭用光著　六卷
簡易普濟良方　六卷
石亭醫案　趙銓著
岐黃奧旨

方論二十六

攝生衆妙方　張時徹著　一一卷
急救良方　二卷
名醫類案　江瓘著　一二卷
續名醫類案　魏之琇著　六〇卷
蓧元行覽　呂應鍾著
世效單方
醫學百問　盧志著
濟世良方　萬表著　五卷
萬氏家抄濟世良方　萬邦孚著　六卷

醫學指南 一〇卷

內科摘要 二卷

薛氏醫案 一卷

薛氏醫案 七八卷

評輯薛立齋內科 黄承昊著 一〇卷

明醫會要 賀岳著 二卷

醫經大旨 四卷

明醫指掌圖 皇甫中著 一〇卷

訂補明醫指掌 邵達著 一〇卷

醫學權衡 吳顯忠著

古今醫統 徐春甫著 一〇〇卷

醫學入門捷要六書 六卷

脈證類擬 鮑叔鼎著

醫方約說 二卷

經驗濟世良方 陳仕賢著 一一卷

醫指 一卷

祕方 李允恭著 一卷

方論三十七

避水集驗方 董炳著 四卷

惠濟方 王永輔著 八卷

經驗方 顧鼎臣著 一卷

緊要二十四方 劉黨著 一卷

不自祕方 一卷

傳信方 鄭鸞著 八卷

醫說 李蘭泉著

尊生內編 王有禮著 一〇卷

尊生外編 八卷

方書一得 李守欽著

怪證表裏因 劉繼芳著

濟世良方 林道飛著

風疾必讀 姚濬著

醫學原理 江時途著 三〇卷

丹溪發明 五卷

醫學大成 萬拱著

醫經翼耑 喻化鵬著

紉元醫案 徐純卿著

醫方積驗 徐應顯著

雜病正傳　彭　浩著
醫性
醫學大成　孫　橹著
活命秘訣
醫學慧業　吳嗣昌著
古簡方　吳　奐著　一二卷
醫案　王子英著
四科治要　賴湯銘著
杏村肘後方　方　烱著
方脈纂要　潘文源著　二〇卷
醫理發微　莊履嚴著
資珍方　高叔宗著
惠濟仙方　王禹道著
試效集成　汪副護著
醫案　胡尚禮著
試效集成書　孫　純著
醫便　王君賞著　二卷
增補醫便續集　吳　秀著　四卷
傳信尤易方　曹　金著　八卷

醫家蘊奧　何古朴著　四卷
脩真正術
醫方摘要　楊　拱著　一二卷
古今醫鑑　龔　信著　八卷
醫聖階梯　周　禮著　一〇卷
親驗簡便方　徐　涉著　一卷
羅浮山人菉竹堂集驗方　六卷
菉竹堂醫方考　姚思仁著
醫學便覽　解　楨著　四卷
醫門秘旨　張四維著　一五卷
宦邸便方　錢后崖著　二卷
醫經會元　吳嘉言著　一〇卷
醫學統宗
種杏仙方　龔廷賢著　四卷
萬病回春　八卷
雲林神彀　四卷
魯府禁方　四卷
醫學準繩　四卷
壽世保元　一〇卷

濟世全書　八卷
雲林醫聖普渡慈航　八卷
識病捷法　繆存濟著　一〇卷
醫學源流肯綮大成　余應奎著　一六卷
醫方考　吳　崑著　六卷
十三科證治
參黃論
類纂名醫要旨醫源會海　二卷
師古齋彙聚簡便單方　吳勉學著　七卷

方論三十八

上池雜說　馮時可著　一卷
醫學覓精　黃　河著　二卷
惠民正方　楊四知著　一卷
醫學六要　張三錫著　二〇卷
醫　鏡　許兆禎著　二卷
醫　辨

方　紀　二卷
保命歌括　萬　全著　三五卷
立命元龜　朱東山著　七卷
醫家彙論　徐敬弘著　二卷
集驗良方　萬　氏著　一卷
無倦齋衛生良方　卞石帆著　四卷
醫經纂萃　杜大章著　二卷
鈎玄祕集　劉全德著　一卷
醫學拾遺　劉　名著
醫方捷徑　王宗顯著　二卷
行囊備用方　盛後湖著　一卷
家寶醫方　蔡玄谷著　二卷
杏苑生春　芮　經著　八卷
青囊至祕　胡一龍著　一二卷
醫論解　楊　傑著　一卷
醫學統宗　何東文著　八卷
醫萃　龔　昻著　一卷
病機治要
紅爐點雪

方論三十九

靈臺祕要
範蒙醫會錄　陸道元著
急篤怪疑試效奇方
呂　祥著　六卷
孤峯捷驗方
暴證知要　沈　野著　二卷
類聚試驗良方　潘雲杰著　二卷
痰火顯門　梁學孟著　四卷
痰火點雪　龔居中著　四卷
經驗良方壽世仙丹　一二卷
經驗百效內科全書　八卷
醫家大法　徐世會著　二卷
途中備用方　一卷
應急良方　一卷
元微祕要　謝奇舉著　八卷
醫家正典　徐常吉著　一卷
醫學發蒙　二三卷
醫翼通考　二卷
調理四證切要　邵之翰著　一卷

經驗良方　段成晃著　一卷
經驗方　劉　氏著　三卷
試驗小方　談野翁著　四卷
太乙紫金丹方　一卷
醫貫奇方　陰有瀾著　一卷
窮鄉便方　二卷
小青囊　王良璨著　一〇卷
醫林統宗　吳中秀著
醫林繩墨　方　隅著　八卷
墨寶齋集驗方　鄭　澤著
醫林統要捷法通玄方論
黃惟亮著　四卷
胎後方　喻　政著　一卷
青囊至祕　胡一龍著　一二卷
醫宗粹言　羅周彥著　一四卷
醫學新傳　王師文著
醫案心法　邢增捷著
三石醫教　吳文獻著　四〇卷
醫學元要　朱日輝著

方論四十

醫學彙函　　一三卷
仁文書院集驗方　鄒元標著　七卷
芷園覆餘　盧復著　一卷
芷園臆草勘方　一卷
芷園臆草存案　一卷
杏園醫案　曹秉鉉著
明醫選要濟世奇方　沈應暘著　一〇卷
傷暑全書　張鶴騰著　二卷
病機要旨　李盛春著　一卷
治雜證驗方研悅　一卷
景岳全書　張介賓著　六四卷
景岳全書節文　劉奎著
質疑錄　張介賓著　一卷
醫按　程崙著　五卷
一萬社草　盧明銓著　一二卷
備急良方　錢國賓著　一卷
醫方啓蒙　舒元貴著　一五卷
簡明醫彀　孫志宏著　八卷

雪潭居醫約　陳澈著　八卷
簡便驗方　王象晉著　六卷
簡易驗方　樊如柏著　一〇卷
醫宗要略　李維麟著
醫經原始　芮養仁著
五方宜範
惠濟方　劉邦永著　四卷
雜證全書　霍應兆著
元宗司命　余紹寧著　二〇卷
男科全編　岳甫嘉著
家居慎疾良方
旅邸便易良方
讀書辛苦良方
仕宦勤勞良方
行軍濟變良方
急救危疢良方
醫宗正脈　傅懋光著
醫學集要經驗良方　八卷
醫案　吳鼎銓著　二卷

懸袖便方　張延登著　四卷
醫略　徐韞奇著

方論四十一

寓意草　喻昌著　六卷
醫門法律　喻昌著　六卷
醫燈續焰　潘楫著　二〇卷
心醫集　祝登元著　六卷
醫衡　洪正立著　六卷
證治百問　劉默著　四卷
醫學啓蒙彙編　翟良著　六卷
古方講意
說統
醫家炯戒　鄭三山著
尊經集　華自達著　二卷
醫學慎術　俞堅著
燕臺醫案　顧氏著
用藥心法　余元度著
祕方集驗　王夢蘭著　二卷

醫宗說約　蔣示吉著　六卷
山居述　四卷
醫意商　一卷
醫宗小補　九卷
通醫外治　一卷
醫學集要　朱鳳臺著　九卷
資蒙醫徑　張介石著　三卷
即得方　程林著
醫暇卮言
醫約先規　胡其重著
醫門博要
急救危證簡便驗方　二卷
緊救危證簡便驗方續集　二卷
神驗單方　陳謨著　一卷
古今名醫方論　羅美著　四卷
古今名醫彙粹　八卷
醫家心法　高鼓峯著　一卷
四明醫案　一卷
醫案　呂東莊著　一卷

方論四十二

痧脹玉衡書　郭志邃著　三卷
方便書　朱鴻雪著　一〇卷
方便書補遺　一卷
救急須知　一卷
方以類聚　張　勇著　五一卷
萬全備急方　王　翃著　一卷
萬全備急續方　王　翃著　一卷
雜證圓機
病機彙編　沈　頲著　一八卷
印機草　馬　俶著　一卷
馬師津梁　八卷
醫學經綸全集　蕭　壎著　一三〇卷
醫意不執方　汪　琥著
侶山堂類辯　張志聰著　二卷
醫學真傳　高世栻著　一卷
醫林口譜　陸　圻著　二卷
醫案　一卷
醫林新論
醫方集解　汪　昂著　三卷
醫方湯頭歌括　一卷
醫鑑　李文來著　一〇卷
醫鑑續補　二卷
壽世青編　尤　乘著　二卷
醫方指南　徐人鳳著　一〇卷
石室祕錄　陳士鐸著　六卷
辨證錄　一四卷
證治彙補　李用梓著　八卷
濟人寶笈　劉　曉著　二卷
醫學原始　王宏翰著　九卷
病機洞垣
易簡方論　程履新著　六卷

方論四十三

錦囊祕錄　馮兆張著　二〇卷
醫通　張　璐著　一六卷
論證瑣言　鄭兼山著

醫驗遺書　吳仲朗著

世傳詩括靈方　郭濬著

醫學辨謬　錢煌著

嵩崖尊生書　景日昣著　一五卷

醫師祕笈　二卷

證治大還　陳治著　四〇卷

雜證要訣　李菩著　二卷

治痧要略　二卷

醫學彙纂指南　端木縉著　八卷

經驗丹方彙編　錢峻著　一卷

丹方類編　俞煥著　一卷

醫統管見　劉氏著

經驗藏書　孫偉著　二卷

良朋彙集　五卷

奇方類編　吳世昌著　二卷

正誼堂課餘　董紀著　二卷

狐白集　蔡溥著

醫統

醫通　沈國柱著　四〇卷

青溪診籍　一卷

醫方解　王納表著

河洛醫宗　趙世熙著

醫要　汪光爵著

家傳集效方　何鎮著　二卷

濟生邃論　一八卷

原病式

醫學口訣　李延昰著

集驗良方　年希堯著　六卷

醫學心悟　程國彭著　五卷

絳雪園古方選註　王子接著　三卷

惠直堂經驗方　陶承熹著　四卷

醫學讀書記　尤怡著　三卷

醫學續記　一卷

靜香樓醫案　一卷

方論四十四

高宗御定醫宗金鑑　九〇卷

醫學要則　沈懋官著　三卷

方論四十五

寒食散湯方 二〇卷
寒食散方 二〇卷
解寒食散方 曹歙著 一卷
曹歙論寒食散方 皇甫謐著 二卷
寒食散對療 釋道洪著 一卷
解寒食散方 釋智斌著 二卷
解散論 二卷
解寒食散論 二卷
解寒食散方 徐叔嚮著 六卷
解散消息節度 八卷
解寒食散方 一三卷
寒食解雜論 釋慧義著 七卷
雜散方 八卷
解散方 一二卷
解散論 一二卷
解散方 范氏著 七卷
解慧義解散方 一卷
服石論 一卷
解散經論并增損寒食節度 一卷

太一護命石寒食散 宋尚著 二卷
服石方 一卷
寒食散方并消息節度 二卷

方論四十六

療目方 陶氏著 五卷
療耳眼方 甘濬之著 一四卷
龍樹眼論 一卷
龍木論 四卷
祕傳眼科龍木總論 一〇卷
眼科龍木論 一卷
日華子鴻飛集論 一卷
銀海精微 孫思邈著 二卷
醫眼鍼方論 一卷
眼方 穆昌叙著 一卷
審的眼藥歌 三卷
審的選要歌 一卷
眼論準的歌 劉皓著 一卷

療小兒眼論　一卷
經驗眼藥方　一〇卷
眼論　三卷
眼論　劉豹子著　一卷
原機啓微　倪維德著　二卷
原機啓微附錄　薛　己著　一卷
七十二證眼論　一冊
七十二證眼科歌訣　一冊
眼科口訣　一冊
家傳方　石光明著　一卷
醫眼方論　顧鼎臣著　一卷
明目至寶　四卷
眼科捷　一卷
還睛祕論　一卷
眼科對證經驗方　顧可學著　一卷
明目方　胡永年著　一卷
眼目對證心法　張景隆著　一卷
眼科撥雲圖集　二卷
味齋經驗眼論方　一卷

四要集　四卷
簡易便覽眼目方　彭用光著　四卷
心授鴻飛仙丹辨證　李　氏著　一卷
眼目神驗方　一卷
神機著略
宜明眼科
金鎞祕論　李槃師著　一二卷
杏莊集　濮　鏞著
明目良方　二卷
祕授眼科百效全書　龔廷賢著　三卷
祕傳眼科七十二證全書　袁學淵著　六卷
眼科指迷良方　岳甫嘉著
祕傳明目直指　三卷
眼科全書　三卷
青囊完璧　七卷
眼科審視瑤函　傅仁宇著　六卷

異授眼科 一卷

一草亭眼科全書 鄧 苑著 一卷

方論四十七

張仲景口齒論 一卷

口齒論 邵英俊著 一卷

排玉集 二卷

中和先生口齒論 三卷

廣陵正師口齒論 一卷

口齒玉池論 釋普濟著 一卷

咽喉口齒方論 一卷

療口齒方 一卷

口齒類要 薛 己著 一卷

喉科指掌 張宗良著 六卷

方論四十八

金創瘲瘛方 三〇卷

外科方 華 佗著

鬼遺方 劉涓子著 一〇卷

神仙遺論 一〇卷

癰疽部黨雜病疾源 甘濬之著 三卷

療癰疽金創要方 一四卷

療癰疽毒惋雜病方 三卷

療癰疽金創方 甘伯齊著 一五卷

癰疽論方 一卷

療癰經 一卷

療三十六瘻方 一卷

療癰疽諸瘡方 秦政應著 二卷

纂療癰疽要訣 喻 義著 一卷

瘡腫論 一卷

癰疽論 沈泰之著 二卷

藺道者仙授理傷續斷方 四卷

癰疽論 三卷

發背論 釋智宣著 一卷

發背論 白 岑著 一〇卷

釋波利譯呑字貼腫方 一卷

瘰癧方 一卷

方論四十九

外科集驗方　周文采著　二卷
外科集驗　許兆禎著
楊梅瘡論治方　韓　懋著　一卷
外科心法　薛　己著　七卷
外科經驗方　一卷
癘瘍機要　三卷
外科發揮　八卷
外科樞要　四卷
外科理例　汪　機著　八卷
濟世外科經驗全方
劉　倫著　一卷
痔漏論　王伯學著　一卷
瘡科通玄論　楊得春著　三卷
中流一壺　白士偉著
儒醫選要　一卷
復明眼方外科神驗全方
龔廷賢著　六卷
瘡科方論　許　孫著　一卷
外科啓玄　申拱辰著　一二卷

瘍醫準繩　王肯堂著　六卷
瘍醫會要　二卷
外科鈔錄
外科方論
外科正宗　陳實功著　四卷
外科百效全書　龔居中著　六卷
瘍科選粹　陳文治著　八卷
外科宗要　鄭汝煒著
祕傳外科經驗良方　一卷
醫說佛乘　盧萬鍾著　一卷
外科樞要良方　岳甫嘉著
外科點化　李仲梓著
徽瘡祕錄　陳司成著　一卷
外科纂要經驗良方　王大綸著　三卷
外科大成　祁　坤著　四卷
瘡瘍濟生論　何　鎮著
明醫諸風癘瘍全書指掌
釋傳傑著　六卷
外科精微　金塗珂著

洞天奥旨　陳士鐸著　一六卷
外科十法　程國彭著　一卷
外科證治全生前集　王維德著　三卷
外科證治全生後集　三卷
瘍醫大全　顧　澄著　四〇卷
外科精要　馮兆張著

方論五十

婦人嬰兒方　一九卷
黄帝素問女胎　一卷
黄帝養胎經　一卷
張仲景療婦人方　一卷
婦人胎藏經　衛　汎著
療婦人藥方　范　氏著　一一卷
雜湯丸散酒煎薄貼膏湯婦人少小方　九卷
療婦人瘕　徐文伯著　一卷
療婦人產後雜方　三卷

產乳書　二卷
產經　一卷
推產何時產法　王　琛著　一卷
雜產書　六卷
生產符儀　一卷
產圖　二卷
雜產圖　四卷
粧臺記　宇文士及著　六卷
粧臺寶鑑集　楊　氏著　三卷
婦人方　一〇卷
婦人方　二〇卷
小女節療方　俞　寶著　一卷
小女方　一〇卷
小女雜方　二〇卷
產圖　崔知悌著　一卷
子母祕錄　許仁則著　一〇卷
產寶　昝　殷著　三卷
產乳集驗方　楊歸厚著　三卷
產經　時　賢著　一卷

集產後論　楊全迪 李壽 著　一卷
產前後論　王守愚著　一卷
集產後十九論　一卷
家寶義囊　一卷
產書　王嶽著　一卷
十產論　楊康侯著
婦人產育保慶集　郭稽中著　一卷
附益產育保慶集　杜荍著　一卷
校增產乳備要　趙瑩著
校附產育保慶集　冀致君著　二卷
胎產真經　鄭汝明著　二卷
衛生產科方　沈虞卿著　一卷
產乳十八論　沈炳著
衛生家寶產科方　朱端章著　八卷
產科經真環中圖　一卷
胎產經驗方　陸子正著　一卷
產寶諸方　一卷
婦人大全良方　陳自明著　二十四卷
婦人良方補遺大全　熊宗立著　二十四卷
校註婦人良方　薛己著　二十四卷
濟生產寶論方　二卷
產育保生方　張元素著
胎產救急方　李辰拱著　一卷
產寶百問　朱震亨著　五卷
產寶　一卷

方論五十一

胎產　徐守貞著　一卷
仙傳濟陰方　三卷
便產須知　顏漢著　二卷
濟世女科經驗全方　一卷
廣嗣要語　俞橋著　三卷
女科撮要　薛己著　二卷
嗣產法論　一卷
產科大通論方　張聲道著　一卷
胎產須知　趙輝著　二卷
女科樞要　四卷

大生方論

邯鄲遺稿　趙獻可著

產寶新書　單養賢著

內府秘傳經驗女科　龔定國著　一卷

亟齋居士達生論　一卷

濟陰綱目　武之望著　一四卷

妙一齋醫學正印種子編　岳甫嘉著　二卷

女科全編

繡閣寶生　錢處士著

保產機要　湯處士著　一卷

婦人諸證辨覽　李春茂著

女科微論　李仲梓著

性原廣嗣　王宏翰著

女科機要

女科經綸　蕭壎著　八卷

種嗣玄機　程雲鵬著

濟陰近編　陳治著　五卷

濟陰近編附纂　一卷

女科宜今　吳儀洛著

大生要旨　唐千頃著　五卷

女科切要　秦之禎著

女科切要　吳道源著　八卷

女科精要　馮兆張著

婦科玉尺　沈金鰲著　六卷

女科要訣　舒詔著　一卷

方論五十二

師巫顱顖經　二卷

顱顖經　衛汎著　三卷

療小兒方　俞氏著　四卷

療少小百病方　徐叔嚮著　三七卷

療少小雜方　二〇卷

療少小雜方　二九卷

療小兒藥方　范氏著　一卷

療小兒雜方　王末著　一七卷

少小方　一卷

書名	著者	卷數
療小兒丹法		一卷
小兒經		一卷
仙人水鏡圖訣	王超著	一卷
童子秘訣	姚和衆著	二卷
嬰孺方	孫會著	一〇卷
嬰孩病源論	李言少著	一卷
小兒論	崔氏著	一卷
療小兒論		一卷
小兒五疳二十四候論		一卷
小兒宫氣集		三卷
小兒方術論		一卷
孩孺明珠變蒸七疳方論	朱篆著	一卷
孩子脈訣論		一卷
小兒藥證	劉景裕著	一卷
小兒秘錄		一卷
楊大鄴嬰兒論		二卷
保童方	周挺著	一卷
嬰兒雜方		五卷
嬰兒論		三卷
小兒水鑑論		三卷
小兒玉匱金鎖訣		一卷
小兒葱臺訣		一卷
小兒備急方		一卷
童子元感秘訣		三卷
嬰童寶鑑		三卷
幼幼方		一卷
小兒病源		六卷
小兒論	錢汶著	三卷
小兒訣		三卷
小兒藥證直訣	錢乙著	八卷
小兒藥證眞訣	錢氏著	三卷
小兒方	錢氏著	八卷
類證注釋錢氏小兒方訣	熊宗立著	一〇卷
校註錢氏小兒直訣	薛己著	三卷
童子要訣		三卷

小兒方　潛氏著　一卷
小兒方　陳宗望著　一卷
小兒方　陳琥著　一卷
小兒方　王氏著　一卷
栖真子嬰孩寶鑑方　一〇卷
漢東王先生小兒形證方　三卷
小兒靈祕方　一三卷
小兒玉訣　一卷
嬰孺方　一一卷
寶童方
小兒醫方妙選　張渙著　三卷
小兒方　張永著
小兒方　王伯順著　三卷
小兒保生要方　李檉著　三卷
重廣保生信效方　閻孝忠著　一卷
幼幼新書　劉昉著　四〇卷
全嬰方論　鄭端友著　二三卷
衛生家寶小兒方　朱端章著　二卷
小兒祕要論　一卷
小兒衛生總微論方　二〇卷
活幼悟神集　董大英著　二〇卷
安慶集　一〇卷
嬰孩妙訣論　湯民望著　三卷
博濟嬰孩寶書　湯衡著　二〇卷
小兒病源方論　陳文中著　四卷
嬰兒指要　楊士瀛著　五卷
保童祕要　劉完素著　二卷
活幼心書　曾世榮著　三卷
活幼口議　二〇卷
全嬰簡易方　馮道玄著
三十六吊書
丹溪活幼心方　朱震亨著
養子直訣
養子要言

方論五十三

袖珍小兒方　徐用宣著　一〇卷
補要袖珍小兒方　莊應祺著　一〇卷
保嬰集　葛哲著　四卷

全幼心鑑　寇　平著　一六卷
活幼全書　錢大用著　八卷
保嬰撮要　薛　鎧著　二〇卷
節齋小兒醫書　王　綸著
活幼便覽　劉　錫著　二卷
原幼心法　彭用光著　三卷
保嬰得效方
幼幼全書
嬰童百問　魯伯嗣著　一〇卷
小兒按摩經　四明陳氏
過秦新錄　薛　已著　一卷
保嬰粹要　一卷
幼科類萃　王　鑾著　二八卷
保嬰心法　魯守仁著
幼幼彙集　徐春甫著　三卷
濟世幼科經驗全方
劉　倫著　一卷
活幼濟世全書
活幼名方

秘傳幼科纂要
普慈秘要　釋如惺著　二卷
葆元一鑑　許賛冲著　二卷
醫機心論　何繼宗著　二卷
保嬰要覽　閔道揚著　二卷
保嬰全書　賈一元著　四卷
小兒脈辨方論　李　捷著　一卷
保嬰直指　支秉中著　五卷
小兒正蒙　姚　能著
幼科折衷　秦昌邁著
育嬰家秘　萬　全著　四卷
幼科發揮　二卷
幼幼集　孟繼孔著　四卷
幼科輯粹大成　馮其盛著　一〇卷
小兒雜證便蒙捷法　一〇卷
秘傳小兒二十二方
牛黃鎮驚錠子方　一卷
保嬰集　田　氏著　一卷
小兒推拿秘訣　一卷

幼科百效全書　龔居中著　三卷

慈幼祕傳　一卷

保幼全書　一卷

幼幼大全　馮國鎮著　五卷

保赤正脈　許學文著

保赤方略　程公禮著

幼科證治準繩　王肯堂著　九卷

幼科捷徑　傅紹章著　四卷

嬰童類萃　王大綸著　一卷

小兒形證研悅　李盛春著　二卷

扁鵲遊秦　沈　惠著

全嬰撮要

決證詩賦

金口獨步

藥能

活幼心書

方家法診

得效名方

雜病祕術

保嬰錄　歐士海著　一卷

保嬰全編　岳嘉甫著

兒科方要　吳元溟著　一卷

保嬰集　燕士俊著

慈幼綱目　汪　琪著　九卷

保生碎事　一卷

幼科誠書　談金章著　一六卷

幼科機要　王宏翰著

慈幼筏　程雲鵬著　一二卷

抱乙子幼科指掌遺稿　葉其蓁著　五卷

幼幼集成　陳復正著　六卷

幼科釋謎　沈金鰲著　六卷

方論五十四

小兒斑疹備急方論　董　汲著　一卷

瘡疹證治　謝天錫著　一卷

瘡疹訣　劉　洙著

小兒痘疹方　陳文中著　一卷
類證陳氏小兒痘疹方論　熊宗立著　二卷
校註陳氏痘疹方　薛己著　一卷
痘疹論　聞人規著　三卷
斑疹論　王好古著　一卷
痲論萃英　一卷
治痘要法　朱震亨著　一卷
小兒痘疹方
保嬰痘疹方
痘疹叢書　袁仁著　五卷
秘傳痘疹壽嬰集　胡璟著　一卷
痘疹集覽　蔡維藩著　四卷
小兒痘疹袖金方論　一卷
博愛心鑑　魏直著　三卷
博愛心鑑發明全書　朱惠民著　三卷
痘疹全書　趙繼宗著　一卷
痘疹八十一論　胡大卿著

仁端錄　徐謙著　一六卷
痘治理辨　汪機著　一卷
痘治附方　一卷
痘疹正宗　高武著　四卷
痘疹世醫心法　萬全著　一二卷
痘疹格致要論　五卷
痘疹啓微
痘疹全書　黃廉著　一〇卷
增定痘疹寶鑑　二卷
痘疹筆議　許兆禎著
痘綱目
麻書
痘疹卮言　俞東皐著
痘疹一斑
麻疹新書　陳漸著　一卷
痘疹欄局
痧疹辨疑　穆世錫著　一卷
慈幼痘疹說問　吳應湯著　一八卷
經驗痘疹治法　程晨峯著

方論五十五

痘疹洩秘 徐春甫著 一卷

痘疹方 匡 鐸著 一卷

痘疹玄機 支秉中著 四卷

痘疹大成 汪若源著 一卷

博集稀痘方論 郭子章著 二卷

痘疹二證全書 吳子揚著 四卷

小兒痘疹要訣 四卷

痘疹淵源 李 實著

痘疹便覽 張晴川著

痘疹證治 李言聞著

痘疹辨疑全幼錄 龔廷賢著 三卷

補遺痘疹辨疑全幼錄 胡廷訓著 四卷

治痘詳說 孟繼孔著 一卷

痘疹神應心書 柳樊邱著 二卷

毓麟芝室祕傳痘疹玉髓 二卷

治痘三法 一卷

小兒痘科 一卷

痘疹證治要訣 盧 銑著 五卷

痘科玉函集 丁 鳳著 八卷

保赤全書 管 橓著 二卷

痘疹傳心錄 朱惠明著 一九卷

痘疹不求人 朱棟隆著 一卷

痘疹金鏡錄 翁仲仁著 三卷

痘疹金鏡錄補遺 陸道元著 三卷

金鏡錄鈔

後金鏡錄 唐守元著

痘疹金鏡重磨 顧 行著

廣金鏡錄 汪 琥著

麻疹心法 翁仲仁著 一卷

增補麻疹心法 陸道元著 一卷

痘疹心印 孫一奎著 二卷

痘經會成 鄭大忠著 九卷

清源活水保嬰痘證百問歌 張宇傑著 九卷

痘疹一覽 陰有瀾著 五卷

稀痘方　一卷
痘疹會編　吳　洪著　一〇卷
痘疹發微　何洛英著　一卷
小兒痘疹醫鏡　龔居中著　二卷
活幼心法　聶尚恆著　二卷
痘疹慈幼津栰　二卷
治痘大成集　朱一麟著　四卷
鰲頭活幼小兒痘疹全書　徐君盛著　五卷
痘疹　胡　氏著　一卷
痘疹玉髓　懶文子著　一卷
暘谷痘疹　一卷
痘疹　汪　氏著
痘疹　汪秋鶴著
餘毒治法條例　一卷
痘疹正覺草　一卷
痘疹解疑　倪有美著
痘科異治　宋　氏著　一卷
痧痘集　趙承易著

痘疹論　高　士著
痘疹啓微　沈好問著
痘疹方論　萬邦孚著　五卷
痘疹遺書　黃一麟著
痘疹論　趙貞觀著
治瘄全書　顧　行著　二卷
痘疹規要　馮國鎮著
麻痘秘法　黃良佑著
痘疹心法　吳邦寧著
痘疹約言　許學文著

方論五十六

痘痧心法　王大綸著　二卷
痘疹折衷　秦昌邁著　二卷
痧疹心法　殷仲春著　一卷
痘科點　李仲梓著
痘科鍵　朱　巽著　二卷
痘科秘訣　汪繼昌著
痘疹全書　李延昰著

保嗣痘疹靈應仙書　蔡繼周著　二卷
痘疹秘要　一卷
痘疹保嬰彙粹鑒衡集　吳國翰著　二卷
痘經　汪旭奇著　三卷
痘疹直指方　一卷
痘疹心書　一卷
家傳經驗痧麻痘疹秘集　五卷
痘疹幼幼心書　呂獻策著　一七卷
痘科切要　吳元溟著　一卷
救偏瑣言　費啓泰著　一〇卷
痘科類編釋意　翟良著　三卷
痘疹全書
痘科纂要　馬之騏著　一卷
痘疹四合全書　吳學損著　三卷
痘疹全集　馮兆張著　一五卷
痘科約囊　黄序著　五卷
痘疹要略　李菩著　四卷

誠書痘疹　談金章著　三卷
種痘新書　張琰著　一二卷
痘疹定論　朱錫嘏著
痘科正宗
異傳稀痘經驗良方　吳建鈕著　一卷
痘疹傳心錄　一九卷
痘疹真詮　舒詔著　一卷

史傳

名醫傳　甘伯宗著　七卷
醫史　李濂著　一〇卷
醫林史傳　程伊著　四卷
醫林外傳　六卷
史傳拾遺　一卷
古今醫史　王宏翰著
醫人傳　程雲鵬著
醫藏目錄　殷仲春著　一卷
古今醫籍志　王宏翰著

運氣

太始天元冊文
太始天元玉冊元誥　一〇卷
玄珠密語　王冰著　一〇卷
昭明隱旨　三卷
啓玄子天元玉冊　三〇卷
素問入式鈐　藍先生著　一卷
三甲運氣經　三卷
六甲天元運氣鈐　趙從古著　二卷
五運六氣玉鎖子　三卷
素問論奧　劉温舒著　四卷
黃帝素問入試秘寶　馬昌運著　七卷
天元秘演　陳蓬著　一〇卷
五運指掌賦圖　葉玠著　一卷
內經運氣要旨論　劉完素著　八卷
運氣圖解　一卷
運氣新書　鄧焱著

運氣考定　曾大本著
運氣圖說　呂復著
運氣精華
素問運氣圖括定局立成　熊宗立著　一卷
運氣易覽　汪機著　三卷
運氣類註　樓英著　四卷
運氣指明　王三傑著　二卷
運氣總論　一卷
運化玄樞
運氣發揮　呂夔著
運氣占候補彙　邵弁著
運氣定論　董說著　一卷
運氣化機　石震著
運氣說　錢寶著
運氣略　張三錫著　一卷
運氣考　李仲梓著

醫籍考卷一

東都　丹波元胤紹翁編

醫經一

黃帝內經　漢志十八卷　佚

外經　漢志三十七卷　佚

黃帝素問　隋志九卷梁八卷○按舊唐志亦曰八卷　佚

皇甫謐曰。按七略藝文志。黃帝內經十八卷。今有鍼經九卷。素問九卷。二九十八卷。卽內經也。亦有所亡失。其論遐遠。然稱述多。而切事少。有不編次。比按倉公傳。其學皆出于素問。甲乙經序

褚澄曰。素問之書。成於黃岐。運氣之宗。起於素問。將古聖哲妄邪。曰。尼父刪經。三墳猶廢。扁鵲盧出。盧醫遂多。尚有黃岐之醫籍乎。後書之託名於聖哲也。曰。然則諸書不足信邪。由漢而上。有說無方。由漢而下。有方無說。說不乖理。方不違義。雖出後學。亦是良師。褚氏遺書

邵雍曰。素問陰符。七國時書也。皇極經世書

程顥曰。觀素問。文字氣象。只是戰國時人作。謂之三墳書則非也。道理總是。想當時亦須有來歷。二程全書

司馬光曰。謂素問爲眞黃帝之書。則恐未可。黃帝亦治天下。豈可終日坐明堂。但與岐伯論醫藥鍼灸耶。此周漢之間。醫者依託以取重耳。（傳家集與范景仁第四書）

林億等曰。按王氏不解所以名素問之義。及素問之名。起於何代。按隋書經籍志。始有素問之名。甲乙經序。晉皇甫謐之文。已云素問論病精辨。王叔和西晉人。撰脈經云。出素問鍼經。漢張仲景撰傷寒卒病論集云。撰用素問。是則素問之名。著於隋志。上見於漢代也。自仲景以前。無文可見。莫得而知。據今世所存之書。則素問之名起漢世也。所以名素問之義。全元起有說曰。素者。本也。問者。黃帝問岐伯也。方陳性情之源。五行之本。故曰素問。元起雖有此解。義未甚明。按乾鑿度云。夫有形者。生於無形。故有太易。有太初。有太始。有太素。太易者。未見氣也。太初者。氣之始也。太始者。形之始也。太素者。質之始也。氣形質具。而痾瘵由是萌生。故黃帝問此太素質之始也。素問之名。義或由此。（素問新校正）

又云。或云素問鍼經。明堂三部之書。非黃帝書。似出於戰國。曰。人生天地之間。八尺之軀。藏之堅脆。府之大小。穀之多少。脈之長短。血之淸濁。十二經之血氣大數。皮膚包絡其外。可剖而視之乎。非大聖上智。孰能知之。戰國之人何與焉。（甲乙經序）

竇苹曰。內經十八卷。言天地生育。人之壽夭繫焉。信三墳之書也。然考其文章。知卒成是書者。六國秦漢之際也。（酒譜）

朱熹曰。黃帝紀云。其師岐伯明於方。世之言醫者宗焉。然黃帝之書。戰國之間猶存。其言與老子出入。予謂此言尤害於理。竊意黃帝聰明神聖。得之於天。其於天下之理。無所不知。天下之事。無所不能。上而天地陰陽。造化發育之原。下而保神練氣。愈疾引年之術。以至其間庶物萬事之理。巨細精粗。莫不洞然於胸次。是以其言有及之者。而世之言此者。因自託焉。以信其說於後世。至於戰國之時。方術之士。遂筆之書。以相傳授。如列子之所引。與夫素問握奇之屬。蓋必有粗得其遺言之彷佛者。如許行所道神農之言耳。周官外史所掌。三皇五帝之書。恐不但若是而已也。（文集古史餘論）

王炎曰。夫素問乃先秦古書。雖未必皆黃帝岐伯之言。然秦火以前。春秋戰國之際。有如和緩秦越人輩。雖甚精於醫。其察天地陰陽五行之用。未能若是精密也。則其言雖不盡出於黃帝岐伯。其旨亦必有所從受矣。（運氣說出于新安文獻志）

沈作喆曰。內經素問。黃帝之遺書也。學者不習其讀。以爲醫之一藝耳。殊不知天地人理。皆至言妙道存焉。文字譌脫錯亂。失其本經。（寓簡）

高承曰。皇甫謐帝王世紀云。黃帝命雷公岐伯。教制九鍼。著内外經素問之書咸出焉。事物紀原

陳振孫曰。素問。黃帝與岐伯問答。三墳之書。無傳尙矣。此固出於後世依託。要是醫書之祖。書錄解題

劉駰曰。內經十八卷。素問外九卷不經見。且勿論。姑以素問言之。則程邵兩夫子。皆以爲戰國書矣。然自甲乙以來。則又非戰國之舊矣。自朱墨以來。則又非甲乙之舊矣。文集

朱震亨曰。素問。載道之書也。詞簡而義深。去古漸遠。衍文錯簡。仍或有之。故非吾儒不能讀。學者以易心求之。宜其茫若望洋。淡如嚼蠟。遂直以爲古書不宜於今。厭而棄之。格致餘論

呂復曰。內經素問。世稱黃帝岐伯問答之書。乃觀其旨意。殆非一時之言。其所撰述。亦非一人之手。劉向指爲韓諸公子所著。程子謂出於戰國之末。而其大略。正如禮記之萃於漢儒。而與孔子子思之言並傳也。蓋靈蘭秘典。五常政因。六元正紀等篇。無非闡明陰陽五行生制之理。配象合德。實切於人身。其諸色脈病名。鍼則治要。皆推是理以廣之。而皇甫謐之甲乙。楊上善之太素。亦皆本之於此。而微有異同。醫家之大綱要法。無越是書矣。然西漢藝文志。有內經十八卷。及扁鵲白氏二內

經。凡三家。而素問之目乃不列。至隋經籍志。始有素問之名。而不指爲內經。唐王冰乃以九靈九卷。牽合漢志之數。而爲之註釋。復以陰陽大論。託其爲師張公所藏。以補其亡逸。而其用亦勤矣。（九靈山房集滄洲翁傳）

宋濂曰。黃帝內經。雖疑先秦之士依倣而託之。其言深。其旨邃以弘。其考辨信而有徵。是當爲醫家之宗。（文集）

劉純曰。問云。讀素問有不曉者。奈何。曰。乃上古之書。中間多有缺文舛訛。且通其可通。缺其所可疑。又王冰釋於強解。及失經意者。亦有之。須自要着力。熟讀玩味。（醫經小學）

方孝孺曰。世之僞書衆矣。如內經稱黃帝。汲冢書稱周。皆出於戰國秦漢之人。故其書雖僞。而其文近古。有可取者。（遜志齋集）

王禕曰。內經謂爲黃帝之書。雖先秦之士依倣而託之。其言質奥。而義弘深。實醫家之宗旨。殆猶吾儒之六經乎。（青巖叢說）

陳繹曾曰。素問善議論理明。故枝節詳盡。而論辨精審。先秦書皆然。（文章歐治）

黃省曾曰。農黃以來。其法已久。考其嗣流。則周之矯之俞之盧。秦之和之緩之竘。宋之文摯。鄭之扁鵲。漢之樓護陽慶倉公。皆以黃帝之書。相爲祖述。其倉公診切之驗。獨幸詳於太史。而候名脈理。往往契符於素

問。以是知素問之書。其文不必盡古。而其法則出於古也。（五嶽山人集內經註辨序）

趙□□曰。傳記言內經乃黃帝書。難經乃越人書。吾觀內經非黃帝書。直越人書。難經非越人書。直倉令書耳。以爲倉令之書。故必寄之於越人。以爲越人之書。故必寄之於黃帝。假令內經非黃帝。難經非越人。豈不足以牖世而煽俗。彼謂內經不寄諸黃帝。則其爲越人者無以安。難經不寄諸越人。則其爲倉令者無以安。將無或乎泯其道。以安其身。將無或乎泯其身。以存其道。將無幾乎泯其名。以存其道。安其身。身苟免於非辟。道有濟於開成。雖沒世而名弗稱。君子弗疾也。（趙浚谷文集）

顧從德曰。今世所傳內經素問。卽黃帝之脈書。廣衍于秦越人陽慶淳于意諸長老。其文遂似漢人語。而旨意所從來遠矣。（重雕素問序）

周木曰。素問之書。雖不實出于黃岐之世。要亦去先王未遠。時人祖述黃岐遺意而作者也。詞古義精。理微事著。保天和於未病。續人命於既危。彝倫益敦。王化滋盛。實醫家之宗祖。猶吾儒之有五經也。故曰。醫人不讀素問。猶士人不治本經。其以是歟。（素問糾略序）

桑悅曰。素問。乃先秦戰國之書。非黃岐手筆。其稱上古中古。亦一左證。玩其詞意。汪洋浩汗。無所不包。其於五藏收受之法。呂不韋著月令似之。其論五氣鬱散之異。董仲舒郭景純敍五行災異祖之。其論五藏夢虛所見之類。楞嚴經説地獄做之。論運氣。則可爲曆家之準則。論調攝。則可爲養生者之龜鑑。擴而充之。可以調和三光。燮理陰陽。而相君之能事畢矣。又豈特醫而已耶。（素問鈔序）

郎瑛曰。素問文非上古。人得知之。以爲即全元起所著。猶非隋唐文也。惟馬遷劉向近之。又無此等義語。宋聶吉甫云。既非三代以前文。又非東都以後語。斷然以爲淮南王之作。予意鴻烈解中内篇文義實似之矣。但淮南好名之士。即欲藉岐黄以成名。特不可曰述也乎。或醫卜未焚。當時必有岐黄問答之書。安得文之以成耳。不然陰陽五行之理學。思固得人身百骸之微。非聖不知。何其致疾之由。死生之故。明然纖悉。此淮南解性命道理處。必竊素問。而詭異奇瓌處。乃蘇飛等爲之也。故宋潛溪以淮南出入儒墨不純正。此是也。且淮南七十二候。與素問註。皆多芍藥榮五物。改麥秋至爲小暑至。較呂氏春秋不同。則王冰當時亦知素問出淮南也。岐黄之文。至於首篇。曰上古中古。而曰今世。則黄帝時果末世耶。又曰。以酒爲漿。以妄爲常。則儀狄是生其前。而彼時人已皆僞耶。精微論中。羅裏雄黄。禁服篇中。軟血而受。則羅與軟血。豈當時事耶。予故以爲岐黄問答。而淮南文成之者耳。（七修類稿）

吳崑曰。五内陰陽。謂之内。萬世宗法。謂之經。平日講求。謂之素問。

馬蒔曰。素問者。黄帝與岐伯鬼臾區伯高少師少俞雷公六臣。平素問答之書。卽本紀所謂咨於岐伯而作内經者。是也。此書出于岐伯者多。故本紀不及諸臣耳。然此素問八十一篇。而復有靈樞八十一篇。大抵素問所引經曰。俱出靈樞。則靈樞爲先。而素問爲後也。書中止以天師夫子。尊岐伯鬼臾區。而其餘諸臣。未聞其以是稱。至雷公則自名。曰小子細子。黄帝亦有訓之之語。意者。所造未及諸臣。而年亦最少。且其曰公曰伯曰師。似皆以爵稱之。卽如寶命全形論。有曰天子。曰君王。移精變氣論。五常政大論。靈樞官能篇。皆稱曰聖王。著至教論。疏五過論。有封君侯王。靈樞根結篇。有王公大人等稱。則其爲爵無疑也。至於鬼臾區少俞伯高。皆諸臣名耳。後世程子謂出于韓諸公子之手。或謂先秦儒者所作。是皆泥乎爵號文字。而未繹全書。故臆說有如此者。迺今詳考六節藏象論。天元紀大論。五運行大論。六微旨大論。氣交變大論。五常政大論。六元正紀大論。至眞要大論等篇。則論天道曆法萬象。人身經絡脈體。人事治法。辭古理微。非子書中有能偶及雷同者。眞唯天神至聖。始能作也。愚意上天以仁愛斯民爲心。而伐命唯病。治病惟書。然玄默無言。故挺生神聖。以代之言。而早出此書。以救萬古民命耳。況六書制自伏羲。醫藥始於神農。自伏羲以至黄帝。千有餘年。其文字制作甚明。外紀本紀。俱載黃帝紀官舉相。明曆作樂。制爲衮冕舟車。畫野分列。經土設井。播百穀。制城郭。凡爵號文字。時已咸備。歷金天高陽高辛諸氏。又經三百四十餘年。始迄陶唐。則諸凡制作。人知唐虞爲盛。而不知肇自羲皇。其所由來者漸也。何獨內經之作。史書靈素均誣乎哉。

朱載堉曰。按素難二經。乃先秦古書。三代名醫。所相授受。秦始皇有令。不燒醫卜種樹之書。由漢迄今。醫流遵用。雖經歷代變更。未聞有人妄加刪改。樂書

胡應麟曰。醫方等錄。雖亦稱述岐黃。然文字古奧。語致玄渺。蓋周秦之際。上士哲人之作。其徒欲以驚世。竊附黃岐耳。經籍會通

又曰。凡班志所無。而驟見六朝後者。往往多因戰國子書殘軼者補綴之。而易其名。以爲眞。則僞莫掩。以爲僞。則眞閒存。尤難辨。自前輩少論及此。余不敏。實竊窺之。觀素問靈樞之。即內經。則余言可槩見矣。素問。今亦稱內經。然隋志止名素問。蓋黃帝內外經五十五卷。六朝亡逸。故後人綴輯。而易其名耳。四部正譌

又曰。有僞作于前代。而世率知之者。風后之握奇。岐伯之素問。是也。同上

又曰。素問精深。陰符奇奧。雖非軒后。非秦後書。同上

周禮曰。醫家之素問。即儒者之六經。其詞隱。其旨深。非資稟上智。功極

研究者。不能窺其影響。况以中人之資。粗知醫藥。即動以黄帝岐伯爲言。其不至于戕人之生者幾何哉。仲景東垣河間丹溪。是皆稟上智之資。致研究之功。而能讀其書以悟之者也。（醫聖階梯）

張介賓曰。内者。性命之道。經者。載道之書。平素所講問。是謂素問。

方以智曰。岐黄云内經。言身内也。（通雅）

又曰。守其業而浸廣之。靈樞素問也。皆周末筆。（同上）

祝文彦曰。内經素問。後人傳以爲岐黄之書也。其論脈法病證。未必不有合于聖人之意。詞義古朴。未必不有得古人之遺。然自余觀之。確乎爲秦以後書。而非盡岐伯黄帝之言也。當時和扁諸神醫。必有傳于岐黄眞諦。而後能彰起死回生之術。則岐黄之微言。宜有一二存乎後世者。而後人附會之。以成是書。實非岐黄所著也。或者曰。内經所云黔首。蓋秦時語乎。曰。不但此也。五帝皆至聖。而孔子删書始唐虞。以唐虞前無書史。而至唐虞乃始也。唐虞書不過數百言耳。而黄帝書。乃至數千萬言乎。且前民利用之事。皆五帝以前。聖人所爲。何他事一無書文可考。而獨治病之書。詳而盡如是耶。又内經一書。文氣堅峭。如先秦諸子。而言理該博。絶似管荀。造詞質奥。又類鬼谷。非秦時人書而何。或又曰。人有此等學問。曷不自著姓名。而假托古人耶。曰。如汲冢越絶等書。此

人止求其書之傳。不必名之著。猶前人質朴之意也。若今世人一無所見。便妄自居乎作者之林矣。（慶符堂集）

杭世駿曰。李珠問。黃帝咨於岐伯作內經。今之內經。果是當年之書歟。抑後人所記歟。答云。內經劉向編七錄時。已有之。秦焚詩書。內經想以方術得存。其書深奧精密。非後人所能僞託。（質疑）

魏荔彤曰。軒岐之書。類春秋戰國人所爲。而託於上古。文順義澤。篇章聯貫。讀之儼如禮經也。（傷寒論本義序）

張志聰曰。墳典乃史臣記述之書。先言義理精微。次敍君臣咨訪。本欲斯道彰明。永垂金石。故其文詞。或加敷衍。至于陰陽之離合盛衰。血氣之生始出入。其神靈睿聖。惡能洞徹隔垣乎。

又曰。陰陽之理。論焉列焉。總歸于一。推之數之。可萬可千。是以全經文義。或同中示異。或異中見同。詞若盾矛。理無枘鑿。

馮舒曰。素問一書。通篇有韻。（詩紀匡謬）

四庫全書簡明目錄曰。黃帝素問。原本殘闕。王冰採陰陽大論以補之。其書云出于上古。固未必然。然亦必周秦間人。傳述舊聞。著之竹帛。故通貫三才。包括萬變。雖張李劉朱諸人。終身鑽仰。竟無能罄其蘊奧焉。

韓悉曰。秦漢以前。有說無方。故內經諸書。鄭重覼縷。亦多累世附會竄

雜之言。醫通

劉奎曰。內經多係後人假托。觀其文章可見。卽如尙書斷自唐虞。其文辭佶屈聱牙。非註解猝莫能醒。內經若果係黃帝時書。其文辭之古奧。又不知更當如何者。今觀其筆墨。半似秦漢文字。其爲後人假托不少。況乃屢經兵火。不無錯簡魯魚。勢所必然。孟子於武成尙取其二三策。況乃他焉者乎。溫疫論類編

姚際恒曰。漢志有黃帝內經十八卷。隋志始有黃帝素問九卷。唐王冰爲之註。冰以漢志有內經十八卷。以素問九卷。靈樞九卷。當內經十八卷。實附會也。故後人于素問係以內經者。非是。或後人得內經而衍其說爲素問。亦未可知。素問之名。人難卒曉。予按漢志陰陽家。有黃帝泰素。此必取此素字。又以與岐伯問。故曰素問也。其書後世宗之。以爲醫家之祖。然其言實多穿鑿。至以爲黃帝與岐伯對問。蓋屬荒誕。無論隋志之素問。卽漢志所載黃帝內外經。並依託也。他如神農軒轅風后力牧之屬盡然。豈眞有其書乎。或謂此書有失侯失王之語。秦滅六國。漢諸侯王國除。始有失侯王者。予按其中言黔首。又藏氣法時。曰夜半。曰平旦。曰日出。曰日中。曰日昳。曰下晡。不言十二支。當是秦人作。又有言歲甲子。言寅時。則又漢後人所作。故其中所言。有古近之分。未可一概

論也。古今醫書考

何夢瑶曰。昔人謂内經。非岐黄書。乃後人之假託要未必出于一手故有醇有疵。分别觀之可耳。醫碥

薛雪曰黄帝作内經。史册載之。而其書不傳。不知何代明夫醫理者。託爲君臣問答之辭。撰素問靈樞二經傳於世。想亦聞陳言於古老。敷衍成之。雖文多敗闕。實萬古不磨之作。窺其立言之旨。無非竊擬壁經。故多繁辭。然不迨拜手賡颺。都俞吁咈之風。遠矣。且是時。始命大撓作甲子。其干支節序占候。豈符於今日。而旨酒溺生。禹始惡之。嘗其玄酒味澹。人誰嗜以爲漿。以致經滿絡虚。肝浮膽横耶。至於十二經配十二水名。彼時未經地平天成。何以江淮河濟。方隅畛域。竟與後世無歧。如此罅漏。不一而足。醫經原旨緒言

按先子曰。漢書藝文志載黄帝内經十八卷。外經三十七卷。及白氏扁鵲内外經之目。内外。猶易内外卦。及春秋内外傳。莊子内外篇。韓非内外儲說。以次第名焉者。不必有深意。内字。諸家有説。不可從也。素問名。林億等以爲問太素之義。是也。史記殷本紀。伊尹從湯言素王及九主之事。索隱曰。素王者。太素上皇。其道質素。故稱素王。列子乾鑿度並云。太素者。質之始也。漢藝文志。黄帝泰素二十篇。劉向别録云。言陰陽五行。以爲黄帝之道。故曰太素。素問。乃爲太素之問答。義可以證焉。其不言問素。而名素問者。猶屈原有天問。是倒置而下字爾。全元起解義未太明。吳崑等以爲平素講求問答之義。晁氏讀書志曰。昔人謂素問。以素書黄

帝之問。猶言素書也。俱臆度之見而已。至雲笈七籤。神仙通鑑云。天降素女。以治人疾。帝問之。作素問。荒誕極矣。蓋內經之目。昉見于漢志。而素問之名。出張仲景傷寒論序。曰。素問九卷。九卷。卽今之靈樞。以素靈二書爲內經者。出皇甫謐甲乙經序。而後歷代諸家。無復異論焉。胡應麟特謂素問。今又稱內經。然隋志止名素問。蓋黃帝內外經五十五卷。六朝亡逸。故後人綴緝。易其名耳。此最有理。然晉去漢未遠。皇甫氏之所序。或是古來相傳之說。亦不可廢也。第七卷。已亡于晉。皇甫謐甲乙經序曰。亦有亡失。隋志載梁七錄亦云。止存八卷。據林億等說。全元起所註本。乃無第七。而王氷爲舊藏之卷。補七篇。與素問餘篇文。夐然不同。其論運氣。與六節藏象論七百十八字。全然別是一家言。林億等以爲陰陽大論之文。王氷取以補所亡。今考王叔和傷寒例所引。陰陽大論之文。曾無所見。林說難從。而若其篇第。不知古經爲奈何。據林億等校正之說。全元起本八卷。共六十八篇。至王氷補七篇。又分爲八十一篇者。倣道德經難經也。是書實醫經之最古者。往聖之遺言存焉。晉皇甫謐以來。歷代醫家。斷爲岐黃所作。此殊不然也。醫之言陰陽尙矣。莊子謂疾爲陰陽之患。左傳醫和論六氣曰。陰淫寒疾。陽淫熱疾。班固云。醫經者。原人血脈經絡。骨髓。陰陽表裏。以起百病之本。死生之分。可以見也。而漢之時。凡說陰陽者。必係之于黃帝。淮南子曰。黃帝生陰陽。又云。世俗之人。多尊古而賤今。故爲道者。必託之於神農黃帝。而後能入說。高誘註云。說言也。言爲二聖所作。乃能入其說於人。人乃用之。劉向云。言陰陽五行。以爲黃帝之道。漢志陰陽醫卜之書。冠黃帝二字者。凡十有餘家。此其證也。是書設爲黃帝岐伯之問答者。亦漢人所撰述無疑。方今醫家。或牽合衍贅。以爲三墳之一。或者詆毀排斥。以爲贗僞之書者。俱爲失矣。

醫籍考卷二

東都　丹波元胤紹翁編

醫經二

黃帝素問遺篇　宋史四卷　佚

趙簡王補刊素問遺篇　明史一卷　存

林億等曰。刺法論。本病論。二篇。亡在王冰註之前。按病能論篇末王冰註曰。世本既闕第七二篇。謂此二篇也而今世有素問亡篇及昭明隱旨論。以爲此二篇。託名王冰爲註。辭理鄙陋。無足取者。

馬蒔曰。刺法本病二篇。正本所遺。別有素問遺篇。其此。其本病論。正所以發明刺法論之義。內有折其鬱氣。資其化源等語。大義見六元正紀大論中。但彼則引而不發。至此二篇。始有下手處。惟升之不前。降之不入。故成五鬱。惟不退位。故不遷正。司天不得遷正。則剛失守。而後三年成五疫。司地不得遷正。則柔失守。而後三年成五癘。後世不知司天在泉。天之右施。地之左施。及治五鬱者。以其不知此二篇升降之義也。不能治疫癘者。以其不知二篇退位遷正。剛柔失守之義也。但不知始自何代。將此二篇。竊出私傳。不入官本。斯人者其無後乎。

明史曰。世傳素問王冰註本。中有缺篇。簡王得全本補之。

按先子曰。今所傳遺篇一卷。此乃王水巳後人所託而作。經註一律。出於一人之手。辭理淺薄。不足取。而馬氏稱之。亦何不思之甚也。趙府居敬堂刊本素問。載刺法本病二篇。明志所著。卽是也。簡王名高燧。成祖第三子。母文皇后。永樂二年封。洪熙元年。就藩彰德。宣德六年薨。事屢見于明史宗室傳。

素問逸篇　一卷　存

施沛跋曰。一日獨坐靜寄軒下。有羽士顧予而問所讀何書。答以素問。乃備晰疑義。因出逸篇二。以授予曰。此長生訣神現方也。隨謝去。後訪之不可踪跡。始知異人也。

按是書所載。支離不經。實無足取者。蓋施沛所託而作。徒供有識者之一噱耳。考沛始末未詳。據四庫全書史部職官類存目。有沛南京都察院志四十卷。曰沛修此時。則爲南京國子監生。

醫籍考卷二

東都　丹波元胤紹翁編

醫經二

全氏元起註黃帝素問　隋志八卷（新唐志作九卷訛本朝現在書目作十六卷）　佚

南史王僧孺傳曰。侍郎全元起欲註素問。訪以砭石。僧孺答曰。古人當以石爲鍼。必不用鐵。說文有此砭字。許愼云。以石刺病也。東山經。高氏之山多鍼石。郭璞云。可以爲砭鍼。春秋。美疢不如惡石。服子愼云。石。砭石也。季世無復佳石。故以鐵代之爾。

林億等曰。隋楊上善爲太素。時則有全元起者。始爲之訓解。闕第七一通。

按隋志作全元越。南史作金元起。並訛。今從新唐志。攷考史。王僧孺死在天監二年。則元起當爲齊梁間人。林億等謂與楊上善同時。誤矣。古今醫統曰。全元起以醫鳴晉。妄甚。先子曰。全元起註本。猶存于宋代。今據新校正所載。考其卷目次第。可以窺厓略矣。卷一。平人氣象論。決死生篇。藏氣法時論。宣明五氣篇。經合論。調經論。四時刺逆從論。（連六卷從春氣在經脈分在第一卷中）凡七篇。卷二。移精變氣論。玉版論要篇。診要經終論。八正神明論。真邪論。標本病傳論。皮部論。（篇末有經絡論）骨空論。（自灸寒熱之法已下在六卷刺齊篇末）氣穴論。氣府論。繆刺論。凡十一篇。卷三。陰陽離合論。十二藏相使篇。六節藏象論。陽明脈解篇。長刺節論。五藏卒痛。凡六篇。卷四。生氣通天論。金匱真言論。陰陽別論。經脈別論。通評虛實論。太陰陽明論。逆調論。痿論。凡八篇。卷五。五藏別論。湯液醪醴論。熱論。刺熱論。評熱病論。瘧論。腹中論。厥論。病能論。奇病論。凡十篇。卷六。脈要精微論。玉機真藏論。寶命全形論。刺瘧論。刺腰痛論。刺齊論。王本刺要論出于此篇 刺禁論。刺志篇。鍼解篇。四時刺逆從論。春氣在經脈至篇末在第一卷 凡六篇。卷七。闕。卷八。痺論。水熱穴論。從容別白黑。今示從容論 論過失。王本疏五過論 方論得失明著。徵四失論 陰陽類論方論解。王本方盛衰論 凡八篇。卷九。上古天真論。四氣調神大論。陰陽應象大論。五藏生成篇。異法方宜論。欬論。風論。大奇論。脈解篇。凡九篇。以上八卷。合六十八篇也。

楊氏玄操素問釋音。舊註音一作言　宋志一卷　佚

王氏冰註黃帝素問今本題云次註　新唐志二十四卷　存

自序曰。夫釋縛脫艱。全眞導氣。拯黎元於仁壽。濟羸劣以獲安者。非三聖道。則不能致之矣。孔安國序尚書曰。伏羲神農黃帝之書。謂之三墳。言大道也。班固漢書藝文志曰。黃帝內經十八卷。素問。卽其經之九卷也。兼靈樞九卷。迺其數焉。雖復年移代革。而授學猶存。懼非其人。而時有所隱。故第七一卷。師氏藏之。今之奉行。惟八卷爾。然而其文簡。其意博。其理奧。其趣深。天地之象分。陰陽之候列。變化之由表。死生之兆彰。不謀而遐邇自同。勿約而幽明斯契。稽其言有徵。驗之事不忒。誠可謂至道之宗。奉生之始矣。假若天機迅發。妙識玄通。蒇謀雖屬乎生知。標格亦資於訓詁。未嘗有行不由逕。出不由戶者也。然刻意研精。探微索

隱。或識契眞要。則目牛無全。故動則有成。猶鬼神幽贊。而命世奇傑。時時間出焉。則周有秦公。漢有淳于公。魏有張公華公。皆得斯妙道者也。咸日新其用。大濟蒸人。華葉遞榮。聲實相副。蓋教之著矣。亦天之假也。冰弱齡慕道。夙好養生。幸遇眞經。式爲龜鏡。而世本紕繆。篇目重疊。前後不倫。文義懸隔。施行不易。披會亦難。歲月既淹。襲以成弊。或一篇重出。而別立二名。或兩論併合。而都爲一目。或問答未已。別樹篇題。或脫簡不書。而云世闕。重合經而冠鍼服。併方宜而爲欬論。隔虛實而爲逆從。合經絡而爲論要。節皮部爲經絡。退至道以先鍼。諸如此流。不可勝數。且將升岱嶽。非逕奚爲。欲詣扶桑。無舟莫適。乃精勤博訪。而并有其人。歷十二年。方臻理要。詢謀得失。深遂夙心。時於先生郭子齋堂。受得先師張公秘本。文字昭晰。義理環周。一以參詳。羣疑冰釋。恐散於末學。絕彼師資。因而撰註。用傳不朽。兼舊藏之卷。合八十一篇。二十四卷。勒成一部。冀乎究尾明首。尋註會經。開發童蒙。宣揚至理而已。其中簡脫文斷。義不相接者。搜求經論。有所遷移。以補其處。篇目墜缺。指事不明者。量其意趣。加意以昭其義。篇論吞併。義不相涉。闕漏名目者。區分事類。別目以冠篇首。君臣請問。禮義乖失者。考校尊卑。增益以光其意。錯簡碎文。前後重疊者。詳其旨趣。則去繁雜。以存其要。辭理祕密。難粗論述者。別撰玄珠。以陳其道。凡所加字。皆朱書其文。使今古必分。字不雜糅。庶厥昭彰聖旨。敷暢玄言。有如列宿高懸。奎張不亂。深泉淨瀅。鱗介咸分。君臣無夭枉之期。夷夏有延齡之望。俾工徒勿誤。學者惟明。至道流行。徽音累屬。千載之後。方知大聖之慈惠無窮。時大唐寶應元年歲次壬寅序。

林億等曰。按唐人物志云。王冰仕唐。爲太僕令。年八十餘。以壽終。

又曰。詳素問第七卷。亡已久矣。按皇甫士安晉人也。序甲乙經云。亦有亡失。隋書經籍志載梁七錄亦云。止存八卷。全元起隋人。所註本。乃無第七。王冰唐寶應中人。上至晉皇甫謐甘露中。已六百餘年。而冰自爲得舊藏之卷。今竊疑之。仍觀天元紀論。五運行論。六微旨論。氣交變論。五常政論。六元正紀論。至眞要論七篇。居今素問四卷。篇卷浩大。不與素問前後篇卷等。又且所載之事。與素問餘篇略不相通。竊疑此七篇。乃陰陽大論之文。王氏取以補所亡之卷。猶周官亡冬官。以考功記補之之類也。又按漢張仲景傷寒論序云。撰用素問九卷。八十一難經。陰陽大論。是素問與陰陽大論。兩書甚明。乃王氏並陰陽大論於素問中也。要之陰陽大論。亦古醫經。終非素問第七矣。

趙希弁曰。黃帝素問。唐王冰註。冰謂漢藝文志有黃帝內經十八卷。素問卽其經之九卷。兼靈樞九卷。迺其數焉。先是第七亡逸。冰時始獲。乃詮次註釋。凡八十一篇。分二十四卷。今又亡刺法本病二篇。冰自號啓玄子。讀書後志

陳振孫曰。唐太僕令王冰。註自號啓玄子。案漢志但有黃帝內外經。至隋志乃有素問之名。又有全元起素問註八卷。嘉祐中。光祿卿林億。國子博士高保衡。承詔校定補註。亦頗采元起之說。附見其中。其爲篇八十有一。王冰者。寶應中人也。書錄解題

沈作喆曰。王冰註素問叙氣候。仲春有芍藥榮。季春有牡丹華。仲夏有木槿榮。仲秋有景天華。皆月令曆書所無。又以桃始華。爲小桃華。王瓜生。爲赤箭生。苦菜秀。爲吳葵榮。戊寅元曆皆有之。寓簡

劉完素曰。王冰遷移加減經文。亦有臆說。而不合古聖之書者也。雖言凡所加字皆朱書。其文既傳于世。卽文皆爲墨字也。凡所改易之間。或不中其理者。使智哲以理推之。終莫得其眞意。豈知未達眞理。或不識其僞所致也。原病式序

呂復曰。內經素問。唐王冰乃以九靈九卷。牽合漢志之數。而爲之註釋。復以陰陽大論。託爲其師張公所藏。以補其亡逸。而其用心亦勤矣。惜乎朱墨混殽。玉石相亂。訓詁失之於迂疎。引援或至於未切。至宋林億

高若訥等。正其誤文。而增其缺義。頗於冰爲有功。

田藝蘅曰。素問王冰註。雷乃發聲之下。有芍藥榮。芍藥香草。制食之毒者。莫良乎芍藥。故獨得藥之名。所謂勺藥之和具而御之。草謂之榮。與此不同。況今芍藥四月始榮。故知其僞也。又田鼠化爲鴽。下有牡丹華。牡丹花也。一名百兩金。一名鼠姑。廣雅謂之木牡丹。唐人謂之木芍藥。此時雖當華。古人不重。始紀於晉。而盛稱于唐。亦僞也。留青日札

馬蒔曰。唐寶應年間。啓玄子王冰有註。隨句解釋。逢疑則默。章節不分。前後混淆。

汪昂曰。素問。在唐有王啓玄之註。爲註釋之開山。註內有補經文所未及者。可謂有功先聖。然年世久遠。間有訛缺。風氣未開。復有略而無註者。

四庫全書提要曰。黃帝素問二十四卷。唐王冰註。漢書藝文志。載黃帝內經十八篇。無素問之名。後漢張機傷寒論引之。始稱素問。晉皇甫謐甲乙經序。稱鍼經九卷。素問九卷。皆爲內經。與漢志十八卷之數合。則素問之名。起於漢晉間矣。故隋書經籍志始著錄也。然隋志所載。祇八卷。全元起所注。已闕其第七。冰爲寶應中人。乃得舊藏之本。補足此卷。宋林億等校正。謂天元紀論以下。卷帙獨多。與素問餘篇。絕不相通。疑

即張機傷寒論序。所稱陰陽大論之文。冰取以補所亡之卷。理或然也。其刺法論。本病論。則冰本亦闕。不能復補矣。冰本頗更其篇次。然每篇下。必註全元起本第幾字。猶可考見其舊第。按每篇註全本篇第出于新校正。以爲王冰者誤。所註排決隱奧。多所發明。其稱大熱而甚。寒之不寒。是無水也。大寒而甚。熱之不熱。是無火也。無火者。不必去水。宜益火之源。以消陰翳。無水者。不必去火。宜壯水之主。以鎮陽光。遂開明代薛己諸人探本命門之一法。其亦深於醫理者矣。冰名見新唐書宰相世表。稱爲京兆府參軍。林億等引人物志。謂冰爲太僕令。未知孰是。然醫家皆稱王太僕。習讀億書也。其名。晁公武讀書志作王砅。杜甫詩。有贈重表姪王砅詩。亦復相合。然唐宋志皆作冰。而世傳宋槧本亦作冰字。或公武因杜詩而誤歟。

天祿琳琅書目曰。按晁公武讀書志。陳振孫書錄解題。俱稱王冰自號啓玄子。陳氏又稱其寶應中。官太僕令。而爲王冰之名。載于讀書志。及文獻通考者。並作砅。惟宋史藝文志。仍作冰字。按集韻韻會諸書。砅並音砯。爲水擊出岩聲。與冰字音義迥別。据此書作冰。則知晁馬二家之誤也。

按先子曰。讀書志。寓簡。及六書故之類。作王砅。而考杜甫詩。作王砅。砅披冰切。音砯。砅理厲切。厲同。即深則厲之厲。砅砅遞別。作次註者。疑非杜之重表姪。然竇應之時。杜猶在。與王冰同時。況砅砅一點之差。則其果然否。亦不可知也。今人又讀冰爲凝。恐非。胤按郎官石柱題名有金部員外郎王冰。是當時所自署。益知作冰爲正。

素問釋文　新唐志一卷　佚

註亡名氏素問音訓並音義　本朝現在書目五卷　佚

素問改錯　本朝現在書目二卷　佚

按右二書。唐宋諸志並係失載。然又非本朝人所撰。藤原佐世編現在書目。在寬平中。時當唐季。則是書殆出于隋唐間人者歟。仍以著錄焉。

林氏億　素問補註 今本題云重廣補註　宋志二十四卷　存

表曰。臣聞。安不忘危。存不忘亡者。往聖之先務。求民之瘼。恤民之隱者。上主之深仁。在昔黃帝之御極也。以理身緒餘。治天下。坐於明堂之上。臨觀八極。考建五常。以謂人之生也。負陰而抱陽。食味而被色。外有寒暑之相盪。內有喜怒之交侵。夭昏札瘥。國家代有。將欽斂時五福。以敷錫厥庶民。乃與岐伯。上窮天紀。下極地理。遠取諸物。近取諸身。更相問難。垂法以福萬世。於是雷公之倫。受業傳之。而內經作矣。歷代寶之。未有失墜。蒼周之興。秦和述六氣之論。具明於左史。厥後越人得其一二。演而述難經。西漢倉公傳其舊學。東漢仲景撰其遺論。晉皇甫謐次而爲甲乙。及隋楊上善。纂而爲太素。時則有全元起者。始爲之訓解。闕第七一通。迄唐寶應中。太僕王冰篤好之。得先師所藏之卷。大爲次註。是三皇遺文。爛然可觀。惜乎唐令列之醫學。付之執伎之流。而薦紳先生罕言之。去聖已遠。其術晻昧。是以文註紛錯。義理混淆。殊不知三墳之餘。帝王之高致。聖賢之能事。唐堯之授四時。虞舜之齊七政。神禹修六府以興帝功。文王推六子以敘卦氣。伊尹調五味以致君。箕子陳五行以佐世。其致一也。奈何以至精至微之道。傳之以至下至淺之人。其不廢絕。爲已幸矣。頃在嘉祐中。仁宗念聖祖之遺事。將墜於地。迺詔通知其學者。俾之是正。臣等承乏典校。伏念旬歲。遂乃搜訪中外。裒集衆本。寖尋其義。正其訛舛。十得其三四。餘不能具。竊謂未足以稱明詔副聖意。而又採漢唐書錄。古醫經之存於世者。得數十家。敘而考正焉。貫穿錯綜。磅礴會通。或端本以尋支。或泝流而討源。定其可知。次以舊目。正繆誤者。六千餘字。增註義者。二千餘條。一言去取。必有稽考。舛文疑義。於是詳明。以之治身。可以消患於未兆。施於有政。可以廣生於無窮。恭惟皇帝撫大同之運。擁無疆之休。述先志以奉成。興微學而永正。則和氣可召。災害不生。陶一世之民。同躋於壽域矣。國子博士臣高保衡。光祿卿直祕閣臣林億等謹上。

天祿琳瑯書目曰。重修補註黃帝內經素問一函。十册。二十四卷。唐王冰註。宋林億孫奇高保衡校正。孫兆改誤。按宋史藝文志及晁陳諸家著錄。皆第稱黃帝內經素問二十四卷。而無重廣補註之名。且書錄解題。但稱林億高保衡承詔校定。並無孫奇之名。亦不言有孫兆改誤之事。今本增入孫奇孫兆二人。則重廣補註之名。當卽爲此二人所加矣。

按孫奇之名。實與林高同署。解題偶脫耳。且兆唯攷誤。則重廣補註之稱。亦出于億等也。

王應麟曰。黃帝素問。唐寶應初。王冰註之。皇朝林億等校正。孫兆重改誤。（玉海）

邵伯溫曰。孫用和二子。奇兆皆登進士第。爲朝官。亦善醫。（邵氏聞見錄）

孫氏（兆）素問註釋考誤　明志十二卷　佚

按明志著錄止于其一代之書。而混入兆書者何也。

高氏（若訥）素問誤文闕義　宋志一卷　佚

宋史曰。高若訥字敏之。本并州榆次人。徙家衞州。進士及第。皇祐五年。爲觀文殿學士。若訥彊學善記。自秦漢以來諸傳記。無不該通。尤喜申韓管子之書。頗明曆學。因母病。遂兼通醫書。雖國醫皆屈伏。張仲景傷寒論訣。孫思邈方。及外臺祕要。久不傳。悉考校訛謬行之。世始知有是書。名醫多出衞州。皆本高氏學焉。

郝氏 允 内經箋 佚

邵博曰。郝翁者名允。博陵人。少代其兄長征河朔。不堪其役。逭去。月夜行山間。憊甚。憩一樹下。忽若大羽禽飛上其上。熟視之。一黄衣道士也。允拜手乞憐。道士曰。汝郝允乎。因授以醫術。晚遷鄭圃。世以神醫名之。翁讀黄帝内經。恚王冰之傳。多失義指。間以朱墨箋其下。世尚未見。翁有子。名懷質。能盡其學。懷質嘗自診其脈。語人曰。我當暴死。不數年暴死。懷質死。翁書亦亡。獨太醫趙宗古得六元五運之法於翁。嘗圖以上朝廷。今行於世云。見聞後錄

沖眞子内經指微 藝文略十卷 佚

劉氏 完素 素問藥註 佚

金史本傳曰。劉完素字守眞。河間人。嘗遇異人陳先生。以酒飲守眞。大醉。及寤洞達醫術。若有授之者。乃撰運氣要旨論。精要宣明論。慮庸醫或出妄説。又著素問玄機原病式。特舉二百八十八字。註二萬餘言。然好用涼劑。以降心火益腎水爲主。自號通玄處士云。

熊均曰。劉氏名完素。字守眞。大金河間人也。因號河間居士。作傷寒直格。素問玄機原病式。及醫方精要。素問藥註。宣明論等。醫學源流論

李氏 浩 素問鉤玄 佚

滕縣志曰。李浩其先曲阜人。五世祖官於滕。因家焉。大父義。父玉。皆以儒顯。而浩喜醫方術。慕倉公之爲人也。元初常往來東平間。爲人治病決死生。其驗如神。所著有素問鉤玄仲景或問。諸藥論。甚精。竇文正默幼從其子元學。薦之元世祖。而老不可徵。詔有司歲給衣米終其身。

李氏季守內經指要　佚

吳澄序曰。醫家內經。與儒家六經準。其三才之奧。諸術之源乎。然其辭古。其旨深。醫流鮮能讀。儒流謂非吾事。亦不暇讀。何望其能探奧而究源也哉。吾兄李季安自爲舉時。博洽羣書。纂事記言。細字大袠。堆案盈篋。余嘗嘆其用心之密。用力之勤。中歲從事於醫。其心力之悉。又有加焉。所輯諸家方論。靡不該備。抑其末耳。若素問。若靈樞。若難經傷寒論。所謂醫家六經者。融液貫徹。取素問一經。綱提類別。較然著明。一覽可了。名曰內經指要。余夙嗜此經。每欲與人共論。而莫可令獲見。此能不抵掌稱快。是篇布濩乎天下。俾觀者有徑可尋。有門可入。人人能讀內經。而得其奧。而得其源。則於儒家窮理盡性之方。醫家濟人利物之務。其不大有所裨歟。季安應人之求。不擇貴富。雖貧賤不能自存。必拯其危急。皇皇惟恐後。蓋以儒者之道。行醫者之術。此其實行也。非止善著書而已。文集

羅氏天益内經類編　佚

劉駰序曰。近世醫有易列張氏學。於其書雖所不攷。然自漢而下。則惟以張機王叔和孫思邈錢乙爲得其傳。其用藥則本七方十劑而操縱之。其爲法。自非暴卒。必先養胃氣爲本。而不治病也。識者以爲近古。而東垣李明之。則得張氏之學者。而其論著治驗。略見遺山集中。鎭人羅謙甫嘗從之學。一日過予言。先師嘗教予曰。夫古雖有方。而方則有所自出也。均脚氣也。而有南北之異。南方多下濕。而其病則經之所謂水清濕。而濕從下受者也。孫氏知其然。故其方施之南人則多愈。若夫北地高寒。而人亦病是。則以所謂飲發於中。胕瘇於下。與穀入多而氣少。濕居下者。我知其然。故我方之施於北。猶孫方施之南也。子爲我分經病證而類之。則庶知方之所自出矣。予自承命。凡三脫藁而先師二毁之。研磨訂定。三年而後成。名曰内經類編。敢望吾子序。夫内經十八卷。素問外九卷不經見。且勿論。姑以素問言之。則程邵兩夫子。皆以爲戰國書矣。然自甲乙以來。則又非戰國之舊矣。自朱墨以來。則又非甲乙之舊矣。而今之所傳。則又非戰國之舊矣。苟不於其所謂全書者。觀其文而察其理焉。則未有識其眞是而貫通之者。今先生之爲此也。疑特令學者之熟於此。而後會於彼焉爾。苟爲不然。則不若戒學者之從事於古方。而學者苟不能然。則不若從事古方者之爲愈也。羅亦以爲然。予聞李死今三十年。羅祠而事之如平生。薄俗中而能若是。是可序。（文集）

徐春甫曰。羅天益字謙甫。眞定人。東垣弟子。潛心苦學。眞積力久。居東垣門下十餘年。盡得其妙。著有衛生寶鑑二十四卷行世。（古今醫統）

朱氏（震亨）素問糾略　一卷　存

徐春甫曰。朱震亨字彥脩。號丹溪。浙之義烏人。自幼好學。日記千言。業舉子。講道入華山。拜許文懿公。一日。公謂以己疾久之。非精于醫者弗能起。子多穎敏。其游藝于醫而濟人乎。於是丹溪復致力於醫方。既而悟曰。執古方以療今病。其勢雖全。必也參之以素難。活潑權衡。乃能濟世。遂出游求師。渡浙走吳。歷南徐建業。皆無所遇。反還武州。聞太無先生。往拜之。數謁弗得接。求見愈篤。先生始接之。以劉張朱三家之書。爲之敷揚其旨。彥修授教。而醫益神。名益著。四方求療者。輻輳于道。按證施方。錄爲醫案可考。又著格致餘論。致其秘云。（古今醫統）

滑氏（壽）讀素問鈔　三卷　存

儀眞縣志曰。滑壽世爲許襄城人。當元時。父祖官江南。自許徙儀眞。壽性警敏。學於韓說先生。日記千餘言。操筆爲文。詞有思致。尤長於樂府。京口名醫王居中客儀。壽數往叩居中。曰醫祖黃帝岐伯。其言佚不傳。

世傳者惟素問難經。子其習之。壽受讀終卷。乃請於王。分藏象。經度。脈候。病能。攝生。論治。色脈。鍼刺。陰陽。標本。運氣。彙萃。凡十二類。鈔而讀之。自是壽學日益進。所向莫不奇中。

按繪生堂書目。有滑氏素問註解三卷一冊。想是同書。故今不揭出。

汪氏 機 續素問鈔　三卷　存

自序曰。予讀滑伯仁氏所集素問鈔。善其刪去繁蕪。撮其樞要。且所編次。各以類從。秩然有序。非于岐黃之學者不能也。但王氏所註。多略不取。于經文最難曉處。僅附其一二焉。然自滑氏觀之。固無待于註。後之學者。未必皆滑氏。苟無註釋。曷從而入首耶。爰復取王氏註。參補其間。而以續字弁之于首簡。間有竊附己意者。則以愚謂二字別之。滑氏元本所輯者。不復識別。滑氏自註者如舊。別以今按二字。如此庶使原今所輯之註。各有分辨。或是或非。俾學者知所擇焉。雖然予之所輯。未必一一盡契經旨。而無所誤。或者因予之誤。推而至于無誤。未可知也。諺云拋磚引玉。亦或有補于萬一云。正德己卯三月朔旦。

祁門縣志曰。汪機幼嘗爲邑諸生。母病嘔。遂究心醫學。凡岐黃扁倉諸遺旨。靡不探其肯綮。殊證奇疾。發無不中。名高難致。病者有聽謦欬。頓喜遂瘳。所全活甚衆。著有石山醫案。醫學原理。本草會編。素問鈔。脈訣刊誤。外科理例。痘治理辨。鍼灸問答。傷寒選錄。運氣易覽等書。

四庫全書提要曰。續素問鈔九卷。明汪機撰。是編因滑壽素問鈔。採王冰原註大略。因重爲補錄。凡所增入。以續字別之。九卷之中。分上中下三部。上四卷。中一卷。下四卷。其標目悉依滑氏之舊。存目

丁氏瓚素問鈔補正　十卷　存

自序略曰。予被命守東嘉。夙夜祗懼。勉修厥職。痛吾民往往誤罹夭枉。故每自疚。乃召羣醫告曰。醫者人之生命攸係。汝輩其知所愼乎。夫藥之弗績。術之弗精也。術之弗精。學之無本也。汝輩其嘗學素問乎。曰未也。奚爲而弗學也。曰病其書之隱賾也。其嘗學素問鈔乎。曰未也。奚爲而弗學也。曰病其書之亥豕也。以故政暇。取其鈔本手自補正。以王氏註。有合于經者。亦並錄之。使更相傳錄。擇其子弟而誦習焉。猶恐其氣運之難明。脈理之難曉也。因取五運六氣主客之圖。並診家樞要。以附于後。庶幾學者知所趣向。而吾民亦殆有賴矣。

凡例曰。王註頗覺冗泛。今擇取諸書增減。以附愚見。其有疑誤。姑缺之以俟知者。　一註釋王氏頗詳。因以爲主。凡王註皆不名。滑氏則曰滑云。愚見則加圈以別之。　一經文易曉者。一依滑氏舊文。　一五藏只詳釋一藏。餘藏可以類推。

休寧縣志曰。丁瓚字汝器。西門人。丁氏自宋世業醫。嘉靖初。丁綖以醫名。子畜瓚。授其業。已藉數百緡欲與子。瓚謝歸。醫則奇中。人以仙目之。性好客。客常滿。嘗出五十緡。脫人於厄。書畫有米倪風。年六十卒。

四庫全書提要曰。素問鈔補正十二卷。明丁瓚編。瓚字點白。鎮江人。嘉靖丁丑進士。官至溫州府知府。初滑壽著素問鈔。歲久傳寫多譌。瓚因其舊本。重爲補正。復兼採王冰原註以明之。凡十二門。悉依壽書舊例。又以五運六氣主客圖。並診家樞要。附于後。存目

呂氏復 內經或問 佚

明史藁曰。呂復字元膺。鄞人。少孤貧。從師受經。習詞賦。後以母患求醫。遇名醫衢人鄭禮之。於逆旅。謹事之。因得其古先禁方。及色脈藥論諸書。討求一年。試輒有驗。自以爲未精。盡購古今醫書。曉夜研究。務窮其閫奧。自是出而行世。取效若神。其於醫門羣經。若內經素問。靈樞。本草。難經。傷寒論。脈經。脈訣。病源論。太始天元玉冊元誥。六微旨。五常政。玄珠密語。中藏經。聖濟經等書。皆有辨論。前代名醫。如扁鵲倉公華佗張仲景孫思邈龐安常錢仲陽陳無擇許叔微張易水劉河間張子和李東垣嚴子禮王德膚張公度諸家。皆有評騭。所著有內經或問。靈樞經脈箋。五色診奇眩。切脈樞要。運氣圖釋。養生雜言。脈緒。脈系圖。難經

附說、四時燮理方、長沙傷寒十釋、松風齋雜著、諸書、浦江戴艮採其治效最著者、數十事、爲醫案、晚年自號滄洲翁、歷舉仙居臨海教諭、台州教授、皆不授、

王氏翼素問註疑難 佚

陽城縣志曰、王翼幼穎悟、七歲聞人誦唐詩、一過能歷歷誦之、八歲善屬文、既長日記千言、應進士舉、因染疾棄業、遂精醫術、療疾多奇驗、旁通律曆、尤工於詩、所著有素問註疑難、傷寒歌括、算術若干卷、詩五百餘篇、

醫籍考卷四

東都　丹波元胤紹翁編

醫經四

袁氏仁 **內經疑義**　未見

王鑾袁參坡小傳曰。參坡袁公名仁。字良貴。浙西嘉善人也。洞識性命之精。而未嘗廢人事之粗。雅徹玄禪之奧。而不敢悖仲尼之軌。天文地理。曆律書數。兵刑水利之屬。靡不涉其津涯。而姑寓情於醫。謂可以全生。可以濟人。著內經疑義。本草正訛。痘疹家傳等書。百餘卷。一螺集

楊氏愼 **素問糾略**　明志三卷　未見

錢謙益曰。愼字用修。新都人。少師文忠公廷和之子也。七歲作擬古戰場文。有曰。青樓斷紅粉之魂。白日照青苔之骨。時人傳誦。以爲淵雲再出。正德辛未。舉會試第二。廷試第一。授翰林修撰。武廟閱天文書。星名注張。又作汪張。下問欽天監及史館。皆莫知。用修曰。注張。柳星也。歷引周禮史漢書以復。湖廣土官水盡源通塔平長官司入貢。同官疑爲三地名。用修曰。此六字地名也。取大明官制證之。嘉靖癸未。修武廟實錄。總裁二閣老。盡取藁草屬刊定焉。甲申七月。兩上議大禮疏。率羣臣撼

奉天門大哭。廷杖者再。斃而復甦。謫戍雲南永昌衞。投荒三十餘年。卒於戍。年七十有二。（列朝詩集）

按是書。升菴外集等不載。且與朱震亨書同名。先子嘗疑之。賀藩大高知道。（元哲）曰。恐是升菴序震亨書者。修明志時。仍致誤歟。此說亦有理。

高氏（士）素問捷徑　三卷　未見

鄭氏（曉）素問摘語　未見

按右二書。見于浙江通志書目。

蔡氏（師勒）內經註辨　未見

黃省曾序曰。嘗謂醫之道也。原詳經髓陰陽表裏以起百病也。嘗草木水火致劑。以救夭傷也。非聖人者神而明之。其誰與此。故曰醫者生生之具。聖人所以壽萬民。而登之天年者也。農黃以來。其法已久。考其嗣流。則周之矯之俞之盧。秦之和之緩之竘。宋之文摯。鄭之扁鵲。漢之樓護陽慶倉公。皆以黃帝之書相爲祖述。其倉公診切之驗。獨幸詳於大史。而候名脈理。往往契符於素問。以是知素問之書。其文不必盡古。而其法則出於古也信然矣。其言情狀也有憑。其處刺療也有響。得之者爲上工。爲國手。失之者爲毒師。爲庸姓。歷百世而莫之或違者也。在姬之代。尙有歲終之稽。十而失一。即次其食。故其法得以不墮。今之醫也。

茫然於天地之紀。憲無所畏。師無所傳。一惟肆炮絡舍。以規偶中之利。故瘉也劇之。生也死之者。殆相望也。予素多病。不得于醫。而思精其法。未暇也。山人蔡師勤氏有道。而復志於醫。乃塊處於毛公之壇者二十年。先治其法。繙閱之久。遂不滿於啓玄之註。時有所得。因繫之辨。若師勤者。可謂卓然斯流之上者矣。雖然啓玄亦非妄而作者。其師玄珠先生異人也。洞明素問之奥。乃密授祕旨。故啓玄奉其師說太過。不爲無疵。觀其詢謀得失之云。則斯辨也。亦啓玄之所以望於後人也。五岳山人集

徐氏春甫內經要旨　二卷　存

自序略曰。予嘗謂操舟必資於刳木。而射者必以彀。醫之有道古也。自神農氏開其天。黄帝氏繼天創始。與其臣岐伯。著內經靈素。爲萬世醫學之鼻祖。自唐及宋。屢詔名家。校正徒勤。而眞傳靡獲。方書種種。汗牛充棟。奚益哉。甫本庸愚。輒不自忖。乃敢因滑氏之鈔目。而益以諸賢之鈎玄。提註。詳明。辨釋條達。僭名曰內經要旨。而於黄岐之神聖。歷代之精英。雖不足以窺其閫奥。而宏綱大旨。似有得其門而入者。通方大哲。幸鑒管蠡之見云。嘉靖丁巳仲春既望。

祁門縣志曰。徐春甫字汝元。汪宦門人。醫家書無所不窺。著有古今醫統醫學捷徑。居京邸求醫甚衆。卽貴顯者。不能旦夕致。授太醫院官。

萬氏全 素問淺解 未見

按右見于痘疹世醫心法自序。

羅田縣志曰。萬全字密齋。精醫。治病全活甚多。著有保命歌括。養生四要。育嬰家祕。廣嗣精要。痘疹啓微行世。

徐氏渭 素問註 佚

陶望齡徐渭傳略曰。徐渭字文長。山陰人。九歲能屬文。年十餘。倣揚雄解嘲作釋毀。爲諸生。胡宗憲督浙江。招管書記。時方獲白鹿海上。用渭表以獻。上大嘉悅其文。宗憲以是益重之。時督府勢嚴重。文武將吏庭見無敢仰者。而渭弊巾褻衣。直入無忌。宗憲常優容之。渭亦矯節自好。無所顧請。及宗憲逮。慮禍及。遂發狂疾。坐繫獄中。以言者力獲免。及老貧甚。鬻文自給。人操金請詩文書繪者。值其稍裕。即百方不得。遇窘時乃肯爲之。渭嘗言吾書第一。詩二。文三。畫四。識者許之。所著文長集。闕篇。櫻桃館集。各若干卷。註莊子內篇。參同契。黃帝素問。郭璞葬書。四書解首。楞嚴經解。各數篇。文集

周氏篔 素問註 未見

聊城縣志曰。周篔儒醫。順天人。居郡城。授太醫院御醫。所註素問諸書。

翁氏應祥 內經直指 未見

樂清縣志曰。翁應祥西鄉人。本以儒者教授。雅知醫。精於脈理。篤信古方書。所治多驗。性甚介。人遺之輒辭。縉紳多重之。一日自松江馳歸而病。僅數日。沐浴更衣。揖其妻曰。善自愛。吾去汝矣。遂端坐而逝。所著有内經直指。

許氏 兆禎 素問評林 未見

按右見于吳秀醫鏡序。李廷機藥準序。作素問便讀。

馬氏 蒔 黃帝内經素問註證發微 九卷 存

馬蒔曰。素問者。黃帝與六臣平素問答之書。至春秋時。秦越人發爲難經。誤難三焦營衛關格。晦經之始。晉皇甫謐次甲乙經。多出靈樞。義未闡明。唐寶應年間。啓玄子王冰有註。隨句解釋。逢疑則默。章節不分。前後混淆。元滑伯仁讀素問鈔。類有未盡。所因皆王註。惟宋嘉祐年間。勑高保衡等校正。深有裨于王氏。但仍分二十四卷。甚失神聖之義。按班固藝文志曰。黃帝内經十八卷。素問九卷。靈樞九卷。乃其數焉。又按素問離合眞邪論。黃帝曰。夫九鍼九篇。夫子乃因而九之。九九八十一篇。以起黃鍾數焉。大都神聖經典。以九爲數。而九九重之。各有八十一篇。愚今析爲九卷者。一本之神聖遺意耳。竊慨聖凡分殊。古今世異。愚不自揣。而僭釋者。痛後世概闇此書而蠡測之。以圖萬一之小補云。知我罪我。奈避云乎哉。

浙江通志曰。馬蒔字玄臺。會稽人。註靈樞素問。爲醫家之津梁。

汪昂曰。馬玄臺素問註。舛謬頗多。又有隨文敷衍。有註猶之無註者。反訾王註。逢疑則默。亦不知量之過也。內經約註

四庫全書提要曰。素問註證發微九卷。明馬蒔撰。蒔字仲化。會稽人。其說據漢志內經十八篇之文。以素問九卷。靈樞九卷當之。復引離合眞邪論中九鍼九篇。因而九之之文。定爲九九八十一篇。以唐王冰分二十四卷爲誤。殊非大旨所關。其註亦無所發明。而於前人著述。多所訾議。過矣。存目

吳氏崑素問註　二十四卷　存

自序曰。在昔有熊御宇。軫念元元。不無夭折。欲躋而登諸壽域。迺問於岐伯鬼臾區。而作內經。雷公受之。以爲刑范。首天眞。次調神。次生氣。次病能。上窮天紀。下極地理。中悉人事。行之萬世不殆。傳之者直以列於三墳。自有醫籍以來。茲其太上。周秦而降。豈不代有神良。要其立言範世。指不多屈。無亦樹名易而作則難耶。何蘄蘄也。輓近拘方者言。更僕未能悉舉。非無爝然之明。去上古而遙。不啻居九壤而測九天也。則而象之。內經象日。靈樞象月。覩日月而知衆星之蔑矣。越人之問難。士安

之甲乙。叔和之脈經。其中天三垣歟。斡旋日月。而翼其明。功足齒哉。若張長沙之傷寒。魁杓搖光也。因時而建。亘萬世孰能忒焉。施及孫思邈李明之劉完素朱彥修滑櫻寧輩出。互有闡明。所謂辰之五緯非乎。遲留疾伏。殆非一步可紀。外是纔一家言。羅爲列宿。假日成光。亦能不墜。神乎。和華倉扁之雄。無文可述。方之景星慶雲。曠世一見。卑卑尺有所短。寸有所長。言焉不經。與之上下軒岐。如向盲夫而誇日月。秖爲翳障。最下異爲一途。叛經行怪。類如傷寒鈐法。素問遺篇。則妖氛爾。孛彗爾。白虹爾。薄蝕爾。匪惟羲和憂之。具目者之所共憂也。隋有全元起。唐有王冰。宋有林億。嘗蝹起而訓是經。庶幾昧爽之啓明哉。待旦者較然覩矣。獨其爲象。小明則彰。大明則隱。謂之揭日月而行。未也。不肖束髮脩儒。無何徙業。居常晷度有熊。日求其旨而討論之。不揣管陋。釋以一得之言。署曰內經吳註。業成欲懸書國門。以博彈射。徙以雲山木石之夫。無能千金禮士。職是焰然斯道也。如有岐雷者作。斥爲日月之蔽。抑又何辭聞之曰不斑白語道失崐今四十以長先半紀而見二毛無亦徵余言之有當哉。當乎非余敢知。今之測景者旅矣。惡能當夫賓日之目也。皇明萬曆甲午日躔大火。書于黃山軒轅爐鼎之次。

亡名氏鶴皋山人傳曰。山人。余族父也。世爲歙澄塘人。幼英異。不伍凡皃。稍長業進士。為文章。藻思橫發。顧數奇弗偶。大父元昌翁。父文韜翁。俱修德而隱者。家多方書。山人遂棄鉛槧。事岐黃術。嘗曰。素問靈樞。醫之典墳也。難經甲乙。醫之庸孟也。張王劉李。醫之濂洛關閩也。日夕取諸家言徧讀之。不數稔術精而售。初遊宛陵。後泝長江。歷姑孰。抵和陽。所至聲名籍籍。活人無論數計。每診疾。僉曰易平。山人曰。此在死例。僉曰難痊。山人曰。此可生也。卒不踰山人所云。故人咸謂山人殆非人。必從長桑公得者。山人治病。不膠陳迹。人以禁方授之。拒弗受。曰以古方治今病。雖出入而通其權。不然。是以結繩治季世也。去治遠矣。所著脈語。十三科證治。參黃論。砭焫考。醫方考。藥纂諸書。將次第行於世。山人諱崑。字山甫。鶴皋其別號也。人以山人洞參黃帝之奧。又號山人為參黃子。余家由澄塘折居傳桂里。故視山人為族父云。（醫方考附載）

汪昂曰。素問吳註。間有闡發。補前註所未備。然多改經文。亦覺嫌于輕擅。

宋氏（賢）岐黃要旨　未見

按右見于建德縣志。

胡氏（文煥）素問心得　二卷　存

李氏（維麟）內經摘粹補註　未見

蘇州府志曰。李維麟字石浮。常熟人。精於察脈。決人生死。多奇中所著有內經摘粹補註醫宗要略等書。

胡氏 尙禮 素問輯要 未見

儀眞縣志曰。胡尙禮字景初。世醫也。其父倫。命讀岐黃諸書。云吾家傳通醫必先通儒爲本。理不明。安悟診視之奧。禮遂能識奇病。活人甚衆。凡奔人之急。寒暑跋涉不辭。爲人簡默醇謹。又善楷法。酷覽古今名籍。壽七十外。耳旣聾。尙手不釋卷。著素問輯要胡氏醫案。

趙氏 獻可 內經鈔 未見

浙江通志曰。趙獻可字養葵。自號醫巫閭子。鄞人。好學淹貫。尤善於易。兼精醫。其醫以養火爲主。嘗論命門乃人身之主。養身者旣不知撙節。致戕此火。以致於病。治病者。復不知培養此火。反用寒涼以滅之。安問其生。著醫貫一書。爲醫家指南。後遊秦晉。著述甚多。有內經鈔。素問註。及經絡考。正脈論。二朱一例諸書。

素問註 未見

李氏 仲梓 內經知要 二卷 存

江南通志曰。李中梓字士材。華亭人。少博學。習岐黃術。凡奇證遇無不立愈。所著有士材三書。頤生微論。醫統若干卷。

靳氏鴻緒內經纂要　未見

仁和縣志曰。靳鴻緒字若霖。讀書。工文章。內行尤摯。篤於孝友。先世以兒醫顯。而鴻緒術尤精善。內經纂要。闡發精微。

王氏佑賢內經纂要　未見

錢塘縣志曰。王佑賢字聖翼。孝友天性。甫九齡。七日中父母相繼歿。哀毀踰成人禮。孤貧勵學。旁逼醫術。急人病。不以門第爲等差。所全活人無算。家居力行。皆盛德事。尤好刊格言。以訓後學。國朝年直指雲龍旌善士。裒然居首。所著有格物近編。內經纂要。

張氏志聰素問集註　九卷　存

紀略曰。一本經章義錯綜變化隱見離奇。或彼章微露。別篇顯言。義雖專稱。詞難概論。是以註中惟求經義通明。不尙訓詁辭切。讀者細硏。庶知心苦。　一是集惟以參解經義。不工詞藻。然就經解經。罔敢杜撰一語。貽笑大方。閱者勿以固陋見唾。　一經義深微。闡發艱甚。故集中有不厭煩瑣。重複諄切者。然非贅也。尙有未盡餘意。標于格外。設或疏義旨有微分。亦不妨兩存之。以俟後賢之參訂。敢自是哉。

汪昂曰。張隱菴素問集註。刻于康熙庚戌。皆其同人所著。盡屛舊文。多創臆解。恐亦以私意測度聖人者也。

高氏世栻 素問直解 九卷 存

凡例曰。一素問内經。乃軒岐明道之書。開物成務。醫道始昌。雖秦火焆毒。而醫書獨全。後之註者。或割裂全文。或删改字句。剽竊説道。實開罪於先聖。如靈素合刻。纂集類經。是已。惟王太僕馬玄臺張隱菴註釋。俱屬全文。然字句文義。有重複而不作衍文者。有倒置而未經改正者。有以訛傳訛。而弗加詳察者。余細爲考較。確參訂正。庶幾上補聖經。下裨後學。　一素問一經。各家雖有註釋。余詳視之。非苟簡隙漏。即敷淺不經。隱菴集註。義意艱深。其失也晦。余不得已。而更註之。顔曰直解。世之識者。尚其鑒諸。　一隱菴先有集註之刻。不便雷同。故曰直解。註釋直捷明白。可合正文誦讀。非如張太嶽四書直解。其訓詁有不可讀者。一素問八十一篇。原遺闕二篇。今已搜補矣。每篇名目。俱當詮解。兹刻不第詮解篇名。即篇中大旨。亦逐爲拈出。一篇之中。分爲數節。蓋以詞論冗繁。略分節旨。使觀者易於領會耳。

何氏鎮 素問鈔 未見

按右見于本草綱目必讀類纂。

黄氏元御 素問懸解 十二卷 未見

四庫全書提要曰。元御是書。謂素問八十一篇。秦漢以後。始著竹帛。傳寫屢更不無錯亂。因爲參互校正。如本病論。刺志論。刺法論。舊本皆謂已亡。元御則謂本病論。在玉機眞藏論中。刺志論。則誤入診要經終論中。刺法論。則誤入通評虛實論。未嘗亡也。又謂經絡論。乃皮部論之後半篇。皮部論。乃十二正經。經絡論之正文。如此則三奇經。與氣府論之前論正經後論。奇經三脈無異。故取以補闕。仍復八十一篇之舊。考言經文錯柬者。起於劉向之校尚書。見漢書藝文志猶有古文可據也。疑經文脫柬者。始於鄭玄之註玉藻。見禮記註然猶不敢移其次第。至北宋以後。始以己意改古書。有所不通。輙言錯文。六經遂幾無完本。餘波所漸。劉夢鵬以此法說楚詞。迨元御此註。併以此法說醫經。而漢以來之舊帙。無能免於點竄者矣。揆諸古義。殆恐不然。其註則間有發明。如五運六氣之南政北政。舊註以甲己爲南政。其餘八千爲北政。元御則謂天地之氣。東西對待。南北平分。何南政之少。而北政之多也。一日之中。天氣晝南而夜北。一歲之中。天氣夏南而冬北。則十二年中。三年在北。三年在東。三年在南。三年在西。在北則南面。而布北方之政。是謂北政。天氣自北而南升。在南則北面。而布南方之政。是謂南政。天氣自南而北升。則自卯而後。天氣漸南。總以南政統之。自酉而後。天氣漸北。總以北政統之。東西者。左右之間氣。故不可以言政。此南北二極之美。其論爲前人所未

及然運氣之說。特約舉天道之大凡。不能執爲定譜。以施治療。則亦如太極無極之爭耳。存目

又曰。黃元御字坤載。號研農。昌邑人。早爲諸生。因庸醫誤藥損其目。遂發憤學醫。於素問靈樞難經傷寒論金匱玉函經。皆有註釋。凡數十萬言。大抵自命甚高。欲駕出魏晉以來醫者上。自黃帝岐伯秦越人張機外。罕能免其詆訶者。未免師心太過。求名太急。周易懸象註

張氏琦 素問釋義 十卷 存

自敍曰(缺)

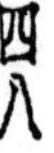

醫籍考卷五

東都　丹波元胤紹翁編

醫經五

黃帝鍼經　隋志九卷。舊唐志並作十卷　佚

楊氏玄操鍼經音　本朝現在書目一卷　佚

席氏延賞鍼經音義　宋志一卷　佚

靈寶註黃帝九靈經　舊新唐志十二卷　佚

黃帝九虛內經　宋志五卷　佚

內經靈樞經　藝文略九卷　存

皇甫謐曰。九卷。是本經脈。其義深奧。不易覺也。甲乙經序

林億等曰。皇甫士安甲乙經序云。七略藝文志。黃帝內經十八卷。今有鍼經九卷。素問九卷。共十八卷。卽內經也。素問外九卷。漢張仲景及西晉王叔和脈經。只爲之九卷。皇甫士安名爲鍼經。亦專名九卷。楊玄操云。黃帝內經二帙。帙各九卷。按隋書經籍志。謂之九靈。王冰名爲靈樞。按隋志無九靈之目

宋史哲宗紀曰。元祐八年。正月庚子。詔頒高麗所獻黃帝鍼經于天下

江少虞曰。哲宗時。臣寮言。竊見高麗獻到書內。有黃帝鍼經九卷。據素問序。稱漢書藝文志黃帝內經十八卷。素問與此書各九卷。乃合本數。此書久經兵火亡失。幾盡。偶存於東夷。今此來獻。篇帙俱存。不可不宣布海內。使學者誦習。伏望朝廷詳酌。下尚書工部。彫刻印板。送國子監。依例摹印施行。所貴濟衆之功。溥及天下。有旨令祕書省。選奏通曉醫書官三兩員校對。及令本省詳定。訖。依所申施行。（宋朝類苑）

朱熹曰。素問語言深。靈樞淺較易。

趙希弁曰。靈樞經九卷。王冰謂此書卽漢志內經十八卷之九也。或謂好事者。于皇甫謐所集內經倉公論中抄出之。名爲古書也。未知孰是。

王應麟曰。黃帝靈樞經九卷。黃帝岐伯雷公少俞伯高答問之語。楊上善序。凡八十一篇。鍼經九卷。大抵同。亦八十一篇。鍼經以九鍼十二原爲首。靈樞以精氣爲首。又間有詳略。王冰以鍼經爲靈樞。故席延賞云。靈樞之名。時最後出。（玉海）

史崧序曰。昔黃帝作內經十八卷。靈樞九卷。素問九卷。迺其數焉。世所奉行。唯素問耳。越人得其一二。而述難經。皇甫謐次而爲甲乙。諸家之說。悉自此始。其間或有得失。未可爲後世法則。謂如南陽活人書。稱欬逆者噦也。謹按靈樞經曰。新穀氣入于胃。與故寒氣相爭。故曰噦。舉而並之。則理可斷矣。又如難經六十五篇。是越人標指靈樞本輸之大略。世或以爲流注。謹按靈樞經曰。所言節者。神氣之所遊行出入也。非皮肉筋骨也。又曰。神氣者。正氣也。神氣之所遊行出入者。流注也。井滎輸經合者。本輸也。舉而並之。則知相去不啻天壤之異。但恨靈樞不傳久矣。世莫能究。夫醫者在讀醫書耳。讀而不能爲醫者有矣。未有不讀而能爲醫者也。不讀醫書。又非世業。殺人尤毒於挺刃。是故古人有言曰。爲人子而不讀醫書。由爲不孝也。僕本庸昧。自髫迄壯。潛心斯道。頗涉其理。輒不自揣。參對諸書。再行校正。家藏舊本靈樞九卷。共八十一篇。增修音釋。附于卷末。勒爲二十四卷。庶使好生之人。開卷易明。了無差別。除已具狀經所屬申明外。准使府指揮。依條申轉運司。選官詳定。具書送祕書省國子監。令崧專訪名醫。更乞參詳。免誤將來。利益無窮。功實有自。宋紹興乙亥仲夏望日。錦官史崧題。

呂復曰。内經靈樞。漢隋唐蓺文志皆不録。隋有鍼經九卷。唐有靈寶註。及黄帝九靈經十二卷。而或謂王冰以九靈更名爲靈樞。又謂九靈尤詳於鍼。故皇甫謐名之爲鍼經。即隋志鍼經九卷。苟一書而二名。不應唐志別出鍼經十二卷也。所謂靈寶註者。乃扁鵲太玄君所箋。世所罕傳。宋季有靈樞略一卷。今亦湮沒。紹興初史崧幷是書爲十二卷。而復

其舊。較之他本頗善。學者當與素問並觀。蓋其旨意。互相發明也。（九靈山房集滄洲翁傳）

徐渭曰。黃帝時未聞宦寺。而靈樞中問答。乃有宦者去其宗筋。固知此書非岐黃筆也。然其本旨授受。疑非岐黃則決不能。所謂夫有所受之也。可疑不特一宦寺。姑筆其易知者耳。（路史）

馬蒔曰。靈樞者。內經篇名。蓋內經爲總名。中有素問八十一篇。靈樞八十一篇。晉皇甫士安以鍼經名之。按本經首篇九鍼十二原中。有先立鍼經一語。又素問八正神明論。亦岐伯云。法往古者。先知鍼經也。是素問之言。亦出自靈樞首篇耳。後世王冰釋素問。以靈樞鍼經雜名。宋成無巳釋傷寒論及各醫籍。凡引靈樞者。皆不曰靈樞。而曰鍼經。其端皆始于皇甫士安也。但鍼經二字。止見於本經首篇。其餘所論。營衞輸穴。關格脈體。經絡病證。三才萬象。靡不森具。雖每篇各病。必用其鍼。自後世易靈樞。以鍼經之名。遂使後之學者。視此書止爲用鍼。棄而不習。以故醫無入門。術難精詣。無以療疾起危。深可痛惜。豈知素問諸篇。隨問而答。頭緒頗多。入徑殊少。靈樞大體渾全。細目畢具。猶儒書之有大學。三綱八目。總言互發。眞醫家之指南。其功當先於素問也。謂之曰靈樞者。正以樞爲門戶。闔闢所繫。而靈乃至神至玄之稱。是書之功。何以異是。

張介賓曰。神靈之樞要。是謂靈樞

王九達曰。靈乃至神至玄之稱。樞爲門戶闔闢所係。生氣通天論。欲若運樞。樞。天樞也。天運于上。樞機無一息之停。人身若天之運樞。所謂守神守機是也。其初意在于捨藥而用鍼。故揭空中之機以示人。空者靈，樞者機也。既得其樞。則經度營衛。變化在我。何靈如之。

杭世駿曰。七略藝文志黄帝内經十八篇。皇甫謐以鍼經九卷。素問九卷。合十八卷當之。唐啓玄子王冰遵而用之。素問之名。見漢張仲景傷寒卒病論。鍼經則謐所名也。隋經籍志。鍼經九卷。黄帝九靈經十二卷。元滄洲翁呂復云。苟一書而二名。不應唐志別出鍼經十二卷。據復所疑九靈是九靈。鍼經是鍼經。不可合而爲一也。王冰以九靈名靈樞。靈樞之名。不知其何所本。即用之以法素問。余觀其文義淺短。與素問岐伯之言不類。又似竊取素問之言而鋪張之。其爲王冰所僞託可知。自冰改靈樞後。後人莫有傳其書者。唐寶應至宋紹興。錦官史崧乃云。家藏舊本靈樞九卷。是書至宋中世而始出。未經高保衡林億等校定也。孰能辨其眞僞哉。其中十二經水一篇。無論黄帝時此名。而天下之水。何止十二。祗以十二經脈。而以十二水配。任意錯舉。水之大小不詳計也。堯時作禹貢。九州之水始有名。湖水不見於禹貢。唐時荆湘。文物最盛。洞庭一湖。屢詠歌於詩篇。徵引於雜記。冰特據身所見。而妄臆度之耳。挂漏不待辨而自明矣。（道古堂集）

四庫全書提要曰。靈樞經十二卷。按據晁公武讀書志及李濂醫史所載。元呂復羣經古方論。則靈樞不及素問之古。宋元人已言之矣。近時杭世駿道古堂集。亦有靈樞經跋。其考證尤爲明晰。然李杲精究醫理。而使羅天益作類經。兼採素問靈樞。呂復亦稱舍學者當與素問並觀。其旨義互相發明。蓋其書雖僞。而其言則綴合古經。具有源委。譬之梅賾古文。雜採逸書。聯成篇目。雖牴牾罅漏。贗託顯然。而先王遺訓。多賴其蒐輯以有傳。不可廢也。此本前有紹興乙亥史崧序。稱舊本九卷。八十一篇。增修音釋。附於卷末。又目錄首題鰲峯熊宗立點校重刊末題原二十四卷。今併爲十二卷。是此本爲熊氏重刊所併。呂復稱史崧併是書爲十二卷。以復其舊。殆誤以熊本爲史本歟。

姚際恒曰。靈樞經。晁子止曰。或謂好事者于皇甫謐所集內經倉公論中抄出之。恒案此書。又下素問一等。（古今僞書考）

按先子曰。靈樞單稱九卷者。對素問八卷而言之。蓋東漢以降。素問既亡第七一卷。不然則素問亦當稱九卷爾。而靈樞之稱。昉于唐中葉。王冰註素問。或曰靈樞。或曰鍼經。林億因謂王冰名爲靈樞。不可定。然今考道藏中。有玉樞神樞靈軸等之經。而又收入是經。題曰集註。而則靈樞之稱。意出于羽流者歟。是經亦成于衆手。猶素問也。然素問各篇。文字多深奧。靈樞則不過數篇。馬仲化謂功當先於素問。其說未可信焉。玉海曰。靈樞以精氣爲首。今本以九鍼十二原爲首。而甲乙經。以精氣爲首。不知當時所見。與今本同體異名者歟。林億等校正素問。在仁宗嘉祐中。後哲宗元祐八年。高麗始獻是經。其相距四十餘年。則億等不及寓目完書。故註中有云靈樞文不全。按調經論王冰註引針經曰經脈爲裏支而橫者爲絡絡之別者爲孫絡新校正曰三部九候論註引之曰靈樞而此云針經則王氏之意指靈樞爲針經也考今素問註引針經者多靈樞之文但以靈樞今不全故未得盡知也 又億等校素問甲乙經等。所引九虛文。今並見靈樞中。則九虛亦是經之別本。非全帙者。要之曰靈樞。曰九虛。曰九靈。並是黃冠所稱。而九卷鍼經。其爲舊名也。夫爲靈樞者。王氷以前。不有載之者。故億等以爲氷所命。而杭世駿直爲氷之贋鼎者。更爲疎妄。甲乙之書。撰集素問。鍼經明堂孔穴鍼灸治要三部。素問明堂之外。乃鍼經文。悉具于靈樞。則實是爲古之鍼經無疑矣。其文有少異者。傳寫之差誤耳。如十二經水。甲乙亦有之。若據杭言。甲乙亦爲唐人之僞託乎。蓋素問靈樞。並秦漢人所撰。如宦者湖水之類。無害其爲書矣。杭言不足取也。史崧之刻是經。勒爲二十四卷。呂復不考之崧序。而云崧併是書爲十二卷。蓋當時別有爲十二卷者。故誤爲此說者。四庫全書提要。謂呂以明熊宗立本爲史本。然呂元人。豈有此理耶。

又按馬仲化曰。大抵素問所引經言。多出靈樞者。是靈樞爲先。素問爲後。此說不足信焉。蓋靈樞之文。淺薄易解。而所載有素問中不言及者。素問金匱真言論曰。天有八風。經有五風。又八正神明論曰。凡刺之法。必候日月星辰。四時八正之氣。所謂八風八正者。唯言八方之風。八節之正氣者。非八節風氣。朝于太乙之義。故真言論下文。僅舉四方風稱之。至于靈樞九宮八風篇。歲露篇。論太一巡行。及八風之目。是素問所無。始見于易乾鑿度。又五變篇。有先立其年。以知其時之文，官鍼篇。稱用鍼者。不知年之所加。氣之盛衰。虛實之所起。不可以爲工也。是雖固與運氣之說不同。遂開彼勝復加臨之源。且夫素問之書。其文雅古。其旨深奧。決非靈樞之所及。則其爲晚出。可以徵焉。在昔名醫若秦和盧扁之徒。必有書記其言者。後世撰素問靈樞等者。採節其書。各立之說。故其文互有混同。非復相襲套使然者。謂之彼經所引。原于此經。而此經所載。先于彼經。則不可也。仲化之說不足信者。可以知矣。戊寅冬月。得至元己卯。古林胡氏書堂所刊靈樞。目錄首行。題曰元作二十四卷。今併爲十二卷。計八十一篇。此則呂復所見。而爲熊氏種德堂所刻藍本。乃可以確先子所謂當時別有爲十二卷者之說也。

亡名氏靈應靈樞　藝文略九卷　佚

靈樞略　藝文略一卷　存

呂氏復　靈樞經脈箋　佚

按右見于九靈山房集滄洲翁傳。

按是書收在道藏。

高氏士　靈樞經摘註　一卷　未見

按右見于鄞縣志。

馬氏蒔　黃帝內經靈樞註證發微　九卷　存

馬蒔曰。素問會經唐寶應年間啓玄子王冰有註。靈樞自古迄今。並無註釋。今愚析爲九卷者。大都神聖經典。以九爲數。而九九重之。各有八十一篇。王冰分靈樞爲十二卷。宋史崧分爲二十四卷者。皆非也。且註釋此書。竝以本經爲照應。而素問有相同者。則援引之。至于後世醫籍有訛者。則以經旨正之。於分註之下。然後之學者。當明病在何經。用鍼合行補寫。則引而伸之。用藥亦猶是矣。切勿泥爲用鍼之書。而與彼素問。有所軒輊于其中也。

汪昂曰。靈樞從前無註。其文字古奧。名數繁多。觀者蹙頞顰眉。醫率廢而不讀。至明。始有馬玄臺之註。其疏經絡穴道。頗爲詳明。可謂有功於後學。雖其中間有出入。然以從來畏難之書。而能力開壇坫。以視素問註。則過之遠矣。內經約註

胡氏文煥靈樞經心得　二卷　存

自序曰。靈樞素問。其間問答。多有重出處。然猶二書無害也。即一書亦有重出者。豈其義理深奧。不憚重於答問乎。抑因論彼而復及此乎。余玆撰之。亦未免重者重。獨者逸。惟求當其要。而順其文者耳。覽者幸毋訝云。

趙氏闕名註靈樞經　未見

陳仁錫序曰。余嘗題壁云。簡方思節茗。恥役學尊生。讀趙先生註靈樞。蓋信天下最可恃者。古人不變爲今人。可恨者。古本時化爲今本。可怪

者。自家脈理問之醫王方寸。隔垣而求洞於秦越人。夫秦越人也。得無秦越我也。夫可笑者。臟府不自見而輙許人有肝膽。且誰肝誰膽哉。趙先生早謝靑衿。註經玄暢可傳。居甫里不交富人。鬚眉皓然。似一精猛讀書壯男子。尤好言三禮。余欲十七篇宗儀禮。入禮記之通十七篇者。六官宗周禮。入禮記之近六官者。各以歷朝禮制宦制附焉。欲勒成一書未能也。先生圖之。禮以治身爲先。此亦岐伯之大指矣。無夢園集

張氏志聰靈樞經集註　九卷　存

自序曰。先儒有云。經傳而經亡。非經亡也。亡於傳經者之精而以粕求之。深而以淺視之之失其旨歸也。夫靈素之爲烈於天下也。千百年於茲矣。然余嘗考漢蓺文志曰。黃帝內經一十八卷。而靈樞居其九。素問亦居其九。昔人謂先靈樞而後素問者何也。蓋以素問爲世人病所由生也。病所生而弗愼之。則無以防其流。故篇中所載。陰陽寒暑之所從。飲食居處之所攝。五運生制之所由勝復。六氣時序之所由逆從。靡弗從其本而謹制之。以示人維持。而生人之患微矣。若靈樞。爲世人病所由治也。病既生而弗治之。則無以通其源。故本經所論。榮衛血氣之道路。經脈藏府之貫通。天地四時之所由法。音律風野之所由分。靡弗藉其鍼而開導之。以明理之本始。而惠世之澤長矣。是靈樞素問。爲萬世

所系賴。靡有息也。故本經曰。人與天地相參。日月相應。而三才之道大備。是以人氣流行。上應日。行於二十八宿之度。又應月之盈虧。以合海水之消長。且以十二經脈藏府。外合於百川滙集之水。咸相符也。故本經八十一篇。以應九九之數。合三才之道。三而三之。成九九八十一篇。以起黃鍾之數。其理廣大。其道淵微。傳竹帛。而使萬世黎民。不罹災眚之患者。孰不賴此經也哉。乃有皇甫士安類爲甲乙鍼經。而玄臺馬氏又專言鍼而昧理。俾後世遂指是經爲鍼傳而忽之。而是經幾爲贅疣矣。余憫聖經之失傳。懼後學之沿習。遂忘愚昧。素問註疏告竣。復集同學諸公。舉靈樞而詮釋之。因知經意深微。旨趣層折。一字一理。確有指歸。以理會鍼。因鍼悟證。殫心研慮。雞鳴風雨。未敢少休。庶幾藉是可告無罪乎。

高氏世栻靈樞直解　未見

高氏栻曰。素問直解外。更有本草崇原。靈樞直解。金匱集註。聖經賢傳。剞劂告竣。素問凡例

黃氏元御靈樞懸解　九卷　未見

四庫全書提要曰。是書亦以錯文爲說。謂經別前十二段爲正經。後十五段爲別經。乃經別之所以命名。而後十五段。卻誤在經脈中。標本而

誤名備氣。四時氣。大半誤入邪氣藏府病形篇。律液五別。誤名五癃律液別。此類甚多。乃研究素問。比櫛其辭。使之脈絡環通。案靈樞晚出。又非素問之比。說者謂唐人剽取甲乙經爲之。不應與古書一例。錯文亦姑存其說可也。存目

醫籍考卷六

東都　丹波元胤紹翁編

醫經六

楊氏上善黃帝内經太素宋志。作黃帝太素經。　舊唐志三十卷宋志。作三卷訛。　缺

杜光庭曰。太子司議郎楊上善。高宗時人。作道德集注眞言二十卷。道德經廣聖義

按是書。嘉祐中林億等校素問時。完帙猶存。自後世久失傳。近日西京太醫博士福井榕亭需得零本一通。卷爲軸子。題曰黃帝内經太素廿七卷通直郎守太子文學臣楊上善奉勑撰註。凡五篇。曰七耶。曰十二耶。曰耶客。曰耶中。曰耶傳。卷末題目下。有耶論二字。仁安三年。丹波賴基傳鈔憲基家本者。蓋六百五十餘年前物。而人間希有之寶牘也。林億等素問序曰。及隋楊上善。纂而爲太素。今覩其體例。取素問靈樞之文。錯綜以致註解者。後世有二經分類之書。上善實爲之唱首。乃冠以是書。

陰氏秉暘内經類考　明志十卷讀書敏求記作六卷。　未見

錢曾曰。秉暘自號衞涯居士。謂原病有式。鍼灸有道。醫療有方。診視有訣。運氣則入全書。藥性則本草。獨始生之說。所未及聞。因詮次内經。條疏圖列。收四時斂萬化以成章。其用心良苦矣。

孫氏應奎内經類鈔　未見

徐春甫曰。孫東穀名應奎。洛陽人。登正德辛巳進士。好醫方。以活人爲心。有疾者不限高卑。卽與方藥。官至戶部尚書。著有醫家大法。大旨必用。內經類鈔等書若干卷。

熊氏宗立 黃帝內經素問靈樞運氣音釋補遺 一卷 存

閩書曰。熊宗立建陽人。通陰陽醫卜之術。註解天元雪心二賦。金精鰲極難經脈絕諸書。撰藥性賦。補遺。及婦人良方行世。

按成化甲午熊氏刻素問十二卷靈樞十二卷。附運氣論奧運氣圖括二書。時卽所纂集也。

亡名氏內經類旨 醫藏目錄卷闕 未見

張氏介賓 類經 明志四十二卷 存

自序曰。內經者。三墳之一。蓋自軒轅帝同岐伯鬼臾區等六臣相討論。發明至理。以遺敎後世。其文義高古淵微。上極天文。下窮地紀。中悉人事。大而陰陽變化。小而草木昆蟲。音律象數之肇端。藏府經略之曲折。靡不摟指而臚列焉。大哉至哉。垂不朽之仁慈。開生民之壽域。其爲德也。與天地同。與日月並。豈直規規治疾方術已哉。按晉皇甫士安甲乙經敍曰。黃帝內經十八卷。今鍼經九卷。素問九卷。卽內經也。而或者謂素問鍼經明堂三書。非黃帝書。似出於戰國。夫戰國之文能是乎。宋臣高保衡等敍。業已辟之。此其臆度無稽。固不足深辨。而又有目醫爲小道。並是書且弁髦置者。是豈巨慧明眼人歟。坡仙楞伽經跋云。經之有難經。句句皆理。字字皆法。亦豈知難經出自内經。而僅得其什一。難經而然。内經可知矣。夫内經之生全民命。豈殺於十三經之啓植民心。故玄晏先生曰。人受先人之體。有八尺之軀。而不知醫事。是所謂遊魂耳。雖有忠孝之心。慈惠之性。君父危困。赤子塗地。無以濟之。此聖賢所以精思極論。盡其理也。由此言之。儒其可不盡心是書乎。奈何今之業醫者。亦置靈素於罔聞。昧性命之玄要。盛盛虚虚。而遺人夭殃。致邪失正。而絶人長命。所謂業擅專門者。如是哉。此其故正以經文奥衍。研閱誠難。其於至道未明。而欲冀夫通神運微。卬大聖上智。於上古之邈。斷乎不能矣。自唐以來。雖賴啓玄子之註。其發明玄祕儘多。而遺漏亦復不少。蓋有遇難而默者。有於義未始合者。有互見深藏。而不便檢閲者。凡其闡揚未盡。靈樞未註。皆不能無遺憾焉。及乎近代諸家。尤不過順文敷演。而難者仍未能明。精處仍不能發。其何裨之與有。初余究心是書。嘗爲摘要。將以自資。而繼繹之久。久則言言金石。字字璣珠。竟不知孰可摘而孰可遺。因奮然起念。冀有以發隱就明。轉難爲易。盡啓其祕。而公之於人。務俾後學了然。見便得趣。由堂入室。具悉本原。斯不致誤己誤人。咸臻至善。於是乎詳求其法。則唯有盡易舊制。顛倒一番。從類分門。然後附意闡發。庶晰其蘊。然懼擅動聖經。猶未敢散也。粤稽往古。則周有扁鵲之摘難。晉有玄晏先生之類分。唐有王太僕之補削。元有滑攖寧之撮鈔。鑒此四君子。而後意決。且此非十二經之比。蓋彼無須類。而此欲醒瞶指迷。則不容不類以求便也。由是徧索兩經。先求難易。反復更秋。稍得其緒。然後合兩爲一。命曰類經。類之者。以靈樞啓素問之微。素問發靈樞之祕。相爲表裏。通其義也。兩經既合。迺分爲十二類。夫人之大事。莫若死生。能葆其眞。合乎天矣。故首曰攝生類。生成之道。兩儀主之。陰陽既立。三才位矣。故二曰陰陽類。人之有生。藏氣爲本。五內洞然。三垣治矣。故曰藏象類。欲知其內。須察其外。脈色通神。吉凶判矣。故曰經絡類。萬事萬殊。必有本末。知所先後。握其要矣。故六曰標本類。人之所賴。藥食爲天。氣味得宜。五宮強矣。故七曰氣味類。駒隙百年。誰保無恙。治之弗失。危者安矣。故八曰論治類。疾之中人。變態莫測。明能燭幽。二豎遁矣。故九曰疾病類。藥餌不及。古有針砭。九法搜玄。道超凡矣。故十曰針刺類。至天道茫茫。運行今古。苞無窮協惟一。推之以理。指諸掌矣。故十一曰運氣類。又若經文連屬。難以強分。或附見於別門。欲求之而不得。分條索隱。血脈貫矣。故十二曰會通類。彙分三十二卷。此外復附著圖翼十五卷。蓋以義有深邃。而言不能該者。不拾以圖。其精莫聚圖象雖顯。而意有未達者。不翼以說。其奧難窺。自是而條理分綱目舉。晦者明。隱者見。巨細通融。岐貳畢徹。一展卷而重門洞開。秋毫在目。不惟廣裨乎來學。即凡志切尊生者。欲求諸妙。無不信乎可招矣。是役也。余以前代諸賢。註有未備。間多舛錯。掩質埋光。俾至道不盡明於世者。四千餘禩矣。因敢忘陋效顰。勉圖蚊負。固非敢弄斧班門。然不屑沿街持鉢。故凡遇駁正之處。每多不諱。誠知非雅。第以人心積習既久。訛以傳訛。即決長波。猶虞難滌。使辨之不力。將終無救正日矣。此余之所以載思而不敢避也。吁余何人斯。敢妄正先賢之訓。言之未竟。知必有遺。余之謬而隨議其後者。其是其非。此不在余。而在乎後之明哲矣。雖然。他山之石。可以攻玉。斷流之水。可以鑑形。即壁影螢光。能資志士。竹頭木屑。曾利兵家。是編倘亦有千慮之一得。將見擇於聖人矣。何幸如之。獨以應策多門。操觚隻手。一言一字。偷隙毫端。凡歷歲者三旬。易稿者數四。方就其業。所謂河海一流。泰山一壤。蓋亦欲共掖其高深耳。後世有子雲。其憫余勞而錫之斤正焉。豈非幸中又幸。而相成之德。謂孰非後進之吾師云。旹大明天啓四年。歲次甲子。

浙江通志曰。張介賓字景岳。山陰人。隨父至京。遇名醫金英。從之遊。遂得精醫道。爲人端靜。好讀書。殫心內經。著有類經。綜覈百家。剖析疑義。

凡數十萬言。歷四十年而成。西京葉秉敬謂之海內奇書。又作古方八陣。新方八陣。海內多宗之。

四庫全書提要曰。類經三十二卷。明張介賓編。介賓字會卿。號景岳。山陰人。是書以素問靈樞。分類相從。則一曰攝生。二曰陰陽。三曰藏象。四曰脈色。五曰經絡。六曰標本。七曰氣味。八曰論治。九曰疾病。十曰鍼刺。十一曰運氣。十二曰會通。共三百九十條。又益以圖翼十一卷。附翼四卷。雖不免割裂古書。而條理井然。易於尋覽。其註亦頗有發明。考元劉因靜修集有內經類編序曰。東垣李明之得張氏之學者。鎭人羅謙甫嘗從之學。一日過予言。先師嘗言予曰。夫古雖有方。而方則有所自出也。子爲我分經病證而類之。則庶知方之所自出矣。予自承命。凡三脫藁。而先師三毀之。研摩訂定。三年而後成。名曰內經類編云云。則以內經分類。實自李杲創其例。而羅天益成之。今天益之本不傳。介賓此編。雖不以病分類。與杲例稍異。然大旨要不甚相遠。卽以補其佚亡。亦無不可矣。

類經圖翼　十一卷　存

類經附翼　四卷　存

王氏 九達 黃帝內經素問靈樞合類　九卷　存

九江府志曰。王九達字日逵。德安人也。性疎放不拘行檢。坐事被逮。逃之吳越間。愛三泖之勝。遂家焉。與雲間諸君子。筆墨酬倡。比之爲陶九成楊鐵崖。而刻苦攻醫。自悟心法。凡遇奇病。治輒應手斷除。某病某經。某勝某尅。某逆某邪。某標某本。某生某死。某病某日已。若候潮汐。一一不爽。崇禎間。典職太醫錢相國龍錫述其事甚詳。所著有素問靈樞合類九卷。又心傳九種。皆刻成書。何郎中萬化吳尚寶爾成韓侍讀敬序行之。晚年感秋風蓴鱠之言。動念故里。歸卒于家。嗣絕。

林氏瀾 靈素合鈔 十五卷 未見

毛奇齡勑封永德郎雲南永昌軍府通判林君墓表略曰。君諱瀾。字觀子。杭州人。值鼎革之際。既以成童補諸生第一。便棄去遍讀諸藏書。目兼行下。搦筆爲文章。瞬息千萬言。同硯者辟易不敢前。乃復痛夭札疵癘。無由拯救。曩者軒轅著書。上窮天紀。下極地理。中知人事。其間府藏陰陽經絡生死運會升降。皆可窮抽極繹。發我神智。漢張機云。夫天有五行。以運萬類。人稟五常。以辟五府。玄微無徵。變化不可擬。自非才高識廣。安能剖晰幽遐。盡其理致哉。第洞垣澈浣。世無其人。針石熨焫。其法又不授。雖諸家內經。搜討極備。而議論浩博。考索難竟。即盧國難經。與皇甫士安甲乙諸著。俱未能析其指歸。而得其要領。惟元人滑壽作素問鈔一書。頗稱簡切。顧靈樞眞經。實先素問。而未得並著于世。以相爲表裏。非闕事乎。雖明末張氏彙作類經。已嘗蒐入。而義例頗蹟。乃倣滑氏分類十二。約文五百。汰其冗而貫其錯。合靈樞素問爲一書。名靈素合鈔。自攝生以至運氣。定十有五卷。爲醫學宗云。

汪氏昂素問靈樞類纂約註 三卷 存

自序曰。醫學之有素問靈樞。猶吾儒之有六經語孟也。病機之變。萬不齊悉。範圍之不外是。古之宗工。與今之能手。師承其說。以之濟世壽民。其功不可究殫。第全書浩衍。又隨問條答。不便觀覽。雖岐黃專家。尙望意沮。况于學士大夫乎。余衡泌之人。無事棄日。不揣固陋。竊欲比類而分次之。偶見滑伯仁有素問鈔一編。其用意頗與余同。然而割裂全文。更爲穿貫。雖分門類。而淩躐錯雜。遂失原書之旨。得無疑誤後學。而獲罪先聖也乎。又謂兩經從未有合編者。特爲珠聯。以愚意條析。分爲九類。雖有剛節。而段落依舊。下註出于某篇。不敢謬爲參錯。其存者要以適用而止。而參酌諸註。務令簡明。使讀者瞭然心目。聊取反約之意。以就正于有道云爾。

凡例曰。素問靈樞。各八十一篇。其中病證脈候。藏府經絡。針灸方藥。錯見雜出。讀之茫無津涯。難得其窾會。本集除針灸之法不錄。餘者分爲九篇。以類相從。用便觀覽。于各篇之中。復有前後條貫。數仍不離于九也。集中遵各註者十之七。增鄙見者十之三。或節其繁蕪。或辨其謬誤。或暢其文義。或詳其未悉。或置爲闕疑。務令語簡義明。故名約註。閱三十餘年。而書始就。誠不知其無當。唯高明之家教之。一素問治兼諸法。文悉義順。故說理之文多。靈樞耑重針灸。故說數之文多。本集以素問爲主。而靈樞副之。其素問與靈樞同者。皆用素問。而不用靈樞。至于針灸之法。與醫藥不同。本集不暇旁及。故槩删而不錄。然素問所引經文。多出靈樞。則靈樞在前。而素問居後。踵事增華。故文義爲尤詳也。一素問所言。五運六氣。弘深奧渺。靈樞所言。經絡穴道。縷析絲分。誠秘笈之靈文。非神聖其孰能知之。本集義取纂要。不能多錄。欲深造者。當于全書而究心焉。

程氏雲鵬靈素微言　未見

程雲鵬曰。素問五藏七府。世僅列六。有包絡而無三焦。有三焦而無包絡。胃者腎之關。易作腎者胃之關。一字之譌。陰陽顚倒。曷由消納。又如眞人聖人等論。尤非儒者所可混同。均加辨晰。慈幼筏序。

薛氏雪醫經原旨　六卷　存

緒言曰。黃帝作内經。史册載之。而其書不傳。不知何代明夫醫理者。託爲君臣問答之辭。譔素問靈樞二經傳於世。想亦聞陳言於古老。敷衍成之。雖文多敗闕。實萬古不磨之作。窺其立言之旨。無非竊擬壁經。故多繁辭。然不迨拜手賡颺都俞吁咈之風遠矣。且是時始命大撓作甲子。其干支節序占候。豈符於今日。而旨酒漏生。禹始惡之。嘗其玄酒味澹。人誰嗜以爲漿。以致經滿絡虛。肝浮膽橫耶。至於十二經配十二水名。彼時未經地平天成。何以江淮河濟。方隅畛境。竟與後世無岐。如此罅漏。不一而足。近有會稽張景岳出。有以接乎其人。而才大學博。膽志頗堅。將二書串而爲一。名曰類經。誠所謂別裁僞體者歟。惜乎疑信相半。未能去華存實。余則一眼覷破。既非聖經賢傳。何妨割裂。於是雞窗燈火。數更寒暑。徹底掀翻。重爲刪述。望聞問切之功備矣。然不敢創新立異。名之曰醫經原旨。爲醫家必本之經。推原其大旨如此。至於針灸一法。另有專書。故略收一二。餘多節去。其據文註釋。皆廣集諸家之說。約取張氏者多。苟或義理未暢。間嘗綴以愚見。冒昧之責。何所逃避。際此醫風流弊之日。苟有一人熟讀而精思之。則未必無小補云。乾隆十九年。歲在甲戌。

唐大烈曰。薛生白名雪。號一瓢。兩徵鴻博不就。所著詩卷甚富。又精於醫。與葉天士先生齊名。然二公各有心得。而不相下。先生不屑以醫自見。故無成書。年九十而歿。

四庫全書總目曰。薛雪字生白。號一瓢。蘇州人。自署曰河東。稱郡望也。周易粹義註

嚴氏長明 素靈發伏 未見

錢大昕傳略曰。嚴長明字冬友。號道甫。江寧人。幼讀書十行並下。乾隆二十七年。天子巡幸江南。長明以獻賦召試特賜舉人。授內閣中書。甫任事。卽奏充方略館纂脩官。入軍機處行走。擢內閣侍讀。晚歲爲廬江書院院長。卒。年五十七。生平著述。有素靈發伏。凡二十餘種。潛研堂文集

黃氏元御 素靈微蘊 四卷 存

醫籍考卷七

東都　丹波元胤紹翁編

醫經七

黃帝八十一難經　隋志二卷　佚

皇甫謐曰。黃帝命雷公岐伯。論經脈。旁通問難。八十一爲難經。太平御覽。引帝王世紀。○按爲字。當移在八十一上。

舊唐志曰。黃帝八十一難一卷。秦越人撰。

王勃序曰。黃帝八十一難經。是醫經之祕錄也。昔者岐伯以授黃帝。黃帝歷九師以授伊尹。伊尹以授湯。湯歷六師以授太公。太公授文王。文王歷九師以授醫和。醫和歷六師以授秦越人。秦越人始定立章句。歷九師以授華佗。華佗歷六師以授黃公。黃公以授曹夫子。夫子諱元字眞道。自云京兆人也。蓋授黃公之術。洞明醫道。至能遙望氣色。徹視府藏。澆腸刳胸之術。往往行焉。浮沈人間。莫有知者。文苑英華

楊玄操曰。黃帝八十一難者。斯乃勃海秦越人所作也。

又曰。黃帝內經二帙。帙各九卷。而其義幽賾。殆難窮覽。越人乃採摘英華。抄撮精要。二部經內。凡八十一章。勒成卷軸。伸演其首。探微索隱。傳

示後昆。名爲八十一難。以其理趣深遠。非卒易了故也。旣弘暢聖言。故首稱黃帝。

又曰。難。音乃丹切。（釋幻雲史記附標）

丁德用曰。難經歷代傳之一人。至魏華佗。乃燼其文於獄下。於晉宋之間。雖有仲景叔和之書。各示其文。而濫觴其說。及吳太醫令呂廣重編此經。而尙文義差迭。按此則難經爲燼餘之文。其編次復重經呂廣之手。固不能無缺失也。（難經彙考）

黎泰辰曰。世傳黃帝八十一難經。謂之難者。得非以人之五藏六府隱於內。爲邪所干。不可測知。唯以脈理究其彷彿邪。若脈有重十二菽者。又有如按車蓋而若循雞羽者。復考內外之證參校之。不其難乎。（難經彙攷）

蘇軾曰。醫之有難經。句句皆理。字字皆法。後世達者。神而明之。如盤走珠。如珠走盤。無不可者。若出新意而棄舊學。以爲無用。非愚無知則狂而已。譬如俚俗醫師。不由經論。直授藥方。以之療病。非不或中。至於遇病輒應。懸斷死生。則與知經學古者。不可同日語矣。世人徒見其有一至之功。或捷古人。因謂難經不學而可。豈不誤哉。（楞伽經跋）

趙希弁曰。秦越人授桑君祕術。洞明醫道。采黃帝內經精要之說。凡八十一章。編次爲十三類。其理趣深遠。非易了。故名難經。

陳振孫曰。漢志但有扁鵲內外經而已。隋志始有難經。唐志遂題云秦越人。皆不可考。難。當作去聲讀。

李駉曰。黃帝八十一難經。盧國秦越人所撰。史記列傳曰。扁鵲者。姓秦氏。名越人。揚雄所謂扁鵲盧人是也。假設問答。以釋疑難之義。凡八十一篇。故謂之八十一難經。醫經之奧。始於黃帝。故繫之黃帝者。以明其義。皆有所受之。而非私智曲說也。

紀天錫曰。秦越人將黃帝素問疑難之義。八十一篇。重而明之。故曰八十一難經。

吳澄曰。昔之神醫秦越人。撰八十一難。後人分其八十一爲十三篇。予嘗慊其分篇之未當。釐而正之。其篇凡六。一至二十二論脈。二十三至二十九論經絡。三十至四十七論藏府。四十八至六十一論病。六十二至六十八論穴道。六十九至八十一論鍼法。秦越人之書。與內經素靈相表裏。而論脈論經絡居初。豈非醫之道所當先明此者歟。（贈醫士章伯明序）

歐陽玄曰。切脈於手之寸口。其法自秦越人始。蓋爲醫者之祖也。難經先秦古文。漢以來答客難等作。皆出其後。又文字相質難之祖也。（難經彙考）

虞集曰。史記不載越人著難經。而隋唐經籍藝文志。定著越人難經之目。作史記正義者。直載難經數章。愚意以爲古人因經設難。或與門人弟子問答偶得此八十一章耳。未必經之當難者。止此八十一條。難由經發。不特立言。且古人不求托名於書。故傳之者。唯專門名家而已。其後流傳寖廣。官府得以錄而著其目。註家得以引而成文耳。（難經彙考）

滑壽曰。史記越人傳載趙簡子虢太子齊桓侯三疾之治。而無著難經之說。隋書經籍志唐書藝文志俱有秦越人黃帝八十一難經二卷之目。又唐諸王侍讀張守節作史記正義。於扁鵲倉公傳則全引難經文以釋其義。後全載四十二難。與第一難。三十七難全文。由此則知古傳以爲秦越人所作者。不誣也。詳其設問之辭。稱經言者。出於靈樞素問二經之文。在靈樞者尤多。亦有二經無所見者。豈越人別有摭於古經。或自設爲問答也耶。

又曰。難經八十一篇。辭若甚簡。然而榮衞度數。尺寸位置。陰陽王相。藏府內外。脈法病能。與夫經絡流注。針刺俞穴。莫不該盡。昔人有以十三類統之者。於乎此經之義。大無不包。細無不舉。十三類果足以盡之。與八十一篇。果不出於十三類。與學者求之篇章之間。則其義自見矣。

又曰。此書固有類例。但當如大學朱子分章。以見記者之意則可。不當以已之立類。統經之篇章也。今觀一難至二十一難。皆言脈。二十二難至二十九難。論經絡流注始終長短度數奇經之行。及病之吉凶也。其問有云脈者。非謂尺寸之脈。乃經隧之脈也。三十難至四十三難。言榮衞三焦藏府腸胃之詳。四十四五難言七衝門。乃人身資生之用。八會。爲熱病在內之氣穴也。四十六七難言老幼寤寐。以明氣血之盛衰。言人面耐寒。以見陰陽之走會。四十八難至六十一難。言診候病能。藏府積聚。泄利傷寒雜病之別。而繼之以望聞問切。醫之能事畢矣。六十二難至八十一難。言藏府榮俞。用針補瀉之法。又全體之學所不可無者。此記者以類相從。始終之意備矣。

呂復曰。難經十三卷。乃秦越人祖述黃帝內經。設爲問答之辭。以示學者。所引經言。多非靈素本文。蓋古有其書。而今亡之耳。

王禕曰。秦越人八十一難。蓋舉黃帝岐伯之要旨而推明之。亞於內經者也。音巖叢說。

胡應麟曰。醫方等錄。雖亦稱述黃岐。然文字古奧。語致玄妙。蓋周秦之際。上士哲人之作。其徒欲以驚世。竊附岐黃耳。考班志扁鵲有內經九卷。外經十二卷。或卽今難經也。

王文潔曰。扁鵲者。軒轅時扁鵲也。隱居巖岳。不登於七人之列。而自作八十一難經。以後秦越人註之。今書稱扁鵲秦越人。

四庫全書提要曰。難經八十一篇。漢藝文志不載。隋唐志始載難經二卷。秦越人著。吳太醫令呂廣嘗註之。則其文當出三國前。廣書今不傳。未審卽此本否。然唐張守節註史記扁鵲列傳。所引難經。悉與今合。則今書猶古本矣。其曰難經者。謂經文有疑。各設問難以答之。其中有此稱經云。而素問靈樞無之者。則今本內經傳寫脫簡也。其文辨析精微。詞致簡遠。讀者不能遽曉。故歷代醫家。多有註釋。

姚際恒曰。傷寒論序云撰用素問九卷八十一難。八十一難者。卽指素問九卷而言也。六朝人又爲此。絕可笑。僞書考

徐大椿曰。難經非經也。以經文難解者。設爲問難以明之。故曰難經。言以經文爲難而釋之也。是書之旨。蓋欲推本經旨。發揮至道。剖晰疑義。垂示後學。眞讀內經之津梁也。但其中亦有未盡善者。其問答之詞。有卽引經文以釋之者。經文本自明顯。引之或反遺其要。以至經語反晦。或則無所發明。或則與兩經相背。或則以此語彼。此其所短也。其中有自出機杼。發揮妙道。未嘗見于內經。而實能顯內經之奧義。補內經之所未發。此蓋別有師承。足與內經並垂千古。不知創自越人乎。抑上古亦有此書。而越人引以爲證乎。自隋唐以來。其書盛著。尊崇之者固多。而無能駁正之者。蓋業醫之輩。讀難經而識其大義也。爲醫道中傑出之流。安能更深考內經。求其異同得失乎。古今流傳之載籍。凡有舛誤。

後人無敢議者。比比然也。獨難經乎哉。

按先子曰。八十一難之目。昉見於張仲景傷寒論序。難是問難之謂。隋蕭吉五行大義。唐李善文選七發註。太平御覽引此經。作八十一問。則其義可證焉。其冠以黃帝二字者。正與內經同。蓋出假託也。此經未詳成于何人。考楊玄操序云。秦越人之所作也。司馬遷云。天下至今言脈者由扁鵲。蓋論脈莫精於難經。則其說之所以起也。自仲景以來。叔和脈經。士安甲乙。往往引其文。則漢人所撰。要之不失爲古醫經。亦何必論其作者。而其爲說。一本素靈之精要。以發其蘊奧。而較之經義。往往有相詭。是果何也。素問靈樞。舊稱古之內經。而取兩書較之。亦往往有其義相乖者。二經中已如此。又取素問靈樞。而篇篇較之。其言有前後相畔者。一書中亦復如此。況難經雖原二經。而其實別是一家言。春秋三傳。各異其辭。古之說經立言。率皆爲然。亦何遽取彼舉此。而致軒輊耶。姚際恆僞書考。謂六朝人所爲。疎謬亦甚。

又按八十一難經。較之于素問靈樞。其語氣稍弱。似出於東都以後之人。而其所記又有與當時之語相類者。若元氣之稱。始見於董仲舒春秋繁露。揚雄解嘲。而至後漢。比比稱之。男生於寅。女生於申。說文包字註。高誘淮南子註。離騷章句。俱載其說。木所以沈。金所以浮。出于白虎通。金生於巳。水生於申。瀉南方火。補北方水之類。並是五行緯說家之言。而素靈中未有道及者。特見於此經。且此經診脈之法。分以三部。其事約易明。自張仲景王叔和輩。執而用之。廼在醫家。實爲不磨之矜式。然徵之素靈。業已不同。稽之倉公診籍。復又不合。則想其古法隱奧。以不遽易辨識。故至後漢。或罕傳其術者。於是時師據素問有三部九候之稱。仿而演之。以作一家言者歟。其決非西京之文者。可以觀矣。

又按千金翼方。診脈大意。引一難五難五難文。外臺載刪繁方六極論。引二十四難文。並稱扁鵲曰。其文雖稍異。而並似原于是經。考隋志。載刪繁方十三卷。謝士泰撰。是士泰係于隋以上人。則是經屬之于越人者。不特創于楊玄操。余嘗觀宋板史記扁鵲傳。僧幻雲附標。所引難經。似是玄操原本。載其卷首名銜。曰。盧國秦越人撰。吳太醫令呂廣註。前歙州歙縣尉楊玄操演。據此。呂廣註本。似署越人名。然則士泰所稱。殆循其舊者歟。

呂氏 博望 註衆難經 七錄一卷 藝文略作二卷 佚

亡名氏玉匱鍼經序曰。呂博少以醫術知名。善診脈論疾。多所著述。吳赤烏二年。爲太醫令。撰玉匱鍼經。及註八十一難經。大行於世。太平御覽

能均曰。按名醫圖。有呂博無呂廣。予疑博卽廣也。

按僧幻雲史記扁倉傳附標曰。黃帝八十一難經。吳太醫令呂廣註。一本作呂博。按呂氏本名廣。隋代避國諱。遂轉爲博。先子曰。呂博望。卽呂廣也。魏張揖廣雅。隋曹憲爲之音解。避煬帝諱。更名博雅。據此呂名作博者。係于隋人所易。豈甘氏名醫圖。偶不改之乎。蓋醫經之有註。莫先於此書。其說輯在于王翰林集註。幾乎所謂名亡而實不亡者。亦幸哉。

楊氏 玄操 黃帝八十一難經註 讀書後志一卷 文獻通考作五卷。本朝現在書目作九卷。 佚

自序曰。黃帝八十一難者。斯乃勃海秦越人所作也。越人受桑君之祕術。遂洞明醫道。至能徹視府藏。刳腸剔心。以其與軒轅時扁鵲相類。乃號之爲扁鵲。又家於盧國。因命之曰盧醫。世或以盧扁爲二人者。斯實謬矣。按黃帝有內經二帙。帙各九卷。而其義幽賾。殆難窮覽。越人乃採

摘英華。抄撮精要。二部經內。凡八十一章。勒成卷軸。伸演其首。探微索隱。傳示後昆。名爲八十一難。以其理趣深遠。非卒易了故也。既弘暢聖言。故首稱黃帝。斯乃醫經之心髓。救疾之樞機。所謂脫牙角於象犀。收羽毛於翡翠者矣。逮于吳太醫令呂廣爲之註解。亦會合玄宗。足可垂訓。而所釋未半。餘皆見闕。余性好醫方。問道無斁。斯經章句。特承師授。既而耽研無斁。十載于茲。雖未達其本源。蓋亦舉其綱目。此教所興。多歷年代。非唯文句舛錯。抑亦事緒參差。後人傳覽。良難領會。今輒條貫編次。使類例相從。凡爲一十三篇。仍舊八十首。呂氏未解。今並註釋。呂氏註不盡。因亦伸之。並別爲音義。以彰厥旨。昔皇甫玄晏總三部爲甲乙之科。近世華陽陶貞白廣肘后爲百一之製。皆所以留情極慮。濟育羣生者矣。余今所演。蓋亦遠慕高仁。邇遵盛德。但恨庸識有量。聖旨無涯。綆短汲深。玄致難盡。前歙州歙縣尉楊玄操序。

按楊玄操不詳何朝人。考開元中張守節作史記正義。於倉公傳。採錄楊序及説。則知爲初唐人。其演註全在于王翰林集註中。所謂亦是名亡而實不亡者。然似與楊康侯註相錯。第堅嘗鈔出呂楊舊註。更據晉唐以來諸書所引。校訂以爲一篇。併附攷異序曰。寬平中藤原佐世現在書目。黃帝八十一難經。九。楊玄操註。八十一難音義。一。同撰。趙希弁讀書志曰。黃帝八十一難經一卷。秦越人撰。吳呂廣註。唐楊玄操演。馬端臨文獻通考作五卷。又詳讀書後志。有丁德用虞庶註。書並五卷。而今集註亦作五卷。九五字形相似易譌。疑玄操原書五卷。諸註仍之者歟。某侯藏宋本史記扁鵲倉公列傳。有大永間僧幻雲附標。不啻板心櫎尾皆滿。添以別紙。援證諸家。所引難經。爲楊氏原本。而載其卷首署名。正與讀書後志合。有曰所見楊玄操註寫本也。字多謬誤。又曰。難經。楊氏云。難。音乃丹反。然則當時倂音義而行于世。大永迄今。未三百年。而軼亡不傳。深爲可惜。然其所引。不下數十節。文字端雅。足窺古本眞面。又集註每卷。署楊康侯名。是似玄操之外。更有註解。然註文稱楊曰。殊無分別。嚮爲二家相溷。仍欲證明之。攷索有日。嘗檢黃魯直豫章集。有楊子建通神論序。稱子建名康侯。審是元符間人。因知如熙豐以上。太平聖惠方。通眞子註脈訣。——神功萬全方。並皇國醫心方。弘決外典鈔等所引。及丁虞所駁。皆非康侯註矣。仍於諸書所引。一一表出。殆似無出康侯者云。

八十一難音義　本朝現在書目一卷　佚

侯氏自然難經疏　崇文總目十三卷　佚

丁氏德用難經補註　讀書後志五卷書錄解題作二卷。　佚

趙希弁曰。丁德用以楊玄操所演。甚失大義。因改正之。經文隱奧者。繪爲圖。德用濟陽人。嘉祐末。其書始成。

陳振孫曰。難經二卷。渤海秦越人撰。濟陽丁德用補註。德用者。乃嘉祐中人也。序言太醫令呂廣重編此經。而楊玄操復爲之註。覽者難明。故爲補之。其間爲之圖。八十一難。分爲十三篇。而首篇爲診候最詳。凡二十四難。蓋脈學自扁鵲始也。

按嘗見皇國前輩本義標記。有云補註五卷。嘉祐七年壬寅〇月戊申日洛陽丁德用序。未知何所本。

虞氏庶註難經　讀書後志五卷　佚

趙希弁曰。虞庶仁壽人。寓居漢嘉。少爲儒。已而棄其業。習醫術。爲此書。以補呂楊所未盡。黎泰辰治平間爲之序。

按本義標記又云。承議郎守尚書屯田員外郎前知三泉縣兼管勾兵馬橋道勸農事騎都尉賜緋魚袋黎泰辰撰。治平四年端午序。亦不詳所本。

王翰林集註黃帝八十一難經　五卷　存

呂復曰。難經十三卷。宋王惟一集五家之說。而醇疵或相雜。惟虞氏粗爲可觀。

按是書。文化初。內醫千田子敬恭重刊。時先子序曰。王翰林集註黃帝八十一難經五卷。宋志及晁陳二氏。並滑氏彙攷之類。俱不著錄。惟明葉盛菉竹堂書目。又有難經集註一卷。未知王氏所集否。金紀天錫亦撰難經集註五卷。卷數不合。可疑也。今是書每卷首。題曰呂廣丁德用楊玄操虞庶楊康侯註解。王九思王鼎象石友諒王惟一校正。附音釋。所謂王翰林者。未詳何人。宋仁宗天聖四年。王惟一爲翰林醫官。朝散大夫。殿中省。尚藥奉御騎都尉。奉敕編修銅人腧穴鍼灸圖經。王翰林即惟一已。考趙希弁志。丁德用註。成于嘉祐末。虞庶註。黎泰辰治平間爲之序。並在天聖之後。由此觀之。惟一歷仕仁宗英宗兩朝。修銅人經之後。經數十年。而校正是書也。呂廣楊玄操丁德用虞庶註。簿錄載其目。諸家亦多援引。特至楊康侯未有所攷。註中稱楊氏而辨駁丁氏之說者兩條。明是康侯說矣。餘皆與玄操說混。不可辨也。王九思王鼎象石友諒。雖他書無所見。其與惟一同爲北宋人無疑矣。舊刻慶安板。雖未見祖本。題曰王翰林。則非惟一之舊也。是書視之於滑氏之融會衆說以折衷之。則醇疵殺混。似不全美。然吳呂廣以下之說。得藉以傳之。要之醫經之有註。當以此爲最古也。

又按楊康侯所著通神論。元符中。黃魯直爲序。與天聖四年。相距七十餘年。王惟一決不得與康侯眉睫相接。則不知何由集入其說也。辛巳仲冬十八日。西城侍醫野間君成式令嗣仁夫成已得皇國亡名氏難經俗解鈔持來見示。卷首稱難經有十家補註。所謂十家。併越人而言之。曰。盧秦越人撰。吳太醫令呂廣註。濟陽丁德用補註。前歙州歙縣尉楊玄操演。巨宋陵陽草萊虞庶再演。青神楊康侯續演。琴臺王九思校正。通仙王晢象再校正。東京道人石友諒音釋。翰林醫官朝散大夫殿中省尚藥奉御騎都尉賜紫金魚袋王惟一重校正。建安李元立鋟木于家塾。據此諸家校註本。固各單行。李氏鳩集其說。編十家補註而若署名。似不以朝代爲次序。後人以王惟一名在最後。謂係其所集。仍別爲一書。題以王翰林集註。字先子所謂其非王氏之舊者。可見也。祭酒林天瀑先生衡佚存叢書。嘗刻是書。曰明王九思所編。蓋未深加考究也。

龐氏安時難經解義　宋志一卷　佚

宋史本傳曰。龐安時字安常。蘄州蘄水人。兒時能讀書。過目輒記。父世醫也。授以脈訣。安時曰。是不足爲也。獨取黃帝扁鵲之脈書。治之未久。已能通其說。時出新意。辨詰不可屈。父大驚。時年猶未冠。已而病聵。乃益讀靈樞太素甲乙諸祕書。凡經傳百家之涉其道者。靡不通貫。嘗曰。世所謂醫書。予皆見之。惟扁鵲之言深矣。蓋所謂難經者。扁鵲寓術於其書。而言之不詳。意者。使後人求之歟。予之術蓋出于此。以之視淺深。決死生。若合符節。且察脈之要。莫急於人迎寸口。是二脈陰陽相應。如兩引繩。陰陽均則繩之大小等。故定陰陽於喉手。配覆溢於尺寸。寓九候於浮沈。分四温於傷寒。此皆扁鵲略開其端。而予參以内經諸書。考究而得其說。審而用之。順而治之。病不得逃矣。又欲以術告後世。故著難經辨數萬言。

滑壽曰。蘄水龐安常。有難經解數萬言。惜乎無傳。難經本義

宋氏庭臣 黄帝八十一難經註釋　宋志一卷　佚

劉氏闕名 難經解　佚

王洙曰。昔京郡有一醫者。姓劉。其術甚異。通黄帝八十一難經。病註者失其旨。乃自爲解。獻於闕下。仍爲人講說。自號曰劉難經。其治病察脈。無隱不知。肘後有二藥奩。止藥末數品而已。每視人病。旋取諸末。和合加減。分爲劑料。日不盡其數。病未愈。他日再至。曰。此藥服不如數耳。所餘當有幾。人不能欺。後以老終。談録

周氏與權 難經辨正釋疑　佚

滑壽曰。周與權字仲立。宋臨川人。著難經辨正釋疑。難經彙考

呂復曰。難經周仲立頗加訂易。而考證未明。九靈山房集。滄洲翁傳。

八十一難辨正條例　一卷　存

王氏（正宗）難經疏義（彙攷作王宗立難經註義。）　宋志二卷　佚

滑壽曰。王宗立字誠叔。宋紹興人。將仕郎試匠作監。著難經註義。

高氏（承德）難經疏　佚

按右見于僧幻雲史記扁鵲倉公傳附標。而紀天錫集註又駁其義。乃知承德爲宋人。

李氏（駉）難經句解　國史經籍志四卷　存

自序曰。可以生人。可以殺人。莫若兵與刑。然兵刑乃顯然之生殺。人皆可得而見。醫乃隱然之生殺。人不可得而見。年來妄一男子。耳不聽難素之語。口不論難素之文。濫稱醫人。妄用藥餌。誤之於尺寸之脈。何啻乎尺寸之兵。差之於輕重之劑。有甚於輕重之刑。予業儒未效。唯祖醫是習。不揆所學。嘗集解王叔和脈訣矣。嘗句解幼幼歌矣。如八十一難。乃越人受桑君祕術。尤非膚淺者所能測其祕。隨句箋解。義不容舛。敬以十先生補註爲宗祖。言言有訓。字字有釋。必欲君子口誦心惟。以我之生。觀彼之生。自必能回生起死矣。何更有實實虛虛醫殺之譏。吁醫有生人之功如此。豈不賢於兵刑之生殺哉。時大宋咸淳五年。歲次己巳孟春。臨川希范子李駉子野自序。

又註義圖序論曰。黃帝八十一難經。盧國秦越人所撰。史記列傳曰。扁

鵲者。姓秦氏。名越人。揚雄所謂扁鵲盧人是也。假設問答。以釋疑難之義。凡八十一篇。故謂之八十一難經。醫經之奧。始於黃帝。故繫之黃帝焉。以明其義。皆有所受之。而非私智曲說也。今世所傳。雖有呂廣楊玄操註釋。皆淺陋闊略。而又用之以異端之說。近代爲之註者。率多蕪雜。無足觀焉。是故難經奧旨。闇而不彰。醫者莫能資其說以施世也。今余妄意古人言。爲之義解。又於終篇。撮其大法。合以素問。論而圖之。楊玄操之註。有害義理者。指摘而詳辨焉。然後切脈之綱要。粲然可觀。醫者考之。可以審是非而闢邪說矣。

熊均曰。李駉字子野。號希范子。宋咸淳間臨川人。集註叔和脈訣。又有難經句解。並行於世。醫學源流論。

呂復曰。李子野爲難經句解。而無所啟發。九靈山房集。滄洲翁傳。

謝氏復古難經註　佚

熊均曰。謝復古宋人。有難經註。醫學源流。

徐春甫曰。謝復古爲宋翰林學士。籍醫藥。尤工于傷寒。發仲景之奧旨。

馮氏玠難經註　佚

鄭所南曰。雙腎之間。爲下丹田。出神景內經。馮玠註難經八難下註。引之甚詳。文集。答吳山人問遠遊觀地理書自註。

滑壽曰。難經諸家經解。馮氏丁氏傷於鑿。（難經彙考）

紀氏（天錫）集註難經　五卷（國史經籍志作三卷。）佚

金史本傳曰。紀天錫字齊卿。泰安人。早棄進士業。學醫。精於其技。遂以醫名世。集註難經五卷。大定十五年上其書。授醫學博士。

紀天錫進難經表曰。臣天錫聞濟世之道。莫大於醫。識病之源。在于經典。今有八十一難經。爲醫之祖。是秦越人將黃帝素問疑難之義八十一篇。重而明之。故曰八十一難經。然其文義閫奧。後學難知。雖近代以來。有呂廣楊玄操高承德丁德用王宗正之徒。或作註解。或爲疏義。奈何文理差迭。違經背義。濫觴其說。遺而不解者。實其多矣。臣天錫念此爲醫之患。遂乃精加訪求。首尾十餘年間。方始識其理趣云。

呂復曰。紀齊卿註難經稍密。乃附辨楊玄操呂廣王宗正三子之非。（九靈山房集。滄洲翁傳。）

按是書久佚。僧幻雲史記附標。載進難經表及註說數十則。辨論頗爲精確。

張氏（元素）藥註難經　佚

金史本傳曰。張元素字潔古。易州人。八歲試童子學。二十七試經義進士。犯廟諱下第。乃去學醫。無所知名。夜夢有人用大斧長鑿。鑿心開竅。納書數卷於其中。自是洞徹其術。河間劉完素病傷寒八日。頭痛脈緊。

嘔逆不食。不知所爲。元素往候。完素面壁不顧。元素曰。何見待之卑如此哉。既爲診脈。謂之曰。脈病云云。曰然。初服某藥。用某味乎。曰然。元素曰。子誤矣。某味性寒。下降走太陰。陽亡汗不能出。今脈如此。當服某藥。則效矣。完素大服。如其言遂愈。元素自此顯名。元素治病不用古方。其說曰。運氣不齊。古今異軌。古方新病。不相能也。自爲家法云。

滑壽曰。潔古氏難經藥註。疑其草稿。姑立章指義例。未及成書也。今所見者。往往言論。於經不相涉。且無文理。潔古平日著述極醇正。此絕不相似。不知何自遂乃板行。反爲先生之累。豈好事者爲之。而托爲先生之名邪。要之後來東垣海藏羅謙甫輩。皆不及見。若見必當與足成其說。不然亦回護之。不使輕易流傳也。

王氏少卿難經重玄　佚

呂復曰。張潔古難經註後附藥。殊非經意。王少卿演繹其說。目曰重玄。亦未足以發人之蘊。九靈山房集。滄洲翁傳。

袁氏坤厚難經本旨　佚

滑壽曰。袁坤厚字淳甫。本朝古益人。成都醫學官。著難經本旨。佳處甚多。然其因襲處。未免踵前人之非。且失之冗爾。

謝氏縉孫難經說　佚

滑壽曰。謝縉孫字堅白。廬陵人。元統間醫候郎。遼陽路官醫提舉。其說殊有理致源委。

滑壽曰。陳瑞孫字廷芝。本朝慶元人。溫州路醫學正。與其子宅之同著難經。

陳氏瑞孫難經辨疑 佚

滑氏壽難經本義 國史經籍志二卷 存

凡例曰。一難經正文。周仲立李子野輩。擅加筆削。今並不從。 一紀齊卿於經中盛字。多改作甚字。豈國諱。或家諱。有所避耶。蓋昧於臨文不諱之義也。今不從。 一經中錯簡衍文。辨見各篇之下。仍爲缺誤總類。以見其槩。一八十一難。隋唐經籍藝文志俱云二卷。後人或釐而爲三。或分而爲五。今仍爲二卷。以復書志之舊。楊玄操復爲十三類以統之。今亦不從。 一難經八十一篇。蓋越人取內經靈樞之文。設爲問答。前此註家。皆不考所出。今並一一考之。其無可考者。於七難內發其例。

朱右攖寧生傳曰。滑壽請其師京口王居中曰。難經又本素問靈樞之旨。設難釋義。其間榮衛部位。藏府脈法。與夫經絡腧穴。辨之博矣。而闕誤或多。愚將本其旨義。註而讀之。何如。居中曰。甚矣子之善學也。善哉子學之得其道也。醫史。

四庫全書提要曰。滑壽字伯仁。明史方伎傳。稱爲許州人。寄居靳縣。案朱右攖寧生傳曰。世爲許州襄城大家。元初祖父官江南。自許徙儀眞。而壽生焉。又曰。在淮南曰滑壽。在吳曰伯仁氏。在鄞越曰攖寧生。然則許乃祖貫。鄞乃寄居。實則儀眞人也。滑壽卒於明洪武中。故明史列之方技傳。然戴良九靈山房集。有懷書攖寧詩曰。海日蒼凉兩鬢絲。異鄉飄泊已多時。欲爲散木留官道。故托長桑說上池。蜀客著書人豈識。韓公賣藥世偏知。道塗同是傷心者。只合相從賦黍離。則壽亦抱節之遺老。託於醫以自晦者也。是書首有張翥序。稱壽家去東垣近。早傳李杲之學。攖寧生傳則稱學醫於京口王居中。學鍼法於東平高洞陽。考李杲足迹未至江南。與壽時代亦不相及。翥所云。殆因許近東垣。附會其說歟。難經八十一篇。歷代醫家。多有註釋。壽所採摭。凡十一家。今惟壽書傳於世。其書首列彙考一篇。論書之名義源流。次列闕疑揔類一篇。記脫文誤字。又次圖說一篇。皆不入卷數。其註。則融會諸家之說。而以己意折衷之。辨論精確。考證亦極詳審。壽本儒者。能通解古書文義。故其所註。視他家所得爲多云。

呂氏（復）難經附說　佚

呂復曰。難經余嘗輯諸註家之長。先訓詁而後辭意。竊附鄙說其間。以便後學。未敢以爲是也。

亡名氏難經辨釋　文淵閣書目一部一册闕（菉竹堂書目。作二卷。）未見

熊氏（宗立）勿聽子俗解八十一難經　六卷　存

徐春甫曰。正統間。熊宗立難經俗解。相傳愈失其義。如五十九難云。顚狂之脈。陰陽俱盛。俗解分陰分陽。與本文畔。諸如此類甚多。寖使後學晦旨。是故國朝醫政。壞于難經脈訣二書之僞也。

張氏（世賢）圖註八十一難經　明志八卷　存

四庫全書提要曰。張世賢字天成。寧波人。正德中名醫也。難經舊有吳呂廣唐楊玄操諸家註。宋嘉祐中丁德用始於文義隱奧者。各爲之圖。元滑壽作本義。亦有數圖。然皆不備。世賢是編。於八十一篇。篇篇有圖。凡註所累言不盡者。可披圖而解。惟其中文義顯然。不必待圖始解者。亦強足其數。稍爲冗贅。其註亦循文敷衍。未造深微。（存目）

按是書。吳門沈氏碧梧堂梓刊。凡八卷。爲世賢原本。又有圖註八十一難經辨真四卷。題曰四明張世賢註。蓋係坊刻之妄改焉。

馬氏（蒔）難經正義　醫藏目錄九卷　未見

姚氏（濬）難經考誤　未見

江南通志曰。姚濬字哲人。和州人。前太醫院九鼎字新陽之子。業儒。能

以醫學世其家。所著有脈法正宗。難經考誤。風發必讀。及藥品徵要等書。行世。

徐氏述　難經補註　未見

按右見于武進縣志。

王氏文潔　圖註八十一難經評林捷徑統宗　六卷　存

張氏景皐　難經直解　未見

朔方志曰。張景皐精太素脈。可生則藥。不可生。斷以日時。百無一失。窮通壽夭。以脈推之。亦無不驗。所著有難經直解。

黃氏淵　難素箋釋　未見

按右見于浙江通志。

徐氏大椿　難經經釋　二卷　存

自序曰。難經非經也。以靈素之微言奧旨。引端未發者。設爲問答之語。俾暢厥義也。古人書篇名義。非可苟稱。難者辨論之謂。天下豈有以難名爲經者。故知難經非經也。自古言醫者。皆祖內經。而內經之學。至漢而分。倉公氏以診勝。仲景氏以方勝。華佗氏以鍼灸雜法勝。雖皆不離乎內經。而師承各別。逮晉唐以後。則支流愈分。徒講乎醫之術。而不講乎醫之道。則去聖遠矣。惟難經則悉本內經之語。而敷暢其義。聖學之傳。惟此爲其宗。然竊有疑焉。其說有卽以經文爲釋者。有悖經文而爲釋者。有顛倒經文以爲釋者。夫苟如他書之別有師承。則人自立說。源流莫考。卽使與古聖之說大悖。亦無從而證其是非。若卽本內經之文以釋內經。則內經具在也。以經證經。而是非顯然矣。然此書之垂。已二千餘年。註者不下數十家。皆不敢有異議。其間有大可疑者。且多曲爲解釋。並他書之是者反疑之。則豈前人皆無識乎。殆非也。蓋經學之不講久矣。惟知溯流以尋源。考不得則中道而止。未嘗從源以及流也。故以難經視難經。則難經自無可議。以內經之義疏視難經。則難經正多疵也。余始也蓋嘗崇信而佩習之。習之久而漸疑其或非。更習之久而信己之必是。非信己也。信夫難經之必不可違乎內經也。於是本其發難之情。先爲申述內經本意。索其條理。隨文詮釋。既乃別其異同。辨其是否。其間有殊法異義。其說不本於內經。而與內經相發明者。此則別有師承。又不得執內經而議其可否。惟夫遵內經之訓。而詮解未洽者。則摘而證之於經。非以難經爲可訿也。正所以彰難經於天下後世。使知難經之爲內經羽翼。其淵源如此也。因名之爲經釋。難經所以釋經。今復以經釋難。以難釋經而經明。以經釋難而難明。此則所謂醫之道也。而非術也。其曰秦越人著者。始見新唐書藝文志。蓋不可定。然實兩漢以前書云。雍正五年三月既望。

凡例曰。是書。總以經文爲證。故不旁引他書。如經文無可證。則間引仲景傷寒及金匱要略兩書。此猶漢人遺法。去古未遠。若甲乙經脈經。則偶一及之。然亦不過互相參考。並不據此以爲駁辨。蓋後人之書。不可反以證前人也。　一難經註釋。其著者不下十餘家。今散亡已多。所見僅四五種。語多支離淺晦。惟滑氏本義。最有條理。然余亦不敢襲一語。蓋難經本文。理解已極明曉。其深文奧義。則俱本內經。今既以內經爲詮釋。則諸家臆說。總屬可去。故訓詁詮釋。則依本文。辨論考證。則本內經。其間有章節句語錯誤處。前人已是正者。則亦註明某人之說。餘則無前人一字。即有偶合。非故襲也。一辨駁處。固以崇信內經。違衆獨異。皆前人之所未及。即本文下詮解處。不無與前人合者。然此原屬文理一定。無可異同。並非勦說。要亦必深思體認。通貫全經而後出之。此處頗多苦心。故條理比前人稍密。則同中仍不無小異也。

四庫全書提要曰。徐大椿是書。以秦越人八十一難經。有不合內經之旨者。援引經文以駁正之。考難經。漢藝文志不載。隨志始著於錄。雖未必越人之書。然三國已有呂博望註本。而張機傷寒論平脈篇中。所稱經說。今在第五難中。則亦後漢良醫之所爲。歷代以來。與靈樞素問並龠。絕無異論。大椿雖研究內經。未必學出古人上。遽相排斥。未見其然況大椿所據者內經。而素問全元起本。已佚其第七篇。唐王冰始稱得舊本補之。宋林億等校正。已稱其天元紀大論以下。與素問餘篇。絕不相通。疑冰取陰陽大論。以補所亡。至刺法本病二論。則冰本亦闕。其間字句異同。億等又復有校改。註中題曰新校正。皆是。則素問已爲後人所亂。而難經反爲古本。又滑壽難經本義。列是書所引內經。而今本無之者。不止一條。則當時所見之本。與今亦不甚同。卽有舛互。亦宜兩存。遽執以駁難經之誤。是何異談六經者。執開元改隸之本。以駁漢博士耶。存目

自序略曰。康熙三十二年五月十五日。余生於下塘毓瑞堂。年二十從學於周意庭先生。是歲縣庠入泮。始先祖名余曰大椿字靈胎。至是更名大業。後以欽召稱字。遂以字名。余之習醫也。因第三弟患痞。先君爲徧請名醫。余因日與講論。又藥皆親製。醫理稍通。既而四五兩弟又連病卒。先君以悲悼得疾。醫藥之事無虛歲。家藏有醫書數十種。朝夕披覽。久而通其大義。質之時醫。茫如也。乃更窮源及流。自內經以至元明諸書。廣求博採。幾萬餘卷。而後胸有實獲。不能已於言矣。謂學醫必先明經脈臟腑也。故作難經經釋。謂藥性必當知其眞也。故作神農本草

百種錄。謂治病必有其所以然之理。而後世失其傳也。故作醫學源流論。謂傷寒論顛倒錯亂。註家各私其說。而無定論也。故作傷寒類方。謂時醫不考病源。不辨病名。不知經方。不明法度也。故作蘭臺軌範。謂醫道之壞。壞於明之薛立齋。而呂氏刻趙氏醫貫。耑以六味八味兩方治天下之病。貽害無窮也。故作醫貫砭。謂醫學絕傳。邪說互出。殺人之禍烈也。故作愼疾芻言。自此三十餘年。難易生死。無不立辨。怪症痼疾。皆獲效驗。遠近來治。刻無寧晷。制撫河鹽。以及司道各大憲。皆謁以謙辭禮聘。並知其爲儒生。有以學問經濟咨詢者。由此而徵名上達九閽矣。乾隆二十五年。上訪名醫於諸大臣。秦大司寇文恭公以臣靈胎對。上頷之。九月大學士蔣文恪公病。上諭中堂。當招徐靈胎診治。公一再遣人聘余。余適以病辭。廿六年正月。上乃下廷諭。命撫軍陳公。卽送來京。時余病亦痊。乃就道。至卽命與施孫兩太醫仝擬方。蔣公病已不可爲。余方欲奏明。適上命額駙福公。問徐靈胎。蔣某病幾時得愈。因密奏曰。過立夏七日則休矣。福公轉奏。上親臨視。見蔣公病果劇。駕回諭秦大司寇曰。徐靈胎學問既優。人又誠實。不知能在京效力否。秦公傳旨。臣聞命之下。感激涕零。自揣年老多病。萬難效力。卽懇秦公轉奏。是晚上命視大司農李公疾。明日又命入圓明園。連奉特旨六次。乃於五月初四日。蒙聖恩放歸田里。事詳述恩紀略中。自此築室吳山之畫眉泉。爲靜養之地。不復遠行矣。辛卯夏日、洄溪老人書於耄學龕時年七十有九蘭臺軌範。

徐爔曰。先府君既作自序。方期頂祝聖恩。閉戶著書。以終餘年、忽一日嘆曰。吾自審脈象。恐不逾今歲矣。惟覺心中有未了事。亦不自解其因。至十月廿五日。奉旨復召入都。恍然曰。向覺有未了者。此耶。時方臥病。強起入都。大中丞暨諸大憲親詣舟次。府君感沐聖恩。力疾登程。爔隨侍中途。疾亦漸已。精神轉旺。餐飯有加。臘月初一日抵都。精力復衰。越三日。府君從容議論陰陽生死出入之理。並自作墓前對聯。有滿山芳草仙人藥。一逕清風處士墳之句。至夜談笑而逝。額駙尙書福公入奏。是日上賞白金一百兩。贈儒林郎。並傳旨諭爔護喪以歸。明春扶櫬旋里。葬越來溪之牒字圩新阡。伏念府君以諸生達九重。兩膺徵召。生前知遇。身後寵榮。遭逢盛世。千載一時。爔雖自愧無文。謹就府君自序所未竟者。附綴數行。以誌不朽云。同上

袁枚曰。乾隆二十五年。文華殿大學士蔣文恪公患病。天子訪海內名醫。大司寇秦公首薦吳江徐靈胎。天子召入都。命視蔣公疾。先生奏疾不可治。上嘉其朴誠。欲留在京師効力。先生乞歸陶里。上許之。後二十

年。上以中貴人有疾。再召入都。先生已七十九歲。自知衰矣。未必生還。乃率其子爔載楄柎以行。果至都三日而卒。天子惋惜之。賜帑金。命爔扶櫬以歸。嗚呼。先生以吳下一諸生。兩蒙聖天子蒲輪之徵。巡撫司道。到門迎駕。聞者皆驚且羨。以爲希世之榮。余舊史官也。與先生有撫塵之好。急思采其奇方異術。奮筆書之。以垂醫鑑。而活蒼生。倉猝不可得。今秋訪爔於吳江。得其自述紀略。又訪諸吳人之能道先生者。爲之立傳。傳曰。先生名大椿。字靈胎。晚自號洄溪老人。家本望族。祖釚。康熙十八年鴻詞科。翰林纂修明史。先生生有異稟。聰強過人。凡星經地志。九宮音律。以至舞刀奪槊。勾卒嬴越之法。靡不宣究。而尤長於醫。每視人疾。穿穴膏肓。能呼肺腑與之作語。其用藥也。神施鬼設。斬關奪隘。如周亞夫之軍。從天而下。諸岐黃家。目瞠心駭。帖帖讋服。而卒莫測其所以然。先生長身廣顙。音聲如鐘。白鬚偉然。一望而知爲奇男子。少時留心經濟之學。於東南水利。尤所洞悉。先生隱於洄溪。矮屋百椽。有畫眉泉。

小橋流水松竹鋪紛登樓則太湖奇峯鱗羅布列如兒孫拱侍狀先生嘯傲其間。人望之疑眞人之在天際也。所著有難經經釋。醫學原流等書。凡六種。其中鍼砭利弊。剖析經絡。將古今醫書。存其是指其非。久行於世。子爔字榆村。黛葛有父風。能活人濟物。以世其家。隨園文集

黄氏元御難經懸解　二卷　未見

四庫全書提要曰。難經之出。在素問之後。靈樞之前。故其中所引經文。有今本所不載者。然其文自三國以來。不聞所竄亂。元御亦謂舊本有譌。復多所更定。均所謂我用我法也。存目

戴氏震註難經　未見

李斗曰。戴震字東原。休寧人。爲漢儒之學。精於音韻律算。乾隆壬午。舉于鄉。奉詔重輯永樂大典。與邵晉涵周永年楊昌森余集同入館。分纂四庫全書。嘗註難經傷寒論金匱諸書。亦未卒業。揚州畫舫錄。

唐氏千頃春秋本難經註疏　未見

曹錫端江寧廣文唐先生傳曰。先生娶嚴氏吳氏陳氏子二。長方沂。次方淮。今名千頃。入太學。好經術。著書廿種。更通岐黃。嘗活人。孫秉鈞幼博覽羣書。能標卓識。見者莫勿驚奇器重。

唐氏秉鈞內難語要　未見

按右二書見于文房肆考藝文志。

醫籍考卷八

東都　丹波元胤紹翁編

醫經八

岐伯經　隋志十卷　佚

白氏闕名內經　漢志三十八卷　佚

外經　漢志三十六卷　佚

旁篇　漢志二十五卷　佚

扁鵲內經　漢志九卷　佚

外經　漢志十二卷　佚

扁鵲鏡經　一卷　佚

南史張邵傳曰。徐文伯字德秀。濮陽太守熙曾孫也。熙好黃老。隱於秦望山。有道士過求飲。留一瓠䕈與之。曰君子孫宜以道術救世。當得二千石。熙開之。乃扁鵲鏡經一卷。因精心學之。遂名震海內。

靈元經　藝文略三卷　佚

醫籍考卷九

東都　丹波元胤紹翁編

本草一

神農本草經　隋志三卷　佚

帝王世紀曰。炎帝神農氏。長於姜水。始教天下耕種五穀而食之。以省殺生。嘗味草木。宜藥療疾。救夭傷之命。五姓日用而不知。著本草四卷。

漢書平帝紀曰。元始五年。徵天下通知逸經古記天文歷算鍾律小學史。編方術本草。及以五經論語孝經爾雅教授者。在所爲駕一封軺傳。又樓護傳曰。護少隨父爲醫長安。出入貴戚家。護誦醫經本草方術數十萬言。長者咸愛重之。

賈公彥曰。張仲景金匱云。神農能嘗百藥。則炎帝者也。周禮正義。

嵇康曰。神農曰。上藥養命。中藥養性者。訪知性命之理。因輔養以通也。太平御覽引養生論。

葛洪曰。神農經曰。上藥令人身安命延。昇爲天神。遨遊上下。使役萬靈。體生羽毛。行廚立至。又曰。丘芝及餌丹砂玉札曾青雄黃雌黃雲母太乙禹餘糧。各可單服之。皆令人飛行長生。又曰。中藥養性。下藥除病。能

令毒蟲不加。猛獸不犯。惡氣不行。衆妖併辟。抱朴子

又曰。按本草藥之與他草同名者甚多。唯精博者能分別之。不可不詳也。抱朴子。

陶弘景曰。舊說稱神農本經。余以爲信然。昔神農氏之王天下也。畫八卦以通鬼神之情。造耕種以省殺生之弊。宣藥療疾以拯夭傷之命。此三道者。歷衆聖而滋彰。但軒轅以前。文字未傳。如六爻指垂。畫象稼穡。卽事成迹。至於藥性所主。當以識識相因。不爾何由得聞。至于桐雷。乃著在於編簡。此書應與素問同類。但後人多更修飾之爾。秦皇所焚。醫方卜術不預。故猶得全錄。而遭漢獻遷徙。晉懷奔迸。文籍焚靡。千不遺一。今之所存。有此四卷。是其本經所出郡縣。乃後漢時制。疑仲景元化等所記。本草經集註序。

又曰。凡採藥時月。皆建寅歲首。則從漢太初後所記也。本草總序例

顏之推曰。秦人滅學。董卓焚書。典籍錯亂。非止於此。譬猶本草。神農所述。而有豫章朱崖趙國常山奉高眞定臨淄馮翊等郡縣名。出諸藥物。由後人所羼。非本文也。家訓。

蘇敬曰。漢書藝文志有黃帝內外經。班固論曰。經方者。本草石之寒溫。原疾病之深淺。乃班固論經方之語。而無本草之名。惟梁七錄有神農

本草三卷。陶據此以別錄加之爲七卷。韓保昇曰。按藥有玉石草木蟲獸。而直云本草者。爲諸藥中草類最多也。

掌禹錫等曰。舊說本草經神農所作。而不經見。漢書藝文志亦無錄焉。平帝紀云。元始五年。舉天下通知方術本草者。在所爲駕一封軺傳。遣詣京師。樓護傳稱護少誦醫經本草方術數十萬言。本草之名。蓋見於此。而英公李世勣等註引班固敍黃帝內外經云。本草石之寒溫。原疾病之深淺。此乃論經方之語。而無本草之名。惟梁七錄載神農本草三卷。推以爲始。斯爲失矣。或疑其間所錄生出郡縣有後漢地名者。以爲似張仲景華佗輩所爲。是又不然也。淮南子曰。神農嘗百草之滋味。一日而七十毒。由是醫方興矣。蓋上世未著文字。師學相傳。謂之本草。兩漢以來。名醫益衆。張機華佗輩始因古學附以新說。通爲編述。本草繇是見於經錄。嘉祐補註本草序

又曰。陶弘景序云。今之所存。有此四卷。唐本亦作四卷。韓保昇又云。神農本草上中下並序錄合四卷。今按四字當作三。傳寫之誤也。何則。按梁七錄云。神農本草三卷。又據今本經陶序後朱書云。本草經卷上卷中卷下。卷上註云序藥性之源本論病名之形診。卷中云玉石草木三品。卷下云蟲獸菓菜米食三品。卽不云三卷外別有序錄。明如韓保昇

所云。又據誤本妄生曲說。今當從三卷爲正。序例註

趙德鄰曰。滕元發云。一善醫者。唯取本草白字藥用之多驗。蘇子容云。黑字者是後漢人益之。侯鯖錄

王應麟曰。今詳神農作本草。非也。三五之世。朴略之風。史氏不繁。紀錄無見。斯實後醫工知草木之性。託名炎帝耳。困學紀聞

楊愼曰。白字本草。相傳以爲神農之舊。未必皆出於神農。後人增之爾。然其中如腸鳴幽幽。又云勞極洒洒。又髮髲療小兒癎大人痓。仍自還神化。又云立冬之日。菊卷栢先生爲陽起石桑螵蛸。凡十物。使主二百草爲之長。立春之日。木蘭射干先生爲柴胡半夏。使主頭痛四十五節。立夏之日。蜚廉先生爲人參茯苓。使主腹中七節。保神守中。夏至之日。豕首茱萸先生爲牡蠣烏喙。使主四肢二十三節。立秋之日。白芷防風先生爲細辛蜀漆。使主胸背二十四節。此文近素問。恐非後世醫能爲也。又據此文以立冬爲首。別考緯書。謂三皇三世。伏羲建寅。神農建丑。黃帝建子。至禹建寅。宗伏羲。商建丑。宗神農。周建子。宗黃帝。所謂正朔三而改也。立夏之後。復例夏至而後言立秋。與素問長夏之說同。所謂五氣順布行四時也。升菴文集

寇宗奭曰。本草之名。自黃帝岐伯始。其補註總敘言舊說本草經者。神

農之所作而不經平帝紀元始五年。舉天下通知方術本草者所在。軺傳遣詣京師。此但見本草之名。終不能斷自何代而作。又樓護傳稱護少誦醫經本草方術數十萬言。本草之名蓋見於此。是尤不然也。世本曰。神農嘗百草以和藥濟人。然不著本草之名。此未臻厥理。嘗讀帝王世紀曰。黃帝使岐伯嘗味草木。定本草經。造醫方以療衆疾。則知本草之名。自黃帝岐伯始。其淮南子之言神農嘗百草之滋味一日七十毒。亦無本草之說。是知此書乃上古聖賢具生知之智。故能辨天下品物之性味。合世人疾病之所宜也。本草衍義

醫籍考卷十

東都　丹波元胤紹翁編

本草二

雷公集註神農本草　隋志四卷　佚

陶氏闕名　名醫別錄 藝文略作陶弘景撰　隋志三卷　佚

陶氏弘景　本草經集註　七錄七卷　佚

自序曰。隱居先生在于茅山巖嶺之上。以吐納餘暇。頗遊意方技。覽本草藥性。以爲盡聖人之心。故撰而論之。舊說皆稱神農本經。余以爲信然。昔神農氏之王天下也。畫八卦以通鬼神之情。造耕種以省殺生之弊。宣藥療疾以拯夭傷之命。此三道者。歷衆聖而滋彰。文王孔子。彖象繇辭。幽贊人天。后稷伊尹。播厥百穀。惠被羣生。岐黃彭扁。振揚輔導。恩流含氣。並歲踰三千。民到于今賴之。但軒轅以前。文字未傳。如六爻指垂。畫象稼穡。即事成跡。至於藥性所主。當以識識相因。不爾何由得聞。至于桐雷乃著在於編簡。此書應與素問同類。但後人多更修飾之爾。秦皇所焚。醫方卜術不預。故猶得全錄。而遭漢獻遷徙。晉懷奔迸。文籍焚靡。千不遺一。今之所存。有此四卷。是其本經所出郡縣。乃後漢時制。

疑仲景元化等所記。又有桐君採藥錄說其花葉形色。藥對四卷論其佐使相須。魏晉已來。吳普李當之等更復損益。或五百九十五。或四百四十一。或三百一十九。或三品混糅。冷熱舛錯。草石不分。蟲獸無辨。且所主治。互有得失。醫家不能備見。則識智有淺深。今輒苞綜諸經。研括煩省。以神農本經三品。合三百六十五爲主。又進名醫副品。亦三百六十五。合七百三十種。精麤皆取。無復遺落。分別科條。區畛物類。兼註銘時用土地所出。及仙經道術所須。並此序錄。合爲七卷。雖未足追踵前良。蓋亦一家撰製。吾去世之後。可貽諸知音爾。

梁書曰。陶弘景。字通明。丹陽人。性愛林泉。尤好著述。常曰我讀書未滿萬卷。以內典參之。乃當小出耳。先生性好醫方。專以拯濟欲利益羣品。故修撰神農本草經三卷爲七卷。撰眞誥十卷。集驗方五卷。廣肘后爲百一之製。世所行用多獲異效焉。太平御覽

唐書于士寧傳曰。帝曰本草別錄何爲而二。對曰。班固唯記黃帝內外經。不載本草。至齊七錄乃稱之。世謂神農氏嘗藥以拯含物。而黃帝以前。文字不傳。以識相付。至桐雷乃載篇冊。然所載郡縣。多在漢時。疑張仲景華佗竄記其語。別錄者。魏晉以來。吳普李當之所記。其言華葉形色。佐使相須。附經爲說。故弘景合而錄之。

張舜民曰。陶隱居不詳北藥時有詆謬。多爲唐人所質。人固有不知。無足怪也。畫漫錄

朱子曰。陶隱居註本草不識那物。後説得差背底多。緣他是箇南人。那時南北隔絕。他不識北方物事。他居建康。語類

李時珍曰。神農本草。藥分三品。計三百六十五種。以應周天之要。梁陶弘景復增漢魏以下名醫所用藥三百六十五種。謂之名醫別錄。凡七卷。首敍藥性之源。論病名之診。次分玉石一品。草一品。木一品。菓菜一品。米食一品。有名未用三品。以朱書神農墨書別錄進上梁武帝。其書頗有裨補。亦多謬誤。

按據隋志名醫別錄與本草經某註。各自單行。而若別錄。唯著陶氏撰。不審其果爲弘景否。查證類本草五石脂女萎雷丸玄石。弘景集註所引別錄之文。與黑字所記不異。蘇敬新脩本草註曰。梁七錄有神農本草三卷。陶據此以別錄加之爲七卷。開寶重定本草序曰。三墳之書。神農預其一。百藥既辨。本草存其錄。舊經三卷。世所流傳。名醫別錄互爲編纂。至梁貞白先生陶景乃以別錄參其本書。朱墨雜書。時謂明白。又曰白字爲神農所説。黑字爲名醫所傳。嘉祐補註本草總敍曰。舊經才三卷。藥止三百六十五種。至陶隱居又進名醫別錄。亦三百六十五種。因而註釋分爲七卷。又曰。凡陶隱居所進者。謂之名醫別錄云。考弘景序稱進名醫副品三百六十五則。似別錄與副品爲一矣。而別錄之文。蘇敬新脩本草所引四十則。李珣海藥本草所引二則。全然與黑字所記不同。則似別錄非副品矣。蓋弘景之撰本草經集註。就名醫別錄中摭三百六

十五品以副舊經之數而別錄之書至唐有單行。蘇敬李珣輩猶得見之。迺以弘景採錄之餘。有可備施用者。故收入註中。是其文所以與黑字所記不同也。名醫副品。本自別錄中所採記。而別錄不是成乎弘景之手。隋志所謂陶氏別是一人。藝文略直題陶弘景集。李時珍以本草經集註爲名醫別錄。其說並誤矣。

蘇氏敬 新修本草藝文略作唐本草 舊唐志二十一卷 佚

孔志約序曰。蓋聞天地之大德曰生。運陰陽以播物。含靈之所保曰命。資亭育以盡年。蟄穴棲巢。感物之情蓋寡。範金揉木。逐欲之道方滋。而五味或爽。時昧甘辛之節。六氣斯沴。易愆寒燠之宜。中外交侵。形神分戰。飲食伺舋。成腸胃之眚。風濕候隙。構手足之災。機纏膚腠。莫知救止。漸固膏肓。期於夭折。暨炎暉紀物。識藥石之功。雲瑞名官。窮診候之術。草木咸得其性。鬼神無所遁情。刳麝剸犀。驅洩邪惡。飛丹煉石。引納清和。大庇蒼生。普濟黔首。功侔造化。恩邁裁成。日用不知。于今是賴。岐和彭緩。騰絕軌於前。李華張吳。振英聲於後。昔秦政煨燔。茲經不預。永嘉喪亂。斯道尙存。梁陶景雅好攝生。研精藥術。以爲本草經者。神農之所作。不刊之書也。惜其年代浸遠。簡編殘蠹。與桐雷衆記。頗或踳駮。興言撰緝。勒成一家。亦以琱琢經方。潤色醫業。然而時鍾鼎峙。聞見闕於殊方。事非僉議。詮釋拘於獨學。至如重建平之防己。棄槐里之半夏。秋採楡仁。冬收雲實。謬粱米之黃白。混荊子之牡蔓。異蘩蔞於雞腸。合由跋於鳶尾。防葵狼毒。妄曰同根。鉤吻黃精。引爲連類。鉛錫莫辨。橙柚不分。凡此比例。蓋亦多矣。自時厥後。以迄于今。雖方技分鑣。名醫繼軌。更相祖述。罕能釐正。乃復採杜蘅於及己。求忍冬於絡石。捨陟釐而取莂藤。退飛廉而用馬薊。承疑行妄。曾無有覺。疾瘵多殆。良深慨歎。既而朝議郎行監門府長史騎都尉臣蘇敬。摭陶氏之乖違。辨俗用之紕紊。遂表請修定。深副聖懷。乃詔太尉揚州都督監修國史上柱國趙國公臣无忌。大中大夫行尚藥奉御臣許孝崇等二十二人。與蘇敬詳撰。竊以動植形生。因方舛性。春秋節變。感氣殊功。離其本土。則質同而效異。乖於採摘。乃物是而時非。名實既爽。寒溫多謬。用之凡庶。其欺已甚。施之君父。逆莫大焉。於是上稟神規。下詢衆議。普頒天下。營求藥物。羽毛鱗介。無遠不臻。根莖花實。有名咸萃。遂乃詳採祕要。博綜方術。本經雖闕。有驗必書。別錄雖存。無稽必正。考其同異。擇其去取。鉛翰昭章。定詳言之得失。丹青綺煥。備庶物之形容。撰本草並圖經目錄等。凡成五十四卷。庶以網羅今古。開滌耳目。盡醫方之妙極。拯生靈之性命。傳萬祀而無時。懸百王而不朽。

唐書于士寧傳曰。士寧與司空李勣修定本草並圖合五十四篇。帝曰。本草尚矣。今復修之。何所異耶。對曰。昔陶弘景以神農經合雜家別錄註銘之。江南偏方。不周曉藥石。往往紕繆四百餘物。今考正之。又增後世所用百餘物。此以爲異。

掌禹錫曰。謹案蜀本草序作五十三卷。及唐英公進本草表云勒成本草二十卷。目錄一卷。藥圖二十五卷。圖經七卷。凡五十三卷。據此三者合作五十三卷。又據李含光本草音義云。正經二十卷。目錄一卷。又別立圖二十五卷。目錄一卷。圖經七卷。凡五十四卷。二說不同。今並註。

又曰。唐新修本草。唐司空英國公李勣等奉勅脩。初陶隱居因神農本經三卷增脩爲七卷。顯慶中監門右長史蘇敬表請修定。因命太尉趙國公長孫無忌尚藥奉御許孝崇與敬等二十二人重廣定爲二十卷。今謂之唐本草。

李時珍曰。唐高宗命司空英國公李勣等修陶隱居所註神農本草經增爲七卷。世謂之英公唐本草。頗有增益。顯慶中右監門長史蘇敬重加訂註。表請修定。帝復命太尉趙國公長孫無忌等二十二人與敬詳定。增藥一百一十四種。分爲玉石草木人獸禽蟲魚果米穀菜有名未用十一部。凡二十卷。目錄一卷。別爲藥圖二十五卷。圖經七卷。共五十三。世謂之唐新本草。蘇敬所釋雖明。亦多駁誤。

按是書初係蘇敬所修。後更表請詳定。乃詔李勣長孫無忌等二十二人與敬編撰。世謂之唐本草。李時珍錯認掌禹錫之言。妄生曲說也。蘇敬宋人避諱作蘇恭。後世仍襲不改者。何李勣唐初佐命之臣。而古今醫統稱勣以醫鳴唐。抑亦妄矣。

新修本草圖　舊唐志二十六卷　佚

本草音　舊唐志三卷　佚

本草圖經　舊唐志七卷　佚

張氏鼎本草　新唐志二十卷目錄一卷　佚

藥圖　新唐志二十卷　佚

圖經　新唐志七卷　佚

新唐志註曰。顯慶四年。英國公李勣。太尉長孫無忌。兼侍中辛茂將太子賓客弘文館學士許敬宗。禮部郎中兼太子洗馬弘文館學士孔志約。尙藥奉御許孝崇胡子家蔣季璋。尙藥局直長藺復珪許弘。直侍御醫巢孝儉。太子藥藏監蔣季瑜吳嗣宗。丞蔣義方。太醫令蔣季琬許弘。丞蔣茂昌。太常丞呂才賈文通。太史令李淳風。潞王府參軍吳師哲。禮部主事顏仁楚。右監門府長史蘇敬等撰。

按新唐志又著蘇敬新脩本草等目。而張鼎本草其名銜卷帙並同。是大可疑。諸家簿錄。不復載張鼎之書。疑鼎亦與蘇敬同爲編撰者。故新志誤爲二書。猶吳景賢與巢元方撰諸病源候論。新唐志又載巢吳二家諸病源候論之目。俱係複出者歟。唐書于士寧傳。稱士寧與李勣等修定本草。而今孔志約序唯有李勣等二十三人名銜。不署士寧。則張鼎亦還其名者歟。以未可決定其如何。今併著蘇敬張鼎二家之書而俟後考。

孔氏志約 本草音義宋志作唐本草 新唐志二十卷 佚

按孔志約作新修本草序。不言自著音義。是又可疑。

陳氏藏器 本草拾遺 新唐志十卷 佚

掌禹錫曰。本草拾遺。唐開元中京兆府三原縣尉陳藏器撰。以神農本草經雖有陶蘇補集之說。然遺逸尚多。故爲序例一卷。拾遺六卷。解紛三卷。總曰本草拾遺。共十卷。

李時珍曰。藏器四明人。其所著述。博極羣書。精覈物類。訂繩謬誤。搜羅幽隱。自本草以來。一人而已。膚謭之士。不察其該核。惟誚其僻怪。宋人亦多刪削。豈知天地品物無窮。古今隱顯亦異。用舍有時。名稱或變。豈可以一隅之見。而遽譏多聞哉。如辟虺雷海馬胡豆之類。皆隱于昔而用于今。仰天皮燈花敗扇之類。皆萬象所用者。若非此書收載。何從稽考。此本草之書所以不厭詳悉也。

按藝文略有四明人本草拾遺二十卷。恐係是書複出。陳氏蓋四明人也。二十是十字誤文。仍不著錄。

李氏含光 本草音義 新唐志二卷 佚

顏真卿茅山玄靖先生廣陵李君碑銘略曰。先生姓李氏。諱含光。廣陵江都人。本姓弘。以孝敬皇帝廟諱改焉。羈丱好靜處。誦習墳典。年十八。志求道妙。遂師事同邑□先生遊藝。敏年神龍。初以清行度爲道士。以大曆己酉歲冬十一月十四日遁化於茅山紫陽之別室。春秋八十有七。先生識眞淳業行高古。道窮情性之本。學冠天人之際。又博覽羣言。長於著撰。嘗以本草之書精明藥物。事關性命。難用因循。著音義兩卷。文集

韓氏保昇 重廣英公本草 藝文略二十卷 佚

掌禹錫曰。蜀重廣英公本草。僞蜀翰林學士韓保昇等與諸醫士取唐本草並圖經相參校。更加刪定。稍增注釋。孟昶自爲序。凡十卷。今謂之蜀本草。

李時珍曰。蜀本草。其圖說藥物形狀。頗詳于陶蘇也。

盧氏多遜 詳定本草 宋志二十卷目一卷 佚

掌禹錫曰。開寶六年。詔尚藥奉御劉翰道士馬志翰林醫官翟煦張素王從蘊吳復圭王光祐陳昭遇安自良等九人。詳校諸本。仍取陳藏器拾遺諸書相參。頗有刊正別名及增益品。自馬志爲之註解。仍命左司員外郎知制誥扈蒙翰林學士盧多遜等刊定。凡二十卷。御製序鏤板于國子監。

李氏昉開寶重定本草 舊脫重定二字。今據證類本草。掌禹錫說訂補。 宋志二十卷目一卷 佚

序曰。三墳之書。神農預其一。百藥既辯。本草存其錄。舊經三卷。世所流傳。名醫別錄。互爲編纂。至梁貞白先生陶景。乃以別錄參其本經。朱墨雜書。時謂明白。而又考彼功用。爲之註釋。列爲七卷。南國行焉。逮乎有唐。別加參校。增藥餘八百味。添註爲二十一卷。本經漏功則補之。陶氏誤說則證之。然而載歷年祀。又踰四百。朱字墨字。無本得同。舊註新註。其文互闕。非聖主撫大同之運。永無疆之休。其何以改而正之哉。乃命盡考傳誤。刊爲定本。類例非允。從而革焉。至如筆頭灰。兔毫也。而在草部。今移附兔頭骨之下。半天河地漿。皆水也。亦在草部。今移附土石類之間。敗鼓皮移附於獸皮。胡桐淚改從於木類。紫鑛亦木也。自玉石品而取焉。伏翼實禽也。由蟲魚部而移焉。橘柚附於果實。食鹽附於光鹽。生薑乾薑。同歸一說。至於雞腸蘩蔞。陸英蒴藋。以類相似。從而附之。仍採陳藏器拾遺。李含光音義。或討源於別本。或傳效於醫家。參而較之。辨其臧否。至如突屈白。舊說灰類。今是木根。天麻根解似赤箭。今又全異。去非取是。特立新條。自餘刊正。不可悉數。下採衆議。定爲印板。乃以白字爲神農所說。黑字爲名醫所傳。唐附今附。各加顯註。詳其解釋。審其形性。證謬誤而辨之者。署爲今註。考文記而述之者。又爲今按。義既

刊定理亦詳明。今以新舊藥合九百八十三種。並目錄二十一卷。廣頒天下。傳而行焉。

掌禹錫曰。開寶重定本草。開寶七年。詔以新定本草所釋藥類或有未允。又命劉翰馬志等重詳定。頗有增損。仍命翰林學士李昉知制誥王祐扈蒙等重看詳。凡神農所說。以白字別之。名醫所傳。即以黑字。並目錄共二十一卷。

掌氏（禹錫）等補註神農本草（舊脫神農二字。今據讀書後志訂補。） 宋志二十卷目錄一卷 佚

序曰。舊說本草經神農所作。而不經見。漢書藝文志亦無錄焉。平帝紀云。元始五年。舉天下通知方術本草者。在所爲駕軺傳遣詣京師。樓護傳稱護少誦醫經本草方術數十萬言。本草之名。蓋見於此。而英公李勣等註引班固敍黃帝內外經云。本草石之寒溫。原疾病之深淺。此乃論經方之語。而無本草之名。惟梁七錄載神農本草三卷。推以爲始。斯爲失矣。或疑其間所載生出郡縣。有後漢地名者。以爲似張仲景華佗輩所爲。是又不然也。淮南子神農嘗百草之滋味。一日而七十毒。由是醫方興焉。蓋上世未有文字。師學相傳。謂之本草。兩漢以來。名醫益衆。張機華佗輩始因古學。附以新說。通爲編述。本草繇是見於經錄。然舊經才三卷。藥止三百六十五種。至梁陶隱居又進名醫別錄亦三百六

十五種。因而註釋。分爲七卷。唐顯慶中。監門衛長史蘇恭又摭其差謬。表請刊定。乃命司空英國公李世勣等與恭參考得失。又增一百一十四種。分門部類。廣爲二十卷。世謂之唐本草。國朝開寶中兩詔醫工劉翰道士馬志等相與撰集。又取醫家嘗用有效者一百三十三種而附益之。仍命翰林學士盧多遜李昉王祐扈蒙等重爲刊定。乃有詳定重定之目。並鋟板摹行。由此醫者用藥。遂知適從。而僞蜀孟昶。亦嘗命其學士韓保昇等以唐本圖經參比爲書。稍或增廣。世謂之蜀本草。今亦傳行。是書自漢迄今甫千歲。其間三經撰著。所增藥六百餘種。收採彌廣。可謂大備。而知醫者猶以爲傳行既久。後來講求浸多參校近之所用。頗亦漏略。宜有纂錄以備頤生敺疾之用。嘉祐二年八月。有詔臣禹錫臣億臣頌臣洞等再加校正。臣等亦既被命。遂更研覈。竊謂前世醫工。原診用藥。隨效輒記。遂至增多。槪見諸書。浩博難究。雖屢加删定。而去取非一。或本經已載而所述粗略。或俚俗嘗用而大醫未聞。嚮非因事詳著。則遺散多矣。乃請因其疏捂。更爲補註。應諸家醫書藥譜所載物品功用。並從採掇。惟名近迂僻。類乎怪誕。則所不取。自餘經史百家。雖非方餌之急。其間或有參說藥驗較然可據者。亦兼收載。務從該洽。以副詔意。凡名本草者。非一家。今以開寶重定本爲正。其分布卷類。經註雜糅。間以朱墨並從舊例。不復釐改。凡補註並據諸書所說其意義與舊文相參者。則從删削。以避重複。其舊已著見而意有未完。後書復書亦具存之。欲詳而易曉。仍每條並以朱書其端云臣等謹按某書云某事。其别立條者。解於其末云見某書。凡所引書。以唐蜀二本草爲先。他書則以所著先後爲次第。凡書舊名本草者。今所引用。但著其所作人名曰某人。惟唐蜀本則曰唐本云蜀本云。凡字朱墨之别。所謂神農本經者。以朱字。名醫因神農舊條而有增補者。以墨字間於朱字。餘所增者。皆别立條。並以墨字。凡陶隱居所進者。謂之名醫别錄。並以其註附於末。凡顯慶所增者。亦註其末。曰唐本先附。凡開寶所增者。亦註其末曰今附。凡今所增補舊經未有者。於逐條後開列云新補。凡藥舊分上中下三品。今之新補。難於詳辨。但以類附見。如綠礬次於礬石。山薑花次於豆蔻。扶栘次於水楊之類是也。凡藥有功用。本經未見。而舊註已會引據。今之所增。但涉相類。更不立條。並附本註之末。曰續註。如地衣附於垣衣。燕覆附於通草。馬藻附於海藻之類是也。凡舊註出於陶氏者。曰陶隱居云。出於顯慶者。曰唐本注。出於開寶者。曰今註。其開寶考據傳記者。别曰今按。今詳。又按。皆以朱字别於其端。凡藥石本經已見而功用未備。今有所益者。亦附於本註之末。凡藥有今世已嘗用而諸書未見。無所辨證者。如葫蘆巴海帶之類。則請從太醫衆論參議。別立爲條。曰新定。舊藥九百八十三種。新補八十二種。附於註者不預焉。新定一十七種。總新舊一千八十二條。皆隨類粗釋。推以十五凡則補注之意可見矣。舊著開寳英公陶氏三序。皆有義例所不可去。仍載於首篇云。

趙希弁曰。補註神農本草二十卷。右皇朝掌禹錫等補註。舊說本草經神農所作。而藝文志所不載。平帝紀詔天下舉通知方術本草者。本草之名。蓋起於此。梁七錄載神農本草三卷。書中有後漢郡縣名。蓋上世未著文字。師學相傳。至張機華佗。始爲編述。嘉祐初詔禹錫與林億蘇頌張洞等爲之補註。以開寳本草及諸家參校。采拾遺逸。判定新舊。藥合一千八十二種。總二十卷。

蘇氏頌圖經本草　讀書後志二十卷目錄一卷　佚

序曰。昔神農嘗百草之滋味。以拯萬民之疾苦。後世師祖。由是本草之學興焉。漢魏以來。名醫相繼。傳其書者。則有吳普李當之藥錄。陶隱居蘇恭等註解。國初兩詔近臣總領上醫兼集諸家之說。則有開寳重定本草。其言藥之良毒。性之寒溫。味之甘苦。可謂備且詳矣。然而五方物產。風氣異宜。名類既多。贋僞難別。以虺牀當蘼蕪。以薺苨亂人參。古人猶且患之。況今醫師所用。皆出於市賈。市賈所得。蓋自山野之人隨時採獲。無復究其所從來。以此爲療。欲其中病。不亦遠乎。昔唐永徽中刪定本草之外。復有圖經相輔而行。圖以載其形色。經以釋其同異。而明皇御製又有天寶單方藥圖。皆所以敘物眞濫。使人易知原診處方有所依據。二書失傳且久。散落殆盡。雖鴻都祕府。亦無其本。天寶方書。但存一卷。類例粗見。本末可尋。宜乎聖君哲輔。留意於蒐輯也。先是詔命儒臣重校神農本草等凡八書。光祿卿直祕閣臣禹錫尙書祠部郎中祕閣校理臣億太常博士集賢校理臣頌殿中丞臣檢光祿寺丞臣保衡相次被選。仍領醫官秦宗古。朱有章等編繹累年。既而補註本草成書奏御。又詔天下郡縣圖上所產藥本。用永徽故事。重命編述。臣禹錫以謂考正羣書。資衆見則其功易就。論著文字。出異手則其體不一。今天下繪事千名。其解說物類。皆據世醫之所聞見。事有詳略。言多鄙陋。向非專一整比。緣飾以文。則前後不倫。披尋難曉。乃以臣頌向嘗刻意此書。於是建言奏請。俾專撰述。臣頌既被旨。則裒集衆說。類聚詮次。粗有條目。其間玉石金土之名。草木蟲魚之別。有一物而雜出諸郡者。有同名而形類全別者。則參用古今之說。互相發明。其荄梗之細大。華實之榮落。雖與舊說相戾。並兼存之。崖略不稱。則稍援舊註以足成文意。

註又不足。乃更旁引經史及方書小說。以條悉其本原。若陸英爲蒴藋花。則據爾雅之訓以言之。諸香本同。則用嶺表錄異以證之之類是也。生出郡縣。則以本經爲先。今時所宜次之。若菟絲生朝鮮。今則出於寃句。奚猶生於少室。今乃來自三蜀之類是也。收採時月有不同者。亦兩存其說。若赤箭本經但著採根。今乃並取莖苗之類是也。生於外夷者。則據今傳聞。或用書傳所載。若玉屑玉泉。今人但云玉出於于闐。不究所得之因。乃用平居誨行程記爲質之類是也。藥有上中下品。皆用本經爲次第。其性類相近。而人未的識。或出於遠方。莫能形似者。但於前條附之。若溲疏附於枸杞。琥珀附於伏苓之類是也。又古方書所載簡而要者。昔人已述其明驗。今世亦常用之。及今諸郡醫工。所陳經效之藥。皆並載其方用。天寶一例也。自餘書傳所無。今醫又不能解。則不敢以臆說淺見傅會其文。故但闕而不錄。又有今醫所用。而舊經不載者。並以類次系於末卷。曰本經外類。其間功用尤著。與舊名附近者。次於逐條載之。若通脫次於木通。石蛇次於石蟹之類是也。總二十卷。目錄一卷。撰次甫就。將備親覽。恭惟主上以至仁厚德。函養生類。一物失所。則爲之惻然。且謂札瘥薦臻。四時代有。救恤之惠。無先醫術。蚤歲屢勑近臣酬校岐黃內經。重定鍼艾俞穴。或範金揭石。或鏤板聯編。憫南方蠱惑之妖。於是作慶曆善救方以賜之。思下民貧用之闕。於是作簡要濟衆方以示之。今復廣藥譜之未備。圖地產之所宜。物色萬殊。指掌斯見。將使合和者得十全之效。飲餌者無未達之疑。納斯民於壽康。召和氣於穹壤。太平之致。茲有助焉。臣學不該通。職預編述。仰奉宸旨。深愧寡聞。嘉祐六年九月日朝奉郎太常博士充集賢校理新差知潁州軍州兼管內勸農及管勾開治溝洫河道事騎都尉借紫臣蘇頌謹上。

趙希弁曰。圖經本草二十卷。目錄一卷。右皇朝蘇頌等撰。先是詔掌禹錫林億等六人重校神農本草。累年成書。奏御又詔郡縣圖上所產藥本。用永徽故事。重命編述。於是頌再與禹錫等裒集衆說。類聚詮次。各有條目云。嘉祐六年上。

李時珍曰。圖經本草凡二十一卷。攷證詳明。頗有發揮。但圖與說異。兩不相應。或有圖無說。或有物失圖。或說是圖非。如江州菝葜乃仙遺糧。滁州青木香乃兜鈴根。俱混列圖。棠毬子卽赤瓜木。天花粉卽栝蔞根乃重出條之類。亦其小小疏漏耳。頌字子容。同安人。舉進士。哲宗朝位至丞相。封魏國公。

陳氏承 重廣補註神農本草　二十三卷　佚

林希序曰。世所傳云神農氏本草三卷。梁陶隱居離以爲七。唐蘇恭李勣之徒又附益爲二十卷。別圖藥形以爲經。其書略備矣。開寶中太祖皇帝命盧多遜等考驗得失。增藥尤多。號爲開寶本草。仁宗皇帝嘉祐初又使掌禹錫林億蘇頌張洞爲之補註。因唐圖經別爲繪畫。復增藥至千有餘種。於是收拾遺逸。訂正訛謬。刊在有司。布之天下。其爲壽養生人之術。無一不具。然世之醫者。習故守陋。妄意穿鑿。操數湯劑。幸而數中。自謂足以應無窮之病。詰其論說。則漠然不知。顧本草與圖經殆虛文耳。況偏州下邑。雖有願見者。何所售之。閩中陳氏子承。少好學。尤喜於醫。該通諸家之說。嘗患二書傳者不博。而學者不兼有也。乃合爲一。又附以古今論說。與己所見聞。列爲二十三卷。名曰重廣補註神農本草。並圖經書著其說。圖見其形。一啓帙而兩得之。不待至乎殊方絕域。山巔水涯。而品類萬殊者。森在目前。譬夫談輿地者觀於職方。閱戰具者之入武庫也。承之先世爲將相。歐陽子所謂四世六公者。承其曾孫。少孤。奉其母江淮間。閉門蔬食以爲養。君子稱其孝。問有奇疾。衆醫瞠眙。不知所出。承徐察其脈。曰當投某劑。某刻良愈。無不然者。然則承之學雖出於圖書。而精識超絕。茲二書者又安能域之者。鬼臾區岐伯遠矣。吾不得而知也。其視秦越人淳于倉公華佗輩爲何如。識者當知之。

元祐七年四月朔。左朝請大夫充天章閣待制知杭州軍州事兼管內勸農事充南浙西路兵馬鈐轄兼提舉本路兵馬巡檢公事上輕車都尉賜紫金魚袋長樂林希序。

李時珍曰。宋哲宗元祐中閬中醫士陳承。合本草及圖經二書爲一間綴數語。謂之別說。

唐氏慎微大觀經史證類備急本草。藝文略作證類本草。讀書附志同書錄作大觀本草。 宋志三十二卷 存

艾晟序曰。昔人有云天地間物。無非天地間用。信哉其言也。觀本草所載。自玉石草木蟲魚果蔬。以至殘衣破革。飛塵聚垢。皆有可用以愈疾者。而神農舊經。止於三卷。藥數百種而已。梁陶隱居因而倍之。唐蘇恭李勣之徒又從而廣焉。其書爲稍備。逮及本朝開寶嘉祐之間。嘗詔儒臣論撰。收拾采摭。至於前人之所棄。與夫有名而未用。已用而未載者。悉取而著於篇。其藥之增多。遂至千有餘種。庶乎無遺也。而世之醫師方家。下至田父里嫗。猶時有以單方異品效見奇捷。而前書不載。世所未知者。類蓋非一。故慎微因其見聞之所逮。博采而備載之。於本草圖經之外。又得藥數百種。益以諸家方書。與夫經子傳記。佛書道藏。凡該明乎物品功用者。各附於本藥之左。其爲書三十一卷。目錄一卷。六十餘萬言。名曰經史證類備急本草。察其爲力亦勤矣。而其書不傳。世罕言焉。集賢孫公得其本而善之。邦計之暇。命官校正。募工鏤板。以廣其

傳。蓋仁者之用心也。夫病未必能殺人。藥之殺人多矣。而世之醫者。不復究知根性之溫涼。功用之緩急。妄意增減。用以治病。不幸而危殆者。時蓋有之。茲何異操刃而刺人於衽席之上哉。儻能研思於此。因書以究其說。即圖以驗其物。與審方以求其效。則不待七十毒而後知藥。三折臂而後知醫矣。然則是書之傳。其利於世也。顧不博哉。愼微姓唐。不知爲何許人。傳其書。失其邑里族氏。故不及載云。大觀二年十月朔通仕郎行杭州仁和縣尉管勾學事艾晟序。

趙與旹曰。唐愼微蜀州晉原人。世爲醫。深於經方。一時知名。元祐間師李端伯招之居成都。嘗著經史證類備急本草三十二卷。盛行於世。而艾晟序其書。謂愼微不知何許人。故爲表出。蜀今爲崇慶府。賓退錄

趙希弁曰。證類本草三十二卷。古皇朝唐愼微纂。合兩本草爲一書。且集書傳所記單方附之于本條之下。殊爲詳博。

陳振孫曰。大觀本草三十一卷。唐愼微撰。不知何人。仁和縣尉艾晟作序曰。經史證類本草。案本草之名。始見漢書。平帝紀樓護傳。舊經止一卷。藥三百六十五種。陶隱居增名醫別錄。亦三百六十五種。因註釋爲七卷。唐顯慶又增一百十四種。廣爲二十卷。謂之唐本草。開寶中又益一百三十三種。蜀孟昶又嘗增益。謂之蜀本草。及嘉祐中掌禹錫林億

等重加校正。更爲補註。以朱墨書爲之別。凡新舊藥一千八十二種。蓋亦備矣。今愼微類復有所增益。而以墨蓋其名物之上。然亦殊不多也。

李時珍曰。宋徽宗大觀二年。蜀醫唐愼微取嘉祐補註本草及圖經本草合爲一書。復拾唐本草陳藏器本草孟詵食療本草舊本所遺者五百餘種。附入各部。並增五種。仍采雷公炮炙及唐本食療陳藏器諸說收未盡者。附于各條之後。又采古今單方。並經史百家之書。上之朝廷。改名大觀本草。愼微貌寢陋。而學該博。使諸家本草及各藥單方。垂之千古不致淪沒者。皆其功也。

按先子曰。金皇統三年。宇文虛中跋云。元祐間虛中爲兒童時。先人感風毒之疾。愼微療之。乃爲哲宗時人明矣。李東璧以爲大觀二年所著誤也。艾晟序稱不知何許人。若是同時。其言如此乎。今證類首卷載林希序。此艾晟所附。非愼微之舊也。本事方載翦草治吐血勞瘵方曰鄉人艾孚先嘗說此事。渠後作大觀本草。亦收入集中。孚先當是晟字。

重修政和經史證類備用本草　三十卷　存

曹孝忠序曰。成周六典。列醫師於天官。聚毒藥以共醫事。蓋雖治道緒餘。仁民愛物之意寓焉。聖人有不能後也。國朝闡神農書。康濟斯民。嘉祐中兩命儒臣圖經補註。訓義剖治。亦已詳矣。而重熙累洽。文物滋盛。士之聞見益廣。視前世書猶可緝熙而賡續者。蜀人唐愼微近以醫術稱。因本草舊經。衍以證類。醫方之外。旁摭經史。至仙經道書。下逮百家之說。兼收並錄。其義明。其理博。覽之者可以洞達。臣因侍燕間。親奉玉音。以謂此書實可垂濟。迺詔節使臣楊戩總工刊寫。繼又命臣校正而潤色之。臣仰惟睿聖。當天慈仁在宥。誕振三墳。躋民壽域。肇設學校。俾革俗弊。復詔天下進以奇方善術。將爲聖濟經以幸天下萬世。臣以匪才。叨列是職。兢兢臨淵谷。而證類本草。誠爲治病之總括。又得以釐而正之。榮幸深矣。謹奉明詔。欽帥官聯。朝夕講究。刪繁緝紊。務底厥理。諸有援引誤謬。則斷以經傳。字畫鄙俚。則正以字說。餘或訛戾殽互。繕錄之不當者。又復隨筆刊正。無慮數千。遂完然爲成書。凡六十餘萬言。請目以政和新修經史證類備用本草云。政和六年九月一日。中衛大夫康州防禦使句當龍德宮總轄修建明堂所醫藥提舉入內醫官編類聖濟經提舉大醫學臣曹孝忠謹序。

宇文虛中跋曰。唐愼微字審元。成都華陽人。貌寢陋。舉措語言樸訥。而中極明敏。其治病百不失一。一語證候。不過數言。再問之輒怒不應。其於人不以貴賤。有所召必往。寒暑雨雪不避也。其爲士人療病。不取一錢。但以名方祕錄爲請。以此士人尤喜之。每於經史諸書中得一藥名一方論。必錄以告。遂集爲此書。尙書左丞蒲公傳正欲以執政恩例奏與一官。拒而不受。其二子五十一五十四。偶忘其名 及壻張宗說。字巖老。皆傳其藝。爲成都名醫。元祐間虛中爲兒童時。先人感風毒之病。審元療之如神。又手緘一書。約曰某年月日即啓封。至期舊恙復作。取所封開視之。則所錄三方。第一療風毒再作。第二療風毒上攻。氣促欲作喘嗽。如其言以次第餌之。半月良愈。其神妙若此。皇統三年九月望成都宇文虛中書。

麻革序曰。自古人俞穴鍼石之法不大傳。而後世亦鮮有得其妙者。遂專用湯液丸粒理疾。至於刳腸剖臆。刮骨續筋之神奇。以爲別術所得。終非神農家事。維聖哲審證以制方。因方而見藥。故方家言盛行。而神農之經不可一朝而舍也。其書大抵源於神農氏。自神農氏而下名本草者。固非一家。又有所謂唐本蜀本者。迄於有宋政和間。天子留意生人。乃命宏儒名醫。詮定諸家之說。爲之圖繪。使人驗其草木根莖花實之微。與夫玉石金土蟲魚飛走之狀。以辨其藥之眞贋。而易知。爲之類例。使人別其物產風氣之殊宜。君臣佐使之異用。甘辛鹹苦酸之異味。溫涼寒熱緩急。有毒無毒之不同。而易見。其書始大備而加察焉。行於中州者。舊有解人龐氏本。兵烟蕩析之餘。所存無幾。故人罕得恣窺。今平陽張君魏卿。惜其寖遂堙墜。乃命工刻梓。實因龐氏本仍附以寇氏衍義。比之舊本益備而加察焉。書成過余。屬爲序引。余謂人之所甚重者生也。衞生之資所甚急者藥也。藥之考訂。使無以乙亂丙。訣用妄投之失者。神農家書也。開卷之際。指掌斯見。政如止水鑑形。洪鍾荅響。顧安所逃遯其形聲哉。養老慈幼之家。固當家置一本。況業醫者之流乎。然其論著自深。陶隱居唐宋以來諸人備矣。余言其贅乎。世固有無用之學。無益之書。余特嘉張君愛物之周。用心之勤。能爲是大有益之書。以暨羣生。以圖永久。非若世之市兒販夫僥倖目前。規規然專以利爲也。故喜聞而樂道之。君諱存惠。字魏卿。歲己酉中秋望日貼溪麻革信之序。

劉祁跋曰。余讀沈明遠寓簡稱范文正公微時。慷慨語其友曰。吾讀書學道。要爲宰輔。得時行道。可以活天下之命。時不我與。則當讀黃帝書。深究醫家奧旨。是亦可以活人也。未嘗不三復其言。而大其有濟世志。又讀蘇眉山題東皐子傳後云。人之至樂。莫若身無病而心無憂。我則無是二者。然人之有是者。接於予前。則予安得全其樂乎。故所至當蓄善藥。有求者則與之。而尤喜釀酒以飲客。或曰。子無病而多蓄藥。不飲而多釀酒。勞己以爲人何哉。予笑曰。病者得藥。吾爲之體輕。飲者得酒。吾爲之酣適。豈專以自爲也。亦未嘗不三復其言。而仁其用心。嗟乎。古之大人君子之量。何其弘也。亦士之生世。惟當以濟人利物爲事。達則有達而濟人利物之事。所謂執朝廷大政。進賢退邪。興利除害。以澤天下是也。窮則有窮而濟人利物之事。所謂居閭里間。傳道授學。急難救疾。化一鄉一邑是也。要爲有補於世。有益於民者。庶幾乎兼善之義。顧豈以未得位也。遽泛然忘斯世而棄斯民哉。若夫醫者爲切身一大事。且有及物之功。語曰。人而無恒。不可以作巫醫。又曰。子之所愼齋戰疾。康子饋藥。子曰。丘未達。不敢嘗。余嘗論之。是術也。在吾道中雖名爲方伎。非聖人賢者所專精。然捨而不學。則於仁義忠孝有缺。許世子止不先嘗藥。春秋書以弒君。故曰爲人子者。不可不知醫。懼其忽於親之疾也。况乎此身受氣於天地。受形於父母。自幼及老。將以率其本然之性。充其固有之心。如或遇時行道。使萬物皆得其所。措六合於太和中。以畢其爲人之事。而一旦有疾。懵不知所以療之。伏枕呻吟。付之庸醫手而生死一聽焉。亦未可以言智也。故自神農黃帝雷公岐伯以來。名卿才大夫。往往究心於醫。若漢之淳于意張仲景。晉之葛洪殷浩。齊之褚澄。梁之陶弘景皆精焉。唐陸贄斥忠州纂集方書。而蘇沈二公良方。至今傳世。是則吾儕以從正講學餘隙。而於此乎蒐研。亦不爲無用也。余自幼多病。數與醫者語。故於醫家書頗嘗涉獵。在淮陽時。嘗手節本草一帙。辨藥性大綱。以爲是書通天地間玉石草木禽獸蟲魚萬物性味。在儒者不可不知。又飲食服餌禁忌。尤不可不察。亦窮理之一事也。後居大梁。得閑閱趙公家素問善本。其上有公標註。負緣一讀。深有所得。喪亂以來。舊學蕪廢。二書亦失去。嘗謂他日安居講學。論著外當留意攝生。今歲游平水。會郡人張存惠魏卿介吾友弋唐佐來。言其家重刊證類本草已出。及增入宋人寇宗奭衍義。完爲新書。求爲序引。因爲書其後。己酉中秋日雲中劉祁云。大德丙午歲仲冬望日平水許宅印。

晦明軒記曰。此書世行久矣。諸家因革不同。今取證類本尤善者爲窠模。增以寇氏衍義。別本中論方多者悉爲補入。又有本經別錄。先附分條之類。其數舊多差互。今亦考正。凡藥有異名者。取其俗稱註之目錄各條下。俾讀者易識。如蚤休云紫河車。假蘇云荊芥之類是也。圖像失眞者。據所嘗見皆更寫之。如竹分淡苦堇三種。食鹽著古今二法之類是也。字畫謬誤。殊關利害。如升斗疽疸上下千十未末之類。無慮千數。或證以別本。質以諸書。悉爲釐正。疑者闕之。敬俟來哲。仍廣其脊行。以便綴緝。庶歷久不壞。其間致力極意。諸所營制。難以具載。不敢一毫苟簡。與舊本頗異。故目之曰重修。天下名賢士夫。以舊鑒新自知矣。泰和甲子夏己酉冬日南至晦明軒謹記。

天祿琳琅書目曰。重修政和經史證類備用本草二函。二十四册。此書卷首有金泰和甲子刊書本記。別無序文。其自嘉祐以前所有本草諸序。皆載於卷一中。名爲序例。而嘉祐間禹錫等進書奉勑。又列于書末。不入卷中。其體例殊不盡一。蓋因宋金元明。輾轉重刊。互有改易故也。按馬端臨文獻通考。載證類本草三十二卷。述晁公武讀書志云云。愼微合兩本草爲一書。且集書傳所單記單方附之於本條之末。所謂兩本草者。一名補註神農本草。一名圖經本草。皆掌禹錫等先後奉勑所編。補註進於嘉祐之初。圖經進于嘉祐之末。此書猶載兩次奉勑于後。則愼微藍本於此可見。茅考愼微此書前後稱名亦復不一。陳氏書錄解題載大觀本草三十一卷。稱爲唐愼微撰。又稱仁和縣艾晟作序。名曰經史證類本草。是合大觀本草與證類本草爲一也。馬端臨文獻通考則載大觀本草三十一卷於前。又載證類本草三十二卷於後。而於大觀本草下列陳振孫所稱艾晟作序。名曰證類之名。則雖名分別而實復混同。惟宋史藝文志直載大觀經史證類備急本草三十二卷。兩名始併爲一名矣。照諸書但及大觀之名。而總無政和之號目。皆稱三十二卷。或稱三十一卷。而此本獨三十卷。並以重修政和標題。又備用之稱與宋史備急之名互異。以卷首金泰和甲子刊書木記證之。是明時別據泰和刊本重刊行也。不以宋槧爲準。故卷數標題。各有盈縮異同也。况宇文虛中所作書後。明言愼微字審元。成都華陽人。治病百不失一。不取一錢。但以名方祕錄爲請。以此士人喜之。得一藥名一方論。必錄以告云云。而文獻通考所引書錄解題。乃云愼微不知何人。考宋史虛中字叔通。成都華陽人。大觀三年進士。建炎二年。應詔爲祈請使。使金不歸。受官至翰林學士知制誥兼太常卿。封河內郡開國公。金人號爲國師。據此則虛中本與愼微同鄉。故能詳其始末。又知其書復經政和間奉勑校刊。在大觀者而非定本。故又題爲政和。而分卷則三十耳。虛中使金。與宋隔絕。所作書後金又刻之。而宋人初未之見。故謂愼微不知何人也。

四庫全書提要曰。證類本草三十卷。宋唐愼微撰。案陳振孫書錄解題。載此書三十卷。名大觀本草。晁公武讀書志則作證類本草三十二卷。亦題唐愼微撰。是宋時已有兩本矣。玉海載紹興二十七年八月十五日。王繼先上校定大觀本草三十二卷。釋音一卷。詔祕書省修潤付胄監鏤板行之。則南宋且有官本。然皆未見其原刊。今行於世者。亦有兩本。一爲明萬曆丁丑翻刻。元大德壬寅宗文書院本。前有大觀二年仁和縣尉艾晟序。稱其書三十一卷。目錄一卷。陳氏所見蓋此本。故題曰大觀本草。一爲明成化戊子翻刻。金泰和甲子晦明軒本。前有宋政和六年提舉醫學曹孝忠序。稱欽奉玉音使臣楊戩總工刊寫。繼又命孝忠校正潤色之。其改稱政和本草。蓋由於此。實一書也。書末又有金皇統三年翰林學士宇文虛中跋。稱愼微始末。述之甚明。蓋建靖以後。內府圖籍。悉入於金。故陳振孫未見此本。不知愼微何許人。而晁公武所云三十二卷者。殆合目錄計之。亦未見政和所刻也。然考趙與旹賓退錄則稱唐愼微蜀州晉原人。所序履貫小異。豈虛中皃時見之。但知其寄籍歟。大德中所刻大觀本作三十一卷。與艾晟所言合。泰和中所刻政和本則以第三十一卷移於三十卷之前。合爲一卷。已非大觀之舊。又有大定己酉麻革及劉祁跋。並稱平陽張存惠增入寇宗奭本草衍義。則益非愼微之舊。然考大德所刻大觀本。亦增宗奭衍義。與泰和本同。蓋元代重刻。又從金本錄入也。今以二本互校。大德本於朱書墨蓋。案原本每條稱墨蓋。以下爲愼微所續。其式如今刻工所稱之魚尾。較爲分明。泰和本爲勝。今以泰和本著錄大德本則附見其名於此。不別存目焉。

段玉裁曰。果人之字。自宋元以前。本草方書。詩歌紀載。無不作人字。自明成化本草。乃盡改爲仁字。於理不通。金泰和間所刊本草皆作人。藏袁廷檮所。說文解字註按余家藏元大德壬寅宗文書院刊大觀本草。紙刻精良。不遜宋槧。中避孝宗嫌名。知是傳刻南宋本者。而至衍義則實不錄入。明代俗刻。取大德之題識。以冠魏卿之本。其妄亦甚。四庫提要所云元代重刻。又從金本錄入者。蓋以不見大德原刊之故耳。

王氏繼先紹興校定經史證類備急本草　書錄解題二十二卷（玉海作二十二卷）　闕

序曰。臣聞本草者。神農之書也。後世宗而行之。以爲大典。蓋憫有生之札瘥。思藥石以拯濟。而功莫大焉。上下數千百年。罔敢失墜。及嬴秦焚先代之典籍。而此經混於醫卜之書。得不發。奈何漢晉之季。文籍散失。神農傳經所存者。僅三卷。藥止三百六十五種。致使後世不見聖人之全經。惜哉。梁陶氏隱居。高尚本神農舊經。附名醫別錄。朱墨分別。別舉科條。又加註文。然而獨智自思。偏方寡見。得失相半。逮唐之興。蘇恭表請修定。增益雖多。附會或紊。損益不分。寒熱莫辨。洪惟皇宋隆興。眞人出寧。澤及四海。其仁如天。開寶中命盧多遜等重定。嘉祐中詔掌禹錫等補註。陳承著立別說。大觀中唐愼微集爲證類。謹詳古今註說。諸家論議。紛紜緒亂。異同頗多。雖唐註摭陶氏乖違。而反有闕失。今註舉唐註謬誤。而間有未書彼是此非。互相矛盾。考禹錫補註愼微證類。又不過備錄諸家異同。亦不能斷其是非。其中性寒之物。而或云治寒。性熱之物。而或云治熱。或補藥云瀉。或瀉藥云補。其辨冬熱補瀉之性。理實倒置。及物之有毒者。或云無毒。物之無毒者。而或云有毒。其辨有毒無毒之性。義亦相反。以至某藥在諸方常用之驗。而經註前後之未載。某藥合外用與服餌之宜。而辨用的當之未當。傳之既久。朱墨雜糅。不可概舉。執而用之。所誤至大。天下後世。何所折衷。舉而正之。在于今日。恭惟聖主中興。好生之德。寢兵措刑。固足以躋民於壽域。而俾無横夭之患矣。然且宸心軫慮。以謂本草之書。經註異同。治說訛謬。於是舉祖宗開寶嘉祐之故事。詔臣等俾校定。仰以見聖人仁德之至也。今敢不研精覃思。博採方術。參校諸家。別其同異。若夫物性寒熱補瀉。有毒無毒。或理之倒置。義之相反者。辨其指歸。務從主當。形像則本舊繪畫。以大綱。取識則不敢臆說。執以有據。考名方三百餘首。證舛錯八千餘字。而使用之者不惑。施之者必驗。可以躋上壽。可以致十全。上裨聖政之萬一。下以傳之於將來。豈曰小補之哉。臣等誠惶誠恐。頓首謹言。紹興二十九年二月上進。

張仲文曰。紹興間醫官王繼先。以顯仁太后初御慈寧宮。春秋高。每違豫。服其藥隨愈。賴是優遊東朝。享康寧之福。幾二十稔。克副高宗事親之孝。繼先之功也。故恩禮特異。官至正任承宣。已而繼先恃寵席勢。福自己所爲有不可於衆。而舉朝阿附之不暇。至有稱門生者。後太后上

仙。繼先自是眷遇日衰。竟黜福州以卒。（白獺髓）

陳振孫曰。紹興校定本草二十二卷。醫官王繼先等奉詔撰。紹興二十九年上之。刻板脩內司。每藥爲數語辨說。淺俚無高論。

王應麟曰。紹興二十七年八月十五日王繼先上校定大觀證類本草三十二卷。釋音一卷。詔祕省修潤付胄監鏤板行之。

醫籍考卷十一

東都　丹波元胤紹翁編

本草三

文氏（彥博）節要本草圖　佚

自序曰。余嘗以近世醫工。雖處方有據。而用藥不精。以至療發寡效。蓋古醫藥。率多自採。故桐君著采藥錄。備花葉形色。別其是非眞假。用之決無乖誤。服之感得痊愈。而又擇郡國地產之良。及春秋秀實之候。今則不然。藥肆不能盡識。但憑采送之人。醫工鮮通本草。莫辨良苦之難。加之贋僞。遂以合和。以茲療治。宜其寡效。唐室之盛。置藥園生本草圖。欲悉知其形色氣味。用藥之精。其愼如此。嘉祐初。余在政府。建言重定本草圖經。凡數年而成。例當賜本。然藥品繁夥。盡形繪事。卷帙頗多。披閱匪易。因錄其常用要切者。若干種。別爲圖策。以便披檢。簡則易辨。人得有之。按圖而驗。誤眞用之。於醫所益多矣。潞國公寬夫記。（文集）

朱子曰。文彥博字寬夫。汾州人。中進士第。事仁宗英宗神宗哲宗。位至丞相。除太尉。以太師致位。（名臣言行錄）

龐氏（安時）本草補遺　佚

宋志本傳曰。藥有後出。古所未知。今不能辨。嘗試有功。不可遺也。作本草補遺。

莊氏（季裕）本草節要　書錄解題三卷　佚

陳振孫曰。清源莊季裕撰。

崔氏（源）辨誤　藝文略一卷　佚

玉海曰。熙寧中。崔源撰辨誤一卷。

寇氏（宗奭）本草衍義（讀書後志作廣義）　藝文略二十卷（書錄解題作十卷）　存

自序曰。天地以生成爲德。有生所甚重者身也。身以安樂爲本。安樂所可致者。以保養爲本。世之人必本其本。則本必固。本既固。發病何由而生。夭横何由而至。此攝生之道。無逮於此。夫草木無知。猶假灌漑。矧人爲萬物之靈。豈不資以保養。然保養之義。其理萬計。約而言之。其術有三。一養神。二惜氣。三隄疾。忘情去智。恬憺虛無。離事全眞。內外無寄。如是則神不內耗。境不外惑。眞一不雜。則神自寧矣。此養神也。抱一元之本根。固歸精之眞氣。三焦定位。六賊忘形。識界既空。大同斯契。則氣自定矣。此惜氣也。飲食適時。溫涼合度。出處無犯於八邪。寤寐不可以勉強。則身自安矣。此隄疾也。三者甚易行。然人自以謂難行。而不肯行。如此雖有長生之法。人罕敦尚。遂至永謝。是以疾病交攻。天和頓失。聖人憫之。故假以保救之術。輔以蠲痾之藥。俾有識無識。咸臻壽域。所以國家編撰聖惠。校正素問。重定本草。別爲圖經。至于張仲景傷寒論。及千金金匱外臺之類。粲然列於書府。今復考拾天下醫生。補以名職。分隸曹屬。普救世人之疾苦。茲蓋全聖至德之君。合天地之至仁。接物厚生。大賚天下。故野無遺逸之藥。世無不識之病。然本草二部。其間不得無惑。今則倂考諸家之說。參之實事。有未盡厥理者。衍之以臻其理。如東壁土。倒流水。冬灰之類。隱避不斷者。伸之以見其情。如水自菊下。過而水香。鼹鼠溺精。墜地而生子。文簡脫誤者。證之以明其義。如玉泉石蜜之類。避諱而易名者。原之以存其名。如山藥。避本朝諱。及唐避代宗諱。使是非歸一。治療有源。檢用之際。曉然無惑。是以搜求訪緝者十有餘年。採拾衆善。診療疾苦。和合收蓄之功。率皆周盡。矧疾爲聖人所謹。無常不可以爲醫。豈容易言哉。宗奭常謂。疾病所可憑者醫也。醫可據者方也。方可恃者藥也。苟知病之虛實。方之可否。若不能達藥性之良毒。辨方宜之早晚。眞僞相亂。新陳相錯。則曷由去道人陳宿之蠱。生張果駢潔之齒。此書之意。於是乎作。今則編次成書。謹依二經類例。分門條析。仍衍序例爲三卷。內有名未用及意義已盡者。更不編入。其神農本經名醫別錄。唐本先附。今附。新補新定之目。緣本經已著。目錄內更不聲說。依舊作二十卷。及目錄一卷。目之曰本草衍義。若博愛衞生之士。志意或同。則更爲詮脩。以稱聖朝好生之德。時政和六年丙申歲記。

趙希弁曰。本草廣義二十卷。右皇朝寇宗奭編。以本草二部。著撰之人。或執用己私。失於商榷。併考諸家之說。參之事實。覈其情理。證其脫誤。以成其書。

陳振孫曰。本草衍義十卷。通直郎寇宗奭撰。援引辨證。頗可觀采。

李時珍曰。本草衍義。宋政和中。醫官通直郎寇宗奭撰。以補註及圖經二書。參攷事實。覈其情理。援引辨證。發明良多。東垣丹溪諸公。亦尊信之。但以蘭花爲蘭草。卷丹爲百合。是其誤也。書凡三卷。平陽張魏卿以其說。分附各條之下。合爲一書。

朱氏震亨本草衍義補遺 一卷 存

方廣曰。丹溪本草衍義補遺。雖另成一書。然陝板蜀板閩板丹溪心法咸載之。程用光重訂丹溪心法。而徽板乃削去之。反不爲美。今仍取載書首。使人獲見丹溪用藥之旨也。心法附餘

李時珍曰。此書蓋因寇氏衍義之義。而推衍之。近二百種。多所發明。但蘭草之爲蘭花。胡粉之爲錫粉。未免泥于舊說。而以諸藥分配五行。失之牽強耳。

鄭氏樵本草成書 二十四卷 佚

鄭樵曰。仲尼之道。傳之者不得其傳。而最能惑人者。莫甚于春秋詩耳。故欲傳詩。以詩之難。可以意度明者。在于鳥獸草木之名也。故先撰本草成書。其曰成書者。爲自舊註外陶弘景名醫別錄。而附成之。乃爲之註釋。最爲明白。自景祐以來。諸家補註。紛然無紀。樵于是集二十家本草。及諸方書所補治之功。及諸物名之所言。異名同狀。同名異狀之實。乃一一纂附。其經文爲之註釋。凡草經諸儒異錄。備于一家書。故曰成書。曰經有三品。合三百六十五種。以法天三百六十五度。日星經緯。以成一歲也。弘景以爲未備。乃取名醫別錄。以應歲之數而兩之。樵又別擴諸家。以應成歲而三之。自纂成書外。其隱微之物。留之不足取。去之猶可惜也。纂三百八十八種。曰外類。夾漈遺藁寄方禮部書

又曰。本草成書。五策。計二十四卷。外類一策。五卷。

宋史本傳略曰。鄭樵字漁仲。興化軍莆田人。好著書。不爲文章。自負不下劉向揚雄。居夾漈山。謝絕人事。久之乃遊名山大川。搜奇訪古。遇藏書家。必借留讀盡乃去。趙鼎張浚而下皆器之。初爲經旨禮樂文字天文地理。蟲魚草木方書之學。皆有論辨。紹興十九年上之。詔藏祕府。樵歸益勵所學。從者二百餘人。以侍講王綸賀允中薦。得召對。因言班固以來歷代爲史之非。帝曰。聞卿名久矣。敷陳古學。自成一家。何相見之

晚耶。授右廸功郎。禮兵部架閣。以御史葉義問劾之。改監潭州南嶽廟。給札歸抄所著通志書成。入爲樞密院編修官。尋兼攝檢諸房文字。請修金正隆官制。比附中國秩序。因求入祕書省。繙閱書籍。未幾。又坐言者寢其事。金人之犯邊也。樵言歲星分在宋。金主將自斃。後果然。高宗幸建康。命以通志進。會病卒。年五十九。學者稱夾漈先生。樵好爲考證倫類之學。成書雖多。大抵博學而寡要。平生甘枯淡。樂施與。獨切切於仕進。識者以是少之。

本草外類　五卷　佚

劉氏信甫新編類要圖註本草　四十二卷　存

題詞曰。本草之書。最爲備急。世不可闕。舊有神農圖經證類。板皆漫滅。大則浩博而難閱。小則疎略而不備。圖相離刻而不眞。舛誤者多。今將是書。鼎新刊行。方以類聚。物以羣分。附入衍義。草木蟲魚。圖相眞楷。藥性畏惡。炮炙製度。標列綱領。暸然在目。易於檢閱。色色詳具。三復參校。並無毫髮之差。庶使用者無疑。豈曰小補哉。伏幸詳鑒。

按劉信甫著有活人事證方。蓋嘉定中人也。信甫編是書後。就證類本草中。附以寇氏衍義者。有金平水張存惠魏卿所刊政和本草每卷題標下。有己酉新增衍義六字。己酉爲宋理宗淳祐九年。金亡已十有六年。然存惠之書。於政和原文。無所節略。信甫之書。則頗加芟汰。二書體裁自異。又有元山醫普明眞濟大師賜紫僧惠昌校正類編圖經集註衍義本草。其卷數板式。一與信甫之書相同。故張本序跋。則既錄出于前卷中。慧昌之本僅附記其目於此。朱錫鬯曝書亭集。有大觀證類本草跋。稱以寇氏衍義。附于各條之下。雖于義無損。然非唐氏之舊。毋亦類于覩皐禽而續鳧之頸者歟。

寶慶本草　文淵閣書目。一部一册。完全。(菉竹堂書目作六卷)　未見

陳氏(衍)　寶慶本草折衷　內閣書目五册不全　未見

張萱等曰。宋紹定間陳衍著。

許氏(國禎)　至元增修本草　未見

王圻曰。至元增修本草。世祖至元二十一年。命翰林承旨撒里蠻翰林集賢大學士許國禎。集諸路醫學教授增修。

元史本傳曰。許國禎。字進之。絳州曲沃人也。祖濟金絳州節度使。父日嚴榮州節度判官。皆業醫。國禎博通經史。尤精醫術。金亂。避地嵩州永軍縣。河南平。歸寓太原。世祖在潛邸。國禎以醫徵。至翰海留守。掌醫藥。莊聖太后有疾。國禎治之。刻期而愈。廼廷張宴賜坐。太后時年五十三。遂以白金鋌如年數賜之。伯撒王妃病目。治者鍼誤損其明。世祖怒。欲坐以死罪。國禎從容諫曰。罪固當死。然原其情。乃恐怖失次所致。即誅之。後誰敢復進。世祖意解。且獎之曰。國禎之直。可作諫官。宗王昔班屢請以國禎隸帳下。世祖重違其請。將遣之。辭曰。國禎嘗恩拔擢。誓盡心以

報。不敢易所事。乃不果遣。世祖過飲馬湩。得足疾。國禎進藥。味苦。卻不服。國禎曰。古人有言。良藥苦口利於病。忠言逆耳利於行。已而足疾再作。召國禎入視。世祖曰。不聽汝言。果因斯疾。對曰。良藥苦口。既知之矣。忠言逆耳。願留意焉。世祖大悅。以七寶馬鞍賜之。憲宗三年癸丑。從征雲南。機密皆得參與。朝夕未曾離左右。或在告。帝輒爲之不悅。九年己未。世祖帥師圍鄂州。宋人數百族。諸將欲阬之。國禎力請止。誅其兇暴。餘皆獲免。及師還。招降民數十萬口。疲饑顚仆者滿道。國禎白發蔡州軍儲糧賑之。全活甚衆。世祖卽位。錄前勞。授榮祿大夫。提點太醫院事。賜金符。至元三年。改授金虎符。十二年。遷禮部尚書。國禎嘗上疏言。愼財賦。禁服色。明法律。嚴武備。設諫官。均衞兵。建學校。立朝儀。事多施行。凡所薦引。皆知名士。士亦歸重之。帝與近臣言及勳舊大臣。因謂國禎曰。朕昔出征。同履艱難者。但卿數人在爾。遂拜集賢大學士。進階光祿大夫。每進見。帝呼爲許光祿而不名。由是內外諸王大臣。皆以許光祿呼之。陞翰林集賢大學士。卒年七十六。

李氏時珍本草綱目　國史經籍志五十二卷　存

李時珍曰。本草綱目。明楚府奉祠敕封文林郎蓬溪知縣蘄州李時珍東璧撰。蒐輯百氏。訪采四方。始于嘉靖壬子。終于萬歷戊寅。稿凡三易。

分爲五十二卷。列爲一十六部。部各分類。類凡六十。標名爲綱。列事爲目。增藥三百七十四種。方八千一百六十。

李建元進本草綱目疏曰。湖廣黄州府儒學增廣生員李建元謹奉爲遵奉明例訪書。進獻本草。以備采擇事。臣伏讀禮部儀制司勘合一款。恭請聖明勅儒臣開書局。纂修正史。移文中外。凡名家著述。有關國家典章。及紀君臣事跡。他如天文樂律醫術方伎諸書。但成一家名言。可以垂于方來者。卽訪求解送。以備采入藝文志。如已刻行者。卽刷印一部送部。或其家自欲進獻者聽。奉此。臣故父時珍原任楚府奉祠。奉勅進封文林郎。四川蓬溪知縣。生平篤學。刻意纂修。曾著本草一部。甫及刻成。忽值數盡。撰有遺表。令臣代獻。臣竊思之。父有遺命。而子不遵。何以承先志。父有遺書。而子不獻。何以應朝命。矧今修史之時。又值書之會。臣不揣譾陋。不避斧鉞。謹述故父遺表。臣父時珍幼多羸疾。長成鈍椎。耽嗜典籍。若啖蔗飴。考古證今。奮發編摩。苦志辨疑。訂誤留心。纂述諸書。伏念本草一書。關係頗重。註解羣氏。謬誤亦多。行年三十。力肆校讎。歷歲七旬。功始成就。野人炙背食芹。尚欲獻之天子。微臣採珠聚玉。敢不上之明君。昔炎皇辨百穀。嘗百草。而分別氣味之良毒。軒轅師岐伯。遵伯高。而剖析經絡之本標。遂有神農本草三卷。藝文錄爲醫家一經。及漢末而李當之始加校修。至梁末而陶弘景益以註釋。古藥三百六十五種。以應重卦。唐高宗命司空李勣重修。長史蘇恭表請伏定增藥一百一十四種。宋太祖命醫官劉翰詳校。宋仁宗再詔補註。增藥一百種。蜀醫唐慎微合爲證類。修補衆本草五百種。自是人皆指爲全書。醫則目爲奥典。夷考其間。玼瑕不少。有當析而混者。如葳蕤女萎二物。而併入一條。有當併而析者。如南星虎掌一物。而分爲二種。生薑薯蕷。菜也。而列草品。檳榔龍眼菓也。而列木部。八穀生民之天也。不能明辨其種類。三菘日用之蔬也。罔克的別其名稱。黑豆赤菽。大小同條。硝石芒消。水火混注。以蘭花爲蘭草。卷丹爲百合。此寇氏衍義之舛謬。謂黃精卽鉤吻。旋花卽山薑。乃陶氏別錄之差譌。歐漿若膽草菜重出。掌氏之不審。天花括蔞。兩處圖形。蘇氏之欠明。五倍子。構蟲窠也。而認爲木實。大蘋草。田字草也。而指爲浮萍。似茲之類。不可枚陳。略摘一二。以見錯誤。若不類分品列。何以印定羣疑。臣不揣猥愚。僭肆刪述。重複者芟之。遺缺者補之。如磨刀水、潦水、桑柴火、艾火、鎖陽、山柰、土伏苓、番木鱉、金枯、樟腦、蝎虎、狗蠅、白蠟、水蛇、狗寶、秋蟲之類。並今方所用。而古本則無。三七、地羅、九師子、蜘蛛香、猪腰子、勾金皮之類。皆方物土苴。而稗官不載。今增新藥凡三百七十四種。類析舊本分爲一十六部。雖非集成。

實亦粗備。有數名或散見各部。總標正名爲綱。餘各附釋爲目。正始也。次以集解辨疑正誤。詳其出產形狀也。次以氣味主治附方。著其體用也。上自墳典。下至傳奇。凡有相關。靡不收采。雖命醫書。實該物理。我太祖高皇帝首設醫院。重設醫學。沛仁心仁術于九有之中。世宗肅皇帝既刻醫方撰要。又刻衛生易簡。藹仁政仁聲于率土之遠。伏願皇帝陛下。體道守成。遵祖繼志。當離明之正位。司考文之大權。留情民瘼。再修司命之書。特詔良臣。著成昭代之典。治身以治天下。書當與日月爭光。壽國以壽萬民。臣不與草木同朽。臣不勝冀望屏營之至。臣建元爲此一得之愚。上干九重之覽。或准行禮部。轉發史館采擇。或行醫院重修。父子啣恩。存歿以戴。臣無任瞻天仰聖之至。萬曆廿四年十一月進呈。

明史藁本傳曰。李時珍。字東璧。蘄州人。讀書不治經生業。獨好醫書。醫家本草。自神農所傳。止三百六十五種。梁陶弘景所增。數亦如之。唐蘇敬增一百一十四種。宋劉翰又增一百二十種。至掌禹錫唐愼微輩。先後增補。合一千五百五十八種。時稱大備。然品數既煩。名稱多雜。或一物而析爲二三。或二物而混爲一品。時珍病之。乃窮搜博採。芟煩補闕。歷時三十年。閱書八百餘家。藁三易而成本草綱目一書。增藥三百七十四種。釐爲一十六部。合成五十二卷。首標正名爲綱。餘各附釋爲目。

正始也。次以集解辨疑正誤。詳其出產形色也。又次以氣味主治附方。著其體用也。書成將上之朝。而時珍遽卒。未幾神宗詔修國史。購四方文籍。其子建元。以父遺表及是書來獻。天子嘉之。命刊行天下。自是士大夫家有其書。本草之學。始稱集大成。時珍官楚王府奉祠正。子建中四川蓬溪知縣。

四庫全書提要曰。本草綱目五十二卷。明李時珍撰。時珍字東璧。蘄州人。官楚王府奉祠正。事蹟具明史方伎傳。是編取神農以下諸家本草。薈粹成書。複者芟之。闕者補之。譌者糾之。凡一十六部。六十二類。一千八百八十二種。每藥標正名爲綱。附釋名爲目。次以集解辨疑正誤。次以氣味主治附方。其分部之例。首水火。次土。次金石。次草穀菜果木。次器服。次蟲鱗介禽獸。終之以人。前有圖三卷。又序例二卷。百病主治藥二卷。於陰陽標本君臣佐使之論。最爲詳析。考諸家本草。舊有者一千五百一十八種。時珍所補者。又三百七十四種。搜羅羣籍。貫串百氏。自謂歲歷三十。書採八百餘家。稾凡三易。然後告成者。非虛語也。其書初刻於萬曆間。王世貞爲之序。其子建元又獻之於朝。有進疏一篇。冠於卷首。至國朝順治間錢塘吳毓昌重訂付梓。於是業醫者。無不家有一編。明史方技傳極稱之。蓋集本草之大成者。無過於此矣。

徐氏昇泰 本草正譌補遺 未見

會稽縣志曰。徐昇泰字世平。理卿初之四世孫也。學醇數奇。屢困棘闈。一旦與范公不能作相願爲良醫之志。由是博究金匱蘭室之祕。及百家活人諸書。而于馬蒔素問發微。尤相深契。刀圭緒澤。起人所不能起。全越方賴。視垣有年。昇泰乃自謂手拯之及無幾。曷若輯書壽世。施濟大且遠也。遂託言衰邁。堅辭診視之召。梓遜言徧告。惟一意著述不朽業。今正譌補遺一書。補綱目本草所未備。其久大之學術。雖列方技。不愧儒林。

吳氏毓昌 重訂本草綱目 二十卷 未見

杭州府志曰。吳毓昌字玉涵。以太學生。爲內閣中書。重然諾。急友人難。兼善岐黃術。

何氏鎮 本草綱目必讀類纂 十二卷 存

自序曰。上古聖人。取草木療民疾苦。辨其品類性味。傳及後世。即炎帝嘗草遇毒之遺編也。以所採多草根木皮。故定名曰本草。其編在書契未備之先。而奕禩之立方濟世者。實無不準乎此。若是乎本草既具。而辯論以濟生者之不可無也。愚每究觀本草。凡生植飛走金石蟲魚。以及水火土灰。品彙萬殊。無一不可以療疾。則前賢已定之藥品。必當按其寒煖剛柔。審夫君臣佐使。斯無不立起沈痾。奏效壽世矣。但學者苦其繁多。難以精悉。茲特宗諸綱目。取主治與本草删訂而發明之。復將品物之殊類。區分而序列之。如草木之益人也多。故列之編首。餘則五穀蔬菓。爲人生日用之需。亦可治病。以次及之。再則人爲萬物之靈。古人惟采剩餘。他置勿用。茲亦凜遵遺意。止列河車乳汁數種。又次及之。若禽獸鱗介。金石魚蟲諸類。各能奏功。又次第及之。既不欲繁。又不敢略。編訂成帙。題曰綱目類纂。後即附以濟生邃論家傳效方。闡明聖賢之秘旨。備述前人之驗方。體用具備。綱舉目張。簡閱良便。僭名必讀。不過欲爲醫學之一助。以共躋斯世於仁壽也云爾。知我罪我。亦烏敢置喙云。康熙十一年。歲次壬子。嘉平月天臘節前一日。京江何鎮培元氏題。

浦氏士貞夕菴讀本草快編　六卷　存

凡例曰。蘄水李氏父子。搜賾索隱。三易稿而始成。分類別部。皆有微意。首列水火土者。水火乃天地之先。土爲萬物之母。次金石者。從土也。次草穀菜菓木者。從微及巨也。次服器者。從草木也。次蟲魚介禽獸以人者。從賤及貴也。予不敢紊。悉遵其舊。題曰讀者。明非自撰之書。蓋讀綱目得其快而拈出之者也。　一諸家所著。繁簡不一。重複舛誤。至綱目出。而析條有望洋之嘆。難作枕中之寶。予因撮其要攬其華。刪繁就約。使覽者若執燭之明。讀者無魯魚之誤矣。　一品類既多。分用不少。若一物別爲數條。則愈滋其冗。今以本名統其同類。庶一目了然。如阿膠之統於驢。輕粉之統於汞。鬱金之統於茂。海馬之統於蝦。更有同類而氣味稍殊。功用相倣者。則合爲總論。如瓜、如蛇、如茗、如飯之類。蓋取其簡而可考。備而不瑣也。

趙氏學敏　本草綱目拾遺　十卷　未見

按右見于彙刻書目。

繆氏希雍　神農本草經疏　明史二十卷醫藏目錄。作十二卷。按明史二字當作三字。　存

自序曰。神農本草經者。古三墳之一也。其成於黃帝之世乎。觀其嘗藥別味。對病主治。施之百世。無可踰越。其爲開天大聖。憫生民疾苦。於飲食衣服之外。復設鍼石藥物。用拯夭札。俾得盡其天年。是已。原夫藥之生也。氣稟于天。味成于地。性在其間。氣爲陽。味爲陰。五味四氣。各歸其類。斯親上親下之義也。既述之以本性。又制之以君臣。合之以佐使。以成其攻邪已疾之能。遂使無情之用。同諸有識。自非生而神靈。冥契萬物者。其孰能與於斯乎。去古滋遠。民性滋漓。心識粗浮。莫能研精殫思。深入玄要。而不察乎。即象即理。物物昭然。弭疾延年。功用自著。正以三

墳之書。言大道也。言其然。而不言其所以然。言亦象也。予因據經以疏義。緣義以致用。參互以盡其長。簡誤以防其失。而復詳列病忌藥忌。以別其微。條析諸藥應病分門。以究其用。刊定七方十劑。以定其法。闡發五藏苦欲補瀉。以暢其神。著論三十餘首。以通古今之變。始悉一經之趣。命之曰神農本草經疏。讀之者。宜因疏以通經。因經以契往。俾炎黃之旨。晦而復明。藥物之生利而罔害。乃余述疏意也。余生也晚。親年已衰。得於禀者固薄。故少善病。長嗜方技。僻耽藥妙。顧念自昔仙人道士。靡不悉由藥道。以濟羣生。加之友生協贊。後先不一。剔居耳順。良友凋喪。百念灰冷。惟茲一事。尙用嬰懷。手所論著。裒然成帙。倘典則可師。幽隱可顯。試用於世。有廣來學。固所願也。不敢必也。采眞同好。其相證諸。

蘇州府志曰。繆希雍字仲醇。常熟人。精醫術。醫經方書。靡不討論。尤精本草之學。謂古三墳之書。未經秦火者。獨此而已。神農本經朱字。譬之六經也。名醫增刪別錄。朱墨錯互。譬之註疏也。本經以經之。別錄以緯之。作本草經疏。本草單方等書。抉摘岐軒未發之祕。爲人電目戟髯。如遇羽人劍客。好談古今事成敗。誠奇士也。

顧澄先題詞曰。先生殫一生精力。發神聖千古之奧。以利萬世。門人李季虬氏幾經參錄。悉以付新安吳康虞氏。刻之金陵。未竟而遺焉。流傳於知交者。西吳朱氏集而刻之。不及其半。然且序次弗倫。考覈未審也。先生以醫爲司命。一字有訛。遺禍無極。遂命澄先檢其存稿若干卷。按部選類。彙得全帙。細復檢閱。以爲定本。凡續序例二卷。藥四百九十味。用識年月。書此凡例云。天啓五年。歲在乙丑。六月十有一日。松陵顧澄先謹識。

浦士貞曰。本草經疏。萬曆時虞山儒醫繆希雍字仲淳號慕臺撰。以一經附一疏。文字條達。然卓識者少。故不見重於世。讀本草快編

四庫全書提要曰。神農本草經疏三十卷。明繆希雍撰。明史方技傳載希雍嘗謂本草出於神農。譬之五經。其後又復增補別錄。譬之註疏。惜朱墨錯互。乃沈研剖析。以本草爲經。別錄爲緯。第本草單方一書行於世。而不及此書。未審卽是書否也。其書分本草爲十部。首玉石。次草。次木。次人。次獸。次禽。次蟲。次魚。次果。次米穀。次菜。皆以神農本經爲主。而發明之。附以名家主治。藥味禁忌。次序悉依宋大觀證類本草。部分混雜者。爲之移正。首爲序例二卷。論三十餘首。備列七方十劑。及古人用藥之要。自序云。據經以疏義。緣義以致用。參互以盡其長。簡誤以防其失。是也。考王懋竑白田雜著。有用石膏辨一篇。篇末附記。極論是書多用石膏之非。其說良是。至云繆仲淳以醫名於近世。而其爲經疏。譏論

甚多紕繆。前輩云。經疏出而本草亡。非過論也。是則巳甚之詞矣。

徐氏大椿神農本草百種錄　一卷　存

自序曰。百物與人殊體。而人藉以養生卻病者。何也。蓋天地亦物耳。惟其形體至大。則不能無生。其生人也得其純。其生動物也得其雜。其生植物也得其偏。顧人之所謂純者。其初生之理然耳。及其感風寒暑濕之邪。喜怒憂思之擾。而純者遂漓。漓則氣傷。氣傷則形敗。而物之雜者偏者。反能以其所得之性。補之救之。聖人知其然也。思救人必先知物。蓋氣不能違理。形不能違氣。視色別味。察聲辨臭。權輕重。度長短。審形之事也。測時令。詳嗜好。分盛衰。別土宜。求氣之術也。形氣得而性以得。往者物所生之理也。由是而立本草。制湯劑。以之治人。有餘瀉之。不足補之。寒者熱之。熱者寒之。溫者清之。清者溫之。從者反治。逆者正治。或以類從。或以畏忌。各矯其弊。以復於平。其始則異。其終則同。夫天地生之。聖人保之。造化之能。聖人半之。天地不能專也。漢末張仲景金匱要略。及傷寒論中諸方。大半皆三代以前遺法。其用藥之義。與本經吻合無間。審病施方。應驗如響。自唐以後。藥性不明。方多自撰。如千金方外臺祕要之屬。執藥治病。氣性雖不相背。而變化已鮮。沿及宋元。藥品日增。性未研極。師心自用。謬誤相仍。即用本經諸種。其精微妙義。多所遺徧。是以方不成方。藥非其藥。間有效驗。亦偶中而非可取必。良由本經之不講故也。余竊悲焉。欲詳爲闡述。其如耳目所及無多。古今名實互異。地土殊產。氣味不同。且近世醫人所不常用之藥。無識別而收採者。更有殊能異性。義在隱微。一時難以推測。若必盡全經。不免昧心誣聖。是以但擇耳目所習見不疑。而理有可測者。共得百種。爲之探本溯源。發其所以然之義。使古聖立方治病之方。灼然可見。而其他則闕焉。後之君子。或可因之而悟其全。雖荒陋可嗤。而敬慎足矜也。乾隆元年。歲在柔兆執徐。余月上弦。松陵徐大椿題於揚子江舟次。

四庫全書提要曰。神農本草經百種錄一卷。國朝徐大椿撰。大椿字靈胎。號洄溪。吴江人。世傳神農本草經三卷。載藥三百六十五味。分上中下三品。今單行之本不傳。惟見於唐慎微本草所載。其刊本以陰文書者。皆其原文也。大椿以舊註但言其當然。不言其所以然。因於三品之中。採掇一百種。備列經文。而推闡主治之義。有常用之藥。而反不收入者。其凡例謂。辨明藥性。使人不致誤用。非備品以使查閱也。凡所箋釋。多有精意。較李時珍本草綱目所載。發明諸條。頗爲簡要。然本草雖稱神農。而所云出產之地。乃時有後漢之郡縣。則後人附益者多。如所稱久服輕身延年之類。率方士之說。不足盡信。大椿尊崇太過。亦一一究其所以然。殊爲附會。又大椿所作藥性專長論曰。藥之治病。有可解者。有不可解者。其説最爲圓通。則是書所論。猶屬筌蹄之末。要於諸家本草中。爲有啓發之功者矣。

醫籍考卷十二

東都　丹波元胤紹翁編

本草四

神農本草　隋志八卷　佚

神農本草　七錄五卷　佚

神農本草屬物　七錄二卷　佚

神農採藥經　七錄二卷　佚

雷公藥對　卷四（舊唐志作二卷）　佚

陶弘景曰。藥對四卷。論其佐使相須。（本草經序例）

又曰。雷公桐君更增演本草。二家藥對。廣其主治、繁其類族。（藥總訣序）

徐氏之才雷公藥對　新唐志二卷　佚

北齊書本傳略曰。徐之才。字士茂。高平金鄉人也。之才幼而俊發。尤爲精敏。仕梁爲豫章王綜鎮軍右常侍。隨綜鎮彭城。綜降魏、之才走至呂梁。爲魏所獲。既羈旅以醫自業。又諧隱滑稽無方。王公貴人爭饋之。爲貴人居矣。稍遷員外散騎常侍。加中軍金紫。天平中。高祖詣晉陽。恒居內館。所療十全。皇建中。除兗州刺史。未行。武明皇后不豫。之才奉藥立愈。嘗賜巨萬。有人腳跟腫痛不堪忍。諸醫莫識。之才視曰。蛤精也。當乘舡入海。出腳水中得之。疾者曰。是也。之才爲割得兩蛤子。大如榆莢。或以五色骨爲佩刀靶。之才曰。此人瘤也。何從得之。對曰。於古塚見髑髏額骨長數寸。試削視文理。故用之。其通識類此。太平御覽

掌禹錫曰。藥對。北齊尚書令西陽王徐之才撰。以衆藥名品。君臣佐使。性毒相反。及所主疾病。分類而記之。凡二卷。舊本草多引以爲據。其言治病用藥最詳。

李時珍曰。雷公藥對。陶氏前已有此書。吳氏本草所引雷公是也。蓋黃帝時雷公所著。之才增飾之爾。

宗氏令祺新廣藥對　藝文略三卷　佚

桐君藥錄　隋志三卷　佚

陶弘景曰。桐君採藥錄。說其花葉形色。

僧圓至曰。桐君山在嚴州。有人採藥。結廬桐木下。指樹爲姓。故山得名。

子儀本草經　中經簿一卷　佚

賈公彥曰。劉向云扁鵲治趙太子。暴疾尸蹷之病。使子明炊湯。子儀脈神。子術案摩。又中經簿云。子儀本草經一卷。儀與義一人也。若然。子儀亦周末時人也。周禮正義

蔡氏邕本草　七錄七卷　佚

後漢書本傳略曰。蔡邕字伯喈。陳留圉人也。少博學。師事太傅胡廣。好辭章數術天文。妙操音律。建寧三年。辟司徒橋玄府。玄甚敬待之。出補河平長。召拜郎中。校書中觀。遷議郎。

吳氏普本草舊唐志作本草因　七錄六卷　佚

後漢書華佗傳曰。廣陵吳普。彭城樊阿。皆從佗學。普依準佗療。多所全濟。

韓保昇曰。普廣陵人也。華佗弟子。撰本草一卷。

掌禹錫曰。吳氏本草。魏廣陵人吳普撰。吳華佗弟子。修神農本草。成四百四十一種。唐經籍志尚存六卷。今廣內不復存。惟諸子書多見引據。其說藥性寒溫五味。最爲詳悉。

李時珍曰。吳氏本草。其書分記神農黃帝岐伯桐君雷公扁鵲華佗所說性味甚詳。今亦失傳。

李氏當之本草經　七錄一卷　佚

韓保昇曰。李當之華佗弟子。修神農本經。而世少行用。

藥錄　七錄六卷　佚

李時珍曰。李氏藥錄。其書散見吳氏陶氏本草中。頗有發明。

隨氏（費）本草　七錄九卷　佚

秦氏（承祖）本草　七錄六卷　佚

宋書曰。秦承祖性耿介。專好藝術。於方藥不問貴賤。皆治療之。多所全獲。當時稱之爲工手。撰方三十卷。大行於世。（太平御覽）

雷氏（斆）炮炙論（宋志作炮炙方）　藝文略三卷　佚

自序曰。若夫世人使藥。豈知自有君臣。既辨君臣。寧分相制。祇如柲毛霑溺。立銷班腫之毒。象膽揮粘。乃知藥有情異。鮭魚插樹。立便乾枯。用狗塗之。卻當榮盛。無名止楚。截指而似去甲毛。聖石開盲。明目而如雲離日。當歸止血。破血頭尾效各不同。蕤子熟生。足睡不眠立據。弊箄淡鹵。如酒霑交。鐵遇神砂。如泥似粉。石經鶴糞。化作塵飛。柲見橘花。似髓斷弦折。遇鸞血而如初。海竭江枯。投游波而立泛。令鉛拒火。須仗修天。如要形堅。豈忘紫背。留砒住鼎。全賴宗心。唯得芥花。立便成庚。硇遇赤鬚。水留金鼎。水中生火。非猾髓而莫能。長齒生牙。賴雄鼠之骨末。髮眉墮落。塗半夏而立生。目辟眼䁖。有五花而自正。腳生肉柲。棍繫菪根。囊皴漩多。夜煎竹木。體寒腹大。全賴鸕鷀。血泛經過。飲調瓜子。咳逆數數。酒服熟雄。遍體瘮風。冷調生側。腸虛泄痢。須假草零。久渴心煩。宜投竹瀝。除癥去塊。全仗硝硇。益食加觴。須煎蘆朴。強筋建骨。酒是蓯鱓。駐色延年。精蒸神錦。知瘡所在。口點陰膠。産後肌浮。甘皮酒服。口瘡舌拆。立愈黄蘇。腦痛欲亡。鼻投硝末。心痛欲死。速覓延胡。如斯百種。是藥之功。某忝遇明時。謬看醫理。雖尋聖法。難可窮微。略陳藥餌之功能。豈溺仙人之要術。其制藥炮熬炙煮。不能記年月哉。欲審元由。須看海集。某不量短見。直錄炮熬煮炙。列藥制方。分爲上中下三卷。有三百件名。具陳于後。

蘇頌曰。雷斅雖隋人。觀其書。乃有言唐以後藥名者。或是後人增損之歟。證類本草。引圖經滑石注。

趙希弁曰。雷公炮炙三卷。右宋雷斅撰。胡洽重定。述百藥性味炮煮熬炙之方。其論多本之乾寧晏先生。斅稱内究守國安正公。當是官名。未詳。

李時珍曰。雷公炮炙論。藥凡三百種。爲上中下三卷。其性味炮炙煑熬修事之法。多古奥文亦古質。别是一家。多本于乾寧晏先生。其首序論述物理。亦甚幽玄。録載于後。乾寧先生名晏封。著制伏草石論六卷。蓋丹石家書也。

按雷斅一稱隋人。一稱宋人。未詳何是。然胡洽名見于劉敬叔異苑。彼加其重定。則當爲宋人矣。乾寧晏先生制伏草石論六卷。出于新唐志。今以其爲道家之書。不著録焉。

陳雷炮炙論　藝文略三卷　佚

王氏（季璞）本草經　七錄三卷　佚

談氏（道術）本草經鈔　七錄一卷　佚

宋大將軍參軍徐氏（叔嚮）本草病源合藥要鈔　七錄五卷　佚

南史張邵傳曰。徐秋夫生道度叔嚮。皆能精其業。

四家體療雜病本草要鈔　七錄十卷　佚

王氏（末）鈔小兒用藥本草　七錄二卷　佚

甘氏（濬之）癰疽耳眼本草要鈔　七錄九卷　佚

本草要方　隋志三卷　佚

趙氏（贇）本草經　七錄一卷　佚

亡名氏經略　隋志一卷　佚

本草經類用　隋志三卷　佚

本草經輕行　七錄一卷　佚

本草經利用　七錄一卷　佚

雲麾將軍徐氏（滔）新集藥錄　七錄四卷　佚

亡名氏藥法　七錄四十二卷　佚

藥律　七錄三卷　佚

藥性　七錄二卷　佚

藥對　七錄二卷　佚

藥目　七錄三卷　佚

藥忌　七錄一卷　佚

徐氏大山本草　隋志二卷　佚

陶氏弘景藥總訣藝文略。作集藥訣。別有藥總訣一卷。似複載。　藝文略一卷　佚

自序曰。上古神農作爲本草。凡著三百六十五種。以配一歲。歲有三百六十五日。日生一草。草治一病。上應天文。中應人道。下法地理。調和五味。製成醪醴。以備四炁。爲弗服。欲其本立道生者也。當生之時。人心素朴。嗜欲寡少。設有微疾。服之萬全。自此之後。世僞情澆。智慮日生。馳十無厭。憂患不息。故邪氣數侵。病轉深痼。雖服良藥不愈。其後雷公桐君更增演本草。二家藥對。廣其主治。繁其類族。既世改情移。生病日深。或未有此病而遂設彼藥。或一藥以治衆疾。或百藥共愈一病。欲以排邪還正。爲之原防故也。而三家所列。疾病互有盈縮。或物異而名同。或物同而名異。或冷熱乖違。甘苦背越。採取殊法。出處異所。若此之流。殆難按據。尋其大歸。神農之時。未有文字。至於黃帝。書記乃興。於是神農本草。別爲四經。三家之說。遞有損益。豈非隨時適變。殊途同歸者乎。但本

草之書。歷代久遠。既靡師受。又無註訓。傳寫之人。遺誤相繼。字義殘闕。莫之是正。方用有驗。布餌合和。（陶貞白文集。○案此非全文。合和以下。尙有數十句。）

掌禹錫曰。藥總訣。梁陶隱居撰。論夫藥品五味寒熱之性。主療疾病。及採畜時月之法。凡二卷。一本題云藥像口訣。不著撰人名氏。文字並相類。

亡名氏藥像口訣　二卷　佚

蔡氏（英）本草經　隋志四卷　佚

亡名氏藥目要用　隋志二卷　佚

姚氏（景）本草音義（藝文略作姚最）　隋志三卷　佚

亡名氏本草集錄　隋志二卷　佚

本草鈔　隋志四卷　佚

本草雜要訣　隋志一卷　佚

依本草錄藥性　隋志三卷錄一卷　佚

原氏（平仲）靈秀本草圖　隋志一卷（舊唐志作六卷）　佚

亡名氏入林採藥法　隋志二卷　佚

太常採藥時月　隋志一卷　佚

四時採藥及合目錄　隋志四卷　佚

諸藥要性　隋志二卷　佚

種植藥法　隋志一卷　佚

李氏密藥錄　隋志二卷　佚

北史李裔傳曰。密字希邕。少有節操。母患積年。名醫療之不愈。乃精習經方。洞閑鍼藥。母疾得除。由是以醫術知名。屬爾朱兆弒逆。與勃海高昂。爲報復計。後從神武。封容城縣侯。位襄州刺史。

甄氏闕名本草　隋志三卷　佚

甄氏立言本草音義（新唐志註曰。立言一作權。）　隋志七卷　佚

舊唐書甄權傳曰。權弟立言。武德中。累遷太常丞。御史大夫。杜淹患風毒發腫。太宗令立言視之。既而奏曰。從今十一日午時必死。果如其言。時有尼明律。年六十餘。患心腹鼓脹。身體羸瘦。已經二年。立言診脈曰。其腹內有蟲。當是誤食髮爲之耳。因令服雄黃。須臾吐出一蛇。如人手小指。唯無眼。燒之猶有髮氣。其疾乃愈。立言尋卒。撰本草音義七卷。古今錄驗方五十卷。

本草藥性　舊唐志三卷　佚

亡名氏藥性論　宋志四卷　佚

掌禹錫曰。不著撰人名氏。集衆藥品類。分其性味君臣主病之效。凡四

卷。一本題曰陶隱居撰。然所記藥性功狀。與本草有相戾者。疑非隱居所爲。

李時珍曰。藥性論。即藥性本草。乃唐甄權所著也。權扶溝人。仕隋爲祕書省正字。唐太宗時。年百二十歲。帝幸其第。訪以藥性。因上此書。授朝散大夫。其書論主治亦詳。

按隋志所載甄氏本草。與立言本草藥性。疑是同書。若藥性論。亦豈一書歟。唯卷帙不同。至李時珍說。恐難信據。

沙門行矩諸藥異名（新唐志。作僧行智。）　隋志八卷。註曰。本十卷今闕　佚

王氏（方慶）新本草　新唐志四十一卷　佚

舊唐書本傳曰。王方慶。太原人也。雅有材度。博學多聞。篤好經方。精於藥性。則天令監領尚藥奉御張文仲侍醫李虔縱光祿韋慈藏等。撰諸藥方。方慶撰隨身左右百發百中備急方十卷。大行於世。

藥性要訣　新唐志五卷　佚

鄭氏（虔）胡本草　新唐志七卷　佚

新唐書本傳曰。鄭虔。鄭州滎陽人。天寶初。爲協律郎。集掇當世事。著書八十餘篇。有窺其稿者。上書告撰私撰國史。虔蒼黃焚之。坐謫十年。還京師玄宗愛其才。欲置左右。以不事事更置廣文館。以虔爲博士。虔不

知廣文曹司何在。訴宰相曰。上增國學。置廣文館。以居賢者。令後世廣博文士自君始。不亦美乎。虔乃就職之久雨壞廡舍。有司不復修完。寓治國子館。自是遂廢。初虔追故書可誌者。得四十餘篇。國子司業蘇源明名其書爲會粹。虔嘗圖山水。好書。常苦無紙。於是慈恩寺貯柿葉數屋。遂往日取葉肄書。歲久殆遍。嘗自寫其詩。並書以獻。帝大署其尾曰。鄭虔三絕。遷著作郎。安祿山反。遣張通儒劫百官。置東都。僞授虔水部郎中。因稱風緩。求攝市令。潛以密章達靈武。賊平。與張通王維並囚宣陽里。三人者。皆善書畫。崔圓使繪齋壁。虔等方悸死。即極思祈解於圓。遂免死。貶台州司戶參軍事。後數年卒。

蕭氏炳 四聲本草 宋志四卷 佚

掌禹錫曰。四聲本草唐蘭陵處士蕭炳撰。取本草藥名每上一字。以四聲相從。以便討檢。凡五卷。前進士王收撰序。

江氏承宗 刪繁藥詠 新唐志三卷註曰鳳翔節度要籍 佚

楊氏損之 刪繁本草 藝文略五卷 佚

掌禹錫曰。刪繁本草。唐潤州醫博士兼節度隨軍楊損之撰。以本草諸書所載。藥類頗繁。難於看檢。刪去其不急。並有名未用之類。爲五卷。不著年代。疑開元後人。

杜氏善方本草性類　藝文略一卷　佚

掌禹錫曰。本草性事類。京兆醫工杜善方撰。不詳何代人。以本草藥名。隨類解釋。刪去重複。又附以諸藥制使畏惡解毒相反相宜者爲一類。共一卷。

亡名氏南海藥譜　藝文略七卷宋志作一卷　佚

掌禹錫曰。南海藥譜。不著撰人名氏。雜記南方藥。所產郡縣及療疾之驗。無倫次。似唐末人所作。凡二卷。

李氏珣海藥本草　藝文略六卷　佚

李時珍曰。海藥本草。即南海藥譜也。凡六卷。唐人李珣所著。珣蓋肅代時人。收采海藥。亦頗詳明。

按南海藥譜。與海藥本草。其目各見于崇文總目。不知李時珍何據爲一。其言殆難信焉。

張氏文懿本草括要詩　宋志三卷　佚

玉海曰。後蜀張文懿撰本草括要詩三卷。

日華子諸家本草　二十卷　佚

掌禹錫曰。日華子諸家本草。國初開寶中四明人撰。不著姓氏。但云日華子大明。序集諸家本草近世所用藥。各以寒溫性味。華實蟲獸爲類。其言近用。功狀甚悉。凡二十卷。

李時珍曰。按十家姓。大姓出東萊。日華子蓋姓大名明也。或云其姓田。未審然否。

亡名氏本草韻略　藝文略五卷　佚

藥林　藝文略一卷　佚

梁氏嘉慶本草要訣　藝文略一卷　佚

亡名氏採藥論　藝文略一卷　佚

制藥論法　宋志一卷　佚

裴氏宗元藥詮總辨　宋志三卷　佚

許氏洪太平惠民和劑局方藥石炮製總論　一卷　存

胡氏仕可本草歌括　國史經籍志八卷醫藏目錄作二卷　未見

自序曰。本草。卽儒家之史書是也。儒不讀諸史。何以知人才賢否。得失興亡。醫不讀本草。何以知名德性味。養生延年。照本草之名書。自神農本經。以至名醫別錄。唐本蜀本。新定重定。先附今附之數。不下一千七百餘條。其論性體之溫涼。功用之緩急。自有六十　其於小學。未易涉獵。僕秪承勅命。掌教瑞陽。思欲便於小學。擇其見於用者自博而爲依。按本文叶韻成類。庶幾讀者易記。亦可知其大略。用鋟諸梓。與同志共之。旹元貞改元九月朔旦。宜豐可丹胡仕可序。

何氏信士補註本草歌括　八卷　存

熊氏宗立補增本草歌括　八卷　存

醫籍考卷十三

東都　丹波元胤紹翁編

本草五

張氏元素珍珠囊　一卷　未見

李時珍曰。潔古珍珠囊。書凡一卷。金易州明醫張元素所著。元素字潔古。舉進士不第。去學醫。深闡軒岐祕奧。參悟天人幽微。言古方新病不相能。自成家法。辨藥性之氣味。陰陽厚薄。升降浮沈。補瀉六氣十二經。及隨證用藥之法。立爲主治祕訣。心法要旨。謂之珍珠囊。大揚醫理。靈素之下一人而已。後人飜爲韻語。以便記誦。謂之東垣珍珠囊。謬矣。惜乎止論百品。未及徧評。

潔古本草　國史經籍志二卷　未見

李氏杲用藥法象硯堅試效方序。作藥象論。　一卷　未見

元史本傳曰。李杲字明之。鎭人也。世以貲雄鄉里。杲幼歲好醫藥。時易人張元素以醫名燕趙間。杲捐千金從之學。不數年盡傳其業。家卽富厚。無事於技。操有餘以自重。人不敢以醫名之。大夫士或病。其資性高謇。少所降屈。非危急之病。不敢謁也。其學於傷寒癰疽眼目病爲尤長。

北京人王善甫爲京兆酒官。病小便不利。目睛凸出。腹脹如鼓。膝以上堅硬欲裂。飲食且不下。甘淡滲泄之藥皆不效。杲謂衆醫曰。病深矣。內經有之。膀胱者。津液之府。必氣化乃出焉。今用淡滲之劑。而病益甚者。是氣不化也。啓玄子云。無陽者陰無以生。無陰者陽無以化。甘淡滲泄皆陽藥。獨陽無陰。其欲化得乎。明日以羣陰之劑投。不再服而愈。西臺掾蕭君瑞二月中病傷寒發熱。醫以白虎湯投之。病者面黑如墨。本證不復見。脈沈細。小便不禁。杲初不知用何藥。及診之曰。此立夏前誤用白虎湯之過。白虎湯大寒。非行經之藥。止能寒府藏。不善用之。則傷寒本病。隱曲於經絡之間。或更以大熱之藥拯之。以苦陰邪。則他證必起。非所以拯白虎也。有溫藥之升陽行經者。吾用之。有難者曰。白虎大寒。非大熱何以救。君之治奈何。杲曰。病隱於經絡間。陽不升則經不行。經行而本證見矣。本證又何難焉。果如其言而愈。魏邦彥之妻目翳暴生。從下而上。其色綠。腫痛不可忍。杲云。翳從下而上。病從陽明來也。綠非五色之正。殆肺與腎合而爲病邪。乃瀉肺腎之邪。而以入陽明之藥爲之使。既效矣。而他日病復作者三。其所從來之經。與腎色各異。乃曰。諸脈皆屬於目。脈病則目從之。此必經絡不調。經不調。則目病未已也。問之果然。因如所論而治之。疾遂不作。馮叔獻之姪櫟年五六。病傷寒目赤而煩渴。脈七八至。醫欲以承氣湯下之。已煮藥而杲適從外來。馮告之故。杲切脈大駭曰。幾殺此兒。內經有言。在脈諸數爲熱。諸遲爲寒。今脈八九至。是熱極也。而至眞要大論云。病有脈從而病反者。何也。脈至而從。按之不鼓。諸陽皆然。此傳而爲陰證矣。令持薑附來。吾當以熱因寒用法處之。藥未就。而病者爪甲變。頓服者八兩。汗尋出而愈。陝帥郭巨濟病偏枯。二指著足底不能伸。杲以長針刺骫中。深至骨而不知痛。出血一二升。其色如墨。又且繆刺之。如此者六七。服藥三月。病良已。裴擇之妻病寒熱。月事不至者數年。已喘嗽矣。醫者率以蛤蚧桂附之藥投之。杲曰。不然。夫病陰爲陽所搏。溫劑太過。故無益而反害。投以寒血之藥。則經行矣。已而果然。杲之設施多類此。當時之人。皆以神醫目之。所著書。今多傳於世云。

李時珍曰。用藥法象。書凡一卷。元眞定明醫李杲所著。杲字明之。號東垣。通春秋書易。忠信有守。富而好施。援例爲濟源監稅官。受業于潔古老人。盡得其學。益加闡發。人稱神醫。祖潔古珍珠囊。增以用藥凡例諸經嚮導。綱要活法。著爲此書。

藥譜　一卷　未見

按右見于也是園書目。

珍珠囊藥性賦 一卷 存

四庫全書提要曰。珍珠囊指掌補遺藥性賦四卷。舊本題金李杲撰。考珍珠囊。爲潔古老人張元素著。其書久已散失。世傳東垣珍珠囊乃後人所僞託。李時珍本草綱目辨之甚詳。是編首載寒熱溫平四賦。次及用藥歌訣。俱淺俚不足觀。蓋庸醫至陋之本。而亦託名於杲。妄矣。

王氏好古 湯液本草 醫藏目錄二卷 存

自序曰。世皆知素問爲醫之祖。而不知軒岐之書實出於神農本草也。殷伊尹用本草爲湯液。漢仲景廣湯液爲大法。此醫家之正學。雖後世之明哲有作。皆不越此。予集是書。復以本草正條。各從三陰三陽十二經爲例。仍以主病者爲元首。臣佐使應次之。不必如編類者。玉石。次草木。次蟲魚。以上中下三品爲門也。如太陽經當用桂枝湯。麻黃湯。必以麻黃桂枝爲主。本方中餘藥後附之。如陽明經當用白虎湯。必以石膏爲主。本方中餘藥後附之。如少陽經當用三禁湯。必以柴胡爲主。本方中餘藥後附之。如太陰少陰厥陰之經。所用熱藥皆倣諸此。至金匱祖方湯液外。定爲常制。凡可用者。皆雜附之。或以傷寒之劑。改治雜病。或以權宜之料。更療常疾。以湯爲散。以散爲圓。變易百端。增一二味。別作他名。減一二味。另爲殊法。醫壘元戎。陰證略例。癍論萃英。錢氏補遺等書。安樂之法。湯液本草統之。其源出於潔古老人珍珠囊也。其間議論。出新意於法度之中。註奇辭於理趣之外。見聞一得。久弊全更。不特藥品之咸精。抑亦疾病之不誤。夭横不至。壽域可期。其湯液本草歟。昔戊戌夏六月。海藏王好古書。

李時珍曰。湯液本草書凡二卷。元醫學教授古趙王好古撰。好古字進之。號海藏。東垣高弟。醫之儒者也。取本草及張仲景成無己張潔古李東垣之書。間附己意。集而爲此。

四庫全書提要曰。湯液本草三卷。元王好古撰。曰湯液者。取漢志湯液經方義也。上卷載東垣藥類法象用藥心法。附以五宜五傷七方十劑。中下二卷。以本草諸藥。配合三陽三陰十二經絡。仍以主病者爲首。臣佐使應次之。每藥之下。先氣。次味。次入某經。所謂象云者。藥類法象也。心云者。用藥心法也。珍者。潔古珍珠囊也。其餘各家。雖有採輯。然好古受業於潔古。而講肄於東垣。故於二家用藥。尤多徵引焉。考本草藥味不過三品。三百六十五名。陶弘景別錄以下。遞有增加。往往有名未用。即本經所云主治。亦或古今性異。不盡可從。如黃連。今惟用以清火解毒。而經云厚腸胃。醫家有敢遵之者哉。好古此書所列。皆從名醫試驗而來。雖爲數無多。而條例分明。簡而有要。亦可云適乎實用之書矣。

李氏浩諸藥論　佚

按右見于滕縣志。

王氏東野本草　佚

吉安府志曰。王東野永新人。精方脈。嘗著本草經。當時知名。任太醫院御醫。虞文靖揭文安程雪樓劉申齋趙子昂咸與之交。而尤厚趙魏公。以老致仕。

詹氏瑞方本草類要　國志經籍志十卷　未見

尙氏從善本草元命苞　國史經籍志七卷讀書敏求記作九卷　未見

錢曾曰。本草元命苞九卷。元朝崇尙醫學。設令醫官。考試出題。以難素爲經。仲景爲治法本草而又苦其繁冗。尙從善集此書。求簡易于愼微本草之中。總四百六十八種。蓋便于時人之采摭也。爲前序者。至正三年。平江路常熟州知州班惟志未知邑乘中。列其人否。附識以俟參考。

朱氏震亨丹溪本草　一卷　未見

按右見于菉竹堂書目。

滑氏壽本草發揮　一卷　未見

按右見于浙江通志經籍部。

本草韻會　未見

按右見于古今醫統。

徐氏彥純　本草發揮　國史經籍志四卷　存

李時珍曰。本草發揮。書凡三卷。洪武時。丹溪弟子山陰徐彥純用誠所集。取張潔古李東垣王海藏朱丹溪成無己數家之說。合成一書爾。別無增益。

葉氏子奇　本草節要　十卷　未見

按右見于浙江通志。

錢謙益曰。葉子奇。字世傑。龍泉人。王師入處。子奇上書總制孫炎。謂龍鳳當紹宋正統。改紀元政。用薦主巴陵簿。嘗作太玄本旨。究通衍皇極之說。儒者多稱之。洪武十一年春。有司以甲令祭城隍神。羣吏竊飲猪腦酒。縣學生發其事。世傑適至。亦株連就逮獄中。以瓦磨墨。有得輒書。事釋家居。因續成之。號草木子。列朝詩集

徐氏彪　本草證治辨明　明史十卷　未見

松江府志曰。徐彪。字文蔚。太醫院使樞子也。正統十年。以能醫薦入太醫院。時代王久病瘇。又昌平侯楊洪在邊疾篤。受詔往視。皆不旬日而瘳。遂留御藥房。十三年擢御醫。景泰二年。遷院判。常侍禁中。每以醫諫。

景帝問藥性遲速。對曰。藥性猶人性也。善者千日而不足。惡者一日而有餘。問攝生。以固元氣對。其因事納忠類此。六年預修中祕書錄。子瑩爲國子生。彪質直洞達。善談議。少從父入秦。其邸舍元許文正衡遺址也。秦王以魯菴題之。秦中稱爲魯菴。及歸老。以詩畫適情。自號希古。所著本草證治辨明十卷。論欬嗽條。傷寒纂例。各二卷。

滕氏弘神農本經會通　十卷　存

六世孫萬里序略曰。世系邵陽縣公。諱弘。別號可齋。不肖孫萬里六世祖也。公幼而習儀部。公過庭之訓。不獨忠孝大旨。摩頂授記。岐嶷聆略。即流覽中所稱仁愛一毗。足展天地萬物同體之念者。匪靡瑩精注目。惟是邵陽錫壤。閭父老士紳。及窮簷僻谷。罔弗加額祝天曰。鄭之慈母。今之滕公。既政成。以畏壘多暇。每計人生斯世。無百年不盡之身。而有千古不磨之澤。澤一邑。澤九有。遇使然也。其惟著書立言者乎。則無若神農氏本經一書。自胥庭太昊。以迄于茲。在在而行。人人所需。非直六籍三墳。偏爲經生學士家所昵也。唐文皇渙集大觀。益廣世澤。至我聖祖。創爲惠民一局。設爲官董其事。欲俾海寓悉解呻吟之苦。而卒業扁跗氏。喙喙爭鳴矣。仲景東垣。世鮮儔匹。而朱氏丹溪多所折衷。彼其遊于七十二毒之日者。不啻神授。故足術。遂于公餘。稍輯其略。及賦歸來。

止羸兩袖清風。而是書獨不離坐臥。瀟然環堵。凡五七易稿。始成文行忠信之册。爲四部。析爲十卷。年垂白。猶屈首讎校。握毛錐子日不倦。凡寒暑遍一支干。廼克投筆。蓋十歲又二云。

亡名氏本草藥性賦　國史經籍志一卷　未見

劉氏全備註解藥性賦　一卷　存

王氏綸本草集要　國史經籍志八卷　存

自序略曰。弘治壬子。備員儀制王事。公暇取本草及東垣丹溪諸書。參互考訂。削其繁蕪。節其要略。删成五卷。定爲中部。又取本草卷首總論。及採內經東垣諸說。有關於本草者。凡一卷。附於前。以爲本草之源。爲上部。又取藥性所治。分類爲十二門。凡二卷。以爲臨病用藥制方之便。爲下部。凡三易稿。歷四寒暑而書成。共八卷。名曰本草集要。蓋止取其要。以便初學。及吾儒之欲旁通是術者耳。若專門之士。聰敏之資。固當盡閱全書。不可厭繁多而樂簡便也。

明史藁吳傑傳曰。王綸。字汝言。慈谿人。舉進士。遷禮部郎中。歷廣參政湖廣廣西布政使。正德中。以副都御史巡撫湖廣。綸精於醫。所在爲人治病。無不立效。有本草集要。明醫雜著。行于世。

李時珍曰。本草集要。弘治中禮部郎中慈谿王綸取本草常用藥品。及潔古東垣丹溪所論序例。略節爲八卷。別無增益。斤斤泥古者也。

袁氏仁　本草正訛　未見

按右見于王畿袁參坡小傳。

亡名氏本草源流　一卷　未見

按右見于菉竹堂書目。

蔣氏儀　藥鏡　四卷　存

四庫全書提要曰。藥鏡四卷。明蔣儀撰。儀嘉興人。正德甲戌進士。其歷官未詳。是編前後無序跋。惟凡例謂醫鏡之鑴。駢車海內。今梓藥性。仍以鏡名。其載藥性。分溫熱平寒爲四部。各以儷語。括其主治。後附拾遺疏原滋生三賦。以補所未備。詞句鄙俚。徒便記誦而已。

汪氏機　本草會編　二十卷　未見

李時珍曰。本草會編。嘉靖中祁門醫士汪機所編。機字省之。懲王氏本草集要。不收草木形狀。乃削去本草上中下三品。以類相從。菜穀通爲草部。果品通爲木部。並諸家序例。共二十卷。其書撮約。似乎簡便。而混同反難檢閱。冠之以薺。識陋可知。掩去諸家。更覺零碎。臆度疑似。殊無實見。僅有數條自得可取爾。

鄭氏寧　藥性要略大全　十一卷　存

自序曰。昔先君子嘗以儒業訓予。每見今之登仕路者、天各一方。既缺問於晨昏、曷能全於子職。親老年荒。而莫能養者有之、庸醫非徒其益。而反致害者、間亦有之。觸于目感于心。故深歎韁鎖於名利者之莫能脫也。予正得丁卯赴考。拂意時來未冠。先君年七十有五矣。何能俟志之達而榮養乎。蓋盡心於君者。鮮克盡心於親也、忠孝難以兩全。于是役志於醫。而干祿之心日益淡焉。因取軒岐伊李所著內經湯液等書閱之。且知古今方書所常用者。不過二三百味。更迭調換而已。其間又有所說不同。一味之下。某藥性寒無毒。又曰。微溫有小毒。又曰。溫無毒。如陳皮則曰。留白者。補胃和中。去白者。消痰泄氣。又曰。益氣健胃。香附子則曰。消寬食中。又曰。益氣理胃。似此之類。難以枚舉。如木通非通草。石脂指作空青。本二物而指爲一物。俾后學何所據哉。余則取諸書。參互訂正。名曰藥性要略。非敢爲明者道。但亦可資後學處方之一助云爾。嘉靖己巳季冬望後。歙北豐陽七潭鄭寧書。

沈氏好問 本草類要 未見

按右見于浙江通志。

許氏希周 藥性粗評 醫藏目錄四卷 存

自序略曰。人不可以不知醫。而藥不可以不明性。秦火之前。岐伯彭緩以神醫名。秦火之後。李華張吳以明醫名者。病賴於醫。識其原也。醫資於藥。洞其性也。故藥性之作。有本草。有圖經。有拾遺。又有四聲。有開寶之詳定。又有嘉祐之添註。歷漢魏唐宋。如隱居東垣諸公。汲汲於此者。謂非有所重而然耶。我先君完齋翁自少知醫。遠近時或賴之。及舉進士第官大理。乃一疾誤於庸醫。至今爲憾。逮希周繼儒業。業儒之暇亦尙軒岐。後舉於鄉。嘉靖戊戌上春官不第。歸於舟中。取諸家本草玩之。深以浩瀚不可記憶爲病。然既不得其詳。復不得其略。亦自負也。於是雜舉衆藥意味相對者。屬之以詞。各以所長。著其用焉。摛爲駢麗。以便誦讀。凡一帙。題曰藥性粗評。夫一藥而該羣用。獨取其長。績之略也。藥品溢於一千。而所收五百餘條。錄之略也。所採有時月。而歲功隱。所產有州郡。而道地微。推舉之略也。曰草木。而不類其大喬。曰玉石。而不類其輕重。曰禽蟲。而不別其水陸。有貴賤。而不別其上下。檢點之略也。謂之粗評固宜。既成。至辛丑北上。中途以不及返舟中。自謂粗評之作。終以一二略者爲遺恨。於是復取諸家本草玩之。詳其所生所產。與其功用。各註其條下。而每寓以緒論。又略載其單方。庶幾爲成書焉。既成。釐爲四卷。而粗評之名不易。自以一得之愚。或有裨於初學也。不惜寡昧。出與四方共之。我朝以醫術名者。曰丹溪先生。彼學者由藥性以習脈候。觀會通以達病機。期周官之十全。等孫武子之百勝。不待得之三折肱也。又豈但丹溪之徒而已哉。

趙氏星南上醫本草　四卷　未見

賀氏岳藥性準繩　未見

海鹽縣志曰。賀岳字汝瞻。初因母病。盡購岐黃書誦之。且從四方國手講究。遂精其術。病者圭勺霑口即奏功。羣邑藩臬。皆延致之。加以賓禮。所著明醫會要醫經大旨。診脈家寶藥性準繩諸書。業醫者宗之。

俞氏汝言本草摘要　未見

按右見于浙江通志經籍部。

薛氏己本草約言　四卷　存

自序曰。夫人憑車而歷坦道。登舟而泛安瀾。情與境俱適。逮至臨大行孟門。瞿塘灩澦。則靡不惕然驚。而又輻脫焉。轡委焉。檣折而颿破焉。則其呼號必倍。而垂援也必力。何也。安危異也。故古先聖人。惟稷教稼。惟契明倫。而神農氏獨于洪荒已前。舉凡若草若木。若蟲魚玉石之類。無不備嘗而昭示之。寧舍教養。而爲此不急之務哉。誠曠觀天下。業已茹毛飲血。老死不相往來。一切經綸。徐聽之異日。而獨是風者寒者。暑者濕者。與夫喜怒憂思悲驚恐者。蚩之蚩蚩。何所不有。須臾之間。生死判焉。而得不力爲垂援。其如此呼號望救者何哉。故醫之道。倍急於教導。而功亦與稷契等。昔人稱山中相業。良不誣也。自是陶弘景而後。增補非一。有所謂唐本蜀本。計一十六家。而言亦爾廣。余生也晚。幸秘笈無不發之藏。故余得遊息其間。積有年所。時就本草中。輯其日用不可缺者。分爲二種。且別以類誌約也。韋編幾絕。丹黃斑駁不復識。因思神農生人之澤。昭垂萬祺。而全本浩汗難竟。則斯帙也。其徑捷。其功逸。其神不勞。寓目之餘。條分縷指。無不備具。所謂開卷一讀。生氣滿堂者。其在斯乎。因命曰約言。公之海內。庶幾案頭篋際。可披可攜。一切苦卷帙之繁者。不至塵封簡蠹矣乎。嗣是求之素問靈樞諸書。不可謂非登高行遠之助云。不然。嶮巇在前。風波在後。而棄爾輔舍爾楫。將車覆康莊。舟橫野渡矣。冀其慾踰絕險。轉危爲安也。有是理哉。今天下司農司鐸。蓋不乏人。而神農一任。所係尤急。則翼斯人于不死。而因以仰贊稷契之功。端在是矣。毋曰非博觀也忽之。古吳薛己立齋甫題。

蘇州府志曰。薛己字新甫。號立齋。性穎異。過目輒成誦。尤殫精方書。於醫術無所不通。正德時。選爲御醫。擢南京院判。嘉靖間進院使。所著有家居醫錄十六種。醫家多遵守之。

程氏伊釋藥　醫藏目錄四卷　未見

陳氏（嘉謨）本草蒙筌　醫藏目錄十二卷　存

自序略曰。本草舊多有刻。如大觀。則意重寡要。如集要。則詞簡不該。至於吾邑汪石山續集會編。喜其詳略相因。工極精密矣。惜又雜採諸家。而訖無的取之論。均未足以語完書也。予昔僑居郡城。適從游者日益進。思欲釐正是書。以引來學。而求免三者之弊。乃取諸舊本。會通而折衷之。先之氣味升降。有毒無毒。次之地產優劣。採蚤採遲。又次之諸經所行。七情所具。其製度其藏留。與夫治療之宜。及諸各賢方書應驗者。靡不殫述。間亦旁掇舊文。竊附臆見。以擴未盡之旨。且慮其繁而不整也。爲之砌輯章句。排偶聲律。重者刪。略者補。胳者取。乖者遺。內附同種堪治者。並硃書。外續異名相類者。加圈別。首尾該貫。纖悉著明。其義增前。其文減舊。俾讀者易記。無齟齬之患。考者易尋。免瑣屑之勞。初學由此。日漸造夫精微。亦庶乎行遠升高一助也。是書也。創自嘉靖己未。凡五易稿。七閱歲而始成。題其篇曰本草蒙筌。以授諸弟子。僉曰。先生嘉惠後學之心盛矣。豈惟以訓二三子。須以公諸人人可也。固請壽諸梓。因述顛末。以識歲月云。嘉靖乙丑春二月吉旦。新安八十翁月明陳嘉謨廷采序。

李時珍曰。本草蒙筌。書凡十二卷。祁門醫士陳嘉謨撰。謨字廷采。嘉靖末。依王氏集要。部次集成。每品具氣味產采。治療方法。創成對語。以便記誦。間附己意于後。頗有發明。便于初學。名曰蒙筌。誠稱其實。

蔡氏 承植 本草蒙筌撮要　醫藏目錄一卷　未見

方氏 穀 本草集要　明史十二卷　未見

姚氏 能 藥性辨疑　未見

浙江通志曰。姚能字懋良。號靜山。海鹽人。善談論。好吟詩。精於醫理。著傷寒家秘心法。小兒正蒙。藥性辨疑諸書。

李氏 暐 湯液本草　未見

按右見松江府志藝文部。

李氏 中 本草辨正　三卷　未見

黃氏 淵 本草攷證　二卷　未見

嚴氏 萃 藥性賦　未見

按右三種。見于浙江通志經籍部。

馮氏 徵沙 本草病因　醫藏目錄一卷　未見

張氏 梓 藥性類明 通行本。作藥證類明。 醫藏目錄二卷　存

吳氏 維貞 藥性賦大全　醫藏目錄十二卷　存

皇甫氏 嵩 本草發明　醫藏目錄六卷　存

自序曰。醫之爲道。莫要於識藥性。藥性明、斯能處方用藥以印病。如尺度權衡以應物。而毫末不爽焉。醫道可明矣。本草一經。藥品性味具備。補註訓義亦詳。誠濟世之書也。第諸家輳集。各附見聞。其中治病之説。類多繁衍。每一品藥。該療諸病。多者十數證。少者三四證。漫無專治監治之法。俾用藥者。莫知取裁。是以近世方家。務求簡便。乃舍本經專讀藥性賦等歌括。託爲東垣捷徑之法。而不加察。狃於目前常用之藥。於本經中所載奇異藥品。率莫之究。執此以療病、未免略而弗詳。局而弗備。往往多謬誤。殊戾經旨。至投劑無效。良由藥性不用。製用未當也。嵩承祖父業。深爲此慮。於是儒之暇、究心於醫。蒐輯方書。推本内經。爰及諸本草東垣湯液丹溪藥性等書。參閲考訂。求其旨要。著爲本草發明六卷。卷分列上下部。其間如某藥專治某病。某藥監某藥。以某藥爲君。某藥佐之爲引用。分專治監治之法。各有攸宜。於常用要用藥品列在上部。更加詳著。其稀用奇品。列於下部者。亦發明之。以備參用。雖未敢云窺羲黄之奥。鋤湯液之源。然經義略明。而臨證用藥處方者。庶知旨要。不致汎汎無從矣。用是彙諸編以俟明者裁之、旹萬曆戊寅夏。武林皇甫嵩述。

王氏文燦太乙仙製本草藥性大全　八卷　存

李氏中立本草原始　醫藏目錄八卷　存

馬應龍序曰。醫雖方伎爾。然理微而道大。用廣而功切。故稱仁術焉。上古神農氏始嘗百草而知藥。軒轅氏咨訪岐伯伯高少俞而知脈。後世始有生生之術矣。夫人之五藏六府。氣脈周流。陰陽穴絡。上按天道。下侔地理。非冥心聚精。博考沈思。不能入其奧妙。而況粗浮之氣。疏略之見。又何當焉。余幼善病。留心此技。二十餘年。僅得其梗槩以自衞。宰杞時。得李中立氏。年幼而姿敏。多才藝。其醫雖不敢即謂與古人方駕。而偏至之能。有足取焉。所著有本草原始。夫本草者。醫之肯綮也。之生而致死。之死而致生。所係在呼吸間。可弗愼乎。李君覈其名實。考其性味。辨其形容。定其施治。運新意於法度之中。標奇趣於尋常之外。皆手自書。而手自圖之。抑勤且工矣。書成。遣人郵中。丐余一言以傳。余以爲昔人讀爾雅不熟。爲蟛蜞所誤。攷白澤不審。陷傒囊於亡。然則非有易牙之口。不能辨淄澠之水。非有師曠之聰。不能詧勞薪之味。故古人不三折肱。不稱良醫。吾與子固無所用其患矣。特以告夫來者。

朱彝尊高士李君塔銘曰。君先世曰尚袞。曰中立。皆舉進士。尚袞未授官。中立爲大理寺右評事。

賈氏所學藥品化義　十二卷　存

李延昰序曰。古謂用藥救生。用兵救亂。其事急。其義一也。故處方猶之五花八陣。而藥者特其甲仗之屬。籍以克敵。若甲仗朽鈍。是以卒予敵也。更或長短異宜。先後倒置。直可以不戰而敗。救亂云乎哉。則將以救生者。亦可以肅然懼惕然悟矣。著本草者。自神農以來。不下數十家。多繁簡失中。讀者嘗苦其不適於用。余甲申遊禾中。偶得賈君九如所著藥品化義。其爲區別發明。誠一世之指南。問其里人。有不聞其姓氏者。嗟乎。豈九如精技入神。世人不見貴重。故名沒於州黨。抑所號聖醫者。學不必如九如。而已足擅名。皆不得而知也。是書藏之笥中甚久。戊午客浙西。伏暑中曝書。復見九如本。如逢故人。乃命兒子漢徵較正重梓問世。凡嘗讀此書者。當處方之際。直令壘壁一新。豈獨爲九如重開生面也乎。

按是書。題曰趙郡李延昰期叔著。朱彝尊高士李君塔銘。又有補撰藥品化義之目。然據李序。則全出于賈氏者也。

醫籍考卷十四

東都　丹波元胤紹翁編

本草六

杜氏文燮藥鑑　二卷　存

龔氏廷賢本草定衡　醫藏目錄十三卷　未見

姚氏濬藥品徵要　未見

按右見于江南通志。

亡名氏藥性輯要　一卷　未見

按右見絳雲樓書目。

邢氏增捷本草輯要　未見

新昌縣志曰。邢增捷少習儒不就。遂精素問內經丹溪東垣諸書。治劑無不立活者。其於證之險。方之奇左驗。著醫案心法數卷。又著本草輯要。傷寒指掌詳解。脈訣刪補。爲岐黃家指南。性冲和不計贈遺。尤善導引。蓋養生以生人。有仁人之術者也。

吳氏文獻藥性標本　十卷　未見

婺源縣志曰。吳文獻字三石。花橋人。幼好岐黃術。既補邑諸生。猶不廢方書。久而曰。古人不爲良相。則爲良醫。竟辭博士籍。殫精百家醫。及素問等書。所著有三石醫教四十卷。藥性標本十卷。洪侍御覺山余司徒中宇序之。

梅氏得元藥性會元　三卷　存

陳性學序略曰。春三月。以歲清囹圄之役。奔走沅盧辰潊間。會平溪經幕錢塘梅元實。持所輯藥性會元三卷。謁予於舟次。卒業之。詞簡而詳。理約而明。指實而核。族類以部而分。方所以產而別。性味以品而殊。變之以陰陽。別之以經絡。濟之以水火。參之以君臣佐使。附之以畏惡忌反。析明驗於方施。識成功於已試。不必遠稽古籍。近蒐旁門。惟按類隨索。如持左券。殆照心之方諸。辨味之指南也。肘后神奇。至今珍之。此胡可祕。因授渠陽備司周南王君梓以傳焉。元實才如操割。譚如懸河。祗以數奇博官戎幕。初抵廨。值平溪亢陽疫甚。施藥救之。所全活無算。甲午入棘闈供事。有分試劉司理疾篤。微息垂絕。羣醫視之。卻步而走。元實植方進劑。起死回生。效捷於響。甫旬日康復如初。斯固醫神藥神。而實此書辨性之功神也。

許氏兆禎藥準吳秀醫鏡序。作藥徑。　一卷　存

吳氏崑藥纂　未見

按右見于鶴臯山人小傳。

沈氏愚 藥能 未見

按右見于松江府志藝文部。

萬氏全 本草拾珠 未見

盧氏復 本草考彙 二卷 未見

楊氏崇魁 本草真詮 二卷 存

張氏懋辰 本草便 二卷 未見

亡名氏本草圖形 四卷 未見

按右見于淡生堂書目。

徐氏鳳石 本草大成藥性賦 五卷 存

倪氏朱謨 本草彙言 二十卷 存

凡例云。是書先尊神農本經。次錄陶弘景別錄。次唐本。唐新定本草。次甄權藥性本草。次孫思邈千金食治。次陳藏器本草拾遺。次孟詵本草。次宋開寶本草。次宋嘉祐本草。次日華本草。次東垣用藥法象。次丹溪衍義補遺。以至會編蒙筌。並元明舊本。不下四十餘種。最後李氏瀕湖本草綱目。該博倍于前人。第書中兼收並列。已盡辨別之功。後賢證驗確論。每多重載。謨更加甄羅補訂。刪繁去冗。名曰彙言。志聚也。志純也。

一本草諸書。可云淵廣。然歷考之。主其說而古今人有不然者。是知用藥之神妙。非可執一。不容顢頇弗辨也。謨蒐輯往代名言。庶無滲漏。復自周遊省直于都邑市廛。幽巖隱谷之間。徧訪耆宿。登堂請益。採其昔所未詳。今所屢驗者。一一核載。校李氏原本。稍有減增。用供國手之取裁。殊有大裨。　一論藥集方。必見諸古本有據。時賢有驗者。方敢信從。每論每方。必註姓氏出處。公諸天下。猶恐字有訛脫。貽誤于人。復再三考訂而存之。締觀旁註。略見苦心。至于芟繁汰複。尤不待言。　一神農嘗百草而定藥。故其書曰本草。意必先以草爲正。嗣後果木金石禽魚等繼之。故集中先列草部。然取藥求其切于治病耳。方士家謂可以供爐鼎服食。如先賢韓柳。歷陳服鍾乳金丹之誤。不止一人。下及砒石可化熱痰。生漆可補腦髓。一切荒誕之談。誤聽之而橫殀者多矣。概屏不錄。所以正道術闢邪說也。

浙江通志曰。倪朱謨字純宇。少沈默好古。治桐君岐伯家言得其閫奧。治疾奇效。多舁走而延致之。不得則怨。朱謨乃集歷代本草書。窮蒐博詢。辨疑證誤。考訂極其詳覈。名之曰本草彙言。子洙龍刻之行於世。世謂李之本草綱目得其詳。此得其要。可並埒云。

顧氏逢伯分部本草炒用　十卷　存

自序曰。嘗聞用藥如用兵。余讀兵書。而知兵之水土有異也。伎倆不同也。南人習於水戰。北人習於陸戰。山川利於峻險。邊境利於沙漠。或有長於劍戟。長於弓弩。長於矛盾。長於火攻。長於車戰者。假使驅陸戰者而攻水。則先溺之於波濤矣。驅平原者於險地。則先危之於壘卵矣。易弓弩而戈矛。則措手下能支。易車戰而火攻。則倒施自陷。至於天時地利之不可違。彼己虛實之早宜量。此又因時權變者也。予讀醫書。而知用藥亦猶是爾。心肝脾肺腎。藥之性也。各走其藏。寒溫補瀉平。藥之能也。各效其靈。引經謬則生尅顛倒。補瀉差則證候反劇。至於陰陽氣運之變更。五方燥濕之不一。表裏虛實異形。風寒暑濕異證。又宜因天時人事。而靈應之者也。妙得其機。而適投其竅。藥之靈奇也。不猶亞夫武穆之軍。有令人不可測識也哉。予故以本草一書分爲臟。猶兵之有五部也。其兼經雜藥。猶兵之有擅衆長堪令使者。類序其寒溫補瀉。猶兵之各善其長。而各利一方者。昭列於前。井然不亂。俟識者得其性知其能。而各奏其效也。不猶王家之兵。聽之能將。將能將兵者之調遣也耶。至於以陰陽五行之微。運用乎草木金石之藥。直是知彼將識九天九地之機。而操縱如神者。噫。當我世而安得醫師如赤松臥龍者哉。非曰能之。願學焉。崇禎歲次庚午一陽日。古吳友七散人顧逢伯君升父題于贊育齋。

李氏中梓本草通元 二卷 存

雷公炮製藥性解 六卷 存

四庫全書提要曰。雷公炮製藥性解六卷。舊本題明李中梓撰。凡金石部三十三種。果部十八種。穀部十一種。草部九十六種。木部五十七種。人部十種。禽獸部十八種。蟲魚部二十六種。每味之下。各有論案。其稱雷公云者。蓋採炮炙論之文。別附於末。考宋雷斅炮炙論三卷。自元以來。久無專行之本。惟李時珍本草綱目。載之差詳。是編所採。猶未全備。不得冒雷公之名。又江南通志。載中梓所著書。有傷寒括要。內經知要。本草通原。醫宗必讀。頤生微論。凡五種。獨無是書。卷首有太醫院訂正姑蘇文喜堂鐫補字。亦坊刻炫俗之陋習。殆庸妄書賈。隨意裒集。因中梓有醫名。故託之耳。

吳氏武雷公炮製便覽 五卷 存

張氏光斗增補藥性雷公炮製 八卷 存

盧氏之頤本草乘雅半偈 十卷 未見

杭世駿名醫盧之頤傳略曰。之頤字繇生。明熹宗時。號晉公。又自稱蘆中人。父復字不遠。精於醫理。從遊者衆。會父復著綱目博議。有椒菊雙美之疑。不能決。得之頤私評而決。因令面判匕藥。皆有至理。病亟。趣令之頤成之。歷十八年。而本草乘雅始出。中冠以先人字者。卽博議也。中分覆參衍斷四則。遭亂後書籍零散。參覆二種。稍補其殘缺。衍斷倍多。不能追憶。遂名乘雅半偈。凡十二卷。今已行世。父歿後述先人之志。成摩索金匱九卷。右目偏盲。摩索者。言暗中得之也。繼摩索而作者。有傷寒金鎞鈔。醫難析疑。遐引曲譬。幾三十萬餘言。難扁鵲。詘華佗。曲王叔和。駁成無己。自孫思邈以下無譏。以引靈素之熱病。以言卒病則謬。指七情六氣。房勞刀杖。爲內外三因則謬。以形層皮膚肌膕腹胃。限病者期日則謬。以化氣爲本。以經脈爲標則謬。縱橫奧衍。精以理解。悟以禪機。旋入閩。歸理舊業。積三十餘年而後成。舊史曰。陳曾藝傳論之頤云。歲丙戌。監國者在山陰。之頤杖策往謁。大爲所親信。授職方郎。事敗。跳身歸鄉里。閒與舊相識者往來。門庭雜沓。蹤跡不測。性又簡傲。雖以醫術起家。輕忽同黨。好自矜貴。出入乘軒車傔從。廣座中伸眉抵掌。論議無所忌諱。識者謂必中奇禍。頤之兩目皆盲。眊眊成廢人。不出戶庭。而曩所交遊。皆斷絕。詫嘆一室。竟以憤懣卒。此殆天之所以保全之也。道古堂文集

四庫全書提要曰。本草乘雅半偈十卷。明盧之頤撰。其說謂神農本經三百六十五種。應周天之數。無容去取。但古有今無者。居三之一。因於本經。取二百二十二種。又於歷代名醫所纂。自陶弘景別錄。至李時珍

綱目諸書内。採取一百四十三種。以合三百六十五之數。未免拘牽附會。然考據該洽。辨論亦頗明晰。於諸家藥品。甄錄頗嚴。雖辭稍枝蔓。而於本草。究爲有功。其曰乘雅者。四數爲乘。此書初例。有覈有參。有衍。有斷。每藥之下。其目有四。故曰乘也。又曰半偈者。明末兵燹。佚其舊藁。之頤追憶重修。乃以覈參該衍斷。已非原書之全。故曰半也。立名亦可謂僻澀矣。案杭世駿所撰之頤傳。稱其父復精於醫理。嘗著本草綱目博議。有椒菊雙美之疑。不能決。得之頤私評而決。因令面判匕藥。皆有至理。病亟。趣令之頤成之。歷十八年。而本草乘雅始出。中冠以先人字者。卽博議也。則此書實繼其父書而作。惟此本十卷。而世駿傳作十二卷。則不知其何故矣。

陸氏仲德本草拔萃　未見

錢謙益序曰。醫經經方之義。至河間東垣而大備。國初諸明醫。各有師承。而本草一經。幾爲絕學。吾友繆仲淳常喟然歎息。以謂三墳之書。燼于秦火。獨素問本草存。本草朱黃正文。出黃帝岐伯之手。古之至人。所以相天地之宜。類萬物之情。窮理盡性。精義入神者。發揮變化。實在于此。而世之學醫者。徒取以庀湯液給方劑。薈蕞律涉。未有能沈研而鑽極者。蓋此書。自唐宋以來。增益于古人之別錄。踳駁于近代之綱目。學者目備耳食。莫知元本。于是乎醫學承陋。經方傳訛。用藥石殺天下。實自此始。乃奮筆爲經疏。以救其失。參治簡誤之文。若列掌故。若置甲乙。金科玉條。犁然畢舉。上下五百年。發軒岐不傳之祕者。仲淳一人而已。仲淳少苦疾疢。壯多游寓。所至必訪藥物。載刀筆。五十年而成書。仲淳沒後二十餘年。家子陸仲德氏讀繆氏之書。而學其學。作爲本草拔萃。以發明其宗要。嗚呼何難也。仲淳天資敏捷。磊磊瑰偉。從紫柏老人遊。精研教乘。餘事作醫。用以度世耳。余觀其理積痾起奇疾。沈思熟視。如入禪定。忽然而睡。煥然而興。掀髯奮袖。處方撮藥。指麾顧視。拂拂然在十指涌出。語其險。則齊桓之斷孤竹。語其奇。則狄青之度崑崙。語其持重。則趙充國之金城方略。淺人曲士。逖聽風聲。猶爲之口呿不合。况有能論其人讀其書。知而好之。好而傳者乎。余每思仲淳緒言。歎後世無子雲。今得見吾仲德。則仲淳不死也。于其著斯書也。樂爲之敘。以導引其志意。而假仲淳以發其端。仲德好學深思。束修矯志。進德修業。日新富有。余雖昏耄。尙能爲仲德詳敘上醫醫國之事。如太史公之傳扁鵲倉公者。姑書此以俟之。有學集

岳氏甫嘉 本草辨眞總釋 未見

按右見醫學正印種子編。

劉氏默本草發明纂要　未見

蘇州府志曰。劉默。字默生。錢塘人。僑居郡城之專諸里。以醫名。遇危證能取奇效。所著有證治石鏡錄。本草發明纂要。

沈氏穆本草洞詮　二十卷　存

自序略曰。余讀蘄陽李氏綱目一書。精覈該博。嘆其美備。從而採英擷粹。兼羅歷代名賢所著。益以經史稗官。微義相關。並資採掇。勒成一編。順治辛丑菊月吳興沈穆石匏氏書。

張氏志聰本草崇原　三卷　存

自序曰。神農本草。謂之本經。計三百六十五種。以應周天之數。上品一百二十五種爲君。無毒。主久服。養命延年。益氣輕身。神仙不老。中品一百二十種爲臣。或有毒。或無毒。主通調血氣。卻邪治病。下品一百二十種爲佐使。或有毒。或無毒。或大毒。主除寒熱邪氣。破積聚癥瘕。中病卽止。夫天地開闢。草木始生。農皇仰觀天之六氣。俯察地之五行。六氣者。厥陰。少陰。太陰。少陽。陽明。太陽。三陰三陽是也。五行者。甲己運土。乙庚運金。丙辛運水。丁壬運木。戊癸運火。五運五行是也。本五運六氣之理。辨草木金石蟲魚禽獸之性。而合人之五藏六府十二經脈。有寒熱升降補瀉之治。天地萬物。不外五行。其初產也。有東南西北中之五方。其生育也。有春夏秋冬長夏之五時，其形有青黃赤白黑之五色，其氣有臊焦香腥腐之五臭，其質有酸苦甘辛鹹之五味。著爲藥性，開物成務，傳于後世，詞古義深，難于窺測，後人纂集藥性，不明本經，但言某藥治某病，某病須某藥，不探其原，祇言其治，是藥用也，非藥性也。知其性而用之，則用之有本，神變無方；襲其用而用之，則用之無本，窒礙難通。余故詮釋本經，闡明藥性，端本五運六氣之理，解釋詳備，俾上古之言，瞭如指掌，運氣之理，炳如日星，爲格物致知三才合一之道。其後人之不經臆說，逐末忘本者，概置勿錄，學者能于此會悟之，則神農觀天察地窮理盡性之學，庶幾近之，後世之書，有涉譌謬者，屏棄勿道可也。

王琦跋曰：因陋就簡，舍其本而末是圖，學人大弊也。今之言藥性者，往往雜取世俗孟浪之說，奉爲律令，而于神農本經，棄猶敝屣，譬之經生家四書五經，不之研究，而祇記腐爛時文，以爲應試之用，思僥幸以取科第，安能冀其必得哉。先民盧不遠作本草博議，其子晉公廣之作乘雅。張隱菴高士宗作本草崇原，皆以本經爲宗，而推衍之，發前人所未發者甚多，可謂良工心苦，第乘雅間雜閑文，語兼晦澀，性根譾陋者，多不能讀。崇原則詮解明晳，中人以下，咸可遍曉，似於新學爲宜。在昔張君創其始，張歿而高君集其成，繕寫樣本，方欲鋟板，高君又亡，事遂中輟。厥後㨾本傳歸胡念菴家。念菴父子謝世。不知又歸誰氏。茲從胡之門人高端士處。得其移寫副本。惜乎讎校未精。文句間有缺略譌謬。恐後之閱者。不免夏五三豕之嘆。爰加訂正。而授之梓。以公于世。學者茍能依此而詳譯之。舉一反三。引伸觸類。自可以入烈山氏之藩籬。而得其妙用。視彼因陋就簡之徒。雜採世俗之說。以處方定劑者。其得失不大有逕庭耶。乾隆丁亥冬至後七日。胥山老人王琦跋。

郭氏佩蘭本草匯　十八卷　存

自序曰。本草之書備矣。予曷爲而有是編哉。是編蓋成於養痾。廿年來當體求醫。諏今稽古。由博反約。以有此書也。夫醫之爲道至隱。而唯藥之在本草則甚顯。命名有義矣。審形有狀矣。產有地矣。制有法矣。五行五色之異用。五氣五味之殊塗。其昭明較著如此。宜乎所投輒效。應不旋踵。而往往試之不驗。且以召禍。斯何以故。則讀本草不熟也。何言之。藥物之臚于本草。固各有成說。然其義蘊之妙。生克之宜。或根柢于靈素之精微。或散現于方書之緒論。或參變于古今諸名家之意悟而心得。相遠也而實以相成。相近也而反以相賊。匕劑之微。死生反掌。豈刻舟按圖。守一卷之師。所能彷彿乎。所以古人立一方必不可移。製一劑必不敢率。則有擅改前賢之成方。與株守先輩之餘唾者。俱不知醫者也。予稟弱善病。寄命藥餌。草草嘗試。頻危者屢。雖博取軒岐之書讀之。未識綱領。間與默生明仲諸方家。縱談蘊奧。賴其啓翼良多。繼得游念莪李先生之門。不爲先生棄遺。輒耳提而面命之。歷有年所。于是反復深思。㦖然有會。作而起曰。醫之道。無形之理也。醫之藥。有形之物也。有形之物不精。則無形之理安寄。廼卽前所謂根柢于靈素。散現于方書。參變于古今諸名家者。本先生之教。匯而爲書。所與晨夕者。又復有陳子白筆。同病相憐。遂得同方畢業。而講求藉以不孤矣。編既成。凡一藥當前。必始終具備。冠以短言。可資記誦。後列註疏。以便考稽。間附單方。旁羅制度。譬如千支萬派。總歸一流。夏書曰。東匯澤爲彭蠡。東迤北會爲匯。予于是編。亦此義爾。他如羌獨活之不分。大小薊之混一。麋鹿角之同用。赤白芍赤白苓之殊功。決明子之不辨青葙。相思子之承譌赤豆。石燕失收禽部。淡竹僅見草中。諸若此類。要皆曩賢代爲闡發。而未立科條。故世人習用不知。能無乖反裒而出焉。亦衛生之一助也。每于鍛翮之暇。杜門無事。既輯四診指南。勞瘵玉書二種。類經纂註若干卷。並是編錄而存之。非敢云作。亦驗而後言爾。今年春家咸樹侯獲覩是編。請助梓以公世。亟命其季梅在操筆牘以從。葢樹侯走嘗如鶩。而梅在亦以憂中。顧留心于此也不復爲北上計。而陳子白筆仍粲寒齋。課兒子樹晦樹畹樹畦爲時務義。得始終藉其是正云。康熙五年。歲次丙午。夏六月。吳閶上津里郊西郭佩蘭章宜題。

朱氏東樵　惠民局本草詩箋　十卷　未見

蔣溥序曰。予聞醫之有方也。猶陳之有圖。弈之有譜。善用之。足以制勝。不善用之。未有不失算而敗者也。故河汾氏之言曰。醫者意也。藥者瀹也。先得大意。後以藥物疏瀹之。此可謂善言醫者矣。嘗考古之著醫書者。自神農本草。而後漢有七家。唐九倍之。得六十有四。宋以一百九十有七。元明以迄本朝。著作如林。奚啻充棟。第以有定之方。治無定之病。予不知其意於何指也。吳郡東樵朱子業精和緩。療治惠民局貧病。屢收成功。復以肘后之奇。諧之音律。著爲本草詩箋十卷。析類分門。旨該詞簡。其殆先得大意。不失河汾氏之指者乎。昔張長沙有云。居世之士。曾不留神醫術。上療君親。下救危苦者。非失也。玄晏云。人受先人之體。有八尺之軀。而不知醫事者。遊魂也。是書發微闡幽。獨開生面。不獨津梁後學。抑且使博物君子。摩挲吟詠。詳性辨功。其爲金針之度者。良非淺鮮。故謂之華佗養性也可。謂之桐君藥錄也亦可。是爲序。長洲縣志

翟氏良　藥性對答　未見

益都縣志曰。翟良字玉華。弱冠聰悟有思理。從父宦遊武昌。嬰弱疾劇

甚。會遇明醫。數月得差。從此刻意方書。窮治冥遯。如是七年。轉得統緒。既盡發古人之奧府。又能以意參互用之。及歸爲諸生。其好方書。日益甚。凡有病者。一投藥餌。小試小效。大試大效。輪蹄童叟。日集門庭。所活不可量數。聲飛海岱間。自撫軍下。罔不欽奉。名日益彰。遂數被召。年八十四歲。著書數編。曰脈訣彙編。經絡彙編。藥性對答。本草古方講意。痘科類編。刊行於世。

陳氏元功本草纂要　一卷　存

王心一序曰。吾吳陳晏如先生世世將也。而習儒。於古今之書。無所不窺。更精心軒岐之理。諸凡孫子兵書。太公陰符諸篇。特其胸中武庫之一也。廟問海內治安。烽煙息警。無所用武。晏如蓋折節爲醫。因病處方。施罔不效。說者疑爲長桑君別有祕授。晏如曰。我非有異人藥也。亦以用藥者有微異耳。夫古之聖人。嘗百草以辨五味。分陰陽以治五藏。一似未有難經。先有本草。升降厚薄。溫寒燥潤。藥性之異。介在毫釐。故同一藥。而宜君宜臣。宜佐宜使。根枝已辨。浮沈多寡。卽分生死。嗟乎。學醫而不讀本草。猶之爲將而不曉用兵。皆以人之性命戲者也。第今本草具在。有圖經。有證類。有綱目等刻。名目太繁。幾至一千八百餘種。使人不勝讀。讀亦不勝記。於是乎本草始貴有纂。然或纂而失要。或要而不詳。

亦何取焉。乃纂而皆藥囊中之所必需。且有一藥。必備言其性之所以可獨用可兼用。與所以不可用。使讀者君臣佐使。了然于心手之間。雖庸醫知之。皆可以活人。雖初學得之。不迷于下手。則惟晏如之纂要乎。晏如纂要僅得一百八十餘種。已刪去十之九。余聞漢初所存。亦止三百六十種。而今又幾減其半。說者得毋猶存乎見少。而不知用藥者。如是足也。晏如爲將。嘗以殺衛生。今則以此回生起死。而又欲付諸剞劂。以公海內。蓋仁人之心遠矣哉。至於察脈知微。妙同見垣。則信乎長桑君有祕授哉。亦惟晏如自知之。而余又何足以知之。吳郡友人王心一題。

劉氏若金本草述　三十二卷　存

高佑記序略曰。大司寇潛江劉雲密先生在先朝。舉天啓乙丑進士。起家縣令。歷監司。忤時拂衣。以正氣名聞天下。崇禎末。一再膺薦。後馳閩海間。見政柄下移。知事不可爲。即於學易之年。堅乞骸骨歸。自號蠡園逸叟。隱居著書三十載。而於是編。尤加意焉。蓋其存心濟物。不獲見諸行事。而寓意於此也。其學博。其識精。故能辨別本草稟受之性。以窺陰陽之奧。而得其合同而化之原。廼編采諸家方論。權衡而上下之。卽世所奉爲金科玉律。如李東壁氏本草綱目。亦時有去取焉。觀止矣。歲以加矣。

吳驥序略曰。故司寇潛江雲密劉公道德洽聞。以剛腸直節。名於海內。年登八十。稱耆造懋遺之老。生平於書無所不讀。而尤篤好軒岐之學。探賾反約。竭三十年之力。而本草述成。其曰述者。本經合論曲鬯旁通。以明夫不居作者。驥夙獲撰杖。辱公呼爲小友。甲辰陽月。訪公於家。公神明不衰。劇談彌夕。酒闌燭灺。自云不佞壯而多病。以醫藥自輔。看題處方。良用娛慰。雖古人之好煅好屐。誠弗若也。筆其所見。幸底於成。子其爲我序之。諈諉鄭重而別。踰年乙巳。公正星辰之位。又踰年。乃克爲序。

陸氏 圻 本草丹臺錄 海寧續目二卷 未見

朱彝尊零丁爲陸進士寅作序曰。錢唐陸先生圻字麗京。一字景宣。高尚之士也。甲申後。賣藥海寧之長安市。會湖州有私撰明書者。爲人告訐。辭連先生。既而論釋。游嶺南。時前進士知臨清州事□□□道跡浮屠。南雄陸太守世楷爲闢丹崖精舍。緪鐵鎖以上。先生依焉。一夕夢至琳宮。丹梯碧瓦中。有神建龜蛇之旐。寤對寺僧言狀。僧楚人謂曰。此大和山也。先生乃易道士衣往訪。竟不知所終。

王氏 翃 握靈本草 二十卷 存

自序略曰。夫士不通六藝之書。其臨政制治。殃民必多。醫不知本草之經。其臨病制方。傷生必甚。嘗見市藥之人。昧於藥之方土節候。惟聽之採藥之家。求藥之人。昧於藥之根莖花實。惟聽之市藥之家。其用之也。是名是而實乖。或質同而效異。此之不知藥。醫之得過也猶淺。若乃眞贋既分。良毒已辨。而闇於陰陽。迷於升降。其用之也。或應陰而用陽。或宜升而反降。此之不知藥。醫又安所逃其罪哉。孔志約撰本草序。有曰名實既爽。寒溫多謬。用之凡庶。其欺已甚。施之君父。逆莫大焉。斯言良足畏已。竊考近世本草。惟宋證類一書。最稱明備。明李東璧爲之增品益方。資以百家考辨。撰爲綱目若干卷。嗜奇之家。無不什襲珍之。而俗醫習守蒙筌摘要之舊。既苦其不能讀。又苦其不易購。將使作者之心。空懷利濟。終古汶汶可慨也。夫方藥所以療疾。非以炫博。當未經考辨之先。卽繪圖山海。未足供其略記。及考辨既定。則經絡之陰陽。性用之宜忌。與制劑之大小奇偶。無不亟待講求。而方土形性。又其次矣。故考信一則衆説可芟。精義存則繁言可節。方則務取合理。苟涉迂誕。概置弗錄。昔楊醫博去有名未用之藥。而有刪繁一書。日華子詳華實性味。而作諸家本草。又若珍珠囊之成于潔古。用藥法象之撰自東垣。數子者。並以巨眼卓識。精別棄取。翊雖不敏。竊效斯旨。是編也。始于丙申。迄于壬戌。凡四易稿而成。法尙精嚴。文仍璀璨。視海虞華亭牽合附會以疏經。檃栝蕪陋以爲匯者。則無間矣。學者尊之爲本經。勿卑之爲方技。是則余删述之微意也。是編初成。西昌嘉言喻先生適館余舍。曾出以示先生。先生喟然曰。雷桐不作。斯道晦塞久矣。君其手握靈珠。以燭照千古乎。握靈本草者。喻先生之言也。康熙二十二年。歲在昭陽上章大淵獻月臨則且中浣穀旦嘉王翃撰。

陳氏士鐸本草新編　五卷　存

金以謀序略曰。陳子遠公所著石室祕籙。皆傳自異人。而於青囊肘后。闡發尤多。故撥盲起疲。捷如響應。余旣序之。梓以行世矣。無何。復郵本草新編。余讀竟。而益歎其術之奇也。服其心之仁也。粤稽烈山氏躬嘗百草。教後世以醫。軒轅岐伯相與論性命之學。卽今金匱靈樞素問難經。一以天地陰陽。四時寒燠。五行屈伸。悔吝之道。通於人身之風寒暑熱。五臟六腑。相生互伐。強弱通塞之機。蓋古先哲之明乎天人合一之理。而後頤指意會。將使天下之人之病。無有不治。且並其病也而無之。而後快焉。是道也。猶之政也。先王固以不忍人之心行之矣。後世若淳于意華元化孫思邈許胤宗龐安時諸公。咸以醫鳴。而長沙張公能集大成者。得是道也。得是心也。其間繼起立論著方。或多偏畸。猶滋訾議。

而況其凡乎。自輓近以來。家執一言。人持一見。紛然雜然。□□行天人同一之旨晦。由是習焉莫測其端。狃□□家其變而冀得心應手也。必無幾矣。陳子乃慨然以著作自任。上探羲皇旁證仙眞。寤寐通之。著書累千萬言。而本草一編。略人所詳。詳人所略。考綱目辨疑諸舍本。惟□註方與眞贋與甘溫涼熱治病炮製而已。茲則一藥必悉其功用。權其損益。入某經通某藏。人能言之。入某經而治陰之陽。陽中之陰。通某藏而補水中之火。火中之水。人不能言也。至或問辨疑。蕉抽繭剝。愈入愈細。舉靈樞以上諸書。後世有誤解誤用者。必引經據史。以辨明之。使人不墮雲霧中間乎。陳子術之奇也。且其論滋補。則往復流連。論消散則殷勤告誡。而於寒涼之味。則尤其難其愼。不翅涕泣而道之。固唯恐輕投於一二人。貽害者衆。錯置於一二時。流毒者遠也。斯其心可不謂仁矣乎。今醫統久替。似續殊難其人。若陳子所云岐伯雷公仲景純陽諸先哲。或顯形而告語。或憑乩而問答。殆亦憫醫理之不明。欲以斯道屬斯人也。陳子何多讓焉。謀也三載薪勞。一官叢脞。不能仰副聖主如天之仁。以廣仁政。而獨於民人死生之際。三致意焉。故得是書。而樂爲之序。

程氏履新山居本草　未見

按右見于易簡方論凡例。

汪氏昂 本草備要 四卷 存

自序曰。醫學之要。莫先于切脈。脈候不真。則虛實莫辨。攻補妄施。鮮不夭人壽命者。其次則當明藥性。如病在某經。當用某藥。或有因此經。而旁達他經者。是以補母瀉子。扶弱抑強。義有多端。指不一定。自非兼貫博通。析微洞奧。不但呼應不靈。或反致邪失正。先正云。用藥如用兵。誠不可以不慎也。古今著本草者。無慮數百家。其中精且詳者。莫如李氏綱目。考究淵博。指示周明。所以嘉惠斯人之心。良云切至。第卷帙浩繁。卒難究殫。舟車之上。攜取爲艱。備則備矣。而未能要也。如主治指掌。藥性歌賦。聊以便初學之誦習。要則要矣。而未能備也。近如蒙筌經疏。世稱善本。蒙筌附類。頗著精義。然文拘對偶。辭太繁縟。而闕略尚多。經疏發明主治之理。制方參互之義。又著簡誤。以究其失。可謂盡善。然未暇詳地道。明製治。辨真贋。解處偶有傅會。常品特多芟黜。均爲千慮之一失。余非岐黃家。而喜讀其書。三餘之暇。特裒諸家本草。由博返約。取適用者凡四百品。彙爲小帙。某藥入某經。治某病。必爲明其氣味形色。所以主治之由。間附古人最惡兼施。制防互濟。用藥深遠之意。而以土產修治畏惡附于後。以十劑宣通補瀉冠于前。既著其功。亦明其過。使人開卷瞭然。庶幾用之不致舛誤。以云備則已備矣。以云要則又要矣。通敏之士。由此而究圖焉。醫學之精微。可以思過半矣。題曰本草備要。用以就正于宗工焉。休陽訒菴汪昂題于延禧堂。

增訂本草備要　四卷　存

自序略曰。醫學與堪輿不同。堪輿當有祕奧。天機不欲輕泄。若醫集。所以濟生救疾。自應無微不闡。無隱不彰。恣意極言。不遺餘蘊。及泛覽諸書。惟靈素難經仲景叔和。奧衍弘深。不易究殫。自唐宋而下。名家百氏方書。非不燦陳。而義蘊殊少詮釋。如本草。第言治某病某病。而不明所以主治之由。醫方第云用某藥某藥。而不明所以當用之理。千書一律。開卷茫如。即間有辨析病源。訓解藥性者。率說焉而不詳。語焉而不暢。醫理雖云深造。文字多欠通明。難以豁觀者之心目。良用憮然。不揣固陋。爰採諸家之長。輯爲本草備要醫方集解二編。理法全宗古人。體裁更爲創制。本草則字箋句釋。倣傳註之詳明。醫療則詮症釋方。兼百家之論辨。書分兩帙。用實相資。要令不知醫之人。讀之瞭然。庶裨實用。兩書甫出。幸海內名賢。頗垂鑒許。今本草原刻。字已漫滅。特再加釐訂。用酬世好。抑世尙有譏余藥味之簡者。余惟歌賦湯液。藥僅二百四十種。拙集廣至四百種。不爲少矣。如食物僅可充口腹。僻藥非治所常需者。

安能盡錄。蓋既取其備。又欲其要。應如是止也。茲因重梓。更增備而可用者。約六十品。聊以厭言者之口。仍不礙攜者之艱。苟小道之可觀。倘不至致遠之恐泥也乎。康熙甲戌歲陽月。休寧八十老人訒菴汪昂書于延禧堂。

王氏遜　藥性纂要　四卷　存

凡例曰。明萬曆間。蘄州李時珍東璧者。彙纂諸書。名爲本草綱目。五十二卷。藥一千八百九十二種。今遜於綱目中。選切要者五百九十七種。增金部神水、水中金。穀部人皇豆、珠米。草部煙草。鱗部海參。獸部獅子油、猴結。人部馬子鹼。共六百六種。名爲藥性纂要。以藥備用五行。品類百千。近取諸身。遠取諸物。皆供治療。未可專以羣卉該之也。故藥則錄其功用。書則纂其要言。庶使覽者不憚煩。而易記也。

顧氏元交　本草彙箋　十卷　存

張氏璐　本經逢原　四卷　存

四庫全書提要曰。本經逢原四卷。國朝張璐撰。其書以神農本經爲主。而加以發明。兼及諸家治法。部分次第。悉依李氏本草綱目。而疏通大義。較爲明顯。自序云。瀕湖博洽今古。尚爾舍本逐末。僅以本經主治。冠列於首。以爲存羊之意。繆氏仲淳開鑿經義。迥出諸家之上。而於委曲難明之處、則旁引別錄等說、疏作經言。未免朱紫之混。蓋時珍書多主考訂。希雍書頗喜博辨、璐書則惟取發明性味、辨別功過。使制方者易明云。

吳縣志曰、張璐字路玉、吳之明醫也。能審虛實決死生。又所著傷寒大成。診宗三昧。醫通、衍義諸書、梓行於世。

陳氏治　藥理近編　一卷　存

王氏子接　絳雪園得宜本草　一卷　存

黃氏元御　長沙藥解・四卷　未見

四庫全書提要曰、長沙藥解四卷。國朝黃元御撰。張機傷寒論。共一百十三方。金匱玉函經。共一百七十五方。合二書所用之藥。共一百六十種。元御各爲分析排纂。以藥名藥性爲綱。而以某方用此藥爲目。各推其因證主療之意、頗爲詳悉、然藥有藥之性味。此不易者也。用藥有用藥之經緯。此無定者也。故有以相輔而用者。有以相制而用者。並有以相反相激而用者。此當論方。不當論藥。但云某方有此藥。爲某證而用。某方有此藥。又爲某證而用。是猶求之於筌蹄也。

玉楸藥解　四卷　未見

四庫全書提要曰、玉楸藥解四卷。國朝黃元御撰。玉楸者、元御別號也。

是書謂諸家本草。其議論有可用者。有不可用者。乃别擇而爲此書。大抵高自位置。欲駕千古而上之。故於舊説多故立異同。以矜獨解。

吴氏儀洛本草從新　六卷　存

自序曰。余先世藏書最夥。凡有益於民用者。購之尤亟。以故岐黄家言。亦多海内希見之本。余自髫年。習制舉業。時即旁覽及焉。遇有會意。輒覺神情開滌。於是盡發所藏。而精繹之。迄今四十年矣。夫醫學之要。莫先於明理。其次則在辨證。其次則在用藥。理不明。證於何辨。證不辨。藥於何用。故拙著醫學十種。其一曰一源必徹。其二曰四診須詳。於經義病情。必斟酌羣言。而期於至當也。而又念天之生藥。凡所以濟斯人之疾苦者也。有一病必有一藥。病千變藥亦千變。能精悉其氣味。則于百藥中。任舉一二種。用之且通神。不然則歧多而用眩。凡藥皆可傷人。況於性最偏駁者乎。自來註本草者。古經以下。代有增訂。而李氏綱目。爲集大成。其徵據該洽。良足補爾雅詩疏之缺。而備醫學之用。則病其稍繁。蹶之有繆氏之經疏。不特著藥性之功能。且兼言其過劣。其中多所發明。而西昌喻嘉言頗有異議。最後新安汪氏祖述一二書。著備要一編。卷帙不繁。而採輯甚廣。宜其爲近今膾炙之書也。獨惜其本非岐黄家不臨證。而專信前人。雜採諸説。無所折衷。未免有承誤之失。余不揣固陋。取其書重訂之。因仍者半。增改者半。旁掇舊文。參以涉歷。以擴未盡之旨。書成。名曰本草從新。付之剞劂。庶幾切於時用。而堪羽翼古人矣乎。其餘數種。將次第刊布。與有識者商之。乾隆丁丑歲三月上巳日。皈水吳儀洛遵程書於硤川之利濟堂。

沈氏金鰲要藥分劑　十卷　存

自序曰。按徐之才曰。藥有宣通補瀉輕重滑澁燥濕十種。是藥之大經。而本經不言。後人未述。凡用藥者。審而詳之。則靡所遺失。誠哉是言也。內經發揮宣通等義亦甚詳。而十劑之說。誠足盡藥之用。以爲依據矣。隱居陶氏續入寒熱二條。仲淳繆氏以寒有時不可治熱。熱有時不可治寒。皆爲背謬。因去寒熱。而增升降二劑。夫繆之訾陶。其說良是。但卽升降二義繹之。十劑中。如宣輕則兼有升義。瀉滑則兼有降義。且諸藥性。非升卽降。或可升可降。或升多降少。或升少降多。別無不升不降。豈爲宣通等性者。則升降二字。可以概羣藥。不得別立二門。次於十劑後。宜之才以十劑爲藥之大體。靡所遺失也。自神農著本經。歷代藥性書。悉以草木金石等。依類相次。讀者幾忘十字之義。並忘藥有此十種之性。宜其製方用藥。相反相戾。錯雜以出之也。余輯是書。爰據十劑。以分門類。非敢好異。欲閱者曉然於藥之各有其性。因各有其用。庶臨症時可無背云爾。沈金鰲自書。

趙氏（學敏）本草話　二十二卷　未見

奇藥備考　六卷　未見

藥性元解　四卷　未見

按右見于彙刻書目。

醫籍考卷十五

東都　丹波元胤紹翁編

食治

神農黃帝食禁　漢志七卷　佚

神農食忌　宋志一卷　佚

黃帝雜飲食忌　七錄二卷　佚

老子禁食經　隋志一卷　佚

崔氏（浩）食經　舊唐志九卷　佚

自序曰。余自少至長。耳目聞見。諸母諸姑所修婦功。無不蘊習。酒食朝夕養舅姑。四時供祭祀。雖有功力。不任僮使。常自親焉。昔遭喪亂。飢饉仍臻。饘蔬餬口。不能具其物用。十餘年間。不復備設。止妣慮久廢忘。後生無所知見。而少不習書。乃占授爲九篇。文辭約舉。婉而成章。聰辯強記。皆此類也。親沒之後。遇國龍興之會。平暴除亂。招定四方。余備位台鉉。與參大謀。賞獲豐厚。牛羊蓋澤。貲累巨萬。衣則重錦。食則粱肉。遠惟平生。思季路負米之時。不可復得。故序遺文。垂示來世。（北史本傳）

劉氏（休）食方　七錄一卷　佚

隋志註曰。齊冠軍將軍劉休撰。

崔氏禹錫食經舊闕禹錫名。今據本朝現在書目訂補。　隋志四卷　佚

按是書。源順類聚鈔所引字訓。較諸本草及小學之書。有不同者。蓋以菌爲葺。芥爲辛菜。萍蓬爲骨蓬。款冬爲蕗。斑鳩爲鴿。告天子爲雲雀。秧雞爲鸙鳥。棘鬣魚爲鯛。赭鱸爲鮏。香魚爲鮎之類是也。想舉當時之名稱而所記。後世字書。遂失其訓者。猶篁之爲竹田。嵐之爲猛風。帳之爲簿。均是六朝間之稱。今人視爲國語也。醫官田澤温叔仲舒錄出禹錫之說。散見于古書中者。裒爲二卷。雖未爲完帙。足以知鼎味矣。

亡名氏食經　七錄二卷　佚

食經　七錄十九卷　佚

食經　隋志十四卷　佚

四時御食經　隋志一卷　佚

太官食經　七錄五卷　佚

太官食法　七錄二十卷　佚

食法雜酒食要方白酒並作物法　七錄十二卷　佚

家政方　七錄十一卷　佚

食圖四時酒要方　七錄一卷　佚

馬氏琬食經　隋志三卷　佚

諸葛氏潁淮南王食經並目舊闕撰人名氏。今據唐志訂補。　隋志百六十五卷。大業中撰。舊唐

志。作一百三十卷。目十卷。新唐志。作二百三十卷。音十三卷。食目十卷。 佚

亡名氏膳羞養療　隋志二十卷　佚

竺氏暄食經　舊唐志四卷　佚

趙氏武四時食法　舊唐志一卷　佚

盧氏仁宗食經　舊唐志三卷　佚

孟氏詵食療本草　藝文略三卷　佚

舊唐書本傳曰。孟詵汝州梁人也。舉進士。垂拱初。累遷鳳閣舍人。詵少好方術。嘗於鳳閣侍郎劉禕之家。見其敕賜金。謂禕之曰。此藥金也。若燒火其上。當有五色氣。試之果然。則天聞而不悅。因事出爲台州司馬。後累遷春宮侍郎。睿宗在藩。召充侍讀。長安中。爲同州刺史。加銀青光祿大夫。神龍初致仕。歸伊陽之山第。以藥餌爲事。詵年雖晚暮。志力如壯。嘗謂所親曰。若能保身養性者。當須善言莫離口。良藥莫離手。睿宗卽位。召赴京師。將加任用。固辭衰老。景雲二年。優詔賜物一百段。又令每歲春秋二時。特給羊酒糜粥。開元初。河南尹畢構以詵有古人之風。改其所居爲子平里。尋卒。年九十三。詵所居官好勾剔。爲政雖繁而理。撰家祭禮各一卷。喪服要二卷。補養方。必效方。各三卷

掌禹錫曰。食療本草。唐同州刺史孟詵撰。張鼎又補其不足者。八十九

種。並舊爲二百二十七條。皆說食藥治病之效。凡三卷。

嚴氏（龜）食法　新唐志十卷　佚

新唐志註曰。震之後。鎭西軍節度使譔子也。昭宗時。宣慰汴寨。

昝氏（殷）食醫心鑑　宋志二卷（藝文略作三卷）　佚

鄭樵曰。成都醫博士昝殷撰。

按此書醫方類聚所援。有論十三首。方二百九首。尙得知其梗概矣。

陳氏（士良）食性本草　藝文略十卷　佚

掌禹錫曰。食性本草。僞唐陪戎副尉。劍州醫學助教陳士良撰。以古有食醫之官。因食養以治百病。故取神農本經。洎陶隱居蘇敬孟詵陳藏器諸藥。關於飲食者類之。附以說。又載食醫諸方。及五時調養藏府之術。集賢殿學士徐鍇爲之序。

王氏（易簡）食法　藝文略十卷（宋志作五卷）　佚

亡名氏養身食法　宋志三卷　佚

婁氏（居中）食治通說　宋志一卷　佚

陳振孫曰。食治通說一卷。東號婁居中撰。臨安藥肆金藥臼者也。有子登第。以恩得初品官。趙忠定丞相跋其後。書凡六篇。大要以爲食治則身治。此上工醫未病之一術也。（文獻通考作十六篇）

鄭氏樵食鑑　宋志四卷　佚

忽氏思慧飲膳正要　醫藏目錄二卷　存

自序曰。伏覩國朝奄有四海。遐邇罔不賓貢。珍味奇品。咸萃內府。或風土有所未宜。或燥濕不能相濟。儻司庖廚者。不能察其性味。而槩於進獻。則食之恐不免於致疾。欽惟世祖皇帝聖明。按周禮天官。有師醫食醫疾醫瘍醫。分職而治。行依與故。設掌飲膳太醫四人。於本草內。選無毒無相反。可久食補益藥味。與飲食相宜。調和五味。及每日所造。珍品御膳。必須積製。所職何人。所用何物。進酒之時。必用沉香木沙金水品等盞。斟酌適中。執事務合稱職。每日所用。標註於曆。以驗後效。至於湯煎瓊玉黃精天門冬蒼朮等膏。牛髓枸杞等煎。諸珍異饌。咸得其宜。以此聖祖皇帝聖壽延永無疾。恭惟皇帝陛下。自登寶位。國事繁重。萬機之暇。遵依祖宗定制。如補養調護之術。飲食百味之宜。進加日新。則聖躬萬安矣。臣思慧自延祐年間。選充飲膳之職。于茲有年。久叨天祿。退思無以補報。敢不竭盡忠誠。以答洪恩之萬一。是以日有餘閑。與趙國公臣普蘭奚。將累朝親侍進用。奇珍異饌。湯煎膏造。及諸家本草。名醫方術。並日所必用。穀肉菓菜。取其性味補益者。集成一書。名曰飲膳正要。分爲三卷。本草有未收者。今即採摭附焉。伏望陛下恕其狂妄。察其愚忠。以燕閑之際。鑑先聖之保攝。順當時之氣候。棄虛取實。期以獲安。則聖壽躋於無疆。而四海咸蒙其德澤矣。謹獻所述飲膳正要一集以聞。伏乞聖覽下情。不勝戰慄激切屛營之至。天曆三年三月。飲膳太醫臣忽思慧進上。

吳氏瑞 日用本草 醫藏目錄八卷 存

李汎序曰。此元天曆中。海寧醫學吳君瑞卿所編日用本草。是已歲久。舊板殘缺殆半。其六世孫景素有祖風。嘗有志繙刻。未克而沒。其子世顯繼起卒事。而屬予序。夫本草曰日用者。摘其切於飲食者耳。蓋飲食所以養人。不可一日無。然有害人者存。智者察之。衆人昧焉。故往往以千金之軀。捐於一箸之頃而不知。瑞卿憫之。於是類次食物。凡五百四十餘品。共爲八卷。曰日用本草。行於世。蓋以往者不可追。來者猶可救也。其用心亦仁矣。然非上考神農療疾本草。及歷代名賢所著。與夫道藏諸方書。惡足以知之。雖曰四方之味。不止於此。而因是可推矣。抑觀魯記。宣父沽酒市脯不食。饐餲餒敗。色惡失飪。不時之物不食。則飲食固聖門所嘗謹也。瑞卿可謂善學。繼其先志。脩復先世遺文。俾二百餘年殘仁斷惠。續行於世如一日。世顯可謂善紹。皆宜書此。固然也。愚復竊謂是編。事雖近而利則遠。文雖淺而意則深。不但泛泛誤於飲食者可免而已。爲人臣子。而欲盡忠愛於日膳者。皆不可以不知也。故爲序之云。

李時珍曰。日用本草。書凡八卷。元海寧醫士吳瑞取本草之切于飲食者。分爲八門。間增數品而已。瑞字瑞卿。元文宗時人。

盧氏和食物本草　二卷　存

汪氏穎食物本草　二卷　未見

李時珍曰。食物本草。正德時九江知府江陵汪穎撰。東陽盧和字廉夫。嘗取本草之繫于食品者。次編此書。穎得其稿。釐爲二卷。分爲水穀菜果禽獸魚味八類云。

亡名氏日食本草　未見

徐春甫曰。益府長史著。古今醫統

甯氏原食鑑本草　醫藏目錄二卷　存

李時珍曰。食鑑本草。嘉靖時京口甯原所編。取可食之物。略載數語。無所發明。

吳氏祿食品集　醫藏目錄二卷　存

穆氏世錫食物輯要　醫藏目錄八卷　未見

李氏時珍食物本草　二十二卷　存

按松平士龍秀雲本草正譌曰。李時珍食物本草。所載與綱目不同。書中記崇禎丙子十一月食觀音粉。考時珍子建元進本草綱目。在于萬曆二十四年。則崇禎中事。非時珍所知。是蓋明季姚可成者編輯。託名於時珍耳。

吳氏文炳食物本草　四卷　存

亡名氏食說　一卷　未見

按右見于菉竹堂書目。

岳氏甫嘉食物辨眞總釋　未見

按右見于醫學正印。

沈氏李龍食物本草會纂　十二卷　存

宋氏公玉飮食書　六卷　存

施氏永圖本草醫旨食物類　五卷　存

夷白堂主人食物本草　二卷　存

醫籍考卷十六

東都　丹波元胤紹翁編

藏象

神農五藏論　崇文總目一卷　佚

黄帝五藏論　崇文總目一卷　佚

岐伯精藏論　藝文略一卷　佚

岐伯五藏論　未見

按右見于菉竹堂書目。

張仲景五藏論　崇文總目一卷　佚

五藏榮衛論（崇文總目撰人闕）　宋志一卷　佚

華氏（佗）玄門脈訣内照圖　崇文總目一卷　存

按是書胡文煥所刻。題曰華佗内照圖。文字譌脱。殆不可讀。友人奈須玄盅（恒德）所借一本。題曰玄門脈訣内照圖卷末云。紹聖二年三月日。秘閣秘書省正字臣沈銖校書。據此崇文總目所載。即此書也。首篇有欲知五藏之病。先須識脈訣語。是所以名脈訣歟。卷後。更有新添長葛禹講師益之晉陽郭教授之才經驗。婦人産育小兒方。運氣節要。是則後人所附也。内照圖所說。理趣膚淺。其爲假託。不待辨而顯然矣。

亡名氏府藏要　七錄二卷　佚

五藏決　隋志一卷　佚

五藏論　隋志五卷　佚

耆婆五藏論　崇文總目一卷　存

陳自明曰。五藏論。有稱耆婆者。今推其說之理。類皆淺鄙不經。妄託其名於三藏佛者。語涉怪誕。（婦人良方）

按醫方類聚所載五藏論。篇首生育說。與陳氏婦人良方所引同。其藥名之部。及五常之體。其文理殆類雷公炮炙論序。體製古朴。似非唐以後之書也。且有黃帝爲醫王。耆婆童子。妙述千端。又稟四大五常。假合成身等語。則所謂託名於耆婆三藏者。而崇文總目所載是也。弟茝庭從類聚中錄出。別爲一卷。

孫氏（思邈）五藏旁通明鑑圖　宋志一卷　佚

五藏旁通導養圖　藝文略一卷　佚

亡名氏五藏論　舊唐志一卷　佚

吳氏（競）五藏論應象　新唐志一卷　佚

舊唐書本傳略曰。吳競汴州人。勵志勤學。博通經史。直史館修國史。累月拜右拾遺。內供奉。神龍中。遷右補闕。與□承慶崔融劉子玄撰。則天實錄成。轉起居郎。俄遷水部郎中。丁憂還鄉里。開元三年服闋。拜諫議大夫。依前修史。俄兼修文館學士。歷衛尉少卿右庶子。居職殆三十年。敘事簡要。人用稱之。末年修於大簡。國史未成。十七年。出爲荊州司馬。

制許以史藁自隨。累遷台洪饒蘄四州刺史。加銀青光祿大夫。遷相州長史。封長垣縣子。天寶初。改官名爲鄴郡太守。入爲恒王傅。競嘗以梁陳齊周隋五代史繁雜。乃别撰梁齊周史各十卷。陳史五卷。隋史二十卷。又傷疎略。競雖衰耗。猶希史職。而行步傴僂。李林甫以其年老不用。天寶八年卒於家。時年八十餘。

裴氏璡五藏論　新唐志一卷　佚

劉氏清海五藏類合賦　新唐志五卷　佚

裴氏王庭五色傍通五藏圖　新唐志一卷　佚

張氏文懿藏府通元賦　新唐志一卷　佚

段氏元亮五藏鏡源　新唐志四卷　佚

亡名氏五藏含鑑論宋志作金鑑論　崇文總目一卷　佚

張氏尙容大五藏論　崇文總目一卷　佚

小五藏論　崇文總目一卷　佚

亡名氏連方五藏論　崇文總目一卷　佚

亡名氏五藏要訣　崇文總目一卷　佚

五鑑論　藝文略五卷　佚

五藏類纂　藝文略十二卷　佚

諸家五藏論　藝文略五卷　佚

五藏攝要明鑑圖　藝文略一卷　佚

玄女五藏論　藝文略一卷　佚

吳氏簡歐希範五藏圖　佚

趙與旹曰。慶曆間。廣西戮歐希範及其黨。凡二日剖五十有六腹。宜州推官靈簡皆詳視之。爲圖以傳于世。王莽誅翟義之黨。使太醫尙方與巧屠。共刳剝之。量度五藏。以竹筳導其脈。知所終始。云可以治病。然其說今不傳。賓退錄

鄭景壁曰。世傳歐希範五藏圖。此慶曆間杜杞待制治廣南賊歐希範所作也。希範本書生。桀黠有智數。通曉文法。嘗爲推官。乘元昊叛。西方有兵時。度王師必不能及。乃與蒙幹嘯聚數十人。聲搖湖南。朝廷遣楊畋討之不得。乃以杞代。杞入境。卽僞招降之。說與之通好。希範猖獗。久亦幸苟免。遂從之。與幹挾其酋領數十人皆至。杞大爲燕犒。醉之以酒。已乃執於坐上。翌日盡磔於市。且使皆剖腹。刳其腎腸。因使醫與畫人。一一探索。繪以爲圖。未幾。若有所覩。一夕登圊。忽臥于圊中。家人急出之。口鼻皆流血。微言歐希範以拳擊我。三日竟卒。劇談錄

楊介曰。宜賊歐希範被刑時。州吏吳簡令畫工就圖之以記。詳得其證。

吳簡云。凡二日剖歐希範等五十有六腹。皆詳視之。喉中有竅三。一食一水。一氣。互令人吹之。各不相戾。肺之下。則有心肝膽脾。胃之下。有小腸。小腸下有大腸。小腸皆瑩潔無物。大腸則爲滓穢。大腸之傍則有膀胱。若心有大者。小者。方者。長者。斜者。直者。有竅者。無竅者。了無相類。唯希範之心。則紅而硾。如所繪焉。肝則有獨片者。有二片者。有三片者。腎則有一在肝之右微下。一在脾之左微上。脾則有在心之左。至若蒙幹多病嗽。則肺且膽黑。歐詮少得目疾。肝有白點。此又別内外之應。其中黃漫者脂也。僧幻雲史記標註。引存眞圖。

楊氏介存眞圖　讀書後志一卷　佚

楊介曰。黃帝時醫有俞跗。一撥見病因。能割皮解肌。湔浣腸胃。以祛百病云。宜賊歐希範被刑時。州吏吳簡令畫工就圖之記。詳得其狀。或以書考之則未完。崇寧中。泗賊於市。郡守李夷行遣醫並畫工往觀。決膜摘膏。曲折圖之。得盡纖悉。介取以校之。其自喉咽而下。心肺肝脾膽胃之系屬。小腸大腸腰腎膀胱之營疊。其中經絡聯附。水穀泌別。精血運輸。源委流達。悉如古書。無少異者。僧幻雲史記標註引。

政和三年。洛陽賈偉節存眞環中圖序曰。楊君介吉老以所見五藏之眞。繪而爲圖。取煙蘿子所畫。條析而釐正之。又益之十二經。以存眞環中名之。同上。勾雲曰。存眞。五藏六府圖也。環中。十二經圖也。

趙希弁曰。存眞圖一卷。右皇朝楊介編。崇寧閒。泗州刑賊於市。郡守李夷行遣醫並畫工往。親決膜摘膏肓。曲折圖之。盡得纖悉。介校以古書。無少異者。比歐希範五藏圖。過之遠矣。實有益於醫家也。王莽時。捕得翟義黨王孫慶。使太醫尙方。與巧屠共刳剝之。量度五藏。以竹筳導其脈。知所終始。云可以治病。亦是此意。

王明淸曰。楊介吉老者。泗州人。以醫術聞四方。揮麈餘話

亡名氏醫門玉髓　書錄解題一卷　佚

陳振孫曰。不知作者。皆爲歌訣。論五藏六府相傳之理。

朱氏肱　内外二景圖　讀書敏求記一卷　未見

錢曾曰。政和八年。朱肱取嘉祐中丁德用畫左右手足。並榮俞經合原。及石藏用畫任督二脈十二經疏註。楊介畫心肺肝膽脾胃之系屬。大小腸膀胱之營壘。較其訛舛。補以鍼法。名曰内外二景圖。此係舊鈔。復以朱界其穴而標之。未知有刊本行世否。

亡名氏藏府證治圖說人鏡經　八卷　存

錢雷序曰。余上世仲暘氏仕宋。以醫名世。神宗擢翰林醫院。賜金紫。家學傳今。父祖皆繼是業。源遠而緒分。痛余考蚤世。無所指授。乃從業宗

泉王先生。先生。光祿大夫上柱國穀齋先生後。穀齋事高廟。以內科。全皇太后頻危。事文廟以幼科興皇太子風瘓。立殊勛。徵進御院。加授太保謹身殿大學士。名震朝野。諸撰摭補偏拾遺。剔歧彰隱。先生出其後。學邁凡倫。余傳其祕奧道。遂行。爰售知撫院藩臬郡邑諸公。歲辛未代巡虬峯孫公亦效。公改巡江右。徵往講醫論道。歷三時以歸。歸則先生即世矣。不獲啟手足。心猶痛焉。人亡書亦散亡矣。購其遺得一書。曰藏府證治圖說人鏡經。盡採素靈十二經。奇經八脈。次第彙編。每經主之以藏。配之以腑。繼以圖說。臉脈步穴所在。五運有太過不及平氣。而先後之不齊。六氣有司天在泉淫勝厥復之不一。氣運主客所臨。胥為民病。而又別是動所生之見證。脈診四時順逆。而推陰陽表裏寒熱。血氣虛實之所因。詳五邪十變。而斷平病死生之有定。各經投以藥餌。正逆引導。隨其氣味厚薄。升降所宜。相虛實。乘子母補瀉之法。內景別喉咽分氣食。揭七衝四海八會。而知榮衛經脈之流行。外景列正背側圖。著頭面胸背腹脇腰脊足股骨節。而舉形體之悉備。手足雖分十二經。而周流交接。條貫互根。至簡至妙。譬之探奇武庫。張樂洞庭。其義備。挈裘於領。提網於綱。其要舉。不必皓首窮研。丹鉛槧錄。而包括無遺也。深得軒岐心法。高出於諸賢之纂輯。會而通之。可以辨證。可以處方。可以拯疲癃。可以壽國脈。如運之掌矣。然求其人。惜無序引贊跋可稽。考之醫鑑。有徐仲融者。得異人授以葫蘆。啓視乃扁鵲人鏡經。史言長桑君飲以上池之水。盡見藏府癥結。是經豈扁鵲所遺耶。何以又有後賢之緒論在也。諦疑之。必有豪傑之士。神符心悟。探賾鈎玄。著爲濟世之典。用以指畫後人。若泛舟以適彼。斯躡蹬以登岱華。引之以入俞跗雷公之域。而不止也。余侍先生。纂述協力。著有脈經本旨。藥性統宗。病源綱目。體仁拔萃。靈素樞機。非不微有發明。未暇剞梓。而汲汲是編。不敢隱祕自私。不特爲吾輩筌蹄。雖以呈縉紳鉅公。一繼目焉。必能知證療之槩。斷不粗工所誤矣。是書扶濟之功。豈謝淺耶。而余之附驥。豈不遠哉。

施氏沛藏府指掌圖書　一卷　存

凡例曰。藏府之在胸腹。猶匣匱之藏禁器。非經神聖論列。豈能洞見隔垣。世有内炤圖。謂爲漢華元化所作。其論理人形。列别藏府。頗爲簡明。但相傳既久。未免爲後人所亂。余得宋時楊介所繪存眞圖原本。及王海藏大法等書。互相參考。而一軌于靈素。纂爲是編。與他集迥别。覽者辨之。一正誤。如或指膈膜爲膻中。或謂膻中爲父母。或謂喉中有三竅。或謂膀胱無上口。皆誤也。至誤引難經。以人之上口。作膀胱下口。曰口廣二寸半。尤足令人絕倒。

賈氏詮藏府性鑒　未見

尤氏乘藏府性鑒增補　二卷　存

凡例曰。藏府性鑒。實本之扁鵲人鏡經。傳自北齊徐之才祖仲融。至明杭醫錢雷。得之其師王君宗泉者。爲水賈君詮附靈素要義。發明藏府體性。改名藏府性鑒。余今重加補輯。凡耳目所及。彙纂增補。其中非軒岐問答。則先哲緒編。及某藏某府見證。並診法治法。鍼灸穴法。兼附無遺。則又余之管見也。

李氏中梓內外景說　未見

沈氏彤釋骨　一卷　存

沈彤曰。骨爲身之幹。其載於內經甲乙經者。以十百數。皆有其部。與其形象。然名之單複分總。散見錯出。能辨析而會通者實鮮。余方嗟其爲學者之闕。適吳生文球從事經穴數以是請。遂與之詳考而條釋。以貽之。

四庫全書總目曰。沈彤字貫雲。號果堂。吳江人。嘗預脩三禮。及一統志。議敘九品官。尚書小疏註○案彤所著周官祿田考。貫雲作冠雲。

又曰。釋骨一卷。國朝沈彤撰。是編取內經所載人身諸骨。參以他書所說。臚而釋之。中間多所辨正。如謂經筋篇。足少陽之脈。循耳後上額角。

額乃頭字之譌。謂曲角之曲。經文刊本。皆誤作周。據氣府論註改定。謂頷字。說文作顄。與頤同訓。顄蓋自口內言之。如從口外言。則兩旁爲頷。頷前爲頤。兩不相假。故內經無通稱者。謂或骨之或。乃古域字。引說文爲證。謂齒數奇當爲牡。偶當牝。說文玉篇。竝以牙爲牡齒。恐誤。謂曲牙二穴。俠口旁四分。王冰以爲頰車穴。恐非經義。謂高骨通指脊骨。不專指命門穴上一節。謂膺中有六穴。穴在骨間。則骨當有七。謂張介賓誤以脅下爲骸。謂髃骨。即肩端骨。謂經脈篇。斜下貫胛之胛。乃胂字之譌。謂本臉篇。肘內大骨。內字乃外字之譌。掌後兩骨。骨字乃筋字之譌。謂掌後兌骨。非手髁。謂壅骨。在魚際傍寸口前。非掌後高骨。謂楗。即髀骨之直者。謂骨空論。頰下爲輔。下字乃上字之譌。謂刺腰痛論。成骨在膝外廉。膝字。乃骱字之譌。其考證皆極精核。非惟正名物之舛。竝可以糾鍼砭之謬。已載入所著果堂集。此其別行之本。序稱爲吳文球講明經穴而作。則其本旨。以談醫而起。今附存其目於醫家焉。

醫籍考卷十七

東都　丹波元胤紹翁編

診法一

黄帝脈訣　崇文總目一卷　佚

黄帝脈經　宋志一卷（讀書後志作三卷）　佚

趙希弁曰。右題云黄帝撰。論診脈之要。凡二十一篇。

素女脈訣　佚

夫子脈訣　佚

賈公彦曰。三世者。一曰黄帝鍼灸。二曰神農本草。三曰素女脈訣。又曰夫子脈訣。若不習此三世之書。不得服食其藥。（禮記正義）

扁鵲脈經　宋志一卷　佚

按王氏脈經。引有扁鵲脈法數條。

扁鵲脈髓　菉竹堂書目　未見

倉公生死祕要　崇文總目一卷　佚

涪翁診脈法　佚

按右見于後漢書郭玉傳。

張仲景脈經　宋志一卷　佚

華氏佗觀形察色並三部脈經　隋志一卷　佚

按脈經引。有華佗察聲色要訣。或此書之遺也。

脈訣　佚

按右見于楊玄操八十一難經註。

脈經　未見

按右見于瀕湖脈學。

亡名氏脈經　隋志十四卷　佚

脈生死要說　隋志二卷　佚

黄氏公興脈經　隋志六卷　佚

亡名氏三部四時五藏辨診色決事脈　隋志一卷　佚

脈經略　隋志一卷　佚

脈經　隋志二卷　佚

王氏叔和脈經　隋志十卷　存

自序曰。脈理精微。其體難辨。弦緊浮芤。展轉相類。在心易了。指下難明。謂沈爲伏。則方治永乖。以緩爲遲。則危殆立至。況有數候俱見。異病同脈者乎。夫醫藥爲用。性命所繫。和鵲至妙。猶或加思。仲景明審亦候形證。一毫有疑。則考校以求驗。故傷寒有承氣之戒。嘔噦發下焦之間。而遺文遠旨。代寡能用。舊經秘述。奧而不售。遂令末學昧於原本。斥茲偏見。各逞己能。致微痾成膏肓之變。滯固絕振起之望。良有以也。今撰集岐伯以來。逮于華佗。經論要訣。合爲十卷。百病根原。各以類例相從。聲色證候。靡不該備。其王阮傅戴吳葛呂張所傳異同。咸悉載錄。誠能留心研窮。究其微賾。則可以比蹤古賢。代無夭橫矣。

高湛養生論曰。王叔和。高平人也。博好經方。洞識攝生之道。又曰。王叔和性沈靜。好著述。考覈遺文。採摭羣論。撰成脈經十卷。編次張仲景方論。編爲三十六卷。大行於世。太平御覽

林億等進呈劄子曰。臣等承詔。典校古醫經方書。所校讎中。脈經一部。乃王叔和之所撰集也。叔和西晉高平人。性度沈靖。尤好著述。博通經方。精意診處。洞識修養之道。其行事具唐甘伯宗名醫傳中。臣等觀其書。敘陰陽表裏。辨三部九候。分人迎氣口神門。條十二經。二十四氣。奇經八脈。以舉五藏六府三焦四時之痾。若網在綱。有條而不紊。使人占外以知內。視死而別生。爲至詳悉。咸可按用。其文約。其事詳者。獨何哉。蓋其爲書。一本黃帝內經。間有疏略未盡處。而又輔以扁鵲仲景元化之法。自餘奇怪異端不經之說。一切不取。不如是。何以歷數千百年。而

傳用無毫髮之失乎。又其大較。以爲脈理精微。其體難辨。兼有數候俱見。異病同脈之惑。專之指下。不可以盡隱伏。而乃廣述形證虛實。詳明聲色王相。以此參伍決死生之分。故得十全無一失之謬。爲果不疑。然而自晉室東渡。南北限隔。天下多事。於養生之書。實未皇暇。雖好事之家。僅有傳者。而承疑習非。將喪道眞。非夫聖人。曷爲釐正。恭惟主上體大舜好生之德。玩神禹敍極之文。推錫福之良心。鑒愼疾之深意。出是古書。俾從新定。臣等各殫所學。博求衆本。據經爲斷。去取非私。大抵世之傳授不一。其別有三。有以隋巢元方時行病源。爲第十卷者。考其時而繆自破。有以第五分上下卷。而撮諸篇之文。別增篇目者。推其本文。而義無取稽。是二者均之未覩厥眞。各秘其所藏爾。今則考以素問九墟靈樞太素難經甲乙仲景之書。並千金方及翼。說脈之篇。以校之。除去重複。補其脫漏。其篇第亦頗爲改易。使以類相從。仍舊爲一十卷。總九十七篇。施之於人。俾披卷者。足以占外以知內。視死而別生。無待飲上池之水矣。國子博士臣高保衡。尚書屯田郎中臣孫奇。光祿卿直秘閣臣林億等謹上。

陳孔碩序曰。予少時。母多疾。課醫率不效。因自誓學爲方。求古今醫書。而窮其原。得所謂王叔和脈訣者。怪其詞俚而指淺。更訪老醫。得脈經十卷。蓋祖黃帝岐伯扁鵲經。以及於張氏傷寒論。條貫甚明。眞王氏書也。驗之乃建本。自是求之建陽書坊。絶無鬻者。板亦不存。嘉定己巳歲。京城疫。朝旨會孔碩董諸醫。治方藥以拯民病。因從醫學求得脈經。復傳閣本校之。與予前後所見者同。一建本也。乃知脈訣出。而脈經隱。醫者不讀。鬻者不售。板遂亦不存。今之俗醫。問以王氏書。則皆誦脈訣以對。蜀人史堪以儒生名能醫。其所著方書。脾胃條。引脈訣中語。而譏之曰。此叔和知之而未盡也。予每嘆曰。寃哉叔和。如史載之之工。尚引訣而罪經。餘又何怪焉。因思今世俗醫。知有朱氏傷寒百問。而不知有傷寒論。俗儒知誦時文。而不知誦經史。其過一律也。因取所錄建本脈經。略改誤文。寫以大字。刊之廣西漕司。庶幾學者知有本原云。然恨無他本可校。以俟後之仁者。長樂陳孔碩。

何大任後序曰。醫之學以七經爲本。猶儒家之六藝也。然七經中。其論脈理精微。莫詳於王氏脈經。綱舉目分。言近旨遠。是以自西晉至於今日。與黃帝盧扁之書並傳。學者咸宗師之。南渡以來。此經罕得善本。凡所刊行。類多訛舛。大任每切病之。有家藏紹聖小字監本。歷歲既深。陳故漫滅。字畫不能無謬。然昔賢參考。必不失眞。久欲校正傳之未暇。茲再承乏醫學。偶一時教官。如毛君升李君邦彦王君邦佐高君宗卿。皆洽聞者。知大任有志於斯。乃同博驗羣書。孜孜凡累月。正其誤千有餘字。遂鳩工創刊于本局。與衆共之。其中舊有闕文。意涉疑似者。亦不敢妄加補註。尚賴後之賢者。嘉定丁丑仲夏望日。濠梁何大任後序。

趙希弁曰。脈經十卷。右晉王叔和撰。纂岐伯華佗等論脈要訣。

呂復曰。脈經十卷。西晉太醫令王叔和。本諸内經素問九靈。及扁鵲仲景元化之說。裒次而成。實醫門之龜鑑。診切之指的。自與近代假託鈐訣者不同。歷歲既深。傳授不一。各祕所藏。互有得失。至宋祕閣林億等。始考證謬妄。頗加改易。意其新撰四時經之類。皆林氏所增入。陳孔碩何大任毛升王宗卿輩。皆嘗審訂刊傳。今不多見。近人謝堅白以其所藏舊本刻于豫章。傳者始廣。

袁表曰。西晉太醫令王叔和作脈經十篇。凡十萬一千餘言。其首篇。論著人脈有三部。曰寸。曰關。曰尺。持脈之法。大都二十有四種。曰浮。曰芤。曰洪。曰滑。曰數。曰促。曰弦。曰緊。曰沈。曰伏。曰革。曰實。曰微。曰濇。曰細。曰軟。曰弱。曰虛。曰散。曰緩。曰遲。曰結。曰代。曰動。次本其所主五藏六府。陰陽榮衞。虛實逆順。輕重從横。伏匿遲疾。短長射人。疾病所起。與其將差難已之候。其第二第三第六篇。著人脈本五藏六府。十二經絡。五藏。曰肝爲厥陰。心爲手少陰。脾爲足太陰。肺爲手太陰。腎爲足少陰。六府。曰膽爲足少陽。小腸爲手太陽。胃爲足陽明。大腸爲手陽明。膀胱爲足太陽。三焦爲手少陽。十二經之外。又有奇經八脈。曰陽維。曰陰維。曰陽蹻。曰陰蹻。曰衝。曰督。曰任。曰帶。因以各舉其陰陽之虛實。形證之同異。用爲施治補瀉之方。其第七篇。論著治病之法。大都有八。曰汗。曰吐。曰下。曰温。曰灸。曰刺。曰火。曰水。察人陰陽交並虛實生死損至。以合治法可否之宜。第四第五篇。決四時百病生死之分。本仲景扁鵲華佗所以察聲色消息死生之理。第八篇。著雜病醫宜。第九篇。平婦人童子。其末篇。有手檢圖二十一部。今觀其文。則皆覆論十二經脈。與奇經八脈三部二十四種。形證所屬。無圖可見。豈叔和所著。故有圖。久不復傳耶。乃宋臣林億劄中。則稱世之傳授。其別有三。有以隨巢元方時行病源。爲第十篇。有以第五篇分上下。而撮全經之文。別增篇目者。億曾據素問九墟靈樞太素難經甲乙仲景諸書。校其脫漏。仍爲十篇以傳。則知末篇傳疑已久。億但補正其文。而所謂手檢圖二十一部云者。直存舊目。無從考證耳。

徐靈胎曰。王叔和著脈經。分門別類。條分縷晰。其原亦本内經。而漢以後之說。一無所遺。其中旨趣。亦不能畫一。使人有所執持。然其滙集羣言。使後世有所考見。亦不可少之作也。愚按脈之爲道。不過驗其血氣之盛衰寒熱。及邪氣之流在何經何藏。與所現之證。參觀互考。以究其生尅順逆之理。而後吉凶可憑。所以内經難經。及仲景之論脈。其立論反若甚疎。而應驗如神。若執脈經之說。以爲某病當見某脈。某脈當得某病。雖内經亦間有之。不如是之拘泥繁瑣也。試而不驗。于是或咎脈之不準。或咎病之非眞。或咎方藥之不對證。而不知皆非也。蓋病有與脈相合者。有與脈不相合者。兼有與脈相反者。同一脈也。見于此證爲宜。見于彼證爲不宜。同一證也。見某脈爲宜。見某脈爲不宜。一病可見數十脈。一脈可現數百症。變動不拘。若泥定一說。則從脈而證不合。從證而脈又不合。反令人徬徨無所適從。所以古今論脈之家。彼此互異。是非各別。人持一論。得失相半。總出不知變通之精義。所以愈密而愈踈也。讀脈經者。知古來談脈之詳密如此。因以考其異同。辨其得失。審其眞僞。窮其變通。則自有心得。若欲泥脈以治病。必至全無把握。學者必當先參于内經難經。及仲景之說。而貫通之。則胸中先有定見。見後人之論。皆足以廣我之見聞。而識力愈眞。此讀脈經之法也。（醫學源流論）

按丹州公醫心方。引養生要集有高平王熙叔和曰語。據此叔和名熙。以字行者也。先友山本莱園（允）亦嘗謂之。

又按此書第三卷。稱新撰者。叔和以素問諸經之文。有雜而難了。乃新抄事要者。四時經。蓋隋志所載三部四時五藏辨診色決事脈一卷是也。呂復以此二件。爲宋臣所攙。誤矣。 先子曰。脈經第十卷。首標曰手檢圖三十部。明袁表校本及沈際飛本作二十一部。今閱之以氣口一脈。分爲九道。以論三陰三陽奇經之脈。其義未太明。且不及手三陽任督衝之六脈。知是不止其圖。其文亦殘闕。不可復尋繹焉。吳山甫云。手檢圖脈法。惟通融之士。能知能行。亦未知圖與經文。既亡且缺也。

脈訣　宋志一卷　佚

趙希弁曰。右題曰王叔和。皆歌訣鄙淺之言。後人依託者。然最行于世。

朱子曰。俗間所傳脈訣。五七言韻語者。詞最鄙淺。非叔和本書明甚。乃能直指高骨爲關。而分其前後。以爲寸尺陰陽之位。似得難經本指。然世之高醫。以其贋也。遂委棄而羞言之。予非精於道者。不能有以正也。郭長陽醫書跋

陳言曰。脈爲醫門之先。是以聖人亦教。有精微氣象之論。後賢述作。爲太素難經之文。仲景類集於前。叔和詮次於後。非不昭著。六朝有高陽生者。剽竊作歌訣。劉元賓從而解之。遂使雪曲應稀。巴歌和衆。經文溺於覆瓿。正道翳於詖辭。良可歎息。三因方

王好古曰。陳無擇云。王叔和脈訣。卽高陽生剽竊。是亦後人增益者雜之也。何以知其然。予觀劉元賓註本雜病生死歌。後比之他本。卽少八句。觀此八句。不甚滑溜。與上文書意疊。後人安得不疑。與本草硃書雜

亂。素問之亡混淆。何以異哉。宜乎識者非之。繼而紛紜不已也。湯液本草

柳貫曰。脈訣熟在人口。直謂叔和作。而不知叔和所輯者。脈經耳。當叔和時。蓋未有歌括之比。疑宋之中世。始次爲韻語。取便講習。摭其條肆。而忘其根節者也。脉經序

謝縉翁曰。稱王叔和脈訣者。不知起於何時。惟陳無擇三因方序脈云。六朝時有高陽生者。剽竊作歌訣。劉元賓從而和之。其說似深知脈經者。而於篇後。又自著七表八裏九道之名。則無擇葢亦未嘗詳讀脈經者也。按脈經論脈形狀祕訣。二十四種。初無表裏九道之目。其言芤脈云。中央空兩邊實。又云。減則爲寒。芤則爲虛。寒虛相搏。婦人則半產漏下。男子則亡血失精。又云。脈浮而芤。浮則爲陽。芤則爲陰。脈訣乃以芤爲七表之陽脈。仲景辨脈法云。脈浮大數動滑。陽也。脈沈濇弱弦微。陰也。而脈訣九道。以動爲陰。七表以弦爲陽。似此之誤頗多。脈經則與仲景合。而經中第十卷。分上下中央爲九道者。的然非歌訣九道之謂也。宋熙寧初。林億校正脈經。序中於脈訣。未嘗見稱。陳孔碩序始云。脈訣出而脈經隱。愚疑脈訣。或熙寧以後人所作。是不可得知也。脈經序

呂復曰。脈訣一卷。乃六朝高陽生所撰。託以叔和之名。謬立七表八裏九道之目。以惑學者。通眞子劉元賓爲之註。且作歌括附其後。辭既鄙

俚。意亦滋晦。今代王光國刪其舊辭。而益以新語。既不出其畦逕。安能得乎本原。醫史滄洲翁傳

王世相曰。診候之法。不易精也。軒岐微蘊。越人叔和撰難經脈經。猶未盡泄其奧。五代高陽生著脈訣。假叔和之名。語多牴牾。辭語鄙俚。又被俗學妄註。世醫家傳戶誦。茫然無所下手。不過藉此求食而已。於診視何益哉。瀕湖脈學引醫開

錢溥曰。晉太醫令王叔和著脈經。其言可守。而不可變。及託叔和脈訣行。而醫經之理遂微。蓋叔和爲世所信重。故假其名。而得行耳。然醫道之日淺。未必不由此而誤之也。瀕湖脈學

按高陽生不審何代人。劉元賓熙寧元祐間註此書。則知爲宋以前人。而此書隋唐志並不著于錄。且其辭理鄙俗。決非成于六朝時者。其稱五代高陽生。近是。然亦未見何據。楊玄操八十一難經註。載王叔和脈訣云。三部之位。輒相去一寸。合爲三寸。今本無此語。則其所引。別自一書。趙繼宗儒醫精要。論診脈專主叔和脈訣。分各藏與左右手歌括之誤。其言亦有理。

劉氏元賓脈訣機要　宋志三卷　未見

自序曰。余竊窺百氏。濫肩九流。乃至醫家。尤甚屬意。嘗讀黃帝難經。粗究玄理。八十一難之內。診候者二十四首。詳夫聖人用意。豈徒然哉。蓋後之學者。淺識難量。罔得精粹。今輒於前代名流脈訣中。揀擇當用者。

迺成機要一部。雖言辭鄙陋。所貴從俗。使學人先曉徑路。然後探難經之妙旨。是不難矣。

趙希弁曰。脈訣機要三卷。晉太醫令高平王叔和撰。通眞子註並序。不著名氏。熙寧以後人也。

劉昉曰。劉元賓。字子儀。號通眞子。主邵州郡邵陽縣簿。（幼幼新書）

王珪曰。蜀人通眞子註叔和脈經。已行于世。而其道未行。遂歷湖漢江浙。亦未有目之者。及至淮之邵伯鎭。旅于僧舍。亦然無聞於人。又將顧而之他。主僧聞之曰。子若不設肆。人誰之知。市有寺屋。吾給予器具。請試爲之。既而醫道大行。妻子具而家產豐。一日主僧將化。召其來前。密語曰。子前生在此。鋪街甃井。今享此報。更宜積德。他生後世。又非今日之比也。言訖而化。（泰定養生論）

安福縣志曰。劉元賓連魁鄉舉。歷任潭州司理。通陰陽醫藥術數。眞宗試之。賜名通眞子。所著有集正曆。橫天卦圖。神巧萬全方。註解叔和脈訣。傷寒論。洞天鍼灸經。

按劉元賓自序。舊附于補註脈訣卷首。署曰西晉王叔和序。蓋後人所妄改也。

又按弟堅曰。劉元賓里貫。或爲安福人。或爲蜀人。然脈要祕括序。題云廬陵通真子。則二說俱非。或以其嘗寓安福。而修縣志者。誤爲土人也。其仕履。劉方明曰。主邵州邵陽縣簿。又神巧萬全方諸痢門云。熙寧四年。

予親老在邵陽。蓋子儀初爲邵陽主簿。而後任潭州司理矣。王中陽曰。至淮之邵伯鎮。旅于僧舍。淮無邵伯鎮。殊可疑爾。眞宗試之賜名。是史書所未歷見。醫學源流稱自稱通眞子。似得其實。而子儀實非眞宗時人。則縣志所言亦不免差誤也。

通眞子續註脈賦　宋志一卷　未見

補註王叔和脈訣　三卷　存

自序曰。夫醫之道。元自於黃帝。流於盧人扁鵲。太倉華佗之徒。而派於皇甫士安張仲景王叔和之輩。爲未也。習末而不求其源。使之療疾。未見其生。惟見其死。經曰。實實虛虛。損不足益有餘。如此死者。醫殺之。若然妄爲之醫。是不可也。予昔因母氏多病。積有年矣。學古之外。元慕此術。凡百家方書。罔不究覽。晚得王叔和脈訣。觀其詞語。亦甚鄙俗。今之醫者。多所誦習。然問之旨趣。則十有十。百有百。未有以知之元者。孰不知叔和之意。皆出於黃帝之書矣。小子不敏。輒因暇日。爲之註解。大約多本八十一難經。及素問爲詞焉。故註或稱經者。卽難經爾。或曰。某論某篇者。卽素問之篇目爾。二經之中。或無所證。則引他書。以釋其義。若巢氏病源之類。是也。其叔和之語。有不甚穩者。亦略加改正。蓋欲淺於醫者。識究其源。而無虛虛實實之所。使人人用心醫而無差爾。維時宋元祐五年七月望日。通眞子謹序。

按僧幻雲史記附標曰。通真子脈訣補註多異本。或題曰新刊通真子補註王叔和脈訣。或曰增修註王叔和脈訣機要。俱各一冊。脈要祕括。以五藏色脈爲第一。補註脈訣。並脈訣機要。以診候入式歌爲第一。但脈訣機要訣。無診候入式歌之題。據此宋志所載。似與此書不異。

亡名氏王叔和脈訣發蒙　藝文略三卷　佚

李氏駉集解脈訣　國史經籍志十二卷　未見

張氏元素潔古註叔和脈訣　國史經籍志十卷　存

蒼崖山人序曰。脈訣之書。其醫家之入門也。潔古父子。世傳醫學。熟究方書。洞察脈理。隨脈辨證。隨證註藥。兼集諸家之善。以釋後學之疑。其用心亦良矣。江南醫士。冉所未覩。今虞成夫喜得茲本。不欲私藏。亟刻諸梓。推廣活人之惠。其志尤可嘉。以冉見潔古之有功於叔和。而虞又有功於潔古也。豈小補哉。

戴氏起宗脈訣刊誤集解　二卷　存

題詞曰。六朝高陽生剽竊晉太醫令王叔和脈經。撮其切要。撰爲脈訣。蔡西山辨之詳矣。世相因人相授。咸曰王叔和脈訣。既不能正其名。又安能辨其文之非。訛承惑固。是以罔覺。今刊其誤。題曰脈訣。不以王叔和加其首者。先正其名也。竊取靈素內經。秦越人張仲景華佗王叔和。乃歷代名醫之書以證。又述諸家所解集長短。知我者其惟脈訣乎。罪我者其惟脈訣乎。

吳澄序曰。醫流鮮讀王氏脈經。而偏熟於脈訣。訣蓋庸下人所撰。其訛謬也。奚怪焉。戴同父儒者也。而究心於醫書。刊脈訣之誤。又集古醫經。及諸家書爲之解。予謂此兒童之謠。俚俗之語。何足以辱通人點竄之筆。況解書爲其高深玄奧。不得不借易曉之辭。以明難明之義也。今歌訣淺近。夫人能知之。而復援引高深玄奧者爲證。則是以所難明。解所易曉。得無類奏九韶三夏之音。以聰折楊皇華之耳乎。同父曰。此歌誠淺近。然醫流僅知習此而已。竊慮因其書之誤。而遂以誤人也。行而見迷途之人。其能已於一呼哉。予察同父之言。蓋仁人之用心如是。而著書其可也。臨川吳澄序。

朱升曰。愚久見此序。而未見其書。歲乙巳秋。得之於金陵郝安常伯。即借而傳抄之。客子光陰有限。故不及全。而節其要云。

徐春甫曰。戴同父名起宗。建業人。任儒學教授文學。以作聖爲己功。謂醫爲性命之學。遂潛心以究內經之秘。撰五運六氣之旨。刊脈訣之誤。辟邪說正本源。誠有功於醫者也。

脈訣刊誤附錄　一卷　存

四庫全書提要曰。脈訣刊誤二卷。附錄一卷。元戴啓宗撰。啓宗字同父。

金陵人。官龍興路儒學教授。考隋書經籍志載王叔和脈經十卷。唐志竝同。而無所謂脈訣者。呂復羣經古方論曰。脈訣一卷。乃六朝高陽生所撰。託以叔和之名。謬立七表八裏九道之目。以惑學者。通眞子劉元賓爲之註。且續歌括附其後。詞既鄙俚。意亦滋晦。其說良是。然以高陽生爲六朝人。則不應隋志唐志皆不著錄。是亦考之未審。文獻通考。以爲熙寧以前人僞託。得其實矣。其書自宋以來。屢爲諸家所攻駁。然泛言大略。未及一一核正其失。且淺俚易誦。故俗醫仍相傳習。啓宗是書。乃考證舊文。句句爲辨。原書僞妄。殆抉摘無遺。於脈學殊爲有裨。明嘉靖間祁門汪機刊之。又以諸家脈書要語。類爲一卷。及所撰矯世惑脈論一卷。竝附錄於後。以其說足相發明。仍竝載之。資參考焉。

汪氏機補訂脈訣刊誤　二卷　存

自序曰。昔朱文公跋郭長陽醫書。謂俗間所傳脈訣。辭最鄙淺。非叔和本書。殊不知叔和所輯者。脈經也。當叔和時。未有歌括。此蓋後人特假其名。以取重于世耳。撫爲韻語。取便誦習。故人皆口熟脈訣。以爲能。而不復究其經之爲理也。元季同父戴君深以爲病。因集諸書之論評。正于歌括之下。名曰脈訣刊誤。鄉先正楓林朱先生爲節抄之。予始聞是書于歙之舊家。彼視爲祕典。不輕以示人。予備重貲。不遠數百里。往拜其門。手錄以歸。然而傳寫既久。未免脫誤。予于是補其缺而正其訛。又取諸家脈書要語。及予所撰矯世惑脈論附錄于後。以擴刊誤未盡之旨。誠診家之至要也。用刻之以惠久遠。且使是書不至于湮沒也。自今而後。學者得見是書。而用其心。則歌括之謬。一覽可見矣。噫。使天下後世。舉得以由于正道。而不惑於曲學。寧不由是書之刻哉。嘉靖癸未春三月下浣。祁門朴野汪機題。

徐氏樞 訂定王叔和脈訣 醫藏目錄一卷 未見

松江府志曰。徐樞。字叔拱。華亭人。元醫學教授復子也。樞少傳父業。兼學詩於會稽楊維禎。會天下亂。晦迹田里。洪武二十八年。年四十餘。始以薦爲秦府良醫正。出丞東。強召爲太醫院御醫。累奏奇效。歷遷院使。告歸展墓。宣宗親賦詩送之。遣中官二宮人一護還。年八十致仕。賜金帶。又七年卒。有足菴集行世。子彪。

熊氏宗立 王叔和脈訣圖要俗解 國史經籍志六卷 存

自序曰。脈訣一書。醫家之準繩。猶儒之有四書六經也。然其歌演岐黃之道。闡鈎素難之玄。其中閫奧。窺測難知。近觀諸家註解。或泛或略。所遺而不解者。亦多。由是脈經之義弗彰。診治之法隱祕。區區小子。聾瞽癡愚。竊以舊註。芟其繁。拾其粹。意從俗解。復取三部九候七診五邪。畫成圖局布篇首。使初學之士。開卷披玩。便得見其意趣。則脈經之旨。自然漸漬而明矣。蓋爲此者。未審取捨之當否。非敢施於高明當達。聊爲初學發蒙者設也。幸勿誚諸。旹正統丁巳六月。道軒題。

脈訣辨明　未見

按右見于松江府志藝文部。

張氏世賢圖註王叔和脈訣　國史經籍志四卷　存

四庫全書提要曰。圖註脈訣四卷。附方一卷。明張世賢撰。是編因世傳王叔和脈訣。而爲之圖註。考晁公武讀書志曰。脈經十卷。晉王叔和撰。又曰。脈訣一卷。題曰王叔和撰。皆歌訣鄙淺之言。後人依託者。然最行於世云。據此則脈經爲叔和作。脈訣出於僞撰。今脈經十卷。尚有明趙邸居敬堂所刊林億校本。知公武之言不誣。世賢不考。誤以脈訣爲眞叔和書。而圖註之。根抵先謬。其他可不必問矣。書末附方一卷。皆因脈以用藥。然脈止七表八裏九道。而病則變現無方。非二十四格所能盡。限以某脈某方。亦非圓通之謂也。

按一本題曰脈訣辨眞。蓋後人所妄改也。

馬氏蒔脈訣正義　醫藏目錄三卷　未見

王氏文潔圖註釋義脈訣評林捷徑統宗　八卷　存

邢氏增捷脈訣删補　未見

按右見于新昌縣志。

翟氏艮脈訣彙　未見

按右見于益都縣志。

陳氏士鐸脈訣闡微　未見

按右見于陳鳳輝洞天奧旨序。

馮氏兆張脈訣纂要　未見

按右見于錦囊祕録。

李氏延昰脈訣彙粹　未見

按右見于曝書亭集高士李君塔銘。

醫籍考卷十八

東都　丹波元胤紹翁編

診法二

王氏叔和小兒脈訣　佚

會世榮曰。宣和御醫戴克臣侍翰林日。得叔和小兒脈訣。印本二一集。一本曰。呼吸須將六至看。一本云。呼吸須時八至看。遂與內臺高識。參詳字義。審察至數。就診五歲兒。常脈一息六至者是。八至者非。蓋始因鏤板之際。誤去六字上一點一畫。下與八字相類。致此訛傳。迨與卒以學易作五十以學易之誤是也。嘗考默菴張氏脈訣亦云。小兒常脈。一息只多大人二至爲平。即六至也。然一呼一吸之間。六至明矣。不然。姑俟來者考之。活幼心書

皇甫氏謐脈訣　佚

按右見于楊玄操八十一難經註。

秦氏承祖脈經　隋志六卷　佚

康氏普思脈經　隋志十卷　佚

徐氏闕名脈經　隋志二卷　佚

新撰脈經訣（舊唐志作脈經訣）　隋志二卷（舊唐志作三卷）　佚

許氏（建吳）脈經鈔　隋志二卷　佚

王氏（子顒）脈經　新唐志二卷　佚

甄氏（權）脈經　新唐志一卷　佚

脈訣賦　藝文略一卷　佚

亡名氏脈經十卷　崇文總目十卷　佚

脈經　崇文總目一卷　佚

崇文總目曰。無名氏雜論脈訣。

李氏（勣）脈經　崇文總目一卷　佚

亡名氏脈經訣錄　崇文總目一卷　佚

錢侗曰。通志略。有脈經祕錄一卷。不著撰人。疑卽此書。

黄氏（闕名）脈訣　崇文總目一卷　佚

亡名氏金鑑集歌　崇文總目一卷　佚

衞氏（嵩）醫門金寶鑑　新唐志三卷（崇文總目作一卷。）　佚

趙希弁曰。右衞嵩撰。嵩仕至翰林博士。崇文總目云。不詳何代人。述脈候徵驗要妙之理。

亡名氏鳳髓脈經機要　崇文總目五卷　佚

醫鑑　崇文總目一卷　佚

張氏及脈經手訣　崇文總目一卷　佚

宋志曰。王善註。

亡名氏百會要訣脈經　崇文總目一卷　佚

碎金脈訣　崇文總目一卷　佚

延靈至寶診脈定生死三部要訣（藝文略。靈。作齡。）　崇文總目一卷　佚

張氏（向容）延靈鈔（藝文略。作延齡寶鈔。宋志。作延齡至寶鈔。）　崇文總目一卷　佚

太醫祕訣診脈候生死（舊。候。作俟。今據藝文略改訂。）　崇文總目一卷　佚

徐氏（嵛）指訣（藝文略。作指下訣。宋志。作徐氏黃帝脈經指下秘訣。）　崇文總目一卷　佚

脈訣　崇文總目二卷　佚

覃氏（延鎬）新集脈色要訣（藝文略。作譚延鎬。）　崇文總目一卷　佚

亡名氏經要集（藝文略。作自經要集。）　崇文總目一卷　佚

吳氏（復圭）金匱指微訣　崇文總目一卷　佚

耆婆脈經　藝文略一卷　佚

韓氏（闕名）脈訣　藝文略一卷　佚

脈經　宋志一卷　佚

孫子（闕名）脈論　藝文略一卷　佚

脈訣論 藝文略一卷 佚

唐氏 強明 診脈要訣 藝文略一卷 佚

亡名氏診脈會要 藝文略一卷 佚

指難圖 藝文略一卷 佚

李氏 上交 柴先生脈訣 藝文略一卷 佚

華氏 子顒 相色經訣 藝文略一卷 佚

亡名氏脈證口訣 藝文略一卷 佚

清溪子脈訣 藝文略一卷 佚

杜氏 光庭 了證歌 一卷 未見

錢曾曰。光庭謹傍難經。各推了證歌爲之。以決生死。宋高氏爲之註。東越伍捷又爲之補註。其于脈理。可謂研奥義于精微者矣。

四庫全書提要曰。杜天師了證歌一卷。舊本題唐杜光庭撰。光庭字聖賓。晚自號東瀛子。括蒼人。應百篇舉不第。入天台山爲道士。僖宗幸蜀。召見。賜紫衣。充麟德殿文章應制。王建據蜀。賜號廣成先生。除諫議大夫。進戶部侍郎。後歸老於青城山。此書題曰天師。據陶岳五代史補。亦王建時所稱也。考光庭所著。多神怪之談。不聞以醫顯。此書殆出僞託。其詞亦不類唐末五代人。錢曾讀書敏求記。以爲眞出光庭。殊失鑒別。

其註稱高氏伍氏所作。而不題其名。後附持脈備要論二十篇。亦不知誰作。多引王叔和脈訣。而不知叔和有脈經。則北宋以後人矣。

崔氏嘉彥 註廣成先生玉函經　三卷　存

黎氏民壽 廣成先生玉函經解　三卷　存

直魯古脈訣　佚

按右見于遼史本傳。

蕭氏世基 脈粹　讀書後志一卷　佚

趙希弁曰。右皇朝蕭世基撰。世基嘗閱素問。及歷代醫經。患其難知。因綴緝成一編。治平中姚諳序之。

劉氏元賓 脈要新括 國史經籍志。作脈要秘括。　宋志二卷　存

自序曰。余嘗註王叔和脈訣。如其間五藏歌後。又歌曰等編。及入式語。數處詞語鄙俗。文理不通。疑非叔和之作。而後人增之。嘗欲削其不類者。補以己之所爲。庶有以合乎岐黄内經。越人難經之本旨。因循未果就。或者謂余曰。君爲傷寒括要六十篇傳於世。頗開醫者之耳目。蓋更取醫書切用者。纂而述之。顧不美歟。余聞其言。而有契於心。因閒暇唫成百篇。下爲之註脚。辭語雖俚。理則該博。使學者讀之。如手舉大綱。衆目從而張矣。所謂兩得之也。名之曰補註脈要秘括。覽者或不我誚。試

取叔和脈法。合而觀之。則塤篪迭和。互相發明。其於醫學。豈小補哉。宋熙寧九年。廬陵通眞子自序。

陳振孫曰。脈要新括一卷。通眞子撰。以叔和脈訣。有鄙俚處。疑非叔和作。以其不類故也。乃作歌百篇。案經爲註。又自言嘗爲傷寒括要六十篇。其書未之見。

脈書訓解　三卷　未見

澹生堂書目曰。宋劉元賓撰。明劉裕德解。

許氏（叔微）仲景三十六種脈法圖　佚

許叔微曰。大抵仲景脈法。論傷寒與雜病脈法異。故予嘗撰仲景三十六種脈法。（百證歌註）

又曰。予嘗撰仲景三十六種脈法圖。故知治傷寒。當以仲景脈法爲本。（發微論）

莊氏（綽）脈法要略　佚

按右見于幼幼新書。

崔氏（嘉彥）脈訣　國史經籍志一卷　存

崔嘉彥曰。夫脈者。天眞要和之氣也。晉王叔和以浮芤滑實弦緊洪爲七表。微沈緩濇遲伏濡弱爲八裏。以定人之陰陽。以決人之死生。然文理甚繁。後學未能解。大抵持脈之道。非言可傳。非圖可狀。其樞要。但以浮沈遲數爲宗。風氣冷熱主病。且如浮而有力者爲風。浮而無力者爲虛。沈而有力者爲積。沈而無力者爲氣。遲而有力者爲痛。遲而無力者爲冷。數而有力者爲熱。數而無力者爲瘡。更看三部。在何部得之。且如寸部屬上焦。頭面胸膈之疾。關部屬中焦。腹肚腸胃之疾。尺部屬下焦。小腹腰足之疾。更看五藏。何藏得之。六府亦然。學者當以意會而精別之。庶無按寸推尺之誚。

錢曾曰。紫虛脈訣一卷。句如蒙求。蓋欲初學醫者易知耳。

四庫全書提要曰。崔眞人脈訣一卷。舊本題紫虛眞人撰。東垣老人李杲校評。考紫虛眞人爲宋道士崔嘉彥。陶宗儀輟耕錄。稱宋淳熙中南康崔紫虛隱君嘉彥。以難經於六難。專言浮沈。九難專言遲數。故用爲宗。以統七表八裏。而總萬病。卽此書也。宋以來諸家書目不著錄。焦竑國史經籍志。始載之。東垣十書。取以冠首。李時珍已附入瀕湖脈學中。至其旁註之評語。眞出李杲與否。則無可徵信矣。

按此書東垣十書醫統正脈中所收。其歌括耳。若全文世從不知之。祕府所藏明鈔幼幼新書。附錄脈書五種。首編則崔氏原書。題曰紫虛真人脈訣祕旨。今記題詞于此。以訂正焉。

劉氏闕脈訣　國史經籍志一卷　佚

南康府志曰。劉開。字立之。習釋老學。常遊廬山。遇異人。授以太素脈行世。元帝召赴闕。賜號復眞先生。卒。葬於西古山。著有方脈舉要。

按劉開南宋人。不知府志何以爲元人。而赴闕賜號之說。亦未見所據。

脈訣理玄祕要　國史經籍志一卷　存

跋曰。開。廬山野人。跧伏山林。無用於世。淺識寡聞。言辭鄙拙。豈堪人師。因承師訓。剖露肺肝。以爲脈訣。誘諸門人弟子。爲入道之蹊徑。若夫深造淵源。博究妙旨。則先生長者。不無望焉。嘉熙五年上巳日。後學劉開識。

王氏元標紫虛脈訣啓微　未見

江寧府志曰。王元標。字赤霞。上元人。宋文安公堯臣後。少業儒。兼精素難諸書。遂以醫名。崇禎己卯大疫。標擕藥囊過貧乏之家。診視周給。全活多人。甲申之季。大宗伯薦爲太醫丞。標不應。逃赤山。尋葛稚川舊居。卜築焉。著有紫虛脈訣啓微。又著醫藥正言。未及就而卒。

蔡氏元定脈經　一卷　存

跋曰。元定故逐舂陵。地近西廣。倏寒忽熱。日備四時。素疾多病。遂爾日增。因取內經難經張仲景王叔和及孫眞人諸家脈書讀之。若其亂雜無倫。因爲之部分次第。則爲一書。以便觀覽。近世所傳叔和脈訣。昔年見其乖謬鄙俗。疑非叔和所作。近見三因方。具言乃高陽生所作。頗自信以爲知言。今之醫者。自脉訣之外。無所聞見。欲以意見決死生。亦何怪其悖謬也。同書于此。使學者知脉訣之僞。

施氏發 察病指南 三卷 存

自序曰。醫之爲學。自神聖工巧之外無餘說。今人往往遺其三而主其一。一者何。切而知之謂之巧也。然亦曷嘗眞見其所謂巧者。特竊是名。以欺世耳。間有以活人自任者。又弊於醫者之委靡。惑於議論之紛紜。無所折衷。每得其粗。而不得其精。余自弱冠。有志於此。常卽此與舉業並攻。迨夫年將知命。謝絶場屋。盡屛科目之累。專心醫道。取靈樞素問太素甲乙難經及諸家方書脉書。參考互觀。求其言之明白易曉。余嘗用之而驗者。分門纂類。裒爲一集。名曰察病指南。其間如定四季六藏平脉。與夫七表八裏之主病。分見於兩手三部者。亦本於聖賢之遺論。特推而廣之。觸類而補之。其他言之未甚昭著者。附以己意發明之。蓋將以貽諸子孫。非敢求人之知也。年來疫癘盛行。病者不幸而招醫。多見以陽病服丹附者。悉殞於非命。豈惟不知脉。併於證而不知。吁何慘哉。或者不察。乃曰吾取醫之運耳。奚暇問其學之精否。殊不知特運以言醫。雖幸而或中。而所喪亦多。求其萬舉萬全者難矣。此余所以不敢自私。欲鋟梓以廣其傳。庶幾與同志者共之。淳祐改元。九月立冬後四日。永嘉施發政卿序。

趙崇賀序曰。能醫人多矣。能使人皆能醫人不多也。蓋以醫醫人有限。以醫教人無窮。施桂堂察病證有書。曰指南。考本草有書。曰辨異。而續易簡。又有方有論。桂堂之心。使人人知有此書此方此論也。不特自能醫人。且欲人莫不能醫人。眎碌碌輩。曰祕方。曰家藏方。小智自私。靳不示人。心之廣狹蓋可見。淳祐丙午。正月中澣。澹齋趙崇賀書。

嚴氏士瀛脈訣　一卷　未見

閩書曰。楊士瀛。字登父。懷安故縣人。精醫學。著活人總括。醫學眞經。直指方論。行於世。

按右見于也是園書目。

察脈總括　一卷　存

黎氏民壽決脈精要　一卷　存

李氏駉脈歌　未見

按右見于絳雲樓書目。

脈髓　未見

按右見于瀕湖脈學。

李氏杲 脈訣指掌病式圖說 一卷 存

按此書收在于醫統正脈中。題曰丹溪先生朱震亨彦修父著。然其六氣全圖說。稱予目擊壬辰首亂已來。民中燥熱者。多發熱痰結欬嗽。重以醫者不識時變。復投半夏南星。以益其燥熱。遂至嗽血痰涎逆湧。咯吐不已。肌肉乾枯而死者多矣。平人則兩寸脈不見。兩尺脈長至半臂。予於內外傷辨。言之備矣。余因疑此書似非朱震亨所著。輒閱李明之內外傷辨序。稱其書已成。陵谷變遷。忽成老境。束之高閣十六年矣。後爲崑崙范尊師所獎。更就成之。時丁未歲也。考丁未。即元定宗三年。以長歷溯之。十六年當金哀宗天興元年。歲次壬辰。則其所言。與書中壬辰首亂以來之語相符。又內外傷辨曰。壬辰改元。京師戒嚴。迨三月下旬。受敵者凡半月。解圍之後。都人之不受病者。萬無一二。既病而死者。繼踵而不絕云云。則其言鑿鑿可證。乃知此書實出于明之之手。其移甲付乙。蓋明時書估之所致。吳勉學遂刊于正脈中而不改者。抑何失檢之甚矣。書中陰陽關格圖說載丹溪先生曰。陰乘陽則惡寒。陽乘陰則發熱。是亦係妄人之所攙。當抹殺之。

張氏璧 脈談 佚

徐春甫曰。張璧。元素之子。得父業。號雲岐子。名著當時。有脈談行世。醫統

嚴氏三點 脈法撮要 一卷 存

周密曰。近世江西有善醫。號嚴三點者。以三指點間。知六脈之受病。世以爲奇。以此得名。余按診脈之法。必均調自己之息。而後可以候他人之息。凡四十五動爲一息。或過或不及。皆爲病脈。故有二敗三遲四平六數、七極、八脫、九死之法。然則察脈固不可以倉卒得之。而況三點指

之間哉。此余未敢以爲然者也。或謂其别有觀形察色之術。姑假此以神其術。初不在脈也。（齊東野語）

張氏（道中）玄白子西原正派脈訣　一卷　存

自序曰。宋淳熙中朱文公守南康間。隱居崔紫虚名嘉彦者。結菴西原山。乃别築卧龍菴。繪象孔明其中。崔君及己列左右。時往還。叩養生濟世術。蓋崔以策干時貴趙唯相。不用而肥遯者。養生濟世。固其餘事。公亦欲但知此。而口傳心授。竟爲復眞劉先生開。發而行之。今兩山南北名醫之流。悉自劉氏。吾師宗陽朱鍊師脈明。最爲得傳者。大德辛丑。既從鍊師得崔劉四脈。玄又乃擴其意爲之圖並歌括。以教稺子。肄業習不至扞格。因圖卷端。玄白老人書。

玄白子相類脈訣　一卷　存

玄白子曰。余讀脈經。常爲十類。脈析其義。而又恨夫脈之相類者。猶未止此也。作疑脈韻語。

玄白子診脈八段錦　一卷　存

脈法微旨　一卷　存

姚氏（宜仲）診脈指要　佚

吳澄序曰。俗間誤以脈訣機要爲脈經。而王氏脈經。觀者或鮮。盱江姚宜仲三世醫。周秋陽周嘉會。儒流之最也。亟稱其善脈。其進於工巧可知。增補斷病提綱。殆與錢聞禮傷寒百問歌同功。診脈一編。父經子訣者也。爲醫而於醫之書。醫之理。博考精究如此。豈俗醫可同日語哉。余不治醫。而好旣其文。臟腑各六。三在手三在足。醫所診一寸九分。乃手太陰肺經一脈爾。於肺之一脈。而並候五藏六府之氣。其部位也。脈要精微論言之。下部候兩腎。中部左肝右脾。上部左心右肺。心包與心同位。所謂在内以候膻中。是也。而不寄諸右命門之部。陳無擇脈偶。蓋十得八九。而未之盡。何也。脈書往往混牢革爲一。有牢則無革。有革則無牢。夫牢者堅也。經云。緊牢爲實。又云。寒則牢堅。革者。寒虚相搏之脈也。而可混乎。脈之名狀。浮沈實虚。緊緩數遲。滑澁長短之相反也。弦弱。猶弓之有張弛。牢滯。猶物之有堅硬。匹配自不容易。抑有難辨者焉。洪散俱大。而洪有力。微細俱小。而微無力。芤類浮也。而邊有中無。伏類沈也。而邊無中有。若豆粒而搖搖不定者。動也。若鼓皮而如如不動者。革也。洪微也。散細也。芤之與伏也。動之與革也。亦其對也。二十四者之外。促結代。皆有止之脈。疾而時止。曰促。徐而時止。曰結。雖有止。非死脈也。代眞死脈矣。故促結爲對。而代無對。總之凡二十七。宜仲有脈位脈偶二條。因附鄙說。其然歟。其不然歟。裁之可也。臨川吳文定公文集

朱氏震亨丹溪脈訣　一卷　未見

按右見于濟生堂書目。

丹溪脈法　未見

按右見于古今醫統。

滑氏壽診家樞要　國史經籍志一卷　存

題詞曰。天下之事。統之有宗。會之有元。言約而盡。事覈而當。斯爲至矣。百家者流。莫大於醫。醫莫先於脈。浮沉之不同。遲數之反類。曰陰曰陽。曰表曰裏。抑亦以對待。而爲名象焉。有名象。而有統會矣。高陽生之七表八裏九道。蓋鑿鑿也。求脈之明。爲脈之晦。或者曰。脈之道大矣。古人之言亦夥矣。猶懼弗及。而欲以此統會該之。不既太約乎。嗚呼。至微者脈之理。而名象著焉。統會寓焉。觀其會通。以知其典禮。君子之能事也。由是而推之。則泝流窮源。因此識彼。諸家之全。亦無遁珠之憾矣。

曹氏懷靜診家補遺　未見

馮夢禎序曰。醫家祖素問。猶儒術祖易論語。蓋不獨義理精深。而文章簡奧。非膚學小儒所易測識。唐以來惟啓玄註攖寧抄。稍得其要領。丁氏點白又爲之補正。足稱二氏功臣矣。攖寧又有診家樞要一卷。附素問鈔之末。蓋得岐黃之精。而約取之。用其言以起死肉骨。不減九轉靈砭。而世曾莫之窺也。吾友曹懷靜先生業儒。而研精醫典。尤篤嗜診家樞要。有所見輒次其語。以補攖寧生之缺。積數十年。而書大備。名曰診家補遺。將壽之梓。而問序于余。余雖不知醫。而甚知醫之難。且傷世醫之陋。大都不識丁。人爲之趣。運筆覓錢。世目之良醫。遂以性命付之。一有疾。醫六七輩。紛集其門。百藥盡試。而徼倖不死。即死。醫故不專。有所逃責。此何異衰國之用人哉。即曹君書出。誰爲觀之者。余曰。不然。今儒術久衰。周孔之書。盡爲俚儒及科舉之學所壞亂。于此時。有能揭儒先精義示人。則孟氏所稱聖人之徒。而功不在禹下者也。余于曹君亦云。快雪堂集

滑氏壽 脈訣 一卷 未見

按右見于浙江通志引黄氏書目。

呂氏復 五色診奇眩 未見

切脈樞要 未見

脈緒 未見

脈系圖 未見

按右四種。見于九靈山房集。滄洲翁傳。

醫籍考卷十九

東都　丹波元胤紹翁編

診法三

吳氏景隆脈證傳授心法　一卷　存

自序曰。脈證傳授心法。其來始自黃帝與岐伯問難。繼而秦越人作八十一難經。以重明之。其間文義深奧。後學卒未易識。至晉王叔和作脈經。以發明素難之旨。實得診脈之徑路。識病之樞機也。無何好事者。撰爲脈訣。託叔和之名。傳之於世。致使後人置脈經於高閣而不讀。又況歌訣多以己意附會。而不本於素難脈經。其中多有不能講解之語。所以後人不得叔和正傳。實斯道之不幸也。後有丹溪先生。深契內經之旨。知脈訣爲高陽生謬言。故敢排出冷生氣等語。而不使亂叔和之脈經。醫道至此。始晦而復明焉。愚故嘗謂醫家之有丹溪。如儒道之有晦菴也。夫何後世業醫者。往往以丹溪之言爲迂而不遵。雖有遍眞子楊仁齋滑伯仁等。相繼而作。各出所長。以發明之。然未有能會而爲一者也。予幼因舉不第。乃棄儒學醫。朝夕研究。頗知義理一二。乃敢輒忘蕪陋。會集諸家之說。取其長。融會爲一。名曰脈證傳授心法。蓋以便後學之記誦。以補前哲之未備耳。倘蒙後之君子。恕其狂僭而改正之。則非生之幸。實吾道之幸也。弘治壬子六月既望。梅窗居士後學吳景隆序。

袁氏（顥）脈經　二卷　未見

按右見于嘉善縣志。

汪氏（宦）統屬診法　未見

徐春甫曰。汪宦。字子良。號心穀。新安祁門人。機之族彥。幼從兄宇習舉子業。穎敏夙成。後棄儒就醫。潛心內素。有神領心得之妙。證王氏之謬註。如分鱗介於深泉淨淥之中。誠有功於軒岐。啓廸天下後世。醫學如瞽復明。質疑尺寸等論可見矣。爲人質實。不以有學自矜。後遊者甚多。所著醫學質疑。統屬診法。證治要略等書行世。

李氏（言聞）四診發明　明志八卷　未見

盧氏（志）脈家要典　未見

程氏（伊）脈薈　醫藏目錄一卷　未見

按右見于古今醫統。

賀氏（岳）診脈家寶　未見

按右見于海鹽縣志。

呂氏（夔）脈理明辨　未見

按右見于江陰縣志。

吳氏洪 診脈須知　醫藏目錄五卷　存

蘭谿縣志曰。吳洪。太平鄉人。號悠齋。世習小兒科。傳授口訣。洪愷悌柔和。視小兒風寒麻痘等證。診脈察色。不厭再三。有如己子。然故內外心感之。用藥愼確。加減輕重。必重思之。不誤傷人。不槪受人謝。蓋醫而有儒風者。君子取之。

診脈要訣　醫藏目錄三卷　存

李氏時珍 瀕湖脈學　明志一卷　存

題詞曰。宋有俗子。杜撰脈訣。鄙陋紕繆。醫學習誦。以爲權輿。逮臻頒白。脈理竟昧。戴同父常刊其誤。先考月池翁著四診發明八卷。皆精詣奧室。淺學未能窺造。珍因撮粹擷華。僭撰此書。以便習讀。爲脈指南。世之醫病兩家。咸以脈爲首務。不知脈乃四診之末。謂之巧者爾。上士欲會其全。非備四診不可。明嘉靖甲子上元日。謹書于瀕湖薖所。

四庫全書提要曰。瀕湖脈學一卷。明李時珍撰。宋人剽竊王叔和脈經。改爲脈訣。其書之鄙謬。人人知之。然未能一一駁正也。至元戴啓宗作刊誤。字剖句析。與之辨難。而後其僞妄始明。啓宗書之精核。亦人人知之。然但斥贋本之非。尙未能詳立一法。明其何以是也。時珍乃撮舉其父言聞四診發明，著爲此書，以正脈訣之失。其法分浮沈遲數滑濇虛實長短洪微緊緩芤弦革牢濡弱散細伏動促代二十七種，毫釐之別，精核無遺。又附載宋崔嘉彥四言詩一首，及諸家考脈訣之說，以互相發明。與所作奇經八脈考，皆附本草綱目之後，可謂既能博考，又能精研者矣。自是以來，脈訣遂廢，其廓清醫學之功，亦不在戴啓宗下也。

章氏（季）醫經脈要錄　國史經籍志一卷　未見

鮑氏（叔鼎）圖經脈證類擬　國史經籍志二卷　未見

方氏（穀）脈經直指　明志七卷　存

自序曰：大哉醫之爲道也，最難者莫甚於脈，最驗者亦莫知於脈。以所難者，莫知可求，以所驗者，莫舍可知，豈可懵然無知之人，而強道知之之術，不按診法，而自是用治，殊不知氣血寒熱、表裏虛實，皆從何來，酸辛甘苦、溫涼鹹淡，亦從何施，升降補瀉、汗下宣通，尤從何用。是故古之聖賢出，而有好生之德，設脈知病，對證用藥，立三部而通五藏，由七診而分九候，取其輕清重濁，而斷其表裏虛實，分其浮沈遲數，而察其內外寒熱，此千古不易之法，爲後世醫學之準繩也。今之愚者，徒知病之所來，而就施藥之所治，則虛實有不論也，補瀉又無法也，所謂實實虛虛，損不足而益有餘，如此死者，醫殺之耳。吾嘗戰兢惕勵於此，考內經之旨。立七診而不能盡備其源學。叔和分表裏九道。又難入於隱微之地。使後之學者。迷惑者多。何况於造道升堂入室之所也。或偶然僥倖。一時醫治幾人病痊。則曰我明此道也。我能治此也。又不知略少難處。用藥不靈。則舉手無措。或人問博。則汗顏無答。方知有弗能也。我之門人小子。不若用心於初學之際。而舒懷於臨症之時。使言談有論。治病有法。切脈有驗。而爲高明之士。不狹於人下者矣。吾因診脈之甚難。固立階梯之直指。誘掖獎進。以明後學之愚。以引精微之地也。是爲序。萬曆甲戌仲夏一日。錢塘後學醫官方穀謹識。

亡名氏脈學祕傳　國史經籍志一卷　未見

徐氏行　脈經直指碎金集　未見

按右見于浙江通志經籍類。

翁氏宜春　脈學指掌　醫藏目錄一卷　未見

許氏兆禎　診翼　醫藏目錄二卷　存

許兆禎曰。甚哉醫之難言也。甚哉脈之尤難言也。粤自羲黄開其源。和緩濬其流。扁鵲倉公仲景華佗揚其波。而脈道如日中天。然猶各明一義。漫靡統歸。晉王叔和羅其成。而次脈經九十七篇。囊括似爲詳盡。第支于萬派。讀者苦之。迨六朝詭叔脈訣一出。遂蝿然易其卒業。按二句難解。恐是訛文。而經尋沈掩不行。彼訣乃高陽生援經剽竊。而不合經義者多。觀其所立七表八裏。即內外陰陽。已大戾厥旨。他何論焉。自茲已還。作者鱗次而出。無不拾其牙後。以證己唾者。獨王裳著闡微論。始議脈訣論表不及裏。其空谷足音哉。顧事雕刻太深。而坐蹈露殊甚。夫既知七表八裏之陋。而猶然增長數二脈爲九表。加短細二脈爲十裏。意陰陽之數。極於九與十也。吁脈之動靜。固陰陽所生。而其變化。豈名數可限。試觀內經以來論脈。即義辨形。觸體成狀。至有不可名狀。果七表八裏能盡耶。況脈以表裏名者浮沈耳。他因浮而見。皆爲表。因沈而見。皆爲裏。訛以傳訛。總隣咲步。亦所貴正哉。降是家築一墻。人執一鑿。炫奇買異者。又毋慮數千種。其說愈長。其故武愈失。猶之青出於藍。轉施丹雘。色滋絢而益背其祖矣。余因伏而思曰。天下同歸而殊途。一致而百慮。今聖經賢傳具在。仰而思之。夜以繼日。得毋可因流見流者耶。於是參互考訂。口誦心維。積之數載。庶幾哉夢覺之頃乎。而猶慮覺之復夢也。聊擇微所有得者。而拂之紙帙。竟以質之劉誠意公。公曰。此可謂診巽哉。因叩之梓以傳世。夫章尋句摘。非體也。揣摩臆度。非明也。敢云發所未發。爲診脈家羽翼哉。雖然。公之命不可辭也。遂授梓之。而並識此。

按右據醫四書錄之。別有一本。題曰脈鏡。蓋係書坊所妄改。

吳氏（崑）脈語　二卷　存

自序曰。脈者指下之經綸也。斯而或昧。輕則係病之安危。重則關人之生死。誠不可不語者。自六朝高陽生僞叔和而著脈訣。脈之不明也久矣。余幼慕是術。竊有憫焉。敬業之餘。每以素難靈樞脈經甲乙。及長沙河間東垣丹溪之書。間閱之。越十年。以舉子業不售。里中長老謂余曰。古人不得志於時。多爲醫以濟世。子盍事醫乎。奚拘一經爲也。余於是投舉子筆。專岐黃業。乃就邑中午亭余老師而養正焉。居三年。與師論疾。咸當師心。師勉余友天下士。嗣是由三吳循江浙。歷荆襄抵燕趙。就有道者。師事之焉。或示余以天人貫通之道。或示余以醫儒合一之理。或示余以聖賢之奧旨。或發余以家世之心傳。其間講求脈理。出入岐黃者。未常乏人。然童而習之。白首不違者。又不可以枚舉而數計矣。嗚呼。一指之下。千萬人命脈所關。醫家於此而憒焉。是以人爲試耳。世之疲癃殘疾。將安賴之。於是以孤陋之聞。集成語錄二篇。以告同志。雖未敢以爲可傳。然楊園之道。倚於畝丘。是亦行遠升高之一助云爾。

孫氏（櫓）脈經探要　未見

浙江通志曰。孫櫓。號南屛。東陽人。性穎異。精岐黃。五都有單姓。妻產死三日。心尚溫。櫓適過之。一劑而甦。竟產一男。又有人頭生瘤。痒甚。櫓曰。

此五瘤之外。名爲虱瘤。决破之。果取虱碗許。遂全。其效多類。著有醫學大成。活命祕訣。脈經採要等書。

王氏宗泉脈經本旨 未見

按右見于錢雷人鏡經序。

姚氏濬脈法正宗 未見

按右見于江南通志。

亡名氏脈賦 六卷 未見

按右見于絳雲樓書目。

持脈備要 一卷 未見

按

天元脈影歸指圖說 二卷 存

跋曰。夫脈道至妙。聖人祕寶。陰陽隱奧。其理幽微。非神明何以能見死生。善言事理者。須識今古。故云三部五藏易識。九候七診難明。凡習醫徒。若不曉其指下。察其形質。安能斷定凶吉。雖使披誦醫書。至于白首。終無識者。余撰此圖于天元訣內。搜方辨五行之方色。布六脈之要。文繁者歌之于圖。難明者貢之于影。謹撮其要。于以示後來者爾。

申氏相診家祕要 未見

潞安府志曰。申相。長治人。通方脈。研究脈理。尤精傷寒一科。著診家秘要。傷寒捷法歌。活人多應。

黄氏 武 脈訣 未見

山陰縣志曰。黄武。字惟周。少穎敏。有志康濟。尤善古詩文。事舉子業不就。遂精岐黄術。先是越人療傷寒。輒用麻黄耗劑。武獨曰。南人質本弱。且風氣漸漓。情慾日益。本實已撥。而攻其表。殺人多矣。乃投以參芪。輒取奇效。自是越之醫咸祖述之。一時名醫。如陳淮何鑑。咸出其門。所著有醫學綱目數百卷。脈訣若干篇。行於世。

唐氏 繼山 脈訣 未見

會稽縣志曰。唐繼山以字行。萬曆年間人。住安寧坊。少喜讀書。長而習醫。以溫補爲事。多奇效。尤能以脈理。決生死於數年前。人至今稱之。有脈訣行世。

鄒氏 志夔 脈辨正義 五卷 未見

靖江縣志曰。鄒志夔。字鳴韶。其先丹陽人。少業儒。一再試不售。輒棄去。怡情墳典。於書無所不窺。爲人朴雅。則古稱先。嚴於取予。一介不苟。中年精醫術。嘗羅遠古扁倉。以及近代劉李諸家之書。著脈辨正義五卷。言言理要。與素問靈難相發明。邑人朱家栻爲之傳。

劉氏會 脈法正宗　二卷　存

自序曰。歲己酉。余司訓雲陽。因寅僚馮公直華索脈要於余。遂輯脈法三卷授之。大抵多祖述內經。而出入盧扁叔和之旨。且也順文註釋。經絡症治。靡所不備。公讀之躍然曰。自古論脈者多。然繁者博而寡要。簡者略而不明。未有若此書之詳且备者。所謂美則愛。愛則傳者。非耶。因名之曰正宗云云。

沈氏野 診家要略　未見

按右見于顧自植暴證知要。

李氏盛春 脈理原始　一卷　存

張氏三錫 四診法　一卷　存

方氏炯 脈理精微　未見

福建通志曰。方炯。字用晦。莆田人。嘗與方時舉諸人。爲壺山文會。精醫術。時有一僧暴死。口已噤矣。炯獨以爲可治。乃以管吹藥納鼻中。良久吐痰數升而愈。前後活人甚多。有酬以貲者。貧則卻之。富則受之。以濟窮乏。自號杏翁。著杏村肘后方傷寒書脈理精微等書傳世。

孫氏光裕 太初脈辯　二卷　存

自敍曰。余髫年失怙。倚母爲天。受遺經而繼志。尊慈訓以閑家。不意事變迭興。憂危百出。隨且病魔我侵。而家丁屢受。倉卒求醫。半爲藥誤。爰以攻苦之餘。抉靈蘭祕典。金匱玉尺等書。深知古聖人之重民命若此。第四診之法。古來並重。今特以按脈爲尚。故經生術士。莫不精研脈理。羣以叔和脈訣爲宗。余初誦而莫知其解。及細玩之。始悟其不合內經者甚多。猶不敢遽以爲非。恒違衆所尊也。及閱脈訣刊誤。瀕湖脈學。診家樞要。脈訣圖説。愈知此書非晉太醫令王叔和之眞詮。乃六朝高陽生之誤訣也。余雖不敏。竊欲僭訂其訛。因以先賢之折衷。參錯膚見。著爲一書。非敢爲後學之指迷。聊以明一己之無謬爾。乃期朔生欲爲刊布。而木生相與協贊焉。余念此書一人之管窺。恐未足以公世。適會吳與謝道賓。盤桓於期生醉古居。兩越月日。促膝而談。言無不合。因此前所集同棲雲□如。共相質明。以祈攸當。乃始付梓人。復參訂于頤生微論之旨。列其叛內經者十事於後。鮮不甚叛者。俟病機本草等書續出。悉爲校定。若夫知我罪我。茲姑聽也。雖然世之醫病兩家。咸以此爲首務。不知切乃四診之末。所謂巧也。况脈理淵微。生死反掌。何可輕視。欲會其全。非四診不可。是爲識。明崇禎乙亥歲長至日。浮碧山人孫光裕撰。

石氏震 脈學正傳 未見

武進縣志曰。石震。字瑞章。得名醫周慎齋之傳。嘗云治病必先固其元氣。而後伐其病根。不可以欲速計功利。刻有愼菴五書。愼齋二書。脈學正傳。運氣化機。及醫案諸書行世。

趙氏獻可正脈論　未見

按右見于鄞縣志。

施氏沛脈微　二卷　存

施沛曰。沛反覆内經靈樞。以迄倉扁仲景叔和諸書。此參彼證。沈酣四十餘年。今識見頗定。始敢祖述軒岐之旨。纂成脈書。然其書浩瀚。難于記誦。故復撮其要略。約爲是編。以視初學。俾步趨不謬。若欲登軒岐之堂。入倉扁之室。必須仰鑽靈素。卓有定見。庶不爲邪說所惑。所謂神而明之。存乎其人也。

周氏宗嶽脈學講義　未見

按右見于濱州志。

盧氏之頤學古診則　四卷　存

王琦序曰。醫家以望聞問切爲四要。夫聞與問。按式而行之。如以燈取影。罔有不合。無難也。若望色一端。所恃者。目力之精巧。辨之于隱微之間。用之稍難矣。至于切脈。憑之于指。會之以心。古謂在心易了。指下難明。乃難乎其難者也。晉唐以後。脈學之書日增矣。各抒所見。互有短長。

僞訣流傳。更相淆惑。學人于此。不能無多歧亡羊之患。盧子繇先生獨采內經之微言。參以越人仲景之說。薈萃成書。分爲四帙。名之曰學古診則。明當從古先聖哲之言以爲則。而無事勞心于後人之紛拏云耳。先是子繇遵其父遺命。著本草乘雅。年二十八耳。越十八年。而乘雅乃成。于是註傷寒。越五年。而傷寒金鎞亦成。于是註金匱。自言參覈本草畢。而右目眇。疏鈔金鎞終。而左目又眩。大抵由心勞血耗所致。至五十六。兩目遂矇。于時論疏金匱。甫及其半。不能復親書卷。時從冥目晏坐中摩索其義。有所得口授子壻陳曾篁錄出之。遂以摩索名其書。年届六十。始獲成編。此皆其書中自敘。有歲月可考者也。診則不知起于何時。小敘中並不紀歲月。大抵先已具稿草創。至摩索告成。始着意剪裁。未及六年。子繇即世。臆揣此編殆未成之書耶。觀其前半。縱橫錯綜。俱有條貫。然二帙之末。所謂六部四時寸口三條。祇列其目。其辭缺焉。若三四兩帙。則文字譌落。兼有錯亂。所引內經。刪節字句。全失義理者有之。又其敘次分起條目。與一帙之連章累牘。脈絡貫注者。迥乎不同。核以小序所云一意就緒。恐難飾會者。殊不相合。又云簡閱診則。破譌轉甚。扶疾命曾篁對讀。庶得無漏者。亦殊不然。大抵由易稿時。書人倦墮。故遺落其字句。子繇既抱西河之疾。不能親自校勘。即命子壻對讀。一時未遑卒業。遷延歲月。而觀化之期已至。故前後異同若此。斷以爲未成之書。殆無疑矣。世之讀是書者。于前半。苦其段落之聯綴。而起止難辨。于後半。苦其文義之有重有缺。而頭緒紛錯。至援引靈樞素問之辭。文奧意深。理精旨遠。俱無訓詁。校會尤難往往讀未終帙。倦而思棄者有矣。余爲此惜。乃詳加考訂。隨其文義。區分而界隔之。使檢閱者易于尋索。詮論者便于研求。至于理旨深邃者。博采名賢之論。而折衷焉。音釋未明者。旁求字學之書。而參考焉。庶幾疑義可以冰釋。誦讀得無舛錯乎。若夫魚豕混淆。文句遺漏。或更字以正其譌。或增字以昭其義。總蘄完此書之眉目。而不使有殘缺失次之嫌。亦兼以啟後人之憤悱。而得以有辨惑釋疑之益。非敢于先哲妄起異同也。後之學人。于此四帙。果誦而能解。解而能明。明而能會通以用之。又安有心中之未了。而指下之難明哉。雖然診脈。特四要之一耳。昔人謂醫有四要。猶人有四肢。一肢廢不成完人。一要缺不成上醫。余嘗晤先生之曾孫玉成。知其家藏。固有未刊色診一編也。學人更能精究于是。而復益之以聞。參之以問。四要全而藏府陰陽虛實。自能辨晰其精微矣。奚待飲長桑君藥。而始有洞垣之視也夫。乾隆三十五年。歲次庚寅。五月丁丑朔。胥山老人王琦述。

李氏中梓 診家正眼 二卷 未見

尤氏乘 增補診家正眼 二卷 存

自序曰。西晉王叔氏所著脈經。其理淵微。其文古奥。讀者未必當下領會。以致六朝高陽生僞訣。得以行於世。而實爲大謬。士材李夫子以良相之才。而屢困場屋。數奇未遇。旁通岐黄之學。遂登峯造極。足以繼前賢而開後學。著爲正眼一書。眞暗室一燈。與叔和脈經並不朽於霄壤間。就謂良醫之功。不與良相等哉。向有原刻。始於本朝庚寅。惜乎郎罹散失。越十年。予重加考訂。付之剞劂。後復校本草通玄。病機沙篆。合爲三書。行世已來。將五十年。使遐陬僻壤。咸得私淑李夫子矣。奈其板將顇。且更思有未詳。如四診之類。僭補無遺。重登梨棗。今四方君子。讀之悟其理。以大其用。而醫士之不易爲者。可共爲焉。豈不甚快。吳下門人尤乘拜題。

李氏中梓 脈鑑 未見

按

蔣氏示吉 望色啓微 三卷 存

自序曰。慨自書之興也有運。書之衰也有劫。何以故。上古典謨。遭秦火而殆盡。至漢絳帳傳經。迄今以爲美談。況三墳在唐虞之前者乎。至扁鵲起。而倉公華佗諸公。遞相授受。而後彰顯。其文類多漢時語。自後學者多習湯液之術。置靈素二書。深微莫究。至唐太僕令王冰。始釋素問。後發明者不一家。獨靈樞九卷。宋元以前。無有註者。及太醫玄臺馬氏爲之註釋。五千餘年未明之書。一旦豁然。實希有之事也。奈爲讀者珍藏。未易得見。甲申乙酉間。際滄桑之變。避兵于赤松子採藥處。案頭惟有靈樞原文一部。取而讀之。至五色篇。心入其奧。忘飧廢寢。胸中如有未了事狀。若是者一年。揣摹始成。釋其文。繪其圖。猶恐千慮一失。藏而不露。後復取希夷風鑑諸書。閱其部分。較之靈樞。若合符節。予喟然嘆曰。書之宜明也。亦有運乎。更將靈素望色之旨。反覆紬繹。一句二句。闡化一章。日之月之。積而成集。其間增删較改。殆經七易。欲商同志。不克就梓。置之匱中久矣。辛亥秋。吾友日生柳子見而喜甚。參酌盡善。分爲三册。付之鐫者。以公天下。嗚呼。此書之成也。參之則虛空欲碎。書之則鐵硯將穿。非遇滄桑之劫。寧有暇至此乎。切乎。亦運乎。若因切以爲運。吾亦不知其爲解矣。

王氏宏翰四診脈鑑　未見

按右見于吳縣志。

張氏璐診宗三昧　一卷　存

四庫全書提要曰。診宗三昧一卷。國朝張璐撰。是書專明脈理。首宗旨。次醫學。次色脈。次脈位。次脈象。次經絡。次師傳。次口問。次逆順。次異脈。次婦人次嬰兒其醫學篇有云王氏脈經。全氏太素。多拾經語。溷肩雜說於中。偶一展卷。不無金屑入眼之憾。他如紫虛四診。丹溪指掌。攖寧樞要。瀕湖脈學。士材正眼等。要皆刻舟求劍。按圖索驥之說。夫得心應手之妙。如風中鳥迹。水上月痕。苟非智慧辨才。烏能測其微於一毫端上哉。其言未免太自詡也。

何氏（鎮）脈講　未見

脈訣　未見

按二書。見于本草綱目必讀類纂。

程氏（雲鵬）脈覆　未見

程雲鵬曰。脈覆。叔和之書。僞亂難憑。李士材依素問。考據甚悉。分列二十八字。窺深迎浮。後生小子。殊苦尋究。和氣一氣之說。又未能胳合歲運。是用正之。（慈幼筏序）

陳氏（治）視診近纂　二卷　存

黃氏（韞兮）脈確　一卷　存

黃韞兮曰。脈理作爲歌。便誦習也。其以浮沈至數。及不以浮沈至數辨者。各從其類。欲其易分別也。浮沈等脈。即用浮沈等字之韻。欲其不混淆也。脈之應病。以內經爲主。內經未詳者。以脈經補之。脈經未詳者。以歷代明醫之說補之。欲其簡而該也。有是脈。即有主是病之由。復逐句箋釋於其下。欲明且暢也。較前人脈賦脈詩。頗有勝處。有志醫學者。由此入門。雖曰捷徑。實爲正路矣。

舒氏詔辨脈篇 一卷 存

自序曰。昔人云。脈可以意會。不可以言傳。可言傳者。跡象也。中有神理。必意會而心悟之。非言辭之所可達。此其欺我也。悟得到。便說得出。說不出者。必其悟不到者也。豈非其說之誕乎。蓋仲景教人望聞問切。以臨證不易之法也。望者。望其顏色氣色。以察形體之榮瘁。聞者。聞其語言聲息。以審內氣之盛衰。復問其病起於何時。得於何因。所見之證。屬于何經。或兼見何經之證。于是再問其平日有何舊病與否。其本氣宜寒宜熱。則病之表裏陰陽寒熱虛實。確有所據矣。而後切其脈以驗證。不過再加詳慎之意。並非盡得其證于脈息之中。倘脈證不符。猶必舍脈而從證。可見重在證。不重在脈。故以切爲獨後。彼不諳仲景之法者。藉脈理之說。文其陋而欺于世也。至于望聞問三字。不得其傳。而病之六經陰陽表裏。懵然不識。求其不殺人者。幾希矣。且即以二十七脈言之于中不無缺略。取義命名。亦有舛謬。譬如芤脈中空。謂其狀若芤葱。曷若以離中虛狀之。革脈浮大，中候沈候皆不見。謂其狀若鼓皮。曷若以艮覆碗狀之。牢脈浮大，浮候中候皆不見。謂其脈象牢堅，曷若以震仰盂狀之。凡此豈非其取義之不精，命名之不當乎。又常有中候獨見。而浮沈皆不見，狀若坎中滿者。有浮候不見，而中候沈候並見，狀若兌上缺者。有見于中候浮候，而沈候不見，狀若巽下斷者，脈訣無此名目，豈非缺略乎。今皆不之較，第以人皆言脈，予亦毋庸不言。特不易言者，不欲以玄渺而無據者誤人也。兹將二十七脈之跡象，逐一分疏，而復辨之以理，于中以浮沈遲數四者爲綱，諸脈乃各從其類，列于其下。俾學者了然于心，即可暢然達之于口也。併將奇經八脈，姙娠諸診，概爲摘入，以備查考。至于主病，但以浮沈遲數，有力無力，驗其表裏寒熱虛實而已，尚有不盡然者，而况其餘乎。兹皆不錄。大清乾隆四年己未，予月長至日，進賢舒詔馳遠自識。

沈氏（金鰲）脈象統類　一卷　存

沈金鰲曰，人之有病，七情所感，六淫所侵，重則臟受，輕則腑受，深則經受，淺則膚受。象現于脈，脈診於指，人與人異，指與肉隔，氣有長短，質有清濁，且陰陽殊其稟，寒熱虛實互其發，而欲于三指之下，頃刻之間，臟

脈畢現。洞幽徹微。不有犀照。何能毫釐不差。因著脈象統類一卷。諸脈主病詩一卷。（俞瑅算生序）

諸脈主病詩　一卷　存

題詞曰。瀕湖脈訣。各有主病歌辭。然只言其梗槩。余撰脈象統類。各脈所主之病已詳。但瑣碎無文義相貫。難于記識。因倣瀕湖法。作二十七脈主病詩。閱者讀此。復按核統類。則某脈主某病。某病合某脈。庶益洞然於中矣。

吳氏（儀洛）四診須詳　未見

按右見于本草從新序。

醫籍考卷二十

東都　丹波元胤紹翁編

診法四

亡名氏太素脈法　讀書敏求記一卷　未見

錢曾曰。序云。仙翁不知何地人。隱崆峒山。常帶一瓢丸藥。出山救人。更于指下。決未兆吉凶壽限。時人莫不神之。後不知所終。唐末有樵者。于其石室石函中得此書。以傳于後。

四庫全書總目曰。太素脈法一卷。不著撰人名氏。其書以診脈辨人貴賤吉凶。原序稱唐末有樵者。於崆峒山石函得此書。凡上下二卷。云仙人所遺。其說荒誕。蓋術者所依託。此本祇一卷。或經合併。或佚其下卷也。案太素脈。自古無聞。宋史載僧智緣事。王安石曰。昔醫和診晉侯。而知其良臣將死。則視父知子。亦何足怪哉。其引據亦自有理。然推繹傳文。醫和亦以人事斷之。料其當爾。故其對晉侯曰。疾不可爲也。是謂近女室。疾如蠱。非鬼非食。惑以喪志。良臣將死。天命不祐。其對趙武曰。國之大臣。榮其寵祿。任其大節。有菑禍興。而無改焉。必受其咎。何嘗一字及於脈。且傳曰視之。亦不云診。是特良醫神解。望其神色知之。安石所云。殊爲附會。大抵此術與於北宋。故智緣以前。不聞有此。而羅擴作張擴傳。稱少好醫。從龐安時游。後聞蜀有王朴善脈。又能以太素。知人貴賤禍福。從之朞年。得衣領中所藏素書。盡其訣乃辭去。擴徽宗時人。則王朴當與智緣同時。足證其並出於嘉祐間。觀此書。原亦僅稱唐末所得。其非古法審矣。此本所載。皆七言歌括。至爲鄙淺。未必卽領中之素書。殆方伎之流。又從而依託也。術數類

齊氏能之太素造化脈論　一卷　存

自序曰。太素之理。妙用莫測。變化難窮。余生以濟人爲心。以施藥爲事。遂研精醫學。深究脈法。無窮之理。自得於心。驗人貧富貴賤。壽夭憂樂。往往不期而言中。於是忘其淺陋。撰成造化脈論。不出于陰陽兩字。測之然後知其爲益深。窮之然後知其爲益遠。然亦安敢自是其是。姑誌一得之愚。以俟知者正焉。新安賓軒齊能之自敍。

太素脈經詩訣　一卷　存

齊能之曰。造化脈論。已經山屋先生訂正。然其理深遠。觀者未易窮測。遂並編述前賢詩訣于後。其間辭意有窒塞不通。隱奧難曉者。輒以己意。增減而潤色之。蓋脈論者。造化之根原。詩訣者。吉凶之效應。二者不可缺一。合而觀之可也。

楊氏文德太素脈訣　國史經籍志一卷　未見

饒州府志曰：楊文德，樂平萬全鄉人，攻醫，精内經、太素脈。明初，徵詣太醫院。洪武戊寅，乞歸田里。明祖御書種德二字賜之。舟抵饒城，醫者劉宗玉延之。文德爲講岐黄心法，以太素授之。紫極宫道士宋姓者疾，文德診之曰：不數劑愈。宋以銀飲器謝之，文德卻不受。中途長嘯，時宗玉子烈因問其嘯之故。文德曰：明年春肝木旺，脾土受尅，至期果死。黄復昌疾，文德診之曰：一劑即瘥，官貴脈旺，秋當入仕。尋以薦授丹陽令。餘皆類此。所著有太素脈訣一卷。

趙氏銓太素脈訣　未見

廬陵縣志曰：趙銓，字仲衡，與羅文莊善，贈以古風，稱爲石亭子是也。高唐里人，精岐黄家言，雖爲制舉業不廢。以諸生入監，貢仕靈壽、霍山兩邑。夏貴溪大拜入京，取道吳城，即攜與入京。會世廟不豫，太醫束手，貴溪及大臣公卿咸舉銓入診視，不終劑而龍體大安。銓既稱旨，朝廷官之，而就令焉。銓意不欲久仕，解組歸，惟著書修真而已。有乞醫者，即赴之，不責人金帛，而施藥不怠。診太素有神。所著有春風堂集、石亭醫案、岐黄奥旨、諸家醫斷、太素脈訣、體仁彙編。

彭氏用光太素原始脈訣　一卷　存

彭用光曰。假如診得浮脈。緩緩如蝴蝶鬭舞者。應在庚辛之日有喜。若太過不及者。有災晦。若先期能預愼防閑。則或能減少。太素一書。正欲使人避凶趨吉。故程子曰。知之減半。愼之全也。餘倣此。用光續修趙石亭條下。參驗甚詳。

江西通志曰。彭用光盧陵人。善太素脈。言多奇驗。所著有體仁彙編。醫術家多循守之。

詹氏 炎擧 太素脈訣 未見

按右見于瀕湖脈學。

亡名氏太素心要 二卷 存

太素脈訣祕書 一卷 存

王氏 文潔 太素張神仙脈訣玄微綱領統宗 七卷 存

魏時亨序曰。客有問於余曰。書必有名。名必有義。脈訣以太素名者何也。果以太初者氣之始。而太素者質之始。原其質之始。乃以太素名歟。且易曰。原始反終。故知死生之說。太素脈壽夭富貴貧賤禍福。無不知之。其於原始反終之意。蓋益深矣。余曰。非也。有自來矣。有青城山神仙張名太素者。會悟叔和脈理之微。貫通岐黃盧扁之祕。一診視之間。不特可以知人之虛實寒熱疾病安危。而人之貴賤貧富。死生禍福。莫不於是決焉。人因其言之驗。異其術之神。即其人之名。傳其世之廣。所以稱之當時。曰太素脈所訣也。聞之後世。亦曰太素脈所訣也。而太素之說。起於此耳。愈傳愈遠。愈愈異。愈愈奇。人遂以太初太素之義。神其說以重之。是徒知太素之名。而不知太素之實矣。反而思之。青城張仙之以太素爲名。而因以太素名脈訣者。非張仙之自炫其名也。由人之慕張仙之術之異。而顧以其名名之。使不失其眞也。豈料後之人因名而反失其名。考實而莫訊其實耶。友人冰鑑留心於是。亦悼太素之脈名雖傳而實不符也。乃以張仙脈訣。旁求搜正。彙爲卷帙。與扁鵲難經。叔和脈賦等書。並類以行。使自今而後人之欲行太素脈者。不必求之太初太素之說。而當求之青城張仙之云也。

李氏守欽太素精要　未見

氾水縣志曰。李守欽。號肅菴。聰明善悟。讀書損神。病將危。得蜀醫醫而愈之。即北面受其業。走峨眉。邂逅異人。授岐伯要旨。歸從黃冠遊。尤精太素脈理。又能預知人事。遠近活者。不可勝數。諸王臺省。咸敬禮之。徙居滎澤觀。中有客自河北來。星冠羽扇。守欽識其非常人。即謹遇之。數日談論。皆世外事。守欽善對。客甚敬之曰。先生我師也。又曰。三日後羅主事過此。我當去也。因題詩於壁而別。越三日。果羅主事自南而北。經於滎澤。爲黃河泛漲所阻。棲遲觀中。偶見所題。驚曰。此吾世父之筆。緣何題此哉。始知客爲羅念菴也。人由是謂守欽能識仙客。號爲洞元眞人。壽九十有八。所著有方書一得。太素精要諸書。行於世。

程氏時卿太素脈要　二卷　未見

李維楨序曰。祁門程時卿遊於不佞之門者三世。其業儒不就。爲形家。已乃攻醫。已從宣城沈先生譚理學。所全活不受稍。遇異人。教以太素脈。多奇中。即不佞所睹記。不可一二詳矣。不佞數叩之曰。請待數年。而後與子。久之時卿之父母皆大耋。而身且開六袠。顧其子姓中。無可受業者。則謂不佞與其私傳子。就若公之人人。出囊中一編。蓋異人所口授。而時卿手錄者。稍芟其雜複。定爲二卷。不佞卒業。掩卷而語時卿。是何異是吾儒洪範之緒論也。洪範以五事分屬五行。而徵休咎。太素以五藏六府之脈。分屬五行。而診休咎。其揆一耳。然而太素多奇中。洪範或不其然。洪範推極于天地人物。博而不能該。太素一人之身。約而可據也。是書首所載五運六氣。蓋自洪範五行始。時有出入。惟所謂七表八裏九道。六極四離。順四季。旺十二時。按之百不失一耳。子獨取指南剪金通玄隱微四賦。而汰諸蔓延謬悠之說。有以也。時卿唯唯。不佞因爲題其端而行之。

按太素脈之說。未審始于何時。醫說載張擴閬川有王朴先生者。其察脈。非特知人之病。而太素之妙。能測人之死生禍福。見於未著之前。服膺幾年。盡得其妙。乃辭而歸。惜乎名盛于崇寧大觀時。而享年止四十九。卒於南昌。宋史僧智緣傳曰。嘉祐末。召至京師。舍于相國寺。每察脈。知人貴賤禍福休咎。診父之脈。而能道其子吉凶。所言若神。士大夫爭造之。王珪與王安石在翰林。珪疑古無此。安石曰。昔醫和診晉侯。而知其良臣將死。夫良臣之命。乃見於其君之脈。則視父知子。亦何足怪哉。據此。北宋之時。其說已行。彭用光曰。太素之傳。實自東海馮真人在金靈山。得於靈寶洞中神仙授受之術。向未有傳。而方書亦不載。至乾德乙丑。仲夏八日。始真人出洞遊行。太素法遂傳諸世。而得之者。皆口傳心授。少著述以流布。嗣後亦間有知者。多自祕而弗傳。書亦弗備。撰其大要。論貴賤。切脈之清濁。論窮通。切脈之滑澁。論壽夭以沈浮。論時運以生尅。論吉凶以緩急。亦皆彷彿內經素問。虛實攻補。法天法人法地之奧旨云。乾德乙丑。宋太祖乾德三年也。其說即似始於當時。然劇錄曰。咸通乾符中。京師醫者續坤頗得秦和之術。詳脈知吉凶休咎。至於得失時日。皆可預言。古者善醫道多矣。迹其前事。不過視徹膏肓。心解分劑。未聞平平診脈候。見於蓍龜之能也。是唐時已有此說。而其爲術也。不過假風鑑以神之。豈得於三點九按之際。察其休咎貴賤邪。吳崑脈語曰。醫家以岐黃爲祖。其所論脈。不過測病情決死生而已。未有所謂太素也。扁鵲倉公之神。仲景叔和之聖。亦無所謂太素也。何後世有所謂太素者。不惟測人之病情。而能占人之窮通。不惟決人之死生。而能知人之禍福。豈其術反過於先聖。即是亦風鑑巫家之教耳。初學之士。先須格致此理。免爲邪說搖惑。則造詣日精。而倉扁張王之堂可闖矣。故太素乃醫之旁門。不得不辨。亦惡紫亂朱。距邪放淫之意。又曰。業太素者。不必師太素。但師風鑑。風鑑精。而太素之說自神矣。至其甚者。索隱行怪。無所不至。是巫家之教耳。孔子曰。攻乎異端。斯害也已。王士豈爲之。徐靈胎醫學源流論曰。診脈以之治病。其血氣之盛衰。及風寒暑濕之中人。可驗而知也。乃相傳有太素脈之說。以候人之壽夭窮通。智愚善惡。纖悉皆備。夫脈乃氣血之見端。其長而堅厚者。爲壽之徵。其短小而薄弱者。爲夭之徵。清而有神者。爲智之徵。濁而無神。爲愚之徵。理或宜然。若善惡已不可知。窮通則與脈何與。然或得壽之脈。而其人或不謹于風寒勞倦。患病而死。得夭之脈。而其人愛護調攝。得以永年。又有血氣甚清。而神志昏濁者。形質甚濁。而神志清明者。即壽夭智愚。亦不能皆驗。況其他乎。又書中更神其說。以爲能知某年得某官。某年得財若干。父母何人。子孫何若。則更荒唐矣。天下或有習此術。而言多驗者。此必別有他術。以推測而倖中。借此以神其說耳。若盡于脈見之。斷斷無是理也。此論俱爲得矣。其命名之義。取之乎所謂質之始也。魏時亨王文潔以爲張太素者精此術。而後世稱之。殆未可信。蓋太素脈之術。雖無裨于治法。以其託言于醫流別編爲一卷。附于診法之後。

醫籍考卷二十一

東都　丹波元胤紹翁編

明堂經脈一

神農明堂圖　隋志一卷　佚

神農皇帝眞傳鍼灸圖　一卷　存

按是書每圖隨病候而設焉。附以人神及尻神。逐歲所在。雷火鍼法。藥方數道。蓋其依託。成于明人之手者也。

黃帝鍼灸經　隋志十二卷　佚

黃帝流注脈經　隋志一卷　佚

黃帝明堂偃側人圖　新唐志。作曹氏黃帝十二經明堂偃側人圖。　隋志十二卷　佚

黃帝鍼灸蝦蟇忌　隋志一卷　存

按太醫和氣氏奕世所傳。有黃帝蝦蟇經軸子一卷。蓋此書也。首舉蝦兔圖。隨月生毀日月蝕避灸刺法。書中。蝕刺字。俱訛作飩判。次載灸刺避忌法八門。其事雖似渺茫。非後人可爲假託者也。考日中有烏。月中有蝦兔。其說來尚矣。史龜策傳曰。日爲德而君於天下。辱於三足之烏。月爲刑而相佐。見食於蝦蟇。淮南子精神訓曰。日中有踆烏。而月中有蟾蜍。又說林訓曰。月照天下。蝕於詹諸。烏力勝日。而服於鵻禮。論衡順鼓篇曰。月中之獸。兔蟾蜍也。其類在地。螺與蚄也。參同契曰。蟾蜍與兔魄。日月氣雙明。蟾蜍視卦節。兔魄吐生光。李善

文選謝莊月賦註曰。張衡靈憲云。月者陰精之宗。積成爲獸。象兔形。春秋元命苞云。月之爲言闕也。兩說。蟾蠩與兔者。陰陽雙居。明陽之制陰。陰之倚陽。太平御覽引抱朴子曰。黃帝醫經。有蝦蟇圖。言月生始二日。蝦蟇始生。人亦不可鍼灸其處。據此則此書當漢人所撰。

黃帝十二經脈明堂五藏人圖（唐志。無人字。）　隋志一卷　佚

黃帝明堂經（宋志。作灸經明堂。）　舊唐志三卷　佚

黃帝內經明堂　舊唐志十三卷　佚

黃帝雜注鍼經　舊唐志一卷　佚

黃帝鍼經　舊唐志十卷　佚

明堂鍼灸圖　讀書後志三卷　佚

趙希弁曰。右題云黃帝。論人身俞穴。及灼灸禁忌。

黃帝岐伯論鍼灸要訣（宋史。無黃帝二字。）　崇文總目一卷　佚

岐伯灸經（宋史。作黃帝問岐伯灸經。）　新唐志一卷　佚

黃帝岐伯鍼論　藝文略二卷　佚

岐伯鍼經　宋志一卷　佚

扁鵲偃側鍼灸圖　隋志三卷　佚

扁鵲鍼傳　崇文總目一卷　佚

子午經　讀書後志一卷　佚

趙希弁曰。右題云扁鵲撰。論鍼砭之要。成歌詠。蓋後人依託者。

涪翁鍼經　佚

後漢書郭玉傳曰。有老父不知何出。常漁釣於涪水。因號涪翁。乞食人間。見有疾者。時下鍼石。輒應時而效。乃著鍼經診脈法傳於世。

華氏佗枕中灸刺經　隋志一卷　佚

呂氏廣玉匱鍼經（舊不著呂氏名。今據太平御覽玉匱鍼經序錄之。崇文總目。作金滕玉匱鍼經。呂博撰。）　隋志二卷（舊新唐志。作十二卷。崇文總目。作三卷。）　佚

募腧經　佚

皇甫謐曰。呂廣撰募腧經云。太倉在臍上三寸。非也。

皇甫氏謐黃帝甲乙經（舊唐志。作黃帝三部鍼經。）　隋志十卷。註曰。音一卷。梁十二卷。（舊唐志。作十三卷。）　存

宋志曰。皇甫謐黃帝三部鍼灸經十二卷。卽甲乙經。

自序曰。夫醫道所興。其來久矣。上古神農始嘗草木而知百藥。黃帝咨訪岐伯伯高少俞之徒。內考五藏六府。外綜經絡血氣色候。參之天地。驗之人物。本性命。窮神極變。而鍼道生焉。其論至妙。雷公受業傳之於後。伊尹以亞聖之才。撰用神農本草。以爲湯液。中古名醫。有俞跗醫緩扁鵲。秦有醫和。漢有倉公。其論皆經理識本。非徒診病而已。漢有華佗

張仲景。其他奇方異治。施世者多。亦不能盡記其本末。若知直祭酒劉季琰病。發於畏惡。治之而瘥。云後九年季琰病應發。發當有感。仍本於畏惡病重必死。終如其言。仲景見侍中王仲宣。時年二十餘。謂曰。君有病。四十當眉落。眉落半年而死。令服五石湯可免。仲宣嫌其言忤。受湯勿服。居三日見仲宣。謂曰。服湯否。仲宣曰。已服。仲景曰。色候固非服湯之診。君何輕命也。仲宣猶不言。後二十年果眉落。後一百八十七日而死。終如其言。此二事雖扁鵲倉公無以加也。華佗性惡矜技。終以戮死。仲景論廣伊尹湯液。爲數十卷。用之多驗。近代太醫令王叔和撰次仲景選論甚精。指事施用。按七略藝文志。黃帝內經十八卷。今有鍼經九卷。素問九卷。二九十八卷。卽內經也。亦有所亡失。其論遐遠。然稱述多而切事少。有不編次。比按倉公傳。其學皆出于素問。論病精微。九卷是原本經脈。其義深奧。不易覺也。又有明堂孔穴鍼灸治要。皆黃帝岐伯選事也。三部同歸。文多重複。錯互非一。甘露中。吾病風。加苦聾。百日方治。要皆淺近。乃撰集三部。使事類相從。刪其浮辭。除其重複。論其精要。至爲十二卷。易曰。觀其所聚。而天地之情事見矣。況物理乎。事類相從。聚之義也。夫受先人之體。有八尺之軀。而不知醫事。此所謂遊魂耳。若不精通於醫道。雖有忠孝之心。仁慈之性。君父危困。赤子塗地。無以濟之。此固聖賢所以精思極論。盡其理也。由此言之。焉可忽乎。其本論其文有理。雖不切於近事。不甚删也。若必精要。後其閑暇。當撰覈以爲教經云。

晉書曰。皇甫謐字士安。　沈靜寡欲。有高尙之志。以著述爲務。自號玄晏先生。後得風痺疾。因而學醫。習覽經方。手不輟卷。遂盡其妙。（太平御覽）

王燾曰。皇甫士安晉朝高秀。洞明醫術。撰次甲乙。並取三部爲定。如此。則明堂甲乙。是醫人之秘寶。後之學者。宜遵用之。不可苟從異說。致乖正理。（外臺秘要）

林億等序曰。臣聞通天地人曰儒。通天地不通人曰技。斯醫者雖曰方技。其實儒者之事乎。班固序藝文志。稱儒者助人君。順陰陽。明教化。此亦通天地人之理也。又云。方技者。論病以及國。原診以知政。非能通三才之奧。安能及國之政哉。晉皇甫謐博綜典籍百家之言。沈靜寡欲。有高尙之志。得風痺。因而學醫。習覽經方。遂臻至妙。取黃帝素問鍼經明堂三部之書。撰爲鍼灸經十二卷。歷古儒者之不能及也。或曰。素問鍼經明堂三部之書。非黃帝書。似出於戰國。曰。人生天地之間。八尺之軀。藏之堅脆。府之大小。穀之長少。脈之長短。血之清濁。十二經之血氣。大數皮膚包絡其外。可剖而視之乎。非大聖上智。孰能知之。戰國之人何與焉。大哉黃帝內經十八卷。鍼經三卷。最出遠古。皇甫士安能撰而集之。惜簡編脫落者已多。是使文字錯亂。義理顚倒。世失其傳。學之者鮮矣。唐甄權但脩明堂圖。孫思邈從而和之。其餘篇第。亦不能盡言之。國家詔儒臣。校正醫書。令取素問九墟靈樞太素經千金方及翼。外臺祕要諸家善書校對。玉成繕寫。將備親覽。恭惟主上聖哲文明。光輝上下。孝慈仁德。蒙被衆庶。大頒岐黃。遠及方外。使皇化兆於無窮。和氣浹而充塞。茲亦助人靈順陰陽明教化之一端云。國士博士臣高保衡。尚書屯田郎中臣孫奇。光祿卿直祕閣臣林億等上。

四庫全書提要曰。甲乙經八卷。晉皇甫謐撰。是編皆論鍼灸之道。隋書經籍志稱黃帝甲乙經十卷。註曰。音一卷。梁十二卷。不著撰人姓名。考此書首。有謐自序。稱七略藝文志。黃帝內經十八卷。今有鍼經九卷。素問九卷。二九十八卷。卽內經也。又有明堂孔穴鍼灸治要。皆黃帝岐伯選事也。三部同歸。文多重複。錯互非一。甘露中。吾病風加苦聾。百日方治。案此四字。文義未明。疑有脫誤。今仍舊本錄之。謹附識于此。要皆淺近。乃撰集三部。使事類相從。刪其浮詞。除其重複。至爲十二卷案至字。文義未明。亦疑有誤。云云。是此書乃裒合舊文而成。故隋志冠以黃帝。然刪除謐名。似乎黃帝所自作。則於文爲謬。舊唐經籍志。稱黃帝三部鍼經十三卷。始著謐名。然較梁本多一卷。其幷音一卷計之數。新唐書藝文志。既有黃帝甲乙經十二卷。又有皇甫謐黃帝三部鍼經十三卷。兼襲二志之文。則更舛誤矣。書凡一百一十八篇。內十二經脈絡脈支別篇。疾形脈診篇。鍼灸禁忌篇。五藏傳病發寒熱篇。陰受病發痺篇。陽受病發風篇。各分上下。經脈篇。六經受病發傷寒熱病篇。各分上中下。實一百二十八篇。句中夾註。多引楊上善太素經。孫思邈千金方。王冰素問註。王惟德銅人圖。參考異同。其書皆在謐後。蓋宋高保衡孫奇林億等校正所加。非謐之舊也。考隋志。有明堂孔穴五卷。明堂孔穴圖三卷。又明堂孔穴圖三卷。唐志。有黃帝內經明堂十三卷。黃帝十二經脈明堂五藏圖一卷。黃帝十二經明堂偃側人圖十二卷。黃帝明堂三卷。又楊上善黃帝內經明堂類成十三卷。楊元孫黃帝明堂三卷。今竝亡佚。惟賴是書。存其精要。且節解章分。具有條理。亦尋省較易。至今與內經竝行。不可偏廢。蓋有由矣。

按弟堅曰。此書命以甲乙。未有詳解。按楊玄操難經序。昔皇甫玄晏總三部。爲甲乙之科。外臺祕要。引此書。其瘧病中云。出庚卷第七。水腫中云。出第八辛卷。又明堂及脚氣中。竝引丙卷。然則玄晏原書。以十干列。故以甲乙命名。隋志黃帝甲乙經十卷。可以證焉。今傳本竝玄晏自序。作十二卷。蓋非其眞也。魏都賦。次舍甲乙。西南其戶。李善註。甲乙。次舍之處。以甲乙紀之也。景福殿賦。辛壬癸甲。爲之名秩。呂延濟註。言以甲乙爲名次也。此其義一爾。

徐氏悅龍銜素鍼并孔穴蝦蟇圖舊新唐志。鍼。作鍼經二字。　隋志三卷　佚

亡名氏雜鍼經　隋志四卷　佚

程氏天祚鍼經　隋志六卷　佚

亡名氏灸經　隋志五卷　佚

曹氏闕名灸方　隋志七卷　佚

秦氏承祖偃側雜鍼灸經　隋志三卷　佚

偃側人經　隋志二卷　佚

明堂圖　舊唐志三卷　佚

徐氏叔嚮鍼灸要鈔　隋志一卷　佚

張氏子存赤烏神鍼經舊不著撰人名字。今據唐志訂補。　隋志一卷　佚

亡名氏明堂流注　隋志六卷　佚

明堂孔穴　隋志五卷　佚

明堂孔穴　隋志一卷　佚

新撰鍼灸穴　隋志一卷　佚

明堂孔穴圖　隋志三卷　佚

偃側圖　隋志八卷　佚

偃側圖　隋志二卷　佚

明堂蝦蟇圖　隋志一卷　佚

鍼灸圖要決　隋志一卷　佚

鍼灸圖經　隋志十一卷註本十八卷　佚

鍼灸經　隋志一卷　佚

十二人圖　隋志一卷　佚

流注鍼經　隋志一卷　佚

曹氏闕名灸經　隋志一卷　佚

謝氏闕名鍼經　隋志一卷　佚

殷氏元鍼經　隋志一卷　佚

亡名氏要用孔穴　隋志一卷　佚

九部鍼經　隋志一卷　佚

釋氏僧匡鍼灸經　隋志一卷　佚

亡名氏三奇六儀鍼要經　隋志一卷　佚

楊氏上善黃帝內經明堂類成　舊唐志十三卷　闕

自序曰。臣聞星漢照迴。□□分其瀾□□巫瀆水□□□□□□□所以□□□□化遍乾坤之氣。象人之秀異。得□□□雖四體百節。必有攸繫。而五藏六府。咸存厥司。在於十二經脈□□綱領是猶玉繩分晷。而□者不□金□物戀。而晦明是□。至於□□□□財□□□□□乃細而運之者廣。言命則微而攝之者大。血氣爲其宗本。經脉導其源流。呼吸運其陰陽。營衛通其表裏。始終相襲。上下分□亦□□榮輸□□□□□□相傾。躁靜交兢。而晝夜不息。循環無窮。聖人參天地之功。測形神之理。貫穿祕奧。弘長事業。秋毫不遺。一言罕謬。教與絕□仁被羣有。舊製此經。分爲三卷。□候交雜。窺察難明。支體□經復與八脉亦如沮漳沅澧□波於□漢豐滈□絡分態於河宗。是以十二經脉。各爲一卷。奇經八脉。復爲一卷。合爲十三卷焉。欲使九野區分。望□□□□□六音疏□變混□而歸□且也□□□□累氣殊流合濟無乖勝範□稟皇明。以宣後學。有巢在昔。而大壯成□棟宇絪罟猶祕以明離照其佃漁今乃成之。聖曰。取諸不遠。然□□□□□□□□太素陳其宗旨。明堂表其□見。是猶天一地二。亦漸通其妙物焉。

楊氏玄操撰注黃帝明堂經　舊唐志三卷　佚

亡名氏灸經　舊唐志一卷　佚

雷氏闕名灸經　新唐志一卷　佚

甄氏權鍼經鈔舊不著撰人名氏。今據崇文總目訂補。　新唐志三卷　佚

鍼方舊不著選人名氏。今據唐書本傳訂據。　新唐志一卷　佚

明堂人形圖 同上 新唐志一卷 佚

米氏 遂 明堂論 崇文總目。作朱遂。 新唐志一卷 佚

孫氏 思邈 明堂經圖 佚

孫思邈曰。安康公李襲與稱武德中出鎮潞州。屬隨徵士甄權。以新撰明堂示余。余既暗昧。未之奇也。時有深州刺史成君綽。忽患頸腫如數升。喉中閉塞。水粒不下。已三日矣。以狀告余。余屈權救之。針其右手次指之端。如食頃氣息卽通。明日飲噉如故。爾後縉紳之士。多寫權圖。略遍華裔。正觀中。入爲少府。奉勅修明堂。與承務郎司馬德逸。太醫令謝季卿。太常丞甄立言等。校定經圖。於後以所作呈示甄權。曰。人有七尺之軀。臟腑包其內。皮膚絡其外。非有聖智。孰能辨之者乎。吾十有八。而志學於醫。今年過百歲。研綜經方。推究孔穴。所疑更多矣。竊聞尋古人。伊尹湯液。依用炎農本草。扁鵲針灸。一準黄帝雷公。問難殷懃。對揚周密。去聖久遠。愚人無知。道聽塗說。多有穿鑿。起自胷臆。至如王遺烏御之法。單行淺近。雖得其效。偶然卽謂神妙。且事不師古。遠涉必泥。夫欲行針者。必準軒轅正經。用藥者。須依神農本草。自餘名醫別錄。益多誤耳。余退以甲乙校秦承祖圖。有旁庭藏會等一十九穴。按六百四十九穴。有目無名。其角孫景風一十七穴。三部針經具存焉。然其圖闕漏。仍

有四十九穴。上下倒錯。前後易處。不合本經。所謂失之毫釐。差之千里也云云。（千金翼方）

鍼經　宋志一卷　佚

崔氏（知悌）骨蒸病灸方（宋志。作勞灸法。外臺。作崔氏別錄灸骨蒸方圖。中書侍郎崔知悌撰。）新唐志一卷（外臺。載灸骨蒸法圖四首。云出第七卷中。據此。王氏所錄。似在纂要方中者。）　佚

自序曰。夫含靈受氣。稟之於五常。（按蘇沈良方作五行。）攝生乖理。降之以六疾。至若岐黃廣記。抑有舊經。（蘇沈。抑。作蔚。）攻灸單行。（蘇沈。單。作兼。）罕取今術。（蘇沈。作顯著斯術。）骨蒸病者。亦名傳屍。亦謂殗殜。亦稱伏連。（蘇沈。作復連。）亦曰無辜。丈夫以癖氣爲根。婦人以血氣爲本。無問少長。多染此疾。嬰孺之流。傳注更苦。其爲狀也。髮乾而聳。或聚或分。或腹中有塊。或腦後近下兩邊有小結。（蘇沈。無近下字。）多者乃至五六。或夜臥盜汗。夢與鬼交通。（蘇沈。無通字。）雖目視分明。而四肢無力。或上氣食少。漸就沈羸。縱延時日。終於溘盡。余昔忝洛州司馬。常三十日。灸活十三人。前後差者。數過二百。（蘇沈。過作踰。）至如狸頭（蘇沈。作狸骨。）獺肝。徒聞曩說。金牙銅鼻。罕見其能。未若此方。扶危拯急。非止單攻骨蒸。又別療氣。療風。或瘴或勞。或邪或癖。（蘇沈。此有或字。）患狀既廣。救愈亦多。不可具錄。（蘇沈。作灸活者不可具述。）略陳梗槩。又恐傳授謬訛。以誤將來。今故具圖形狀。庶令覽者易悉。使所在流布。頗用家藏。未暇外請名醫。傍求上藥。還

魂反魂。何難之有。遇斯疾者。可不務乎。外臺秘要方

舊唐書崔知溫傳曰。兄知悌。高宗時。官至戶部尚書。

新唐書崔知溫傳曰。兄知悌亦至中書侍郎。與戴至德郝處俊李敬玄等。同賜飛白書贊。而知悌敬玄以忠勤見表。還尚書左丞。裴行儉之破突厥。斬泥孰匐殘落保狼山。詔知悌馳往定襄慰將士。行儉平道寇有功。終戶部尚書。

沈括曰。崔丞相灸勞法。外臺秘要崔相家傳方。及王寶臣經驗方。悉編載。然皆差誤。毘陵郡有石刻。最詳。余取諸本參校。成此一書。比古方極爲委曲。依此治人。未嘗不驗。往往一灸而愈。予在宣城。久病虛羸。用此而愈。蘇沈良方

亡名氏新集明堂灸法　崇文總目三卷　佚

山眺鍼灸經宋志註。眺。一作兆。　崇文總目一卷　佚

公孫氏克　鍼灸經　崇文總目一卷　佚

楊氏顏齊　灸經舊不著選人名氏。今據藝文略訂補。　崇文總目十卷　佚

亡名氏玄悟四神鍼法　崇文總目一卷　佚

點烙三十六黃經　讀書後志一卷　佚

趙希弁曰。右不著撰人。唐世書也。國史補云。自茗飲行于世。世人不復

病黃癉。

按聖惠方第五十五卷，載治三十六種黃證候點烙論并方。三十六種黃點烙應用俞穴處。蓋採是書全文而編入者也。

亡名氏鍼經（讀書敏求記。四庫全書提要。作銅人針灸經。）一卷（讀書敏求記。四庫全書提要。作七卷。）存

序曰：夫鍼術玄奧，難究妙門，歷代名工，恆多祖述，蓋指歸有異，機要不陳，或隱祕難明，或言理罔盡，或義博而詞簡，或文贍而意疎，背軒后之聖文，失岐伯之高論，致俾學者莫曉宗源。今則採摭前經，研覈至理，指先哲之未晤，達古聖之微言，總覽精英，著經一卷，斯經也，窮理盡性，通幽明玄，陳穴道而該通，指病源而咸既，用昭未晤，以導迷津，傳示將來，庶期攸遠者爾。

錢曾曰：銅人鍼灸經七卷，銅人鍼灸經，傳來已久，而竇氏祕傳內，有金津玉液、大小骨空、八風八邪、髁骨八法，此書與明堂灸經俱不載，何耶？

四庫全書提要曰：銅人鍼灸經七卷，不著撰人名氏。案晁公武讀書後志曰：銅人腧穴鍼灸圖三卷，皇朝王惟德撰。仁宗嘗詔惟德考次鍼灸之法，鑄銅人爲式，分藏府十二經，旁註腧穴所會，刻題其名，併爲圖法，及主療之術，刻板傳於世。王應麟玉海曰：天聖五年十月壬辰，醫官院上所鑄腧穴銅人式二，詔一置醫官院，一置大相國寺仁濟殿。先是

上以鍼砭之法。傳述不同。命尚藥奉御王惟一。考明堂氣穴經絡之會。鑄銅人式。又纂集舊聞。訂正譌謬。爲銅人腧穴鍼灸圖經三卷。至是上之。摹印頒行。翰林學士夏竦序所言。與晁氏略同。惟王惟德作惟一。人名小異耳。此本卷數不符。而大致與二家所言合。疑或天聖之舊本。而後人析爲七卷歟。周密齊東野語曰。嘗聞舅氏章叔恭云。昔倅襄州日。嘗獲試銅人全像。以精銅爲之。府藏無一不具。其外腧穴。則錯金書穴名於旁。凡背面二器相合。則渾然全身。蓋舊都用此以試醫者。其法外塗黃蠟。中實以汞。俾醫工以分析寸。案穴試鍼。中穴則鍼入而汞出。稍差則鍼不可入矣。亦奇巧之器也。後趙南仲歸之內府。叔恭嘗寫二圖。刻梓以傳焉。今宋銅人及章氏圖皆不傳。惟此書存其梗概爾。

按此書收在于聖惠方第九十九卷。今味其序語。非出于唐以後之人者。原本當自單行。王懷隱等編書。採入其全文者也。熊氏衛生堂所刊。劃爲七卷。改名銅人鍼灸經。敏求記并提要所著。則是也。彼未見聖惠方銅人圖經等書。故其說特致傅會矣。

明堂灸經　一卷　存

序曰。夫玄黃始判。上下爰分。中和之氣爲人。萬物之間最貴。莫不稟陰陽氣度。作天地英靈。頭像圓穹。足摸厚載。五藏法之五嶽。九竅以應九州。四肢體彼四時。六府配乎六律。瞻視同於日月。呼吸猶若風雲。氣血以類江河。毛髮比之草木。雖繼體父母。悉取像於乾坤。貴且若斯。命豈輕也。是以立身之道。濟物居先。保壽之宜。治病爲要。草木有蠲痾之力。鍼灸有刼病之功。欲滌邪由。信兹益矣。夫明堂者。聖人之遺教。黃帝之正經。敍血脈循環。陰陽俞募。窮流注之玄妙。辨穴道之根元。爲藏府權衡。作經絡津要。今則採其精華。去彼繁蕪。皆目覩有憑。手經奇效。書病源以知主療。圖人形貴免參差。幷集小兒明堂。編類于次。庶令長幼盡涉安衢。俾使華夷同歸壽域者爾。

按右收在于聖惠方第一百卷。是亦王懷隱等編書時所採入者。其實唐以前書也。隋唐志載明堂書數部。若此二書。不記撰人名氏。是以不可決定其何是。乃著于斯。至大辛亥春月燕山活濟堂刊本。分正背側人圖及小兒灸方。爲三卷。

西方子明堂灸經　醫藏目錄八卷　存

錢曾曰。西方子不知何解。昔黃帝問岐伯。以人之經絡。窮妙于血脈。參變乎陰陽。盡書其言。藏靈蘭之室。洎雷公請問。乃坐明堂以授之。後世言明堂者以此。今醫家記鍼灸之穴爲偶人。點志其處。名明堂。非也。

四庫全書提要曰。明堂灸經八卷。題曰西方子撰。不知何許人。與銅人鍼灸經。俱刊於山西平陽府。其書專論灸法。銅人惟有正背左右人形。此則兼及側伏。較更詳密。考唐志有黃帝十二經明堂偃側人圖十二卷。茲或其遺法歟。其曰明堂者。錢曾讀書敏求記云云。今考舊唐書經籍志。以明堂經脈。別爲一類。則曾之説信矣。古法多鍼灸竝言。或惟言鍼以該灸。靈樞稱鍼經是也。自王燾外臺祕要方。始力言誤鍼之害。凡鍼法鍼穴。俱删不錄。惟立灸法爲一門。此書言灸不言鍼。蓋猶燾意也。

直魯古鍼灸書　佚

按右見于遼史本傳。

吳氏復珪小兒明堂鍼灸經　宋志一卷　佚

王氏惟一銅人俞穴鍼灸圖經　崇文總目三卷　存

夏竦序曰。臣聞聖人之有天下也。論病以及國。原診以知政。王澤不流。則姦生於下。故辨淑慝以制治。眞氣不榮。則疢動於體。故謹醫砭以救民。昔我聖祖之問岐伯也。以爲善言天者。必有驗於人。天之數十有二。人經絡以應之。周天之度。三百六十有五。人氣血以應之。上下有紀。左右有象。督任有會。腧穴有數。窮妙于血脈。參變乎陰陽。始命盡書其言。藏於金蘭之室。洎雷公請問其道。迺坐明堂以授之。後世之言明堂者以此。由是門灸鍼刺之備備矣。神聖工巧之藝生焉。若越人起死。華佗愈躄。王纂驅邪。秋夫療鬼。非有神哉。皆此法也。去聖寖遠。其學難精。雖列在經訣。繪之圖素。而粉墨易糅。豕亥多譌。□艾而壞肝。投鍼而失胃。

平民受弊而莫贖。庸醫承誤而不思。非夫聖人。孰救茲患。洪惟我后。勤哀兆庶。廸帝軒之遺烈。祗文母之慈訓。命百工以脩政令。敕太醫以謹方技。深惟鍼艾之法。舊列王官之守。人命所繫。日用尤急。思革其謬。求濟于民。殿中省尚藥奉御王惟一素授禁方。尤工厲石。竭心奉詔。精意參神。定偃側於人形。正分寸於腧募。增古今之救驗。刊日相之破漏。總會諸說。勒成三篇。上又以古經訓詁至精。學者封執多失。傳心豈如會目。著辭不若案形。復令創鑄銅人爲式。內分腑臟。旁注谿谷。井榮所會。孔穴所安。竅而達中。刻題于側。使觀者爛然而有第。疑者渙然而冰釋。在昔未臻。惟帝時憲。乃命侍臣。爲之序引。名曰新鑄銅人腧穴鍼灸圖經。肇頒四方。景式萬代。將使多瘠咸詔。巨刺靡差。案說蠲痾。若對談於涪水。披圖洞視。如舊飲於上池。保我黎蒸。介乎壽考。昔夏后敍六極以辨疾。帝炎問百藥以惠人。固當讓德今辰。歸功聖域者矣。時天聖四年。歲次析木。秋八月丙申謹上。

趙希弁曰。銅人腧穴鍼灸圖經三卷。皇朝王惟德撰。仁宗嘗詔惟德考次鍼灸之法。鑄銅人爲式。分藏府十二經。旁注俞穴所會。刻題其名。幷爲圖法。幷主療之術。刻板傳於世。夏竦爲序。明堂者。謂雷公問道。黃帝授之。故名云。

王應麟曰。天聖五年十月壬辰。醫官院上所鑄腧穴銅人式二。詔一置醫官院。一置大相國寺仁濟殿。先是上以鍼砭之法。傳述不同。命尚藥奉御王惟一。考明氣穴經絡之會。鑄銅人式。又纂集舊聞。訂正訛謬。爲銅人腧穴鍼灸圖經三卷。至是上之。摹印頒行。翰林學士夏竦序。以四年歲次析木秋八月丙申上。七年閏二月乙未。賜諸州。

明一統志曰。三皇廟。在順天府治南明照坊。元元貞初建。內有三皇幷歷代名醫像。東有神機堂。內置銅人鍼灸圖二十有四。凡五藏旁注。爲谿谷所會。各爲小竅。以導其源委。又刻鍼灸經于石。其碑之題篆。則宋仁宗御書。元至元間。自汴移置。此洪武初。銅人取入內府。圖經猶存。

熊均曰。宋咸淳間。翰林醫官朝散大夫殿中省尚藥奉御騎都尉王惟一編修銅人腧穴鍼灸圖經五卷。

高武曰。銅人鍼灸圖三卷。宋仁宗詔王維德考次鍼灸之法。鑄銅人爲式。分府藏十二經。旁註俞穴所會。刻題其名。幷爲圖法。幷主療之術。刻板傳於世。夏竦爲序。然其窌穴。比之靈樞本輸骨空等篇。頗亦繁雜也。

明英宗御製序曰。人之生。稟陰陽五行而成。故人之身。皆應乎天。人身經脈十二。實應天之節氣。周身氣穴。三百六十。亦應周天之度數。其理微矣。而醫家砭焫之功。尤神且速。欲後之造其突奧。識其微妙。厥亦難哉。宋天聖中。創作銅人腧穴鍼灸圖經三卷。刻諸石。復範銅肖人。分布腧穴于周身。畫焉竅焉。脈絡條貫。纖悉明備。考經案圖。甚便來學。其亦心前聖之心。以仁夫生民者矣。於今四百餘年。石刻漫滅而不完。銅象昏暗而難辨。朕重民命之所資。念良製之當繼。乃命礱石範銅。倣前重作。加精緻焉。建諸醫官。式廣教詔。嗚呼。保民者君人之事。醫雖其道之一端。然民命所係。故聖人肇之。歷代尚之。夫使斯民。皆獲保終其天年者。宜必資於此。斯朕所爲惓惓體前聖之仁。以貽無窮也。來者尚敬之哉。故引諸其端。大明正統八年三月二十一日。

按先子曰。讀書後志。惟一作惟德。鍼灸聚英古今醫統亦同。可疑。咸淳。南宋度宗時號。而此書舊凡三卷。其爲五卷者。金大定中所刻。補註本也。熊氏云。宋咸淳間。王惟一編。書五卷。誤甚。鍼科醫官山崎子政先生嘗曰。明滑壽著十四經發揮。一據金蘭循經。云然其所引循經文。與此書毫無差異。乃知循經全取諸銅人而滑壽未嘗見銅人圖經也。蓋元明之際。隱晦罕傳。英宗之重修。抑繇此乎。

亡名氏補註銅人腧穴鍼灸圖經　五卷　存

按此書不知出于何人。第三卷。載大定丙午歲上元日平水閑邪聵叟鍼灸避忌太一圖序。序後有書軒陳氏印行木記。考丙午。金世宗大定十六年。即宋孝宗淳熙十三年也。涉園山崎子政先生嘗得此刻。將重彫行于世。使余序之。先子稱雖天聖之舊。尤可貴重焉。

銅人腧穴鍼灸圖經部數　一卷　存

按此明英宗重修石本所附。徐三友校刊。爲第四卷。蓋非宋板之舊也。

王氏惟一 明堂經 宋志三卷 佚

亡名氏灸經背面相 宋志二卷 佚

許氏希 神應鍼經要訣 宋志一卷 未見

宋史本傳曰。許希開封人。以醫爲業。補翰林醫學。景祐元年。仁宗不豫。侍醫數進藥不效。人心憂恐。冀國大長公主薦希。希診曰。鍼心下包絡之間。可亟愈。左右爭以爲不可。諸黃門祈以身試。試之無所害。遂以鍼進。而帝疾愈。命爲翰林醫官。賜緋衣銀魚及器幣。希拜謝已。又西向拜。帝問其故。對曰。扁鵲臣師也。今者非臣之功。殆臣之賜。安敢忘師乎。乃請以所得金興扁鵲廟。帝爲築廟於城西隅。封靈應侯。其後廟益完。學醫者歸趨之。因立太醫局於其旁。希至殿中省尚藥奉御。卒。著神應鍼經要訣。行於世。錄其子宗道。爲內殿崇班。

王氏處明 玄祕會要鍼經 宋志五卷 佚

亡名氏明堂玄眞經訣 宋志一卷 佚

刺法 宋志一卷 佚

劉氏元賓 洞天鍼灸經 佚

按右見于安福縣志。

賜大師劉眞人大本瓊瑤發明神書　二卷　未見

四庫全書提要曰。大本瓊瑤發明神書二卷。舊本題賜太師劉眞人撰。不著其名。前有崇寧元年序。則當爲宋徽宗時人。然序稱許昌滑君伯仁嘗看經絡專專。案專專二字疑誤。姑仍原本錄之。手足三陰三陽。及任督也。觀其圖彰訓釋。案圖彰二字未詳。今亦姑仍舊本。綱舉目張云云。伯仁。滑壽字也。元人入明。明史載之方技傳。崇寧中人何自見之。其僞可知矣。書中所言。皆鍼灸之法及方藥。蓋庸妄者所託名也。

瓊瑤眞人鍼經　讀書敏求記三卷　未見

錢曾曰。題云賜大師劉眞人集。未詳何時人。神農煮鍼法。他書俱失載。獨備于此。亦可寶也。

瓊瑤眞人八法神鍼紫芝春谷全書　讀書敏求記二卷　未見

錢曾曰。峨眉山人黃士眞序而傳之。錄于至正乙未仲秋。

莊氏綽膏肓腧穴灸法　宋志一卷書錄解題作二卷。　存

跋曰。余自許昌遭笋狄之難。憂勞難危。衝冒寒暑。避地東下。丁未八月。抵泗濱。感痎瘧。既至琴川。爲醫妄治。榮衛衰耗。明年春末。尚苦胕腫腹脹氣促。不能食。而大便利。身足重痿。杖而後起。得陳了翁家。專爲灸膏肓俞。自丁亥至癸巳。積三百壯。灸之。次日卽胸中氣平。腫脹俱損。利止

而食進甲午巳能肩輿出謁。後再報之。仍得百壯。自是疾證浸減。以至康寧。特新舊間見此殊切。灸者數人。宿痾皆除。孫眞人謂。若能用心方便。求得其穴而灸之。無疾不愈。信不虛也。因考醫經同異。參以諸家之說。及所親試。自量寸以至補養之法。分爲十篇。一繪身指屈伸坐立之像。圖於逐篇之後。令覽之者易解。而無徒冤之失。亦使眞人求穴濟衆之仁。益廣於天下也。建炎二年二月十二日。朝奉郎前南道都總管同幹辦公事賜緋魚袋莊綽記。

明堂鍼灸經　書錄解題二卷　佚

王氏執中鍼灸資生經　讀書附志七卷　存

趙希弁曰。右王執中所編也。執中。東嘉人。嘗爲從政郎澧州教授云。

徐正卿序曰。銅人明堂。黃帝岐伯鬼臾區留以活天下後世。自隔膽透膚之妙無傳。乃謂是能絕筋脈。傷血肉。至望而畏之。有疾則甘心於庸醫。百藥之俱試。不知病在巔者。必灸風池風府。非桂枝輩所能攻。病在膺者。必灸刺魂門。雖枳實輩不能下。遂至於束手無策。豈不哀哉。近世朱肱龐安常俱爲鍼法。許知可亦謂病當以刺愈。二僊鄒握虎以治法爲歌詩該括行。古聖賢活人之意。賴以復傳。今東嘉王叔權又取三百六十穴。背面巔末。行分類別。以穴對病。凡百氏之說切於理。自己之見得於心者。悉疏于下。鍼灸之書。至是始略備。古聖賢活人之意。至是始無遺憾。傳謂爲人子者。不可不學醫。予親年八十。精力強健。非賴此書耶。因俾醫衛世傑訂證。不傳見者。十有八條。鋟木庾司。以補惠民之闕。時嘉定庚辰孟夏朔。承議郎提舉淮南東路常平茶鹽公事徐正卿序。

趙綸後序曰。予得倅澧陽。吏以圖經來呈。暇日閱之。見文籍之目。有灸經焉。意其非明堂。卽銅人也。祗役以來。親故惠書。及士夫之經從者。多以印置此書爲託。扣其所以。乃前郡博士王君執中之所編著也。求其版則亡之矣。豈好事者。攜之以去。或守藏者不謹。而散逸之邪。然是經流傳既久。豈無存者。冥加搜訪。竟未得之。憶篋中有淮東庾使徐君正卿所刊鍼灸資生經。取而視之。其序引。歷述東嘉王叔權發明編類之功。且謂鍼灸之書。至是始略備。古聖賢活人之意。至是始無遺憾。則知王君之用心。亦仁且至矣。所謂叔權者。其王君之字歟。一日出示醫論劉澐。劉一見驚且喜曰。王君所刊。正此書也。今之刻畫精緻。視昔有加。究所繇來。蓋徐君嘗主民曹。於是邦得此書。歸而刊之耳。吁是經也。王君首刊之澧陽。今不復存。徐君繼刻之海陵。其存與否。又未可知。版之不存。則二君之志。將遂湮微。豈不惜哉。予負丞于此。適攜以偕。殆非偶然者。亟命工鋟梓。以廣其傳。使是書得不泯絕。其於衛生。豈曰小補。紹定四年四月望。朝散郎澧陽郡丞趙綸後序。

高武曰。資生經。東嘉王執中叔權取三百六十穴。背面顛末。行分類別。以穴屬病。蓋合銅人千金明堂外臺而一之者也。

四庫全書提要曰。鍼灸資生經七卷。舊本題葉氏廣勤堂新刊。蓋麻沙本也。不著撰人名氏。前有嘉定庚辰徐正卿初刊序。稱東嘉王叔權作。又有紹定四年趙綸重刊序。稱澧陽郡博士王執中作。而疑叔權爲執中字。以字義推之。其說是也。其書第一卷。總載諸穴。二卷至末。分論諸證。經緯相資。各有條理。頗爲明白易曉。舊本冠以徽宗崇寧中陳承裴宗元陳師文等校奏醫書一表。與序與書。皆不相應。考裴宗元陳師文等。卽校正太平惠民和劑局方之人。殆書賈移他書進表。置之卷端。欲以官書取重歟。然宋代官書。自有王惟德銅人鍼灸經。曷可誣也。

聞人氏 耆年 備急灸法 一卷 存

題詞曰。古人云。凡爲人子。而不讀醫書。是謂不孝。則夫有方論。而不傳諸人者。寧不謂之不仁乎。然方書浩博。無慮萬數。自非夙者究心。未易尋檢。本朝名醫團練使張渙著雞峯普濟方。外又立備急一卷。其方皆單行獨味。緩急有賴者。張公之用心。其可謂切於濟人者矣。僕自幼業醫。凡古人一方一技。悉講求其要。居鄉幾四五十載。雖以此養生。亦以此利人。僕今齒髮衰矣。每念施藥惠人。力不能逮。其間惠而不費者。莫如鍼艾之術。然而鍼不易傳。凡倉卒救人者。惟灼艾爲第一。今將已試之方。編述成集。鋟木以廣其傳。施之無疑。用之有效。返死迴生。妙奪造化。其有稍涉疑難之穴。見諸圖畫。使抱疾遇患者。按策可愈。庶幾少補云。寶慶丙戌正月望。杜一鍼防禦埍樵李聞人耆年述。

楊氏闕名玉龍歌　讀書敏求記一卷　未見

錢曾曰。玉龍一百二十穴。有穴行鍼。恐時人有差別。故作此歌。以爲備生之寶焉。

葛氏可久十二經絡　佚

按右見于古今醫統。

醫籍考卷二十二

東都　丹波元胤紹翁編

明堂經脈二

李氏慶嗣鍼經　一卷　佚

金史本傳曰。李慶嗣。洛人。少舉進士不第。棄而學醫。讀素問諸書。洞曉其義。大德間。（按大德。夏崇宗乙卯所改年號。當金熙宗天會十三年。而金人不可稱之。疑是當作大定。）歲大疫。廣平尤甚。貧者往往闔門臥病。慶嗣攜藥與米分遺之。全活者衆。慶嗣年八十餘。無疾而終。所著傷寒纂類四卷。考證活人書二卷。傷寒論三卷。鍼經一卷。傳於世。

李氏源流注指要　佚

按右見于醫學源流。

竇氏傑鍼經指南　一卷　存

流注指要賦後序曰。望聞問切。推明得病之原。補瀉迎隨。揭示用鍼之要。予於是學。自古迄今。雖常覃思以研精。竟未鈎玄而索隱。俄經傳之暇日。承外舅之訓言。亡了世紛。續推兵擾。（二句難解。衛生寶鑑。作云及世紛。孰非兵擾。又似不爲義。）其人也神無依。而心無定。或病之精必奪。而氣必衰。兼方國以亂而隔殊。藥物絕商而那得。訪歷市而求方。效不若砭。力排疾勢。既已受教。遂敏求師。前後僅十七年。無一二眞箇輩。後避屯於蔡邑。方獲訣於李君。（舊註。名源巨明。）斯人以鍼道救疾也。除疼痛於目前。愈瘵疾於指下。信所謂伏如橫弩。應若發機。萬舉萬全。百發百中者也。加以好生之念。素無竊利之心。嘗謂予曰。天寶不付於非仁。聖道須傳於賢者。僕素不求援。遂伸有求之懇。獲垂無吝之誠。（三句舊多脫文。今據衞生寶鑑訂補。）授穴之所祕者。四十有二療（舊。療。訛作聖。今據衞生寶鑑改訂。）疾而不瘳者萬千無一。銘諸心而著之髓。務整其困而扶其危而後除疼迅速若手拈。破結聚渙如冰釋。夫鍼者也。果神矣哉。然念茲穴俞以或忘。借其聲律則易記。輒裁八韻。賦就一編。詎敢匿於己私。庶共傳於同志。昔歲次壬辰。重九前二日題。

元史類編曰。竇默。字子聲。初名傑。字漢卿。廣平肥水鄉人。幼嗜書。金末遭兵亂被俘。同時三十人皆見殺。惟默得脫歸。其家破母亡。遂南走渡河。遇醫者王翁（通鑑。作李浩。）妻以女。使業醫。後仕元世祖。官至昭文館大學士。卒。時年八十餘。追封魏國公。謚文正。

羅天益曰。癸丑歲。竇子聲先生隨駕在瓜忽都田地裏住。冬與先生講論。因視見流注指要賦。及補瀉法。用之多效。（衞生寶鑑）

熊均曰。竇傑。字漢卿。古肥人。官至太師。以醫學顯於世。得鍼灸法。遂著鍼經指南。

高武曰。鍼經指南。古肥竇漢卿所撰。首標幽賦。次定八穴指法。及叶蟄宮圖。頗於素問有不合者。

徐春甫曰。竇太師鍼灸。一名鍼灸指南。名傑。字漢卿。爲金太師。

錢曾曰。太師鍼灸一卷。竇太師鍼灸。傳于婺源王鏡澤。一百二十八法錄于成辛丑夏五月。藏書家未見有此本也。

王氏開 重註標幽賦 佚

金華府志曰。王鏡澤。名開。字啓元。蘭谿人。家貧好讀書。不遇於時。遂肆力醫道。遊大都竇太師漢卿之門。二十餘年。悉傳其術以歸。竇公囑之曰。傳吾術以濟人。使人無病。卽君之報我也。遇人有疾。輒施鍼砭。無不立愈。至元初。領揚州教授。以母老辭。所著有重註標幽賦傳於世。子國瑞。孫廷玉。曾孫宗澤。皆克世其業云。

祝氏定 註竇太師標幽賦 佚

處州府志曰。祝定。字伯靜。麗水人。以醫術鳴。洪武初。授本府醫學提舉。轉正科。註竇太師標幽賦。醫學咸宗之。

竇文貞公六十六穴流注祕訣 醫藏目錄一卷 未見

子午流注 一卷 未見

注銅人鍼經密語　一卷　佚

王氏開　增注鍼經密語　一卷　佚

貝瓊序略曰。皇元時。竇文貞公得丘長生之傳。大顯于中朝。而四方咸宗之。且推其所得。述標幽二賦行于世。後注銅人鍼經密語一卷。未成而沒。其徒有蘭谿王鏡潭及其子瑞菴者。增注而成之。則三百六十五穴之分。不可有一過不及之差。淵乎微哉。一日瑞菴挾之訪予殳山。求序以冠其端。予讀之累日。爲之嘆曰。嗟乎。鍼爲醫之一耳。而書之浩繁。有不可勝窮者。皆非所以爲密也。夫觀室而不覩其密。則未造乎室。適道而不求其密。則未造乎道。補注密語。其用鍼之奧窔乎。然其書閟而未廣也。鏡潭父子。因文貞公之注。復詳之于後。則所謂密語者。旣顯而不得閟矣。學者獲從而考之。則知其所愼。而見于治人者。足以冀夫十全之效。而無悟也已。故不辭而書其說云。清江文集

忽氏公泰　金蘭循經取穴圖解　讀書敏求記一卷　未見

高武曰。金蘭循經。元翰林學士忽泰必列所著。其子光濟詮次。大德癸卯平江郡文學巖陵邵文龍爲之序。首繪藏府前後二圖。中述手足三陰三陽走屬。繼取十四經絡流注。各爲註釋。列圖於後。傳之北方。自恆山董氏鋟梓吳門。傳者始廣。自滑氏註十四經發揮。而人始嫌其簡略

矣。

錢曾曰。忽先生名公泰。字吉甫。元翰林集賢直學士。中順大夫。是書與素問。若合符節。大德癸卯。刊於吳門。圖長尺有四。折而裝潢之。他書未有也。

亡名氏節要 一卷 存

鍼經摘英集 一卷 存

按右二種。收在于濟生拔粹。

何氏若愚流注指微賦 一卷 存

四庫全書提要曰。流注指微賦一卷。元何若愚撰。若愚爵里未詳。原註有云。指微論三卷。亦是何公所作。探經絡之賾。原鍼灸之理。明營衛之淸濁。別孔穴之部分。然未廣傳於世。於內自取義。以成此賦。則若愚先著指微論。又自約其義。爲此賦。便記誦也。今指微論不傳。惟此賦載永樂大典中。

按此賦載在于子午流注鍼經卷首。題云南唐何若愚撰。常山閻明廣註。考賦中有范九思療咽。於江夏聞見言希之語。蓋范宋嘉祐中人。然則此非南唐人所撰者。提要以爲元人。當又有所據。

流注指微論 四庫全書提要三卷 未見

子午流注鍼經 三卷 存

竇氏桂芳鍼灸雜説　一卷　未見

高武曰。鍼灸雜説。建安竇桂芳類次。取千金禁忌人神。及離合眞邪論。未能曲盡鍼灸之妙。

葛氏應雷經絡十二論　佚

按

王氏鏡潭鍼灸全書　醫藏目錄一卷　未見

王氏國瑞扁鵲神應鍼灸玉龍經　未見

四庫全書提要曰。扁鵲神應鍼灸玉龍經。元王國瑞撰。國瑞。婺源人。其書專論鍼灸之法。首爲一百二十穴玉龍歌八十五首。次爲註解標幽賦一篇。次爲天星十一穴。歌訣十二首。次爲人神尻神太乙九宮歌訣。次爲六十六穴治證。次爲子午流注心要祕訣。次爲日時配合六法圖。次爲盤石金直刺祕傳。次又附以鍼灸歌及雜錄切要。後有天歷二年國瑞弟子周仲良序。稱託名扁鵲者。重其道而神之。其中名目頗涉鄙俚。文義亦多淺近。不出方技家之鄙習。而專門之學。具有授受。剖析簡要。循覽易明。非精於斯事者。亦不能言之切當若是也。

滑氏壽十四經發揮　醫藏目錄三卷　存

自序曰。人爲血氣之屬。飲食起居。節宣微爽。不能無疾。疾之感人。或內或外。或小或大。爲是動。爲所以生病。咸不出五藏六府。手足陰陽。聖賢者興。思有以治之。於是而入者。於是而出之也。上古治病。湯液醪醴爲甚少。其有疾。率取夫空穴經隧之所統繫。視夫邪之所中。爲陰爲陽。而灸刺之。以驅去其所苦。觀内經所載服餌之法。纔一二。爲灸者四三。其它則明鍼刺。無慮十八九。鍼之功其大矣。厥後方藥之説肆行。鍼道遂寢不講。灸法亦僅而獲存。鍼道微而經絡爲之不明。經絡不明。則不知邪之所在。求法之動中機會。必捷如響。亦難矣。若昔軒轅氏岐伯氏斤斤問答。明經絡之始末。相孔穴之分寸。探幽摘邃。布在方册。亦欲使天下之爲治者。視天下之疾。有以究其七情六淫之所自。及有以察夫某爲某經之陷下也。某爲某經之虚若實。可補寫也。某爲某經之表裏。可汗可下也。鍼之灸之。藥之餌之。無施不可。俾免夫頻蹙呻吟。抑已備矣。遠古之書。淵乎深哉。於初學或未易也。乃以靈樞經本輸篇。素問骨空等論。裒而集之。得經十二。任督脈云行腹背者二。其隧穴之周於身者。六百五十有七。考其陰陽之所以往來。推其骨空之所以駐會。圖章訓釋。綴以韻語。釐爲三卷。目之曰十四經發揮。庶幾乎發前人之萬一。且以示初學者。於是而出入之嚮方也。烏乎考圖以窮其源。因文以求其義。尚不戾前人之心。後之君子。察其勤而正其不逮。是所望也。至正初元閏月六日許昌滑壽自序。

呂復序曰。觀文於天者。非宿度無以稽七政之行。察理於地者。非經水無以別九圍之域。矧夫人身而不明經脈。又烏知榮衞之所統哉。此內經靈樞之所由作也。竊嘗考之。人爲天地之心。三材蓋一氣也。經脈十二。以應經水。孫絡三百六十有五。以應周天之度。氣血稱是。以應周期之日。宜乎榮氣之榮於人身。晝夜環周。軼天旋之度。四十有九。或謂衞氣不循其經。殆以晝行諸陽。夜行諸陰之異。未始相從。而未嘗相離也。夫日星雖殊。所以麗乎天者。皆陽輝之昭著也。河海雖殊。所以行乎地中者。實一水之流衍也。經絡雖交相貫屬。所以周於人身者。一榮氣也。噫。七政失度。則災眚見焉。經水失道。則洚潦作焉。經脈失常。則所生是動之疾。由是而成焉。以故用鍼石者。必明俞穴審闓闔。因以虛實。以補瀉之。此經脈本輸之旨。尤當究心。靈樞世無註本。學者病焉。許昌滑君伯仁父嘗著十四經發揮。專疏手足三陰三陽。及任督也。觀其圖章訓釋。綱舉目張。足以爲學者出入嚮方。實醫門之司南也。既成。將鋟梓以傳。徵余敘其所作之意。余不敏。輒書三材一氣之說以歸之。若別經絡筋骨度之屬。則此不暇備論也。時至正甲辰中秋日。四明呂復養生主書于票騎山之樵舍。

宋濂序曰。人具九藏之形。而氣血之運。必有以疏載之。其流注。則曰歷。曰循。曰經。曰至。曰抵。其交際。則曰會。曰過。曰行。曰達者。蓋有所謂十二經焉。十二經者。左右手足。各備陰陽者三。陰右而陽左也。陽順布而陰逆施也。以三陽言之。則太陽少陽陽明。陽既有太少矣。而又有陽明者何。取兩陽合明之義也。以三陰言之。則太陰少陰厥陰。陰既有太少矣。而又有厥陰者何。取兩陰交盡之義也。非徒經之有十二也。而又有所謂孫絡者焉。孫絡之數。三百六十有五。所以附經而行。周流而不息也。至若陰陽維蹻衝帶六脉。固皆有所繫屬。而唯督任二經。則苞乎腹背。而有專穴。諸經滿而溢者。此則受之。初不可謂非常經而忽略焉。法宜與諸經並論。通考其隧穴六百五十有七者。而施治功。則醫之神祕盡矣。蓋古之聖人。契乎至靈。洞視無隱。故能審系脉之真。原虛實之變。建名立號。使人識而治之。雖後世屢至抉膜導筵。驗幽索隱。卒不能越其範圍。聖功之不再。一至是乎。由此而觀。學醫道者。不可不明乎經絡。經絡不明。而欲治夫疢疾。猶習射而不操弓矢。其不能也決矣。濂之友滑君深有所見於此。以內經骨空諸論。及靈樞本輸篇所述經脉。辭旨簡嚴。讀者未易即解。於是訓其字義。釋其名物。疏其本旨。正其句讀。釐爲三卷。名曰十四經發揮。復慮隧穴之名。難於記憶。聯成韻語。附於各經之後。其有功於斯世也。不亦遠哉。世之著醫書者。日新月盛。非不繁且多也。漢之時僅七家耳。唐則增爲六十四。至宋遂至一百七十又九。其發明方藥。豈無其人。純以內經爲本。而弗之雜者。抑何其鮮也。若金之張元素劉完素張從正李杲四家。其立言垂範。殆或庶幾者乎。今吾滑君起而繼之。凡四家微辭祕旨。靡不貫通。發揮之作。必將與其書並傳無疑也。嗚呼。橐籥一身之氣機。以補以瀉。以成十全之功者。其唯鍼砭之法乎。若不明於諸經而誤施之。則不假鋒刃而戕賊人矣。可不懼哉。縱誘曰九鍼之法。傳之者蓋鮮。苟以湯液言之。亦必明於何經中邪。然後注何劑而治之。奈何粗工絕弗之講也。滑君此書。豈非醫途之輿梁也歟。濂故特爲序之以傳。非深知滑君者。未必不以其言爲過情也。滑君名壽。字伯仁。許昌人。自號爲攖寧生。博通經史諸家言。爲文辭溫雅有法。而尤深於醫。江南諸醫。未能或之先也。所著又有素問鈔。難經本義。行于世。難經本義。雲林危先生素嘗爲之序云。翰林學士亞中太夫知制誥兼脩國史金華宋濂謹序。

朱右曰。攖寧生傳鍼法於東平高洞陽。得其開闔流注。方圓補瀉之道。又究夫十二經走會屬絡。流輸交別之要。至若陰陽維蹻衝帶六脈。雖皆有繫屬。而惟督任二經。則苞乎腹背。而有專穴。諸經滿而溢者。此則

受宜與十二經並論。乃取內經骨空諸論。及靈樞本輸篇所述經脈。著十四經發揮。醫史

張氏權 十四經發揮合纂 十六卷 存

陳氏會 廣愛書 十卷 未見

神應經 一卷 存

寧獻王序曰。昔在太朴之世。未有藥物。獨用砭焫之道。活生民於掌握。此醫道之大者也。予喜其無藥物㕮咀之勞。而能回生於指下。可謂易矣。乃求其術於醫者。久而得之者。十有餘家。獨宏綱乃遇信卿席眞人所授之術。故其補瀉折量之法。其口訣指下之妙。與世醫之所不同。出於人者。見於此也。其徒二十四人。獨劉瑾得其指下之祕。故能繼宏綱之術而無墜也。予謂干將雖神。使之補履。莫若一錐之能。良藥雖衆。至於切病。莫若一針之捷。藥以氣味而達之。故其宣利經絡也遲。鍼以剌劆而取之。故其疏通血脈也速。況加以冰臺灼以神燧。助其眞陽。逐其陰邪。而元氣充矣。奚何病之有哉。若人遇夜。或在路。倘有微恙。藥不可得也。惟砭焫之術。可以應倉卒之用。士之於世。欲治生者。不可不知。予故愛而學之。乃命醫士劉瑾。重校其師宏綱所傳廣愛書十卷。予止取其穴之切于用者爲一卷。更其名曰神應經。內五百四十八證。計一二百

一十一穴。又擇其劉瑾之經驗者六十四證。計一百四十五穴。纂爲一册。目曰神應祕要。而以此心推之於衆庶。不負宏綱廣愛之仁也。此書世所未有。用傳於世。今命刊行。以紀於首章云。時在洪熙乙巳四月二十一日書。

四庫全書提要曰。神應經一卷。明陳會撰。劉瑾補輯。會字善同。稱宏綱先生。瑾字永懷。號恒菴。均不知何許人。瑾所附論。皆冠以臣字。亦不知何時進御本也。案宦官劉瑾。武宗時流毒海內。終以謀逆伏誅。斷無人肯襲其姓名者。此書當在正德前矣。所論皆鍼灸之法。有歌訣。有圖有訣。傳寫譌謬。不甚可據。前有宗脈圖一頁。稱梓桑君席宏達。九傳至席華叔。十傳在席信卿。十一傳至會。傳二十四人。嫡傳者二人。一曰康叔達。一即瑾也。又有席宏達誓詞。謂傳道者。必盟天歃血。立誓以傳。當於宗派圖下。註其姓名。如或妄傳非人。私相付度。陰有天刑。明有陽譴云。是道家野談耳。

按提要說欠詳。蓋似未見寧獻王序者。獻王序舊不題名。有咸躋壽域印記幷花押。與其所著乾坤生意活人心序所識同。即知是書。劉瑾因獻王之命。就陳會廣愛書節抄爲編。

楊氏珣鍼灸詳說　明史二卷　存

鍼灸集書　二卷　存

自序曰。歲在壬申。都察院右副都御史古弇耿公奉命來鎮關陝。便宜行事。政暇集珣謂曰。用藥必先明脈理。針灸在乎知穴法。此醫道之當然。脈理穴法雖在人身。而其治法具載於方書。用之者要當察眞體之切。庶不失位而誤人也。一或訛舛。則脈理不明。孔穴不眞。用藥針灸。徒爲人害。欲疾之瘳者難矣。嘗觀素問有云。小針之要。易陳而難入。斯言至矣。而東嘉王叔權資生經固詳。其間於十二經絡中穴。有列於正側偃伏之下者。使學者罔知經分。知子由太醫院出。親炙當代名人。博覽羣籍。必得其旨要。嘗著傷寒撮要等書。已行于世。子何不詳考諸說。立成經絡起止繪圖。分注腧穴。各歸所屬經。分類而集之。不惟使後學者有所持循。而濟世利人之功。亦莫大於此也。珣既承教。不敢固辭。乃取素問銅人諸書。參互考訂。分爲經絡起止。灌注交會。腧穴寸數。度量取穴之法。與夫鍼灸補瀉。治病腧穴。次韻括訣。悉類而集之。於正側偃伏所載之穴。各附本經。兼督任二脈之穴。繪於圖像。舉始見終。觀者了然心目。集爲一帙。凡二卷。名之曰鍼灸集書。呈藁間。公被召還朝。乙亥。公復鎮陝右。珣遂具錄以呈。公乃披而喜曰。子之集此書。深契前賢之心。亦發其藴奧。又且簡明。易於檢閱。誠有益於世也。於是始稟命工鋟梓以傳。欲人之獲覩是書。資之而有以全其生焉。其用心亦仁矣。珣俱愧聞見之不廣。採取之未備。凡我同志覽其訛缺。詳加訂正。庶幾脈理穴法。而無妄舉臆度之失。濟世衞生。不無小補云。書成因紀述作之意於卷端云。

鍼灸撮要穴法　一卷　未見

按右見于也是園書目。

凌氏雲流注辨惑　一卷　未見

浙江通志曰。凌漢章名雲。號臥巖。歸安文學。以孝感遇泰山異人。授明堂鍼術。治秦藩疾得瘳。孝宗聞之。延見聖濟殿。賜太醫院御醫。年七十有七。無疾而終。生平輕財好義。死之日。家無餘貲。

按是書。浙江通志經籍部。著之于眼疾類。也是園書目。錄之于瘡腫科。考二家似未讀其全書者。蓋流注當是經脈流注之義。漢章以鍼法顯名於當世。明史方伎傳。又載治驗數則。可知其所辨非眼疾瘡腫之謂矣。

汪氏機鍼灸問對　三卷　存

四庫全書提要曰。鍼灸問對三卷。明汪機撰。機字省之。祁門人。明史方伎傳。稱吳縣張頤。祁門汪機。杞縣李可大。常熟繆希雍。皆精通醫術。治病多奇中。即其人也。是書成於嘉靖壬辰。前有程鑛序。上中二卷論鍼法。下卷論灸法及經絡穴道。皆取靈樞素問難經甲乙經。及諸家鍼灸之書。條析其說。設爲問答。以發明其義。措語頗爲簡明。其論鍼能治有餘之病。不能治不足之病。詳辨內經虛補實瀉之說。爲指虛邪實邪。非指病體之虛實。又論古人充實。病中於外。故鍼灸有功。今人虛耗。病多在內。鍼灸不如湯液。又論誤鍼誤灸之害。與巧立名目之誣。皆術家所諱不肎言者。其說尤爲篤實。考機石山醫家。凡所療之證。皆以藥餌攻補。無僅用鍼灸奏功者。蓋惟深知其利病。故不妄施。所由與務奇技者異也。

高氏武鍼灸節要　三卷　存

四庫全書提要曰。鍼灸節要三卷。明高武撰。是書以難經素問爲主。難經首取行鍼補瀉。次取井滎俞經合。次及經脈素問。首九鍼。次補瀉。次諸法。次病刺。次經脈空穴。俱顛倒後先。於經文多割裂。

鄞縣志曰。高武。號梅孤。負奇好讀書。凡天文律呂兵法騎射。無不閑習。嘉靖中。武舉北上。因歷覽塞垣。以策干當路不用。遂棄歸。所言乾象無不驗。晚乃專精于醫。治人無不立起。嘗慨近時鍼灸多誤。手鑄銅人三。男婦童子各一。以試其穴。推之人身。所驗不爽毫髮。所著射學指南。律呂辨。痘疹正宗。鍼灸聚英發揮直指。各三十卷。行於世。

鍼灸聚英發揮　八卷　存

引曰。扁鵲有言。疾在腠理。熨焫之所及。在血脈。鍼石之所及。其在腸胃。

酒醪之所及。是鍼灸藥三者得兼。而後可與言醫。可與言醫者。斯周官之十全者也。曩武謬以活人之術止於藥。故棄鍼與灸。而莫之講。每遇傷熱入血室。閃挫諸疾。非藥餌所能愈。而必俟夫刺者。則束手無策。自愧技窮。因悟治病猶對壘。攻守奇正。量敵而應者。將之良。鍼灸藥因病而施者。醫之良也。思得師指。而艱其人。求之遠近。以鍼鳴者。各出編集標幽玉龍肘后流注神應等書。其於撫鍼補瀉。尚戾越人。從衛取氣。從榮置氣之說。復取素難而研精之。旁究諸家。又知素難爲醫之鼻祖。猶易爲揲蓍求卦之原。諸家醫流。如以錢擲甲子起卦。勾陳玄武。螣蛇龍虎。斷吉凶。似易而亂易也。後世鍼灸。亦若是爾。嗚呼。不溯其原。則昧夫古人立法之善。故嘗集節要一書矣。不究其流。則不知後世變法之弊。此聚英之所以纂也。安故狃近者。猶曰易窮則變。變則通。通則久。是以詩變而騷。君子取之。郡縣者封建之變。租庸者井田之變。後人因之。固足以經國治世。奚怪於鍼灸之變法哉。奚是古非今爲哉。豈知封建井田變。而卒莫如周之延祚八百。鍼灸變。而卒莫如古之能收功十全。如使弊法而可因。則彼放蕩踰閑者。可以爲禮。以之安上治民。妖淫愁怨者。可以爲樂。以之移風易俗哉。夫易謂窮斯變通久。素難者。垂之萬世而無弊。不可謂窮不容於變而自通且久也。周子謂。不復古禮。不變今樂。而欲至治者遠。然則不學古醫。不變今俗。而欲收十全之功者。未之有也。茲續編諸家。而折衷以素難之旨。夫然後前人之法。今時之弊。司命者知所去取矣。時嘉靖丙午冬十二月吉日。四明梅孤高武識。

四庫全書提要曰。鍼灸聚英四卷。明高武撰。武始末未詳。是書以經絡穴法類聚爲一卷。各病取穴治法爲一卷。諸論鍼灸法爲一卷。各歌賦爲一卷。凡諸書與素問難經異同者。取其同而論其異。故以聚英名書。其所蒐採。惟銅人明堂子午及竇氏流注等書。餘皆不錄。

按此書原八卷。提要以爲四卷者。唯據其凡例所言。未熟讀全書。故致誤耳。

鍼灸大成　四卷　未見

按右見于浙江通志經籍類。

沈氏子祿　經脈分野　佚

徐氏師魯　經絡全書　二卷　佚

自序曰。嘉靖末年。余友沈君承之手一編見示曰。此予所述經脈分野也。子深於醫者。幸爲我訂而序之。予謝不能。沈君祈請再三。往復不置。乃應曰諾。予時方註禮記。未有以應也。已而沈君從計偕士之京師。居歲餘。竟無所遇而還。鬱鬱不得志。遂病以死。久之禮註脫藁。乃受書而卒業焉。其書自巔放趾。條析分明。一本內經及諸大家之說。而時參以己見可謂博洽君子稱名家矣惜其引證繁複補益太過則其見託訂正之意良非虛也昔吳季子挂劍於徐君之墓曰吾已心許之矣況於口諾者乎竊惟先君蚤學斯道洞究大旨予不肖弗克纘承先緒改而從儒儒幸晚成猶及先君之存旦夕過庭每口授內經諸家之論以爲邪客諸脈疢疾乃生所謂脈者非獨寸關尺之謂也蓋脈之在人身也有經有絡有筋而經有常奇絡有大小又各有直有支有正有別有正別諸陰之別皆爲正而筋亦有直有支有別其傳注之所曰端曰俞曰上曰下曰內曰外曰前曰後曰中曰間曰側曰交曰會傳注之名曰上曰下曰出曰入曰徑曰直曰横曰邪曰起曰從曰及曰循曰歷曰注曰行曰走曰之曰去曰乘曰過曰還曰絡曰繞曰繫曰屬曰結曰合曰交曰貫曰布曰散曰至曰抵曰並曰挾曰別曰約曰究曰兼以別表裏以分虛實以明營衛以測傳變以辨補瀉以審汗下以決死生皆於是乎取之彼寸關尺者特以候之而已鍼石灼艾固以此爲要而湯液丸散亦必藉焉苟不先尋經絡而茫然施治烏能中其肯綮而收萬全之功哉其說蓋與沈君合固知此道淵微唯精研者乃相契也爰乘稍暇爲之刪校復述樞要以續斯編更名曰經絡全書一以酬沈君見託之意一以纘先君不傳之緒一以裨後學搜括之勤雖間與沈君異同要不

失爲忠臣矣。死者如可作也，吾將質之。萬曆四年丙子，五月望日，吳江徐師曾序。

尤氏乘重輯經絡全書　二卷　存

凡例曰：醫學之道，以洞視藏府爲貴，非扁鵲有神授也，軒岐之書，皆所以教人洞視者，後人竟忽焉，而莫能察，其不至費人也幾希。所幸沈承之先生編爲經脈分野，而藏府咸得以洞視矣。惜其書迄今將二百年，未壽諸梓，雖有傳寫，故得其益者尚寡。茲刻之所以不容已也。　一沈君之書，已經伯魯先生爲訂正矣。伯魯以爲引證繁復，故爰加刪校，予得是編，竊心喜而朝夕讀之，是以知其尚未備也，因僭加補訂，亦經三易稿矣。不謂戊辰冬聞有吳君聘者，隱於西郊，予慕往就教焉，見予手訂，則曰非沈君之原本乎，乃出其姻親顧君所增訂者示予，予不勝擊節，先得吾心之所同，然抑又幸也。由是採以所增，廣以未備，辨以訛，刪以複，庶可稱全書，洵爲不易之典也。　一伯魯刪校之後，復續以經絡樞要，因名曰經絡全書，似可謂盡善矣。然藏府經絡及筋，有正有別，有直有支之類，悉加詳註，不厭重複，務使讀者無遺憾矣。

吳氏嘉言鍼灸原樞　二卷　存

嚴州府志曰：吳嘉言，分水人，世以醫名，盡得素難等書玄妙，當道重之。

授太醫院吏目。有當世名醫之譽。禮部尚書潘晟祭酒余有丁皆有贊贈。所著有醫學統宗。鍼灸原樞等書。行於世。子學易亦以醫知名。後任雷州吏目。

徐氏廷璋活人妙法鍼經 一卷 未見

李氏時珍奇經八脈考 明志一卷 存

顧問序曰。奇經八脈考者。李君瀕湖所撰輯以活人者也。經有正有奇。獨考奇者奇經。人所略。故致詳焉。并病源治法。靡不條具若指諸掌。豈惟醫學有賴。玄修之士。亦因以見身中造化眞機矣。用心之勤如此。何其仁哉。瀕湖世儒。兼以醫鳴。一門父子兄弟。富有著述。此特見一斑耳。問不佞。嘗推其直諒多聞之益。因僭識卷端。以告後之君子。明萬曆丁丑小暑日。同里日岩顧問頓首書。

四庫全書提要曰。奇經八脈考一卷。明李時珍撰。其書謂人身經脈。有正有奇。手三陰三陽。足三陰三陽。爲十二正經。陰維陽維。陰蹻陽蹻。衝任督帶。爲八奇經。正經人所共知。奇經醫所易忽。故特評其病源治法。並參考諸家之說。薈粹成編。其原委精詳。經緯貫徹。洵辨脈者所不可廢。又創爲氣口九道脈圖。揭發內經之旨。而詳其診法。尤能闡前人未洩之祕。考明初滑壽嘗撰十四經發揮一卷。於十二經外。益以任督二脈。舊附刊薛己醫案之首。案薛己醫案。凡二本。其一本不載此書。醫家據爲繩墨。時珍此書。更加精核。然皆根據靈樞素問。以究其委曲。而得其端緒。此以知徵實之學。由於考證。遞推遞密。雖一技亦然矣。

徐氏鳳 鍼灸大全醫藏目錄。作鍼灸捷法。通行本。作鍼灸捷法大全。 明志七卷醫藏目錄。作六卷。 存

楊氏濟時 衞生鍼灸玄機祕要 三卷 未見

王國光序曰。三衢楊子繼洲幼業舉子。博學績文。一再厄於有司。遂棄其業業醫。醫固其世家也。祖父官太醫。授有眞祕。纂修集驗醫方進呈。上命鐫行天下。且多蓄貯古醫家抄籍。楊子取而讀之。積有歲年。寒暑不輟。倬然有悟。復慮諸家書弗會於一。乃參合指歸。彙同考異。手自編摩。凡鍼藥調攝之法。分圖析類。爲天地人卷。題曰玄機祕要。誠稽此而醫道指掌矣。世宗朝命太宗伯。試異選。侍內廷。功績懋著。而人以疾病疕瘍造者。應手奏效。聲名藉甚。會在朝善楊子。究其自出是編。諸公嘉之。乃壽諸梓。以惠後學。請序於余。素知楊子去儒業業醫。今果能以醫道侔相功。益信儒道之通於醫也。是編出。而醫道其指南焉。神明在人。壽域咸濟。諸公之仁溥矣遠矣。是爲序。

靳賢曰。玄機祕要。三衢繼洲楊濟時家傳著集。鍼灸大成

鍼灸大成 十卷 存

趙文炳序曰。醫關民命。其道尙矣。顧古之名醫。率先鍼砭。而黃岐問難。於此科爲獨詳。精其術者。立起沈痾。見效捷於藥餌。邇來鍼法絕傳。殊爲可惜。余承乏三晉。位時多事。羣小負嵎。萬姓倒懸。目繫民瘼。弗克匡濟。由是憤鬱於中。遂成痿痺之疾。醫人接踵。日試丸劑。莫能奏效。乃於都門。延名鍼楊繼洲者。至則三鍼而愈。隨出家傳祕要以觀。乃知術之有所本也。將付之梓人。猶以諸家未備。復廣求羣書。若神應經。古今醫統。乾坤生意。醫學入門。醫經小學。鍼灸經。鍼灸聚英。鍼灸捷要。小兒按摩。凡有關於鍼灸者。悉採集之。更考素問難經。以爲宗主。鍼法綱目。備載之矣。且令能匠。於太醫院肖刻銅人像。詳著其穴。並刻畫圖。令學者便覽而易知焉。余有憂於時事。媿無寸補。恨蚤年不攻是業。及能濟人利物也。因刻是書。傳播海內。必有仁人君子。誦而習之。精其術以壽斯民者。是爲序。旹萬曆辛丑桂月吉日。巡按山西監察御史燕趙含章趙文炳著。

四庫全書提要曰。鍼灸大全十卷。明楊繼洲編。繼洲萬曆中醫官。里貫未詳。據其刊版於平陽。似即平陽人也。是書前有巡按山西御史趙文炳序。稱文炳得痿痺疾。繼洲鍼之而愈。因取其家傳衛生鍼灸元機祕要一書補輯刊刻。易以今名。本朝順治丁酉。平陽府知府李月桂以舊版殘闕。復爲補綴。其書以素問難經爲主。又肖銅人像。繪圖立説。亦頗詳賅。惟議論過於繁冗。

吳氏崐鍼方六集　六卷　存

自序曰。良醫者。非人司命。任不啻與九鼎爭昂。然必鍼藥並詣其極。始爲無忝。隆古聖神。既嘗百草。而示人以藥。作九鍼。而喻人以刺。亦以人命至重。拯救之術。不得不詳且悉也。正統中。聖慮宋製銅人。日久漫滅。命復範銅爲之。建諸醫官。式廣教詔。又礱石圖經。序由御制。聖心之保民也弘矣。其所望於醫者至矣。語曰。不鍼不神。不灸不良。良有以也。近世刀圭之徒。才能不及中庸。分科療病。更不講求。神良精藝者。萬夫一轍。無亦法妙。無方探之。猶望洋爾。崐自束髮脩儒。游心靈素。諸砭焫鍼經。皆時討究。蓋未及壯年。負笈萬里。虛衷北面。不減七十二師。念在取善發矇。不謂一吷非律。一簣非山故也。時以所授鍼方。對證施治。種種神驗。然窮其所以神者。眡悟背馳。阻於頓悟。益之三十餘年。覺以歲積。始破前迷。今樗櫟之年。六十有七。視昔考醫方時。年則倍矣。志在公善於人。成斯六集。首神照。次開蒙。次尊經。次旁通。次紛署。次兼羅。其間一得之愚。實千慮之所開也。良工之心獨苦。今乃驗之。藉是以翼圖經。豈至自與。翊贍天朝。軫念疲癃。澤同雨露。茲六集者。倘有補於聖政。亦桔槔之助甘霖耳。還自功哉所跂望者。一人有慶。壽域同躋。林總萬方。家松齡而人鶴算。參苓不餌。鍼石永捐。俾池上神工。挾術而無所施。則巖穴之私慰矣。他尚何求。歲丁巳。海陽程處士標病劇得起。進不肖爲醫林長。倒弁六集而左袒焉。復捐阿堵。以鳩剞劂。義之紀也。惟是並序。皇朝萬曆四十六年歲次戊午長至日書。

砭焫考 未見

吳氏文炳神醫秘訣遵經奧旨鍼灸大成 四卷 存

按右見于鶴皐山人小傳。

亡名氏鍼灸捷徑 二卷 存

飛騰八法絳雲樓書目。作飛騰八法神鍼。 醫藏目錄卷闕 未見

按

鍼灸纂要 醫藏目錄一卷 未見

鍼學提綱 醫藏目錄一卷 未見

南乾鍼灸書 醫藏目錄二卷 未見

鍼灸治例 醫藏目錄一卷 未見

姚氏良考古鍼灸圖經 未見

吳縣志曰。姚良。字晉卿。宋諡文康爽七世孫。明醫所著尚書孔氏傳。律

呂會元。泝源指治方論。考古鍼灸圖經。

過氏龍 鍼灸要覽 一卷 未見

蘇州府志曰。過龍。字雲從。吳縣人。手神超逸。隱於醫。著鍼灸要覽。十四經發揮。茶經。各一卷。時與祝京兆文待詔遊。生平不蓄不畬。所需自足。自號十足道人。年九十三卒。文徵明有十足道人傳。

十四經發揮 未見

劉氏繼芳 發揮十二動脈圖解 未見

太平府志曰。劉繼芳。字養元。精治外證。得華佗肘後之傳。四方造請者屨嘗滿。著有發揮十二動脈圖解。幷怪證表裏因等集。長子翔鯉繩家學。亦負重名。考授太醫院吏目。三子騰鯉拔貢。任靈寶令。

金氏孔賢 經絡發明 未見

浙江通志曰。經絡發明。萬曆義烏縣志。金孔賢著。字希範。

吳氏延齡 經絡俞穴 未見

浙江通志曰。經絡俞穴。歸安縣志。吳延齡著。字介石。

黃氏淵 鍼經訂驗 未見

按右見于浙江通志經籍類。

亡名氏銅人鍼灸方 一卷 未見

鍼灸集成　一卷　未見

按右見于菉竹堂書目。

紺珠鍼法　未見

密台鍼經　未見

按右見于絳雲樓書目。

鍼書　一卷　未見

碧峯道人八法神法　一卷　未見

按右見于也是園書目。

呂氏 夔 經絡詳據　未見

按右見于江陰縣志。

鄧氏 良仲 鍼灸祕傳　未見

按

張氏 三錫 經絡考　一卷　存

趙氏 獻可 經絡考　未見

按右見于鄞縣志。

李氏 仲梓 銅人穴經　未見

按

施氏（沛）經穴指掌圖　一卷　存

凌氏（千一）鍼灸祕要　四卷　未見

大樵山人序曰。粤自神農氏以草木治病、說者謂非大聖人不能。夫以草木治病。猶以身嘗之。而得其性味者。若鍼灸則於何而知說。見五經四子之書者。惟孟子求三年之艾一語耳。而鍼無聞焉。灸之法。今所在皆有。惟鍼不盡傳。卽傳亦不得其祕要。深以爲恨。然余嘗閱黃帝內經。秦越人難經以下。所論鍼灸最多。而尤詳於鍼法。何今能者之寥寥也。迎隨補瀉之異其法。男女老幼之異其宜。人各一說。意惟論之者多。故愈煩而無當。人莫知所適從。故愈以失其法歟。雙林凌氏之以鍼灸名舊矣。有千一者。博綜羣書。留心濟世。於是棄舉子業業醫。尤精於鍼灸學。著鍼灸祕要四卷。而亦於論鍼爲特詳。別是非。辨疑似。發先聖賢之微言。匯衆見而歸於一是。予於醫絕無所知。今讀其書。若自視其掌紋。井井然可數而得。（文集）

凌氏（貞侯）鍼灸集要　未見

潘耒序曰。海內鍼灸家。獨推雙林凌氏。其先受鍼法於異人。以治病無不立瘥。遠近數百里趨之若神。傳數世迄今。子孫多世其業。而貞侯最爲工妙。沈痾夙疾。應手著奇效者。不可勝數。所至冠蓋駢集。黃童白叟。

擁馬足不得行。歷中原河北。轉客京師。聲稱藉甚。達於至尊。召入禁中。時時爲貴戚治病。可謂至榮。而貞侯爲人。和易真率。接人無貴賤。終始若一。絕不以遭遇自矜詡。蓋類有道者。余故樂與之遊。間出一編示余曰。鍼灸惟靈樞素問精言之。自後傳書絕少。吾懼其久而失真也。爰本黃帝岐伯書。參以諸家。述先世所傳。傳著己意。爲集要一書。以示來茲。幸爲我序之。嗟夫。鍼灸之妙。正以其不從方書得也。而貞侯顧爲是乎。雖然。大匠不能與人巧。未嘗不與人以規矩。規矩在是。神而明之。存乎其人。今夫斯術之妙。在迎隨消息之間。得之心而應之手。不可以書傳者也。至於經脈俞穴之名狀。鍼之分刌。火之度數。此可以書傳者也。後之人誠能就其可傳者。以深探其不可傳者。因蹄得兔。因筌得魚。書之益顧不大哉。夫禪宗所重。在不立語言文字。而燈燈相繼。猶有傳書。況在於醫。夫所謂方書害醫者。非病書也。病夫執一書而不知合變者也。

遂初堂文集

翟氏（良）經絡彙編　未見

按右見于益都縣志。

汪氏（昂）經絡歌訣　一卷　存

醫籍考卷二十三

東都　丹波元胤紹翁編

方論一

張仲景傷寒卒病論　新唐志十卷　存

隋志曰。梁有張仲景辨傷寒十卷。亡。

自序曰。論云。余每覽越人入虢之診。望齊侯之色。未嘗不慨然歎其才秀也。怪當今居世之士。曾不留神醫藥。精究方術。上以療君親之疾。下以救貧賤之厄。中以保身長全。以養其生。但競逐榮勢。企踵權豪。孜孜汲汲。惟名利是務。崇飾其末。忽棄其本。華其外而悴其內。皮之不存。毛將安附焉。卒然遭邪風之氣。嬰非常之疾。患及禍至。而方震慄。降志屈節。欽望巫祝。告窮歸天。束手受敗。賫百年之壽命。持至貴之重器。委付凡醫。恣其所措。咄嗟嗚呼。厥身已斃。神明消滅。變爲異物。幽潛重泉。徒爲啼泣。痛夫。舉世昏迷。莫能覺悟。不惜其命。若是輕生。彼何榮勢之云哉。而進不能愛人知人。退不能愛身知己。遇災值禍。身居厄地。蒙蒙昧昧。惷若遊魂。哀乎。趨世之士。馳競浮華。不固根本。忘軀徇物。危若冰谷。至於是也。余宗族素多。向餘二百。建安紀年以來。猶未十稔。其死亡者。

三分有二。傷寒十居其七。感往昔之淪喪。傷橫夭之莫救。乃勤求古訓。博采衆方。撰用素問。九卷。八十一難。陰陽大論。胎臚藥錄。并平脈辨證。爲傷寒雜病論合十六卷。雖未能盡愈諸病。庶可以見病知源。若能尋余所集。思過半矣。夫天布五行。以運萬類。人稟五常。以有五藏。經絡府兪。陰陽會通。玄冥幽微。變化難極。自非才高識妙。豈能探其理致哉。上古有神農黃帝岐伯伯高雷公少兪少師仲文。中世有長桑扁鵲。漢有公乘陽慶及倉公。下此以往。未之聞也。觀今之醫。不念思求經旨。以演其所知。各承家技。終始順舊。省疾問病。務在口給。相對斯須。便處湯藥。按寸不及尺。握手不及足。人迎趺陽。三部不參。動數發息。不滿五十。短期未知決診。九候曾無髣髴。明堂闕庭。盡不見察。所謂窺管而已。夫欲視死別生。實爲難矣。孔子云。生而知之者上。學則亞之。多聞博識。知之次也。余宿尙方術。請事斯語。漢長沙守南陽張機著。

何顒別傳曰。同郡張仲景總角造顒。謂曰。君用思精而韻不高。後將爲良醫。卒如其言。顒先識獨覺。言無虛發。王仲宣年十七。嘗遇仲景。仲景曰。君有病。宜服五石湯。不治且成門。後年三十。當眉落。仲宣以其貫長也。遠不治也。後至三十。疾果成。竟眉落。其精如此。仲景之方術。今傳於世。（太平御覽）

醫林列傳曰。張機字仲景。南陽人也。受業於同郡張伯祖。善於治療。尤精經方。舉孝廉。官至長沙太守。後在京師爲名醫。於當時爲上手。以宗族二百餘口。建安紀年以來。未及十稔。死者三之二。而傷寒居其七。乃著論二十二篇。證外合三百九十七法。一百一十二方。其文辭簡古奥雅。古今治傷寒者。未有能出其外者也。其書爲諸方之祖。時人以爲扁鵲倉公無以加之。故後世稱爲醫聖。

古琴疏曰。張機字仲景。南陽人。受業於張伯祖。精於治療。一日入桐柏山覓藥草。遇一病人求診。仲景曰。子之腕有獸脈。何也。其人以實具對。乃嶧山穴中老猿也。仲景出囊中丸藥遺之。一服輒愈。明日。其人肩一巨木至。曰。此萬年桐也。聊以相報。仲景斵爲二琴。一曰古猿。一曰萬年。

皇甫謐曰。張仲景見侍中王仲宣。時年二十餘。謂曰。君有病。四十當眉落。眉落半年而死。令服五石湯可免。仲宣嫌其言忤。受湯勿服。居三日。見仲宣謂曰。服湯否。仲宣曰。已服。仲景曰。色候固非服湯之診。君何輕命也。仲宣猶不言。後二十年果眉落。後一百八十七日而死。終如其言。甲乙經序

又曰。仲景論廣伊尹湯液爲數十卷。用之多驗。近代太醫令王叔和撰次仲景選論甚精。指事施用。同上

又曰。華佗存□於獨識。仲景垂妙於定方。晉書本傳釋勸論。
高湛曰。王叔和編次張仲景方論。編爲三十六卷。大行於世。太平御覽
葛洪曰。仲景開胸納赤餅。抱朴子
孫思邈曰。江南諸師。祕仲景要方不傳。
孫奇等序曰。夫傷寒論。蓋祖述大聖人之意。諸家莫其倫擬。故晉皇甫謐序甲乙鍼經云。伊尹以元聖之才。撰用神農本草。以爲湯液。漢張仲景論廣湯液爲十數卷。用之多驗。近世太醫令王叔和撰次仲景遺論甚精。皆可施用。是仲景本伊尹之法。伊尹本神農之經。得不謂祖述大聖人之意乎。張仲景漢書無傳。見名醫錄。云南陽人。名機。仲景乃其字也。舉孝廉。官至長沙太守。始受術於同郡張伯祖。時人言。識用精微過其師。所著論。其言精而奧。其法簡而詳。非淺聞寡見者所能及。自仲景于今八百餘年。惟王叔和能學之。其間如葛洪陶景胡洽徐之才孫思邈輩。非不才也。但各自名家。而不能修明之。開寶中。節度使高繼沖曾編錄進上。其文理舛錯。未嘗考正。歷代雖藏之書府。亦闕於讐校。是使治病之流。舉天下無或知者。國家詔儒臣。校正醫書。臣奇續被其選。以爲百病之急。無急於傷寒。今先校定張仲景傷寒論十卷。總二十二篇。證外合三百九十七法。除複重。定有一百一十二方。今請頒行。

朱肱曰。華陀指張長沙傷寒論。爲活人書。昔人又以金匱玉函名之。其重于世如此。然其言雅奥。非精於經絡。不可曉會。

趙希弁曰。仲景傷寒論十卷。漢張仲景述。晉王叔和撰次。按名醫錄云。仲景南陽人。名機。仲景其字也。舉孝廉。官至長沙太守。以宗族二百餘口。建安紀年以來。未及十稔。死者三之二。而傷寒居其七。乃著論二十三篇。證外合三百九十七法。一百一十三方。善醫者或云。仲景著傷寒論。誠不刊之典。然有大人之病。而無嬰孺之患。有北方之藥。而無南方之治。此其所闕者。蓋陳蔡以南。不用柴胡白虎二湯治傷寒。其言極有理。

陳振孫曰。傷寒論十卷。漢長沙太守南陽張機仲景撰。建安中人。其文辭簡古奥雅。又名傷寒卒病論。凡一百一十二方。古今治傷寒者。未有能出其外也。

嚴器之曰。伊尹以元聖之才。撰成湯液。俾黎庶之疾疚。咸遂蠲除。使萬世之生靈。普蒙拯濟。後漢張仲景又廣湯液爲傷寒卒病論十數卷。然後醫方大備。茲先聖後聖。若合符節。至晉太醫令王叔和。以仲景之書。撰次成敘。得爲完帙。昔人以仲景方一部。爲衆方之祖。蓋能繼述先聖之所作。迄今千有餘年。不墜於地者。又得王氏闡明之力也。傷寒論十卷。其言精而奧。其法簡而詳。非寡聞淺見。所能賾究。

劉完素曰。漢末之魏。有南陽太守張機仲景。恤於生民多被傷寒之疾。損害橫夭。因而輒考古經。以述傷寒卒病方論一十六卷。使後之學者。有可依據。然雖所論未備。諸病仍爲道要。若能以意推之。則思過半矣。且所述者衆。所習者多。故自仲景至今。甫僅千歲。凡著述醫書。過往古者八九倍矣。夫三墳之書者。大聖人之教也。法象天地。理合自然。本乎大道。仲景者。亞聖也。雖仲景之書未備聖人之教。亦幾於聖人。文亦玄奧。以致今之學者。尙爲難矣。故今人所習。皆近代方論而已。但究其末。而不求其本。況仲景之書。復經太醫王叔和撰次遺方。唐開寶中節度使高繼沖編集進上。雖二公操心用智。自出心意。廣其法術。雜於舊說。亦有可取。其間或失仲景本意。未符古聖之經。愈令後人學之難也。原病式序

吳澄曰。漢末張仲景著傷寒論。予嘗嘆東漢之文氣。無復能加西都。獨醫家此書。淵奧典雅。煥然三代之文。心一怪之。及觀仲景於序。卑弱殊甚。然後知序乃仲景所自作。而傷寒論。卽古湯液論。蓋上世遺書。仲景特編纂云爾。非其自撰之言也。晉王叔和重加論次。而傳錄者。誤以叔和之語。參錯其間。莫之別白。活人書辨序

呂復曰。傷寒論十卷。乃後漢張機仲景用素問熱論之說。廣伊尹湯液而爲之。至晉王叔和。始因舊說重爲撰次。而宋成無己復爲之註釋。其後龐安常朱肱許叔微韓祇和王實之流。固亦互有開發。而大綱大要。無越乎吐汗下溫四法而已。蓋一證一藥。萬選萬中。千載之下。如合符節。前脩指爲羣方之祖。信矣。所可憾者。審脈時汨王氏之言。三陰率多斷簡。況張經王傳。亦往往反覆後先。亥豕相雜。自非字字句句。熟玩而精思之。未有能造其閫奧者。陳無擇嘗補三陰證藥於三因論。其意蓋可見矣。

王履曰。讀仲景之書。當求其所以立法之意。苟得其所以立法之意。則知其書足以爲萬世法。而後人莫能加。莫能外矣。苟不得其所以立法之意。則疑信相雜。未免通此而礙彼也。嗚呼。自仲景以來。發明其書者。不可以數計。然其所以立法之意。竟未聞有表章而示人者。豈求之而不得之歟。將相習循而不求歟。抑有之而余未之見歟。余雖不敏。僭請陳之。夫傷於寒。有卽病者焉。有不卽病者焉。卽病者。發於所感之時。不卽病者。過時而發於春夏也。卽病謂之傷寒。不卽病謂之溫與暑。夫傷寒溫暑。其類雖殊。其所受之原。則不殊也。由其原之不殊。故一以傷寒而爲稱。由其類之殊。故施治不得以相混。以所稱而混其治。宜乎貽禍後人。以歸咎於仲景之法。而委廢其大半也。吁。使仲景之法。果貽禍於後人。傷寒論不作可也。使仲景之法。果不貽禍於後人。傷寒論其可一日缺乎。後人乃不歸咎於已見之未至。而歸咎於立法之大賢。可謂溺井怨伯益。失火怨燧人矣。夫仲景法之祖也。後人雖移易無窮。終莫能越其矩度。由莫能越而觀之。則其法其方。果可委廢太半哉。嗚呼。法也方也。仲景專爲卽病之傷寒設。不兼爲不卽病之溫暑設也。後人能知仲景之書。本爲卽病者設。不爲不卽病者設。則尙恨其法散落。所存不多。而莫能禦夫粗工妄治之萬變。果可憚煩而或廢之乎。是知委廢太半。而不覺其非者。由乎不能得其所以立法之意故也。今人雖以治傷寒法治溫暑。亦不過借用耳。夫仲景立法。天下後世之權衡也。故可借焉以爲他病用。雖然。豈特可借以治溫暑而已。凡雜病之治。莫不可借也。今人因傷寒治法。可借以治溫暑。遂謂其法通爲傷寒溫暑設。吁。此非識流而昧原者歟。苟不余信。請以證之。夫仲景之書。三陰經寒證居熱證什之七八。彼不卽病之溫暑。但一於熱耳。何由而爲寒哉。就三陰寒證而詳味之。然後知余言之不妄。或者乃謂三陰寒證。本是雜病。爲王叔和增入其中。又或謂其證之寒。蓋由寒藥誤治而致。若此者皆非也。夫叔和之增入者。辨脈平脈。與可汗不可汗等諸篇而已。其六經病篇。必非叔和所能贊辭也。但厥陰經中下利嘔噦諸條。却是叔和因其有厥逆而附。遂併無厥逆而同類者。亦附之耳。至若以藥誤治。而成變證。則惟太陽爲多。縱使三陰證。亦或有寒藥誤治而變寒者。然豈應如是之衆乎。夫惟後人以仲景書。通爲傷寒溫暑設。遂致諸溫劑。皆疑焉而不敢用。

又曰。王叔和搜採仲景舊論之散落者。以成書。功莫大矣。但惜其既以自己之說。混於仲景所言之中。又以雜脈雜病。紛紜並載於卷首。故使玉石不分。主客相亂。若先備仲景之言。而次附己說。明書其名。則不致惑於後人。而累仲景矣。昔漢儒收拾殘編斷簡於秦火之餘。加以傳註。後之議者。謂其功過相等。叔和其亦未免於後人之議歟。余嘗欲編類其書。以傷寒例居前。而六經病次之。相類病又次之。差後病又次之。診察治法。治禁治誤。病解未解等又次之。其雜脈雜病。與傷寒有所關者。采以附焉。其與傷寒無相關者皆删去。如此庶幾法度純一。而玉石有分。主客不亂矣。然有志未暇。姑敘此以俟他日。

又曰。傷寒三百九十七法。余自童時。習聞此言。以爲傷寒治法。如是之詳且備也。及考之成無己註本。則所謂三百九十七法者。茫然不知所在。於是詢諸醫流。亦不過熟誦此句而已。欲其條分縷析。以實其數。則未遇其人。遂乃反覆而推尋之。以有論有方諸條數之。則不及其數。以有論有方。有論無方諸條通數之。則過其數。除辨脈法。平脈法。幷傷寒例。及可汗。不可汗。可吐。不可吐。可下。不可下諸篇外。止以六經病篇中。有論有方。有論無方諸條數之。則亦不及其數。以六經病篇。及痓濕暍。霍亂。陰陽易差後勞復病篇中。有論有方。有論無方諸條數之。則亦過其數。至以六經病。痓濕暍。霍亂。陰陽易差後勞復篇。有論有方諸條數之。則又太少矣。竟不能決。欲以此句視爲後人無據之言而不從。則疑其或有所據。而或出仲景叔和而弗敢廢。欲尊信而必從之。則又多方求合而莫之遂。宋林億等校正傷寒論。其序曰。今校定張仲景傷寒論十卷。總二十二篇。證外合三百九十七法。余於是就其十卷二十二篇而求之。其六經篇。霍亂篇。陰陽易差後勞復篇中。有方治諸條。以數爲計。又重載於各篇之前。又謂疾病至急倉卒難尋。復重集諸可與不可方治。分爲八篇。亦以數爲計。繼於陰陽易差後勞復篇之後。其太陽上篇註曰。一十六法。太陽中篇註曰。六十六法。太陽下篇註曰。三十九法。陽明篇註曰。四十四法。少陽篇不言法。太陰篇註曰。三法。少陰篇註曰。二十三法。厥陰篇註曰。六法。不可發汗篇註曰。一法。可發汗篇註曰。四十一法。發汗後篇註曰。二十五法。可吐篇註曰。二法。不可下篇註曰。四法。

可下篇註曰，四十四法，汗吐下後篇註曰，四十八法，以其所註之數通計之，得三百八十七法。然少陽篇，有小柴胡湯一法，其不言者，恐脫之也。又可吐篇，却有五法，其止言二法者，恐誤也。併此脫誤四法，於三百九十七法之中，亦僅得三百九十一法耳。較之序文之說，猶欠六法，乃參之脈經，其可汗可吐等篇外，比傷寒論，又多可溫可灸可刺可水可火不可刺不可灸不可水不可火諸篇，欲以此補其所欠，則又甚多而不可用。竊嘗思之，縱使三百九十七法之言，不出於林億等，而出於億之前，亦不足用。此言既出，則後之聞者，必當覈其是非，以歸於正，而乃遵守聽從，以爲千載不易之定論，悲夫。

趙嗣眞曰，仲景之書，一字不同，則治法霄壤。讀之者，不可於片言隻字。以求其意歟。

又曰，仲景傷寒一書，人但知爲方家之祖，而未解作秦漢文字觀，故於大經大法之意，反有疑似。

陶華曰，仲景固知傷寒，乃冬時殺厲之氣所成，非比他病可緩，故其爲言，特詳於此書，而略於雜病也。倘能因名以求其實，則思過半矣。不幸此書傳世久遠，遺佚頗多。晉太醫令王叔和，得於散亡之後，詮次流傳，其功博矣。惜乎以己論混經，未免穿鑿附會。

黄仲理曰，仲景之書，六經至勞復而已，其間具三百九十七法，一百一十二方，纖悉畢備，有條而不紊也，辨脈法、平脈法、傷寒例三篇，叔和采摭羣書，附以己意，雖間有仲景說，實三百九十七法之外者也，又痓濕暍三種一篇，出金匱要略，叔和慮其證與傷寒相似，恐後人誤投湯劑，故編入六經之右，致有宜應論別之語，是爲雜病，非傷寒之候也，又有不可汗、宜汗、不可吐、宜吐、不可下、宜下、并汗吐下後證，叔和重集于篇末，比六經中，倉卒尋檢易見也。

陳楠曰，辨脈法，非仲景本文，乃叔和所採摭者，故多乖忤，學者宜審別之。

鄭佐曰，傷寒論，爲文簡嚴，而寓意淵奧，離爲六經，法有詳略，詳者義例甄明，非長餘也，略者指趣該洽，非闕落也，散之若截然殊科，融之則約于一貫，顧讀而用之者何如耳，儒者既不暇讀，醫流又鮮能讀，是以微辭要義，祕而不宣，至謂此非全書，直欲分門平敍，續臆說以爲奇，雜羣方而云備，使礦鏐合治，貂犬同裘，如活人殺車等書，皆仲景之螟螣也。

方有執曰，張松北見曹操，以其川中醫有仲景爲誇，以建安言之，則松亦仲景時人。

又曰，夫扁鵲倉公，神醫也，神尚矣，人以爲無以加於仲景，而稱仲景曰聖。豈非以仲景之見諸事業載諸簡編者。皆表章天人。股肱素難。達之天下。通之古今。易簡而易知易能。非神奇怪異。人之所不可知。不可能者。所可同年而語哉。是故稱聖焉。賈太傅曰。吾聞古之聖人。不居朝廷。必在卜醫之中。語不虛矣。然醫聖也。書曰論何也。論也者。仲景自道也。蓋謂憤傷寒之不明。感宗族之非命。論病以辨明傷寒。非謂論傷寒之一病也。其文經也。其事則論。其心則以爲始事於感。乃不欲忘其初。其多則惠我後人。其意則又不欲以經自居。易曰。謙謙君子。此之謂也。吾故曰。名雖曰論。實則經也。雖然。若曰傷寒經。殊乖矣。必曰醫經。稱情哉。

又曰。金匱序略云。傷寒卒病論。卒讀倉卒之卒。誠書之初名。此其有據也。但不知卒病二字。漏落於何時。俗尚苟簡。承襲久遠。無從可稽矣。君子於此不能無憾焉。

又曰。辨痓濕暍病證篇。相傳謂叔和述仲景金匱之文。雖遠不可考。觀其揭首之辭。信有之也。然既曰以爲與傷寒相似。而致辨焉。則亦述所當述者。是故後人稱之爲仲景之徒云。辨脈法。叔和述仲景之言。附己意以爲贊經之辭。譬則翼焉。傳類也。篇目舊名平脈。次第一。而僭經右。夫傳不可以先經。論脈亦無先名脈。而後平脈之理。且平脈不過前數條。冒事必如此耳。後亦各脈。安得直以平脈名篇。皆非叔和之舊。其爲後人之紛更明甚。凡痙濕暍。辨脈上下篇。可汗。不可汗。可吐。不可吐。可下。不可下。發汗吐下後脈證。皆叔和分經。及述經外之餘言。附己意以撰次之。合經亦十一篇。共目二十二。以爲全成仲景氏未竟之遺書者也。而第十七十八二十二三篇。則又皆抱空名。而擁虛位。無册條之可檢。實則一十九篇之條册耳。皆叔和所紀之舊額如此。世固有少此以爲非仲景之全書。而起其說者。嗚呼。是書也。仲景之作於建安漢年號也。出自叔和之撰述。晉太醫令也。相去雖不甚遠。蓋已兩朝相隔矣。是仲景之全書。非仲景之全書。誠不可曉也。

又曰。醫道之方法具備。自仲景始。故世稱仲景方法之祖。傷寒論。乃其書也。攷求其方法。義例明甚。何謂例。如中風一也。傷寒二也。兼風寒俱有而中傷三也。三病不同。以皆同在太陽。故皆發汗。發汗云者。非例言乎。何謂義。如發中風之汗。汗之以桂枝湯。發傷寒之汗。汗之以麻黃湯。發兼風寒俱有而中傷之發。發之以大青龍湯。一例發汗。而三湯則不同。非以其各有所宜之義乎。然則方法者。道之用也。例者。所以行其方法也。義則其行而宜之之謂。是已。是皆相須而不相離。一致之謂道也。奚此爲然哉。其餘各屬。悉皆類此。條目具在也。夫何無己之注解。不省義例原屬方法中。法外又獨有傷寒之例。獨例傷寒。而置諸各屬。舍義而獨曰例、豈仲景之言、其後人之僞、明亦甚矣。僞例者誰、或曰叔和、謂叔和者、以其編述也。編述論而出始、則叔和之於論、誠功之首也。乃若又僞此例、則後之醫傷寒者、不知通求各屬、但務專擬於傷寒、倣例而行。仲景之道反愈晦、而至今愈不明、究其叛亂、不由尼於此例、以至如此乎。以此言之、則叔和者、亦一罪之魁耳。賢如叔和、愚意其智不乃爾也。或曰無己、謂無己者、以其注解也。此則近似何也。己任注解、則當精辨論之條目、詳悉各屬本義、以迪諸後、不當傻強苟且、一槩狥己、朦朧訓爲傷寒、比之於例、儼然一家口語、以此擬己、夫復何疑。且例苟在、非已前亦當暴白其非、不令得以迷誤、繼述是也。奈何憒此不爲、乃固尾之以阿順可乎。

閔芝慶曰、傷寒論之稱諸證也、證雖紛然、稱有定例、其中微旨、非易窺測。至於編列次序、豈不難乎。凡稱某經病者、以病在此經也。六經傷寒固如此。雜病亦有此者、如太陽濕證暍證之類、蓋辨似傷寒之雜病、稱某經者也。有以傷寒二字冠之者、如傷寒一日、太陽受之、脈若靜者爲不傳之類、蓋兼中風而言者也。以傷寒爲病、多從風寒得之、故或中風、或傷寒、總以傷寒稱也。其中專稱傷寒、不兼中風者、如傷寒脈浮、不發汗因致衄者、麻黃湯主之之類、是也。有中風傷寒之外、如溫病風濕之類。亦在論中者。以明不可混稱傷寒也。有但稱病人但稱病。稱厥。稱嘔。稱下利等證。不明言傷寒中風雜病者。大槩論之也。論中稱有定例如此。叔和編述。以惠後世。乃立一見。而先列辨脈平脈二篇。蓋謂論病當先明脈也。傷寒例。爲六經諸篇要領。故以統論者。列於脈法之後。痓濕暍三種。有似傷寒。故辨又次之。脈既明矣。要領舉矣。相似之證別論。而不得淆矣。斯可細論六經。繼以霍亂諸篇乎。

又曰。傷寒有例。猶律法有例。罪有明證。從例治之。病有明證。從例治之。是皆所謂法也。證可定罪之名。證可定病之名。正名所當先也。傷寒例。先正傷寒所由名。遂及溫暑時行冬溫寒疫所由名。各正其名者。欲發明傷寒與諸病相異。故論傷寒。而略言諸病耳。此傷寒例所由名也。彰之以六經脈證。曰可汗。曰可下。是明例在可治者也。兩感於寒者死。不兩感於寒。不傳經。不加異氣者。得自愈。十三日不差者危。感異氣變爲他病者。當依壞證治之。是明例各不同者也。又叮嚀病須早治。治勿妄施。仁愛之意。深且切矣。須知此篇。乃論中綱領。僅道傷寒之常。而未盡其變。諸變不可勝數。故後有六經諸病。發明此例。前後一貫。豈容偏廢哉。方氏作條辨。辨傷寒例非仲景之言。出後之僞。遂削去之。吾不敢謂此例皆仲景言也。中有搜採仲景舊論。錄其證候等語。豈仲景言乎。不敢謂此例皆非仲景言也。中有微詞奧義發素問熱論所未發者。後人豈能僞乎。謂叔和附以己意則可。謂全非仲景之言則不可。且無論僞與非僞。當觀可法與否。以決應存應削。例中發明太陰脈尺寸俱沈細。方氏註。太陰病脈浮者。可發汗。竊沈細一句證之。例中發明厥陰脈微緩。方氏註厥陰中風脈微浮爲欲愈。竊微緩二字證之。既竊夫例則取之。而以爲可法矣。又胡爲削之哉。嗚呼。傷寒之不明於天下。由不得其要領。而昧失此例者衆也。反謂仲景之道。晦而不明。厄於此例以至謂成無己不能暴白僞例之非。固爲阿順。妄以春秋趙盾律之可乎。

又曰。世於仲景傷寒論。每曰三百九十七法。一百一十三方。方固止於此。法則論中可垂訓者。言言皆法。難以數拘焉。今按汪石山傷寒選錄所述。出自類證者。據其所云。則以六經至勞復八篇。爲仲景傷寒論之正。餘皆叔和採述仲景之他書。又附以己意者。爲三百九十七法之外矣。由是方中行作條辨。以六經至勞復爲法。而以有論有方。及有論無方者。均數之。其間以承上文立論。如小柴胡論方後證治。同上文作一法。如云若其人大便鞕。小便自利者。去桂枝加白朮湯主之。同上文作一法。又如問曰證象陽旦一條。同上文作一法。如此數之。蓋求合於三百九十七之數耳。其太陽上篇六十六法。中篇五十七法。下篇三十八法。陽明篇七十七法。少陽篇九法。太陰篇九法。少陰篇四十六法。厥陰篇五十四法。來法篇二十法。霍亂篇九法。陰陽易差後勞復篇七法。總三百九十二法。又據將舊本太陽中篇不可汗六法。移在條辨第十五篇中。則是三百九十八矣。此乃小差。而所係重輕。全不在此。亦不必論。但當論六經至勞復八篇之外。是法非法。云三百九十七法也。夫方則盡於八篇一百一十三而已。法則八篇固爲法。其餘亦皆法也。所以有三百九十七法之說者。蓋檢八篇。而計其方之數。遂倂計八篇中法之數耳。可謂此外非法哉。其中卽有叔和附己意者。不可斥曰非法。應思叔和何如人也。非悉出叔和者耶。故曰。論中可垂訓者。言言皆法。難以數拘也。學者勿執三百九十七法之說。而忽其餘焉。

王肯堂曰。王叔和編次張仲景傷寒論。立三陽三陰篇。其立三陽篇之例。凡仲景曰太陽病者。入太陽篇。曰陽明病者。入陽明篇。曰少陽病者。入少陽篇。其立三陰篇。亦依三陽之例。各如太陰少陰厥陰之名。入其篇也。其或仲景不稱三陽三陰之名。但曰傷寒某病。用某方主之。而難分其篇者。則病屬陽證。發熱結胸痞氣畜血衂血之類。皆混入太陽篇。病屬陰證。厥逆下利嘔吐之類。皆混入厥陰篇也。惟燥屎及屎鞕不大便。大便難等證。雖不稱名。獨入陽明篇者。由此證類屬陽明胃實。非太陽厥陰可入。故獨入陽明也。所以然者。由太陽爲三陽之首。凡陽明少陽之病。皆自太陽傳來。故諸陽證不稱名者。皆入其篇。厥陰爲三陰之尾。凡太陰少陰之病。皆至厥陰傳極。故諸陰證不稱名者。皆入其篇。後人不悟是理。遂皆謂太陽病諸證。不稱名者。亦屬太陽。而亂太陽病之眞。厥陰篇諸證。不稱名者。亦屬厥陰。而亂厥陰病之眞。爲大失仲景之法也。

又曰。仲景立法。凡云太陽病者。皆謂脈浮頭項強痛惡寒也。凡云陽明病者。皆謂胃家實也。凡云少陽病者。皆謂口苦咽乾目眩也。凡云太陰病者。皆謂腹滿時痛吐利也。凡曰少陰病者。皆謂脈微細但欲寐也。凡云厥陰病者。皆謂氣上撞心。痛吐蚘也。候如少陰病。不一一逐條曰脈微細但欲寐。而總用少陰病三字括之者。省文也。故各條或曰。少陰病及發熱脈沉。用麻黃附子細辛湯者。謂脈沉細但欲寐。而又反發熱者。用其方也。或曰。少陰病得之二三日以上。心煩不臥。用黃連阿膠湯者。謂脈微細但欲寐。二三日後。變心煩不臥者。用其方也。後人不悟是理。遂皆不察少陰病三字。所括脈微細但欲寐之證。但見發熱脈沉。便用麻黃附子細辛湯。見心煩不臥。便用黃連阿膠湯。尤爲失仲景之法也。

醫籍考卷二十四

東都　丹波元胤紹翁編

方論二

喻昌曰、張仲景傷寒論一書、天苞地符、爲衆方之宗、羣方之祖、雜以後人知見。反爲塵飯土羹、

又曰、後漢張仲景著卒病傷寒論十六卷、當世兆民、賴以生全、傳之後世、如日月之光華。旦而復旦、萬古常明、可也、斯民不幸、至晉代不過兩朝相隔。其卒病論六卷。已不可復覩、卽傷寒論十卷。想亦劫火之餘。僅得之讀者之口授、故其篇目、先後差錯。賴有三百九十七法。一百一十三方之名目、可以爲校正、太醫令王叔和附以己意編集成書。共二十二篇。後人德之、稱爲仲景之徒。今世傳仲景傷寒論。乃宋祕閣臣林億所校正。宋人成無己所詮註之書也。林億不辨朱紫菽粟。謂自仲景于今八百餘年。惟叔和能學之、其間如葛洪陶景胡洽徐之才孫思邈輩。皆不及也。又傳稱成無己註傷寒論十卷。深得長沙公之祕旨、殊不知林成二家。過於尊信叔和、往往先傳後經。將叔和緯翼之辭。且混編爲仲景之書。况其他乎、如第一卷之平脈法。二卷之序例、其文原不雅訓。

反首列之。以錯亂聖言。則其所爲校正。所爲詮註者。乃仲景之不幸。而斯道之大厄也。元泰定間。程德齋作傷寒鈐法。尤多不經。國朝王履所論。雖有深心。漫無卓識。亦何足取。萬歷間方有執著傷寒條辨。始先卽削去叔和序例。大得尊經之旨。然未免失之過激。不若愛禮存羊。取而駁正之。是非既宗。功罪自明也。其於太陽三篇。改叔和之舊。以風寒之傷營衞者分屬。卓識超越前人。此外不違立言之旨者尙多。大率千有餘年。若明若昧之書。欲取而尙論之。如日月之光昭宇宙。必先振舉其大綱。然後詳明其節目。始爲至當不易之規。誠以冬春夏秋。時之四序也。冬傷於寒。春傷於溫。夏秋傷於暑熱者。四序中主病之大綱也。舉三百九十七法。分隸於大綱之下。然後仲景之書。始爲全書。其冬傷於寒一門。仲景立法獨詳於春夏秋三時者。蓋以春夏秋時令雖有不同。其受外感則一。自可取治傷寒之法。錯綜用之耳。仲景自序云。學者若能尋余所集。思過半矣。可見引伸觸類。治百病有餘能。况同一外感乎。是春夏秋之傷溫傷熱。明以冬月傷寒爲大綱矣。至傷寒六經中。又以太陽一經爲大綱。而太陽經中。又以風傷衞。寒傷營。風寒兩傷營衞爲大綱。向也大綱混於節目之中。無可尋繹。祇覺其書之殘缺難讀。今大綱既定。然後詳求其節目。始知仲景書中。矩則森森。毋論法之中更有法。

即方之中亦更有方，通身手眼，始得一一點出，識之而心開識明，不復爲從前之師說所錮浸，假由其道而升堂入室，仲景彌光，而吾生大慰矣。

又曰：嘗觀王叔和彙集扁鵲仲景華元化先哲脈法爲一書，名曰脈經，其於仲景傷寒論，尤加探討，宜乎顯微畢貫，曲暢創法製方之本旨，以啓後人之信從可也，乃於彙脈之中，間一彙證，不該不貫，猶曰彙書之常也，至於編述傷寒全書，苟簡粗率，仍非作者本意，則吾不知之矣。如始先序例一篇，蔓引贅辭，其後可與不可諸篇，獨遺精髓，平脈一編，妄入己見，總之碎翦美錦，綴以敗絮，貽譏後世，無繇復覩黼黻之華，況於編述大意，私淑原委，自首至尾，不叙一語，明是賈人居奇之術，致令黄岐一脈，斬絕無遺，悠悠忽忽，沿習至今，所謂千古疑城，莫此難破，茲欲直翻仲景全神，不得不先勘破叔和，如太陽經中，證緒分頭，後學已難入手，乃更插入溫病合病併病，少陽病過經不解病，坐令讀者茫然，譬諸五穀，雖爲食寶，設不各爲區別，一概混種混收，鮮不耕者食者之困矣，如陽明經中，漫次仲景偶舉問答一端，隸於篇首，綱領倒置，先後差錯，且無扼要，至於春溫夏熱之證，當另立大綱，顯自名篇者，迺懵然不識，此等大關一差，則冬傷於寒，春傷於溫，夏秋傷於暑熱之旨盡晦，致後人誤以冬月之方。施於春夏。而歸咎古方之不可以治今病者。誰之過歟。至於霍亂病。陰陽易。差後勞復等證。不過條目中事耳。迺另立篇名。與六經並峙。又何輕所重。而重所輕耶。仲景之道。人但知得叔和而明。孰知其因叔和而墜也哉。

又曰。王叔和於仲景書。不察大意。妄行編次補綴。尚存闕疑一綫。觀其篇首之辭。謂痙濕暍。雖同爲太陽經病。以爲宜應別論者。其一徵也。觀其篇中。謂疾病至急。倉卒尋按。要旨難得。故重集可與不可方治者。其一徵也。觀其篇末。補綴脈法。分爲二篇。上篇仍仲景之舊。下篇託仲景以傳。猶未至於顚倒大亂者。其一徵也。第其不露補綴之痕。反以平脈本名。易爲辨脈。而陰行一字之顚倒。此吾所爲識其僭竊耳。若夫林億之校正。成無己之詮註。則以脈法爲第一卷矣。按仲景自敘云。平脈辨證。爲傷寒卒病論合十六卷。則脈法洵當隸於篇首。但晉承漢統。仲景遺書未湮。叔和補綴不言。不敢混入。姑附於後。不爲無見。二家不察。竟移編篇首。此後羚羊掛角。無跡可求。詎能辨其孰爲仲景。孰爲叔和乎。然猶隱而難識也。其序例一篇。明係叔和所撰。何廼列於第二卷。豈以仲景之書。非序例不能明耶。即使言之無弊。亦無先傳後經之理。況其蔓引贅辭。横插異氣。寸瑜尺瑕。何所見而崇信若是。致令後學畫蛇添足。貫櫝還珠。煌煌聖言。千古無色。是二家羽翼叔和以成名。比以長君逢君無所逃矣。至其詮釋之差。十居六七。夫先已視神髓爲糟粕矣。更安望闡發精理乎。

程應旄曰。論之爲言。斷也。斷者蔽也。分明指此爲傷寒之爰書矣。故首尾分篇。只存論之體裁。而別嫌明疑。指奸摘伏。深文大義。具見於標篇之辨字上。辨之爲言。詰也。詰者鞫也。既詰且鞫。則必無枉無偏。方蔽無辜。自不得不借論以申其辨。

按程氏有辨傷寒論五篇。王叔和序例貶僞一篇。冗文閒語。漫無統紀。故省不錄。

汪琥曰。仲景論爲方書之祖。以內經中有論而無方也。叔和起而撰次之。知尊仲景矣。但其於仲景論中。插入己意。使學者不知孰爲仲景。孰爲叔和。以故後人誹議之。云叔和變亂仲景傷寒論。故其脈經亦受高陽生所竊取。此其報也。然仲景書。當三國時兵火之後。殘缺失次。若非叔和撰集。不能延至於後。復有成無巳爲之註解也。今醫勿但責叔和之過。而忘叔和之功。

又曰。傷寒論自成註以後。在昔明醫。如李東垣不過以治法略舉其要。朱丹溪亦僅以疑處摘問其目。未聞有以仲景原論全解者。至明季有歙人方中行。著傷寒條辨八卷。乃成氏之後一人而已。我朝初有喻嘉言者。推廣方氏未發之旨。著尙論篇五卷。是亦仲景之功臣也。復有程子郊倩。卽倣二書之意。著後條辨六集。其中亦有可採之處。所可嫌者。三家之書。皆倒亂仲景六經篇原文。彼雖各有其理。要之六經原次。或當日叔和未盡改易。其間仲景妙義。焉知不反由此新編而盡失耶。況方書治病。不過欲每條解明。不致醫藥有誤而已。非若文公章句。必欲承上起下也。孔子云。爱禮存羊。凡六經原次。余不敢亂叔和之舊。

又曰。王叔和編次仲景方論三十六卷。當是十六卷。據論集中云。仲景爲傷寒雜病論合十六卷。叔和編次。何至遽增二十卷書耶。況仲景當日。止著論二十二篇。尙未分爲幾卷。至叔和。始託名仲景。撰成幷辨脈平脈法。爲傷寒雜病論合十六卷。則是醫林列傳云三十六卷誤矣。相傳仲景論。有一百一十三方。考其書十卷內。計方止一百一十二道。

柯琴曰。按仲景自序言。作傷寒雜病論合十六卷。則傷寒雜病。未嘗分爲兩書也。凡條中不貫傷寒者。卽與雜病同義。如太陽之頭項強痛。陽明之胃實。少陽之口苦咽乾目眩。太陰之腹滿吐利。少陰之欲寐。厥陰之消渴氣上冲心等證。是六經之爲病。不是六經之傷寒。乃六經分司諸病之提綱。非專爲傷寒一證立法也。觀五經提綱。皆指內證。惟太陽提綱。爲寒邪傷表立。因太陽主表。其提綱爲外感立法。故叔和將仲景之合論。全屬傷寒。不知仲景已自明其書不獨爲傷寒設。所以太陽篇中。先將諸病線索。逐條提清。比他經更詳也。其曰太陽病。或已發熱。未發熱。必惡寒體痛。嘔逆。脈陰陽俱緊者。名曰傷寒。是傷寒別有提綱矣。此不特爲太陽傷寒之提綱。即六經總綱。觀仲景獨于太陽篇別其名。曰傷寒。曰中風。曰中暑。曰溫病。曰濕痺。而他經不復分者。則一隅之中。可以尋其一貫之理也。其他結胸藏結陽結陰結痞熱發黄熱入血室。讝語如狂等證。或因傷寒。或非傷寒。紛紜雜沓之中。正可思傷寒雜病合論之旨矣。蓋傷寒之外皆雜病。病不脫六經。故立六經而分司之。傷寒之中。最多雜病。內外夾雜。虛實互呈。故將傷寒雜病。而合參之。此扼要法也。叔和不知此旨。謂痙濕暍三種。宜應別論。則中風溫病。何得與之合論耶。以三證爲傷寒所致。與傷寒相似。故此見之。則中風非傷寒所致。溫病與傷寒不相似者。何不爲之別立耶。霍亂屬肝木爲患。陰陽易差後勞復。皆傷筋動骨所致。咸當屬于厥陰。何得別立篇目。叔和分太陽三症于前。分厥陰諸症于後。豈知仲景約法能合。而病兼該于六經。而不能逃六經之外。只在六經上求根本。不在諸證名目上求枝葉。叔和以私意挐亂仲景之原集。于勞復後。重集可發汗不可發汗諸篇。如弱反在關。濡反在巔。微反在下。不知如何名反。豈濡微弱濇等脈。有定位乎。其云大法春夏宜發汗。春宜吐。秋宜下。設未值其時。當汗不汗。當下不下。必得其時耶。而且利水清火。溫補和解等法。概不言及。所以今人稱仲景只有汗吐下三法。實由于是。夫四時各家。人所同受病者。因人而異。汗吐下者。因病而施也。立法所以治病。非以治時。自有此大法之謬。後人因有隨時用藥之道。論麻黃桂枝湯者。謂宜于冬月嚴寒。而三時禁用。論白虎湯者。謂宜于夏。而大禁于秋分後。與立夏之前。夫寒熱溫涼之逆用。必先歲氣。獨不曰有假者反之。有是證因有是方。仲景因證立方。豈隨時定劑哉。當知仲景治法。悉本內經。

又曰。仲景言平脈辨證。爲傷寒雜病論。是脈與症。未嘗兩分也。夫因病而平脈。則平脈卽在辨症中。脈有陰陽。發熱惡寒發于陽。無熱惡寒發于陰。是病之陰陽也。當列前論之首。浮大動數名陽。沈濇弱弦微名陰。是脈之陰陽也。此條當爲之繼。叔和旣採仲景舊論。錄其症候診脈。是知叔和別立脈法。從此搜採耳。試觀太陽篇云。脈浮者病在表。脈浮緊者。法當身疼痛。脈浮數者。法當汗出愈。諸條脈法。不入辨脈平脈篇。是叔和搜採未盡。猶遺仲景舊格也。由此推之。知寸口脈浮爲在表。及寸口脈浮而緊。脈浮而數諸條。皆從此等處採出。脈有陰結陽結條。未始不在陽明中風中寒之間。洒淅惡寒。而復發熱者。亦始不在少陽寒熱往來之部。脉陰陽俱緊者。未必非少陰之文。陰陽相搏條。未必不在傷寒脉結代之際。設仲景別集脉法。或有上下之分。決無辨平之別矣。名平名辨。皆叔和搜採諸說。仲景所云各承家伎者是也。叔和既改扶仲景原文。獨爲傷寒立論十六卷中。不知遺棄幾何。而今六經之文。夾雜者亦不少。豈獨然仲景舊集哉。世以金匱要略。爲仲景雜病。共經魔魅之後乎。

張志聰曰。註解本論。必明仲祖撰論之原。方爲有本。其序。有撰用素問九卷。八十一難。陰陽大論。胎臚藥錄之說。素問九卷者。素問八十一篇。內有遺闕。故舉其卷。靈樞君臣問難八十一篇。毫無遺闕。故舉其篇。陰陽大論者。素問中大論七篇。皆論五運六氣。司天在泉。陰陽上下。寒熱勝復之理。胎臚藥錄者。如神農本經。長桑陽慶禁方之類。其序又云。經絡府俞。陰陽會通。元冥幽微。變化難極。自非才高識妙。豈能探其理致哉。由是而才識之士。須知仲祖撰論本靈素。而補其未盡。必于傷寒原序。玩索有得。　胎臚。羅列之謂。

又曰。本草靈素。聖經也。傷寒要略。賢論也。賢論。猶儒者之四書。聖經。猶儒者本經。奈千古以來。天下之醫。祗求方伎以行術。不求經旨以論病。仲祖序云。不念思求經旨。以演其所知。各承家伎。終始順舊。舉世昏迷。

莫能覺悟者是也。夫本論雖論傷寒。而經脈藏府。陰陽交會之理。凡病皆然。故內科外科。兒科女科。本論皆當讀也。不明四書者。不可以爲儒。不明本論者。不可以爲醫。經云。非其人勿授。論云。傳與賢人。甚哉人之不易得也。

張璐曰。余嘗見王叔和集仲景傷寒論。未嘗不廢書而三嘆也。嗟夫猶賴叔和爲仲景之功臣。使無叔和之集。則傷寒書同於卒病之不傳矣。何能有六經證治乎。

錢潢曰。傷寒論一書。按長沙公自序。原云傷寒卒病論合十六卷。至西晉王叔和編次之後。其卒病論六卷。早已云亡。後人不得復見。相傳謂叔和又次爲三十六卷。至宋成無已。因王氏之遺書。又註爲傷寒論十卷。非唯仲景之舊。不得復視。卽叔和之書。亦杳不可見矣。第閱叔和所作傷寒序例一篇。其妄用經文。創立謬說。亦殊不足觀。不若遺亡之爲愈也。其成氏註本。原云十卷。今行於世者。究僅七卷。以辨脈平脈。爲第一卷。其言原係仲景原文。亦不爲過。但第二卷傷寒例一篇。乃王叔和所作。非仲景原文。因何亦列於七卷之中。而反居仲景六經之前。非唯文理背謬。且冠履倒置。棼亂錯雜矣。其第七卷。雖有霍亂陰陽易。及瘥後諸復症。允爲仲景原文。而後之諸可與不可。又非長沙之筆矣。何以知之。其卷首云。夫以疾病至急。倉卒難尋。故重集諸可與不可方治。比之三陰三陽。爲易見也。如此語氣。確爲叔和所集。凡大法春宜汗。及春宜吐。秋宜下之說。於理未通。均屬可删。

魏荔彤曰。傷寒例。叔和氏修緝醫聖之書。發其凡例也。列於論首。名之曰例。標題原未有序字。後人以其文近於序。故更名之曰序例。成氏註之。方氏删之。喻氏駁之。程氏嘻笑且怒駡之。以爲僭濫。以爲悖謬。愚平心靜氣論之。其意亦未大舛。特欲推廣傷寒於傷寒外耳。不知傷寒論。原非耑論傷寒内也。例之大槩。謂四時皆有外感之氣。惟冬月乃正傷寒之名。欲推廣而反成拘執矣。更爲引伸春溫夏暑瘧病熱病疫病。原思於傷寒外。多所論列。因醫聖自序中。言傷寒疑似之間。誤人階厲。故欲辨其是非。以附益原書之義也。但於諸證。不爲條分縷晰。一如凡例之製。乃參雜反覆。籠統鋪敘以成文。既無太史公伯夷列傳手筆。必見方鑿圓枘。否則重樓疊嶂矣。例不成例。序不成序。是其才力之不逮。體認之未眞。以尊崇闡發之心。竟成儒者自分兩歧。迄難合一。何也。以醫聖原兼萬病而論其一。叔和之例。欲分萬病爲萬也。至於詳明時令氣化。以別疾病感受。仍是分晰異同之見。何其冗亂無紀乎。因而及於藥治之遲早。風土之涼燠。以爲明切。實皆郛廓。不能得傷寒論之精深。雖欲有言。不能不流爲冒語也。復敍六經傷寒。及兩感之脈證。與各有愈期不治之故。在傷寒論中已明。此非贅疣耶。最是初感風寒二邪。大關巨節。默無分剖。又何疎乎。却將壞證牽入溫瘧等症。既明溫暑瘧熱疫證。不同傷寒。分時異感。各成一病。又忽有四變之說。殊覺自相秦越。更及遲治誤治諸條。曰若曰凡。繼再增益千百。亦苦於挂少漏多。發凡起例。不言全書持綱攜領之處。而以己意泛濫舉之。曰此書之例。書自書而例自例。何以使人讀例。而得書之簡潔精微乎。將徒畫蛇之足。續鳧之脛而已。末雖明生愈死亡之機。終亦不可勝言。總因不能合全書。以爲體會。撮其易簡之旨。著爲知從之法。乃以爲既緝是書。不可不以推廣爲發明。本欲附驥名彰。立言不朽。抑知後人不少假借。細加指摘也耶。愚故原其初念。本在遵循。非甞違戾。而智淺才薄。不能心得全書精義。乃欲以多求勝。備其闕略。豈知醫聖之文。言近而指遠。辭簡而意該乎。然醫聖數千年正學。賴此不墜。其功亦不在衞敬仲序詩之下。詩序雖經朱子刪駁。而古遠所傳。於今不泯。則叔和之例。可以比照杜氏以例例春秋矣。至可例與否。例之當否。其例具在。叔和不能自違其意者。後之讀例君子。可以代明。何必削之。不許天下共見聞。而求其公是耶。方氏謂以傳先經非體。愚謂例也。非傳也。傳必附經。例則仍可首例也。

倘叔和當日。能將所謂溫暑瘧熱疫諸證。各就耑門。分撰附經。詳其脈論。精言治法。以述寓作。如朱子之補大學。豈非醫聖之高弟。醫門之功臣乎。不能爲此。而於例中叢脞言之。吾知其於此數證原委亦未大明。約略敷衍。不意乃成罪案。因此沒其緝書原志。則亦大可惜矣。

又曰。辨脈一篇。的是醫聖原文。其辭簡括。其義深長。與傷寒雜病論。心思筆致。皆足令人紬繹不盡推暨無方矣。蓋辨脈爲論證之先務。所以叔和敍次爲第一。不可謂以傳僭經也。既非叔和所能擬議。原爲醫聖高文巨典。不妨置之諸論之首。以重診視之事矣。於平脈分篇是否。醫聖本意或叔和效虞書中分二典之智乎。但忽首爲韻語。似反覺膚廓淺近。不類一手。豈少陵不能作散文。而醫聖不能作韻語耶。眞贋已無可考。孰得而屛之。屛之反爲僭矣。

又曰。辨脈平脈二篇。亦非後人妄分爲二也。蓋於辨平二字之義。未能深悉也。辨者。分別之也。平者。較量之也。平如平章之平。非平人之脈。如謂篇中耑言平人之脈。試觀之。何其言平人之脈。十之一二。言疾病之脈。十反八九乎。然則辨者。始條理也。分爲二。推至於無窮也。平者。終條理也。衡如一。究歸於不二也。氣有陰陽。邪亦有陰陽。病必分陰陽。脈必辨陰陽。故必分爲二以辨之。氣之陰陽。有有餘不足。邪之陰陽。亦有衰盛。病因而有輕重，脈必平陰陽，故權衡如一，以平之。細玩二篇，洵是此義，不可悉舉，略觀大意可知矣。至於其文古穆簡潔，其義精微廣大，惟醫聖獨擅其能，非王氏所可贊之辭。合傷寒例觀之，亦自明編次於六經論之首，先脈後證，先辨平平脈以審證，後條列平證以處治，序次亦未紊也。

吳儀洛曰：仲景書，一語可當千百言，每令人闡發不盡，讀者須沈潛反覆，必於言外透出神髓，斯爲能讀仲景書耳。

姚際恒曰：傷寒論，漢張仲景撰，晉王叔和集。此書本爲醫家經方之祖，然駁雜不倫，往往難辨，讀者苦不得其旨要。

徐大椿曰：仲景傷寒論編次者不下數十家，因致聚訟紛紜，此皆不知仲景作書之旨故也。觀傷寒敘所述，乃爲庸醫誤治而設，所以正治之法，一經不過三四條，餘皆救誤之法，故其文亦變動不居。讀傷寒論者，皆設想懸擬之書，則無往不得其義矣。今人必改叔和之次序，或以此條在前，或以此條在後，或以此證因彼證而生，或以此經因彼經而變，互相詬厲，孰知病變萬端，傳經無定，古人因病以施方，無編方以待病。其原本次序，既已散亡，庶幾叔和所定爲可信。何則？叔和序例云：今搜採仲景舊論，錄其證候診脈聲色，對病眞方，有神驗者，擬防世急，則此書乃叔和所搜集、而世人輒加辨駁。以爲原本不如此。抑思苟無叔和、安有此書。且諸人所編。果能合仲景原文否耶、夫六經現證、有異有同。後人見陽經一證、雜于陰經之中、以爲宜改入陽經之内、不知陰經亦有此證也、人各是其私、反致古人圓機活法、泯沒不可問矣、凡讀書能得書中之精義要訣、歷歷分明、則任其顛倒錯亂、而我心自能融會貫通。否則徒以古書、紛更互異、愈改愈晦矣。醫學源流論

周省吾曰。仲景傷寒書。爲叔和編次、已失其真、即林億校本。亦已難得。今世所傳。惟成無已註釋之本而已。至三百九十七法、莫不津津樂道。而究鮮確指。汪苓友亦云。前人所未明言。其引張孝培傷寒類疏。桂枝湯服後。至以助藥力爲。一法。溫覆至如水流漓。又一法、稱與諸家不同。顧吾不知其何本而有此考。前明有吾虞趙開美飜刻宋板傷寒論全文。其三百九十七法。於每篇之首。註其幾先。則節錄原文。開明第一第二。次於原文之下。後列一二三之數。總計全書。治法瞭然也。但不知出自叔和。出自林億。今之傳本亡之者。殆爲無已所刪乎。後人未見宋刻。茫然不曉。如王安道亦未之見也。國朝王晉三雖於每方之下。註以各法。亦不過繼張孝培汪苓友之志。而愛禮存羊。究有未能悉洽者。故愚以爲註書。不應改移。止宜就文辨論。如朱子之賢。闕文錯簡。皆仍其舊。

無已何人。而乃擅削。以致迄今盈庭聚訟也。吳醫彙講

按　先子曰。傷寒論。後漢張仲景著。晉王叔和撰次。經六朝隋唐。而未見表章者。至宋治平中。始命儒臣。校定是書。孫奇等序。載開寶中節度使高繼冲曾編錄進上。然其書文理舛誤。未嘗校正。歷代雖藏之書府。亦闕於讐校。國家詔儒臣。校正醫書。臣奇先校定張仲景傷寒論十卷。總二十二篇。合三百九十七法。除複重。有一百一十二方。其命書以傷寒者。仲景自序。稱其宗族餘二百。建安紀年以來。猶未十稔。其死亡者。三分有二。傷寒十居其七。感往昔之淪喪。傷天橫之莫救。遂作此書。攷論中傷寒。乃外感中之一證。太陽病。或已發熱。或未發熱。必惡寒體痛。嘔逆。脈陰陽俱緊者。名爲傷寒。此卽麻黃湯之所主。其十分之七。豈盡以麻黃湯一證而死乎。蓋傷寒者。外感之總稱也。素問。黃帝問熱病者傷寒之類也。而岐伯答以傷寒一日太陽云云。難經曰。傷寒有幾。曰。有中風。有傷寒。有濕溫。有熱病。有溫病。千金方引小品曰。傷寒。雅士之辭。云天行溫疫。是田舍間號耳。不說病之異同也。考之衆經。其實殊異矣。肘后方曰。貴勝雅言。總呼傷寒。世俗因號爲時行。外臺祕要。許仁則論天行病曰。此病。方家呼爲傷寒。而所以爲外感之總稱者。蓋寒爲天地殺厲之氣。亘於四時。而善傷人。非溫之行於春。暑之行於夏。各王于一時之比。是以凡外邪之傷人。盡呼爲傷寒。仲景所以命書者。祇取乎此而已。如麻黃湯證。則對中風而立名者。卽傷寒中之一證。其義逈別矣。後漢書崔寔政論曰。夫熊經鳥申。雖延歷之術。非傷寒之理。呼吸吐納、雖度紀之道。非續骨之膏。此所謂傷寒者。指天行病。卽是雅士之辭也。而仲景稱之以論者。是論難之論。內經諸篇。有岐黃問答之語者。必係以論字。無之者則否。金匱要略各篇題下。有論幾首。證幾首。方幾首。攷之原文。其云論者。乃問答之語也。朱震亨格致餘論序云。假設問答。仲景之書也。其爲論難之義較然矣。後人尊崇之至。遂以經論之論釋之。恐非仲景之本旨也。

仲景自序首。題曰傷寒卒病論。卒乃雜之訛。序中云。作傷寒雜病論。合十六卷。其爲誤寫可知矣。隋志有張仲景方十五卷。而無傷寒論之目。蓋得非當時以湮晦而不見之故耶。舊唐志亦不收之。至新唐志。則云王叔和張仲景方十五卷。傷寒卒病論十卷。雜之訛卒。其來舊矣。雜病乃對傷寒。而謂中風歷節血痺虛勞等之類。雜病論。卽今金匱要略。喻昌曰。卒病論已不可覩。錢潢云。卒病論早云亡。程應旄曰。本論是有治雜病之方法。柯琴曰。條中不貫傷寒者。皆是雜病。故曰傷寒雜病論。此說並不可從也。又隋志。載梁有張仲景辨傷寒十卷亡。今傷寒論。每篇盡冠辨字。卽指今傷寒論。而其云亡者。蓋千金方。稱江南諸師。秘傷寒方法不傳。然則隋志云亡者。其實非亡也。而其云十卷者。攷諸仲景自序。乃缺六卷。蓋傷寒論十卷。雜病論六卷。各別行於世者。而王燾外臺秘要。載金匱要略諸方。而曰出張仲景傷寒論某卷中。則唐時其全帙十六卷。不易舊目者。才存臺閣中。王氏知弘文館圖籍方書等時。王得探其秘要。而載其著書。今所傳十卷。雖重復頗多。似強足十卷之數者。然逐一對勘。大抵與外臺所引符。則今傷寒論。不可斷爲非七錄及唐志之舊也。蓋外臺所引。今攷其卷目。桂枝湯。出第二卷中。知太陽上篇。出第二卷。葛根湯。麻黃湯。小柴胡湯。小建中湯。云出第三卷中。知太陽中篇。在第三卷。柴胡桂枝乾薑湯。大陷胸丸。大小陷胸湯。大柴胡湯。半夏瀉心湯。文蛤散。白散。云出第四卷中。知太陽下篇。在第四卷。大承氣。茵蔯蒿湯。猪苓湯。云出第五卷中。知陽明篇。在第五卷。半夏散及湯。真武湯。乾薑黃連黃芩人參湯。云出第六卷中。知少陰厥陰二篇。在第六卷。其第一。第七。第八第九。雖無所考。而葛根黃芩黃連湯。云出第七卷中。其餘不引藥方。則當第一卷。辨脈等篇。第七以下。乃汗吐下可不可等篇。且太陽病三日云云。屬調胃承氣湯條。今本載第五卷陽明篇。云出第十卷。傷寒。汗出惡寒身熱。大渴不止。欲飲水一二斗者。白虎加人參湯主之。此條今本失載。蓋係于脫文。而云出第十卷中。

知辨發汗吐下後病。在第十卷。由是觀之。傷寒論。大抵與今本無大異同。如雜病。則痙濕暍在第十一卷。黄疸在第十四卷。瘧病胸痺心痛寒疝。在第十五卷。嘔吐噦。在第十六卷。而百合病論並方。霍亂。理中湯。附子粳米湯。四逆湯。通脈四逆湯。並云出第十七卷中。肺脹小青龍加石膏湯。越婢加半夏湯。肺癰。桔梗白散。並云出第十八卷中。是王氏所見本不止十六卷。乃知雜病分門次第。與今本金匱要略大不同。此可窺舊本之厓略也。晉皇甫謐甲乙經序曰。伊尹以元聖之才。撰用神農本草。以爲湯液。漢張仲景論廣湯液。爲十數卷。用之多驗。近世太醫令王叔和撰次景仲遺論甚精。皆可施用。案伊尹作湯液。所未經見。唯漢書藝文志。載湯液經法四十卷。此豈伊尹所作歟。然仲景自序特云。博採衆方。未言及湯液。士安去仲景時不遠。豈親覩所謂湯液者。而爲此說歟。自序又云。撰用素問九卷。八十一難。陰陽大論。胎臚藥錄。并平脈辨證。作傷寒雜病論合十六卷。蓋傷寒三陰三陽。乃原于素問九卷。傷寒中風温病等之目。本于八十一難。其他如陰陽大論。雖未知何等書。然要之纂舊典之文。而編著者。非悉仲景之創論立方也。元吳澄作活人書辨序曰。漢末張仲景著傷寒論。予嘗嘆東漢之文氣。無復能如西都。獨醫家此書。淵奧典雅。煥然三代之文。心一怪之。及觀仲景於序。卑弱殊甚。然後知序乃仲景自序。而傷寒論。即古湯液論。蓋上世遺書。仲景特編纂云爾。吳氏此說。原于士安。其論未可定然。但至論文章之更變。則雖非我醫家所能及。似宜以資考鏡也。林億等校定序曰。張仲景漢書無傳。見名醫錄。云。按皇甫謐甲乙經序。晉書皇甫謐傳。其被稱于當時可見。晉去漢不遠。其言如此。仲景雖於漢書無傳。其爲漢末人無疑矣。後漢書劉表傳曰。建安三年。長沙太守張羨率零陵桂陽三郡畔表。表遣兵攻圍。破羨平之。英雄記曰。張羨南陽人。蓋仲景羨之族。豈表破羨之後。使仲景代之平。林億等校定序又曰。自仲景于今。八百餘年。惟王叔和能學之。成無己亦曰。仲景之書。逮今千年。而顯用於世者。王叔和之力也。蓋仲景書。當三國兵燹之餘。殘缺失次。若非叔和撰集。不能延至於今。功莫大矣。而明洪武中鄭溪黄氏作傷寒類證辨惑曰。仲景之書六經至勞復而已。其間是三百九十七法。一百一十三方。纖悉畢備。有條而不紊也。辨脈平脈傷寒例三篇。叔和采摭羣書。附以己意。雖間有仲景説。實三百九十七法之外者也。痓濕暍一篇。出金匱要略。叔和反編入于六經之右。又有汗吐下可不可。并汗吐下後證。叔和重集于篇末云。此説原乎王履泝洄集。但履以傷寒例。爲仲景舊文也。從此而降。方有執喻昌柯琴輩。從而宗其説。或駁或貶。以加詆諆。如序例。則云搜採仲景舊論。外臺乃載其文。揭以王叔和曰。則此一篇。叔和所撰。非敢僞託而作也。至辨脈平脈。汗吐下可不可等篇。叔和既於脈經中引其文。以爲仲景語。高湛養生論曰。王叔和性沈靜。好著述。考覈遺文。採摭羣言。撰脈經十卷。叔和脈經序亦曰。今撰集岐伯以來。逮于華佗經論要決。合爲十卷。其王阮傅戴吳葛呂張所傳異同。咸悉載録。傷寒例固多不合仲景之繩墨。而言屬荒謬者。然叔和亦一名士也。豈有以我所立論。嫁名於前賢。而爲採摭于已著書中。如毒手狡獪之伎倆乎。陰陽五行漢儒好談之。五藏六府經絡流注。史記扁倉傳。間及于此。漢志亦多載其書目。仲景生於漢末。何獨屏去。今依臨川吳氏之言而考之。如六經至勞復。文辭典雅藴奥者。係于所撰用古經之文。其他言涉迂拘。而文氣卑弱。世人以爲叔和所羼入者。豈知非却是仲景之筆乎。因意傷寒例。及原文中。或曰疑非仲景方。或曰無大黄恐不爲大柴胡湯。或本云等之語。皆叔和所録。其語氣明顯。此餘盡是仲景舊文。而其義前後矛盾。文理曖昧難曉者。古書往往有之。又何疑爲方喻諸家。逐條更定。刪改字句。以爲復仲景之舊。殊不知益乖本來。惑亂後人。莫此爲甚。視諸叔和。其功罪之輕重。果奈何也。張遂辰仲景全書卷首。載醫林列傳曰。王叔和撰次張仲景方論。爲三十六卷。大行於世。此原出于太平御覽。引高湛養生論。然隋志等。不載三十六卷目。汪琥曰。仲景爲傷寒雜病論十六卷。叔和編次。何至遽增二十卷書邪。則云三十六卷。誤矣。要之傷寒論一部。全是性命之書。其所關係大矣。故讀此書者。滌盡胸中成見。宜於陰陽表裏。虛實寒熱之分。發汗吐下。攻備和溫之別。而痛着工夫。欲方臨證處療。身親試驗之際。而無疑殆也。其中或有條理牴牾。字句鉤棘。不易曉者。勿敢妄爲穿鑿。大抵施之行事。深切著明者。經義了然。無太難解者。太陽病。頭痛發熱。汗出惡風者。桂枝湯主之之類。豈不至平至易乎。學者就其至平至易處。而細勘研審。辨定真假疑似之區別。而得性命上之神理。是爲之得矣。其所難解釋。諸家費曲說者。縱令鑽究其旨。不免隔靴抓痒。如以其不的確明講者。施之于方術。則害於性命。亦不可測。然則其所難解釋者。置諸闕如之例而可也。諺云。開卷了然。臨證茫然。是醫家之通患。學者宜致思於此。亦何苦以詆詰古人爲事乎哉。

又按南陽府志載清張三翼募建張醫聖祠序。桑芸張仲景先生祠墓記。稱南陽郡東南阜處。父老相傳。爲先生墓。與故宅存在。洪武初。有指揮郭雲仆其碑。墓遂沒。越二百六十餘年。爲崇禎戊辰。有蘭陽諸生馮應鰲者。感寒疾殆危。恍惚中。有神人撫體。百節通快。問之曰。漢長沙太守南陽張仲景也。城東四里許有祠。祠後七十七步有墓。今將鑿井其上。封之惟子。後病愈。千里走南陽。訪之不可得。因謁三皇廟。有仲景像。即紀石廟中而去。後數年。園丁掘井得石碣。題曰漢長沙太守醫聖張仲景墓云。其言荒唐不足信矣。三異序中。仲景名作璣。字考機。古與璣通。書舜典。璇璣玉衡。釋文云。璣。本作機。晉書陸機字士衡。可以證矣。

醫籍考卷二十五

東都　丹波元胤紹翁編

方論三

金匱玉函　宋志八卷註曰王叔和集　存

林億等疏曰。金匱玉函經。與傷寒論同體而別名。欲人互相檢閱。而爲表裏。以防後世之亡逸。其濟人之心不已深乎。細考前後。乃王叔和撰次之書。緣仲景有金匱錄。故以金匱玉函名。取寶而藏之之義也。王叔和西晉人。爲太醫令。雖博好經方。其學專于仲景。是以獨出於諸家之右。仲景之書。及今八百餘年。不墜于地者。皆其力也。但此經。自晉以來。傳之既久。方證訛謬不倫。歷代名醫雖學之。皆不得彷彿。惟孫思邈粗曉其旨。亦不能修正之。況其下者乎。國家詔儒臣。校正醫書。臣等先校定傷寒論。次校成此經。其文理或有與傷寒論不同者。然其意義皆通。聖賢之法。不敢臆斷。故並兩存之。凡八卷。依次舊目。總二十九篇。一百一十五方。恭惟主上大明撫運。視民如傷。廣頒其書。爲天下生生之具。直欲躋斯民於壽域矣。治平三年正月十八日。

王好古曰。金匱玉函。即仲景之書稱也。金匱要略。亦出玉函。醫壘元戎陳世傑序曰。金匱玉函經八卷。漢張仲景論著。晉王叔和所撰次也。其標題。蓋亦後人所加。取珍祕之意。仲景當漢季年。篤好方術。以拯夭橫。其用心仁矣。故自素難本草湯液諸書。咸抉根得髓。其爲傷寒雜病論。實爲萬世羣方之祖。自叔和尊尚以後。年歲久遠。錯亂放失者屢矣。宋治平間。命諸臣校定。其目有三。曰傷寒論。金匱方論。一名金匱玉函要略。以及此經是也。雖未必盡復仲景本書之舊。然一家之學粗完。余幼讀二論。精微簡要。務令上口以通思索。偏求是經。獨不可得。後檢鄱陽馬氏經籍考。雖列其目。而所引晁序。則實金匱玉函要略也。此經蓋自元時。而不行于世矣。歲壬辰。義門何內翰以予粗習張書句讀。手抄宋本見授。拜受卒業。喜忘寢食。惜其訛脫者多。甚或不能以句。既無他本可校。乃博考衆籍。以相證佐。補亡滅誤。十得八九。稿凡數易。而始可讀。則掩卷而歎曰。是可報命于內翰矣。內翰嘗以古明醫。多以醫示人。見愛過實。囑刻其平生醫藥病狀之驗者。予瞿然不敢當。語云。三折肱爲良醫。予雖老。是然處方設劑。吾斯未信。因念是經世久未見。而內翰既得禁方。不自祕匿。雖古人尤難之。開以傳後。其弘濟豈一師之說哉。夫岐黃之書。經也。仲景之經。律也。臨證療疾。引經案律。十不失一。二論所述略具矣。是書則兼綜兩者。而整齊形證。附類方藥。各有門部次第。不可淆亂。則知經又論之自出。尤醫門之金科玉條也。八卷之中。上順天和。以療人患。非通三才之道。而得往聖之心者不能。觀者苟能沈潛玩索。而知其所以。則因病發藥。應如桴鼓。順之則能起死。畔之則立殺人。先儒以孫思邈。尙爲粗曉其旨。得其書者。未可謂不過與傷寒論及要略相出入。而鹵莽治之也。不揆淺陋。願與同志者。熟讀而精思之。旹康熙丙申陽月。

按　先子曰。金匱玉函。是傷寒雜病論之别本。同體而異名者。蓋從唐以前傳之。大抵與千金翼所援同。而外臺小柴胡湯。及柴胡加芒消湯方後。引玉函經。正與今本符。若其總例。稱張仲景曰。又云。今以察色診脈。辨病救疾。可行合宜之法。并方藥共成八卷。號爲金匱玉函經。則後人就于晉人經方之書。而湊合所撰也。又究其目之所繇。晉書葛洪傳曰。洪著金匱藥方百卷。據肘后方。及抱朴子。自云所撰百卷。名曰玉函方。則二者必是一書。由是觀之。金匱玉函。原是葛洪所命書。即後人尊宗仲景者。遂取爲之標題也。以其珍祕不出之故。著錄失其目歟。漢志。有堪輿金匱十四卷。高祖紀註。如淳曰。金匱。猶金縢也。顏師古曰。以金爲匱。保慎之義。王子年拾遺記曰。周靈王時。浮提之國。獻神通善書二人。猶老子撰道德經。寫以玉牒。編以金繩。貯以玉函。神仙傳曰。衛叔卿入太華山。謂其子度世云。汝歸當取吾齋室西北隅大柱下玉函。函中有神素書。取而按方合服之。一年可能乘雲而行。是則命書之義也。若金匱要略方論。後人又錄出其中論雜病者。節略以爲三卷者也。林億等云。緣仲景有金匱錄。故以金匱玉函名之。然所謂金匱錄。他書不載其目。唯宋本及俞橋趙開美所刊金匱要略。林億等序後。有小敍。稱仲景金匱錄。岐黃素難之方。近將千卷。云是原葛洪抱朴子。及肘后方序語，想彼作要略者，改竄其文而所附，味其旨趣，汎濫不經。未足以爲據也。

醫籍考卷二十六

東都　丹波元胤紹翁編

方論四

成氏無已註解傷寒論舊訛作圖解。　國史經籍志十卷　存

嚴器之序曰。夫前聖有作。後必有繼而述之者。則其教乃得著于世矣。醫之道源。自炎黃以至神之妙。始興經方。繼而伊尹以元聖之才。撰成湯液。俾黎庶之疾疚。咸遂蠲除、使萬代之生靈。普蒙拯濟。後漢張仲景又廣湯液。爲傷寒卒病論十數卷。然後醫方大備。茲先聖後聖。若合符節。至晉太醫令王叔和。以仲景之書。撰次成敍。得爲完帙。昔人以仲景方一部。爲衆方之祖。蓋能繼述先聖之所作。迄今千有餘年。不墜於地者。又得王氏闡明之力也。傷寒論十卷。其言精而奧。其法約而詳。非寡聞淺見所能賾究。後雖有學者。又各自名家。未見發明。僕忝醫業。自幼徂老。躭味仲景之書。五十餘年矣。雖粗得其門。而近升乎堂。然未入於室。常爲之慊然。昨者邂逅聊攝成公。議論該博。術業精通。而有家學。註成傷寒十卷。出以示僕。其三百九十七法之內。分析異同。彰明隱奧。調陳脈理。區別陰陽。使表裏以昭然。俾汗下而灼見。百一十二方之後。通

明名號之由。彰顯藥性之主。十劑輕重之攸分。七情制用之斯見。別氣味之所宜。明補瀉之所適。又皆引內經。旁牽衆說。方法之辨。莫不允當。實前賢所未言。後學所未識。是得仲景之深意者也。昔所謂慊然者。今悉達其奧矣。親覩其書。誠難默默。不揆荒蕪。聊序其略。時甲子中秋日。洛陽嚴器之序。

王履曰。成無已作傷寒論註。又作明理論。其表章名義。纖悉不遺。可謂善羽翼仲景者。然卽入陰經之寒證。又不及朱奉議能識。況卽病立法之本旨乎。宜其莫能知也。惟其莫知。故於三陰諸寒證。止隨文解義而已。未嘗明其何由不爲熱而爲寒也。（溯洄集）

陶華曰。成無已順文註釋。並無缺疑正誤之言。以致將冬時傷寒之方。通解溫暑。遺禍至今而未已也。（傷寒瑣言）

醫林列傳曰。成無已聊攝人。家世儒醫。性識明敏。記問該博。撰述傷寒義。皆前人未經道者。指在定體。分形析證。若同而異者明之。似是而非者辨之。古今言傷寒者。祖張仲景。但因其證而用之。初未有發明其意義。成無已博極研精。深造自得。本難素靈樞諸書。以發明其奧。因仲景方論。以辨析其理。表裏虛實。陰陽死生之說。究藥病輕重去取加減之意。眞得長沙公之旨趣。所著傷寒論十卷。明理論三卷。論方一卷。大行

於世。仲景全書附載

王肯堂曰。解釋仲景書者。惟成無已最爲詳明。雖隨文順釋。自相矛盾者。時或有之。亦白璧微瑕。固無損於連城也。傷寒準繩

汪琥曰。成無已註解傷寒論。猶王太僕之註內經。所難者惟創始耳。後之人於其註之可疑者。雖多所發明。大半由其註而啓悟。至有忘其起予之功。反責其註解之謬者。或曰。成氏註傷寒論。不過順文隨釋。但嫌其不辨叔和語。不分仲景書。正不知古人虛心著書。不敢輕易指責。所以品愈高。名愈著。如吾輩者。亦自厭其饒舌耳。

四庫全書提要曰。傷寒論十卷。漢張機撰。晉王叔和編。金成無已註。明理論三卷。論方一卷。則無已所自撰。以發明機說者也。叔和高平人。官太醫令。無已聊攝人。生於宋嘉祐治平間。後聊攝地入於金。遂爲金人。至海陵王正隆丙子。年九十餘尙存。見開禧元年歷陽張孝忠跋中。明吳勉學刻此書。題曰宋人。誤也。傷寒論。前有宋高保衡孫奇林億等校正序。稱開寶中節度使高繼冲曾編錄進上。其文理舛錯。未能考正。國家詔儒臣。校正醫書。今先校定仲景傷寒論十卷。總二十二篇。合三百九十七法。除重複有一百一十三方。案一十三。原本誤作一十二。今改正。今請頒行。又稱自仲景於今八百餘年。惟王叔和能學之云。而明方有執作傷寒論條辨。

則詆叔和所編。與無已所註。多所改易竄亂。併以序例一篇。爲叔和僞託而刪之。國朝喻昌作尙論篇。於叔和編次之外。序例之謬。及無已所註。林億等所校之失。攻擊尤詳。皆重爲考定。自謂復長沙之舊。其書盛行於世。而王氏成氏之書遂微。然叔和爲一代名醫。又去古未遠。其學當有所受。無已於斯帙。研究終身。亦必深有所得。似未可槪從屛斥。盡以爲非。夫朱子改大學爲一經十傳。分中庸爲三十三章。於學者不爲無裨。必以謂孔門之舊本如是。則終無確證可憑也。今大學中庸。列朱子之本於學官。亦列鄭元之本於學官。原不偏廢。又烏可以後人重定此書。遂廢王氏成氏之本乎。

成氏無已明理論宋志冒嚴器之三字。　宋志四卷　存

藥方論自序曰。制方之體。宣通補瀉輕重澁滑燥濕十劑。是也。制方之用。大小緩急奇耦複七方。是也。是以制方之體。欲成七方之用者。必本於氣味生成。而制方成焉。其寒熱溫凉四氣者生乎天。酸苦辛鹹甘淡六味者成乎地。生成而陰陽進化之機存焉。是以一物之內。氣味兼有。一藥之中。理性具矣。主對治療。由是而出。斟酌其宜。參合爲用。君臣佐使。各以相宜。宣攝變化。不可勝量。一千四百五十三病之方。悉自此而始矣。其所謂君臣佐使者。非特謂上藥一百二十種爲君。中藥一百二

十種爲臣。下藥一百二十五種爲佐使。三品之君臣也。制方之妙。的與病相對。有毒無毒。所治爲病主。主病之謂君。佐君之謂臣。應臣之謂使。擇其相須相使。制其相畏相惡。去其相反相殺。君臣有序。而方道備矣。方宜一君二臣三佐五使。又可一君二臣九佐使。多君少臣。多臣少佐。則氣力不全。君一臣二。制之小也。君一臣三佐五。制之中也。君一臣三佐九。制之大也。君一臣二。奇之制也。君二臣四。耦之制也。君二臣三。奇之制也。君二臣六。耦之制也。近者奇之。遠者耦之。所謂遠近者。身之遠近也。在外者身半以上。同天之陽。其氣爲近。在內者身半以下。同地之陰。其氣爲遠。心肺位膈上。其藏爲近。腎肝位膈下。其藏爲遠。近而奇耦。制小其服。遠而奇耦。制大其服。腎肝位遠。數多則其氣緩。不能速達於下。必劑大而數少。取其氣迅急。可以走下也。心肺位近。數少則其氣急。不能發散於上。必劑少而數多。取其氣易散。可以補上也。所謂數者。腎一肝三脾五心七肺九。爲五藏之常制。不得越者。補上治上。制以緩。補下治下。制以急。又急則氣味厚。緩則氣味薄。隨其攸利而施之。遠近得其宜矣。奇方之制。大而數少。以取迅走於下。所謂下藥不以耦。耦方之制。少而數多。以取發散於上。所謂汗藥不以奇。經曰。汗者不以奇。下者不以耦。處方之制。無逾是也。然自古諸方。歷歲浸遠。難可考評。惟張仲景方一部。最爲衆方之祖。是以仲景本伊尹之法。伊尹本神農之經。醫帙之中。特爲樞要。參今法古。不越毫末。實乃大聖之所作也。一百一十三方之內。擇其醫門常用者方二十首。因以方制之法明之。庶幾少發古人之用心矣。

嚴器之序曰。余嘗思歷代明醫。迴骸起死。祛邪愈疾。非曰生而知之。必也祖述前聖之經。才高識妙。探微索隱。研究義理。得其旨趣。故無施而不可。且百病之急。無急於傷寒。或死或愈。止於六七日之間。十日以上。故漢張長沙感往昔之淪喪。傷橫夭之莫救。撰爲傷寒論一十卷。三百九十七法。一百十三方。爲醫門之規繩。治病之宗本。然自漢逮今。千有餘年。唯王叔和得其旨趣。後人皆不得其門而入。是以其間少於註釋。闕於講義。自宋以來。名醫間有著述者。如龐安常作卒病論。朱肱作活人書。韓祇和作微旨。王實作證治。雖皆互有闡明之義。然而未能盡張長沙之深意。聊攝成公家世儒醫。性識明敏。記問該博。撰述傷寒義。皆前人未經道者。指在定體。分形析證。若同而異者明之。似是而非者辯之。釋戰慄有內外之診。論煩躁有陰陽之別。讝語鄭聲。令虛實之灼知。四逆與厥。使淺深之類明。始於發熱。終於勞復。凡五十篇。目之曰明理論。所謂眞得長沙公之旨趣也。使習醫之流。讀其論而知其理。識其證而別其病。胸次了然而無惑。顧不博哉。余家醫業五十載。究旨窮經。自幼迄老。凡古今醫書無不涉獵。觀此書。義理粲然。不能默默。因序其略。歲在壬戌。八月望日。錦屏山嚴器之序。

張孝忠跋曰。右註解傷寒論十卷。明理論三卷。論方一卷。聊攝成無已之所作。自北而南。蓋兩集也。予以紹熙庚戌歲入都。傳前十卷於醫者王光庭家。洎守荆門。又於襄陽訪後四卷得之。望聞問切。治病處方之要。舉不越此。古今言傷寒者。祖張長沙。但因其證而用之。初未有發明其意義。成公博極研精。深造自得。本難素靈樞諸書。以發明其奥。因仲景方論。以辯析其理。極表裏虛實陰陽死生之説。究藥病輕重去取加減之意。毫髮了無遺恨。誠仲景之忠臣。醫家之大法也。士大夫宦四方。每病無醫。予來郴山。尤所歎息。欲示之教。難於空言。故刊此書。以爲楷式。使家藏其本。人誦其言。夭横傷生。庶乎免矣。成公當乙亥丙子歲。其年九十餘。則必生於嘉祐治平之間。國家長育人材。命醫立學。得人之效。一至于此。則天下後世。凡所謂教養云者。可不深加之意也夫。開禧改元五月甲子歷陽張孝忠。

汪琥曰。傷寒明理論。金聊攝人成無已撰。書凡四卷。其第一卷至第三卷。共論五十篇。始於發熱。終於勞復。其第四卷。發明桂枝等方二十首。

此爲深得傷寒之旨趣者也。但其中四十五論云。陽明病下血讝語。此爲熱入血室者。斯蓋言男子。不止謂婦人。此與仲景之意大悖。然亦不可因其一節之短。揜其全部之長。取名明理。信不誣矣。

四庫全書提要曰。成無已所作明理論。凡五十篇。又論方二十篇。於君臣佐使之義。闡發尤明。嚴器之序。稱無已撰定傷寒義。皆前人未經道者。其推挹甚至。張孝忠亦稱無已此二集。自北而南。先以紹興庚戌。得傷寒論註十卷於醫士王光庭家。後守荊門。又於襄陽。訪得明理論四卷。因爲刊板於郴山。則在當時。固已深重其書矣。

陶氏華傷寒明理續論　一卷　存

自序曰。昔朱肱奉議著傷寒百問書。經進。授醫博士。其書付監刊行。道遇豫章名醫宋道方。因就質之。宋爲指駁數十條。肱罔然自失。由是書監不刊。事見續易簡方。雙鐘李知先又爲歌括八韻。二書吾鄉先輩。例以爲活人之書。按魏志華佗傳云。出書一卷。此書可以活人。則活人之名所由始。而仲景傷寒論是也。朱李二公雖知有仲景之書。不能臻其閫奧。未足以充活人之名。正統改元。余遊京師。遇臨江劉志善先生。授書一卷。指摘百問。亦數十條。攜以南歸。呈之松江趙景元先生。奉議之書固未盡善。而劉公所駁。似爲大察。前人無議爲也。且仲景之書。流傳既久。魚魯實多。微辭奧介之互見。殘簡斷編之後先。朱公既未知其文。又不知其證候。然自漢魏以來。高人逸士所著。不傳于今者。何可勝數。因出示諸書曰。郭白雲傷寒補亡。龐安常卒病論。韓衹和微旨。楊仁齋傷寒類書。王實證治。常器之楊大授。凡此數種。皆有功于仲景。而東南醫流所未見也。景元亦自編一書。曰傷寒類例。久未之成。不以示人。庚寅冬。予病足不出戶庭數月。因觀成無已明理論。止五十證。辨究詳明。惜其未備。於是乃集所見所聞。比類附例。斟酌而損益之。遂成一書。名曰明理續論。姑以自備遺忘。非敢傳諸人也。雖朱公百問。積平生之勤。尙不免後人之紛紜言之。予實何人。乃以數月而有所成。蓋賴古人之成訓。有以啓發之。初學醫之士。或有所得焉。當有知予心者。乃記其所由於卷首云。

杭州府志曰。陶華字尙文。餘杭人。治病有奇效。一人患病。因食羊肉。涉水。結於胸中。其門人請曰。此病下之不能。吐之不出。當用何法。陶曰。宜食砒一錢。門人未之信也。乃以他藥試之。百計不效。卒依華言。一服而吐。遂愈。門人問之曰。砒性殺人。何能治病。陶曰。羊血大能解砒毒。羊肉得砒而吐。而砒得羊肉。則不能殺人。是以知其可愈。後來省郡治傷寒。一服即愈。神效莫測。名動一時。然非重賂。莫能致。論者以是少之。所著六書。曰瑣言。曰家祕。曰殺車槌法。曰截江網。曰一提金。曰明理續論。仲景以後一人而已。

巴氏 應奎 應奎傷寒明理補論　四卷　存

閔氏 芝慶 傷寒明理論刪補　四卷　存

自序曰。昔軒岐洞悉醫經。論及傷寒。狀經脈之傳。分汗下之法。定愈否之期。皆以日計者。道其常。舉其要也。若夫諸變不可勝數。內經難以其論。故天復生仲景。以宣其祕。洩傳變之端。別陰陽之發病。撰論推廣經義。立方□惠生靈。一理貫通。羣緒畢著。第非凡之教。必淵深。文簡意博。世難窺測。成無已奮起研窮。創爲訓解。雖不能悉合微妙。而發明者殊多。更出餘意。以著明理論。誠恐理有不明。則執迷妄意。戕害必罪。故註外諄一耳。上宗前哲。亦啓後學。寧不殷乎。議論五十首。彰顯表裏實虛。方論二十章。剖折□直匡佐。夫死生有據。治療堪憑。學者引伸觸類。自可明其未盡□者。然必究內經與傷寒論。庶乎學有源流。心有主宰。理可自明。苟然端本尋支。徒爾檢閱斯集。則重道成氏之心。終可懵然昧理也。至陶尙文家祕之類。剽竊成氏者耳。烏能出其右哉。觀者當知取舍矣。雖然。璧或有瑕。書難盡信。稍爲補刪。使屬借踰。三卷之中。惟煩證虛煩陽厥陰厥。刪者全文。補以愚意。如其次第。仍於四條下。明即其故見全删全補者。與他條有别也。其餘六十六條。或删字。或删句。因詞繁而删。因説誤而删。悉順原文。仍令上下貫通。間有明以鄙意補其闕略者。則皆細書。令其古今不紊也。蓋由欲助明理以勝。遂因成氏舊而損益之。不自知其妄耳。志醫士可不思明理耶。西吴松筠館主人閔芝慶題。

按芝慶曰。煩者。不能安静之貌。較諸躁則輕焉。因於熱者固多。亦有因於寒者焉。成氏誤以煩熱爲一條。云煩者熱也。其虚煩一條。亦欠妥。因併删而改之。又四逆與厥。其義無異。而皆變文耳。成氏謂四逆輕於厥。編爲二證。仍就其論而采所可取。舍其所當去。爲陽厥陰厥二條以補之。其論精核。可以爲據。無復黨同護闕之弊矣。

汪氏琥 增補成氏明理論 未見

汪琥曰。成氏註仲景書已完。又自撰明理論。其解仲景桂枝麻黄青龍等湯。尤爲明暢。第惜其所解者。不過廿餘方耳。其所未發明者。愚即以原註中之意及採内臺等書。大半以鄙意補之。傷寒論辨註凡例

宋氏雲公 傷寒類證 二卷 存

自序曰。竊聞天地師道以覆載。聖人立醫以濟物。道德醫藥。皆原於一。醫不通道。無以知造物之機。道不通醫。無以盡養生之理。然欲學此道者。必先立其志。志立則物格。物格則學專。學雖專也。必得師匠。則可入

其門矣。更能敏惠愛物、公正無私。方合其道、夫掌命之職。其大矣哉。且聖智玄遠。自有樞要。強欲穿鑿。徒勞皓首。僕於常山醫流張道人處。密受通玄類證。乃仲景之鈐法也。彼得之異人。而世未有本。切念仲景之書。隱奧難見。雖有上士。所見博達。奈以一心。日應衆病。萬一差誤。豈不憂哉。今則此書換其微言。宗爲直說。使難見之文。明於掌上。故曰。舉一綱而萬目張。標一言而衆理顯。若得是書。以補廢志。其濟世也不亦深乎。故命工開版。庶傳永久。時大定癸未九月望日。河內宋雲公述。

汪琥曰。明季虞山人校刊類證三卷。於仲景全書中。其書以仲景三百九十七法。分爲五十門。以太陽等六經。編爲辰卯寅丑子亥字號。有如五十門。以嘔吐門爲始。見辰字號某嘔證。當用仲景某方。與馬宗素鈐法相似。亦別無發明處。故準繩凡例云。纂傷寒者衆矣。知尊仲景書。而遺後賢續法者。好古之過也。類證諸書。是也。

傷寒摘疑　九靈山房集丹溪翁傳。作傷寒辨疑。宋濂丹溪石表辭。作傷寒論辨。　讀書敏求記一卷　未見

錢曾曰。朱彥脩謂仲景書。儒家之論孟也。復何所疑。摘之者。竊恐摘簡斷文。章句或誤。故略紀所疑。而附以己意。非敢致疑于仲景也。

汪琥曰。傷寒摘疑問目。元丹溪朱震亨撰。書止一卷。始議脈。終議證與湯。此亦闡揚仲景之文。大有益於後學者。惜乎其論止一十九條而已。

滑氏壽 傷寒例鈔 醫史攖寧生傳。作讀傷寒論鈔。 三卷 未見

汪琥曰。傷寒例鈔。元許昌滑壽伯仁集。書凡三卷。其上卷。首鈔傷寒例。次鈔六經。有如太陽一經。先鈔本經總例。曰在經之證。曰入府之證。曰傳變之證。又次鈔本經雜例。凡三陽經及合併病。皆如上例。鈔作一卷。其中卷。則鈔三陰經例。及陰陽差後勞食復例。其下卷。則鈔脈例。有如亡血脈。陽衰脈。病脈。難治脈。又如六經中風。及傷風見寒。傷寒見風。溫病風溫。痓濕暍。霍亂。厥逆下利嘔吐。可否汗下之條。皆鈔其脈。末後則鈔死證三十餘條。其於仲景之論。毫無發明。亦止便學者之記習耳。

許氏弘 金鏡內臺方議 十二卷 存

建安縣志曰。許宏。字宗道。幼業儒。而隱於醫。奇證異疾。醫之輒效。又工詩文。寫山水花卉。皆臻其妙。卒年八十一。所著有通元錄。行世。

汪琥曰。金鏡內臺方議。建安許弘集。書凡十二卷。其第一卷至十卷。議仲景麻黃桂枝等湯方。第十一卷。議五苓等散方。第十二卷。議理中等丸方。其說雖以成註為主。然亦多所發明。是亦大有裨於仲景者也。琥按許氏不知何代人。不詳其字。閱其文義。想係是金元時人耳。

按許宏以傷寒論為金鏡內臺方。雜病論為外臺方。考內外臺之稱。未聞有命仲景書者。而其為義。殆不相類。詳見于方論第十九外臺秘要下。許氏所稱。其意若云內外篇耳。許又著湖海奇方八卷。自序題永樂二十年。歲在壬寅。

七月二十四日己卯。建安八十二翁許宏謹書。則縣志稱以八十一卒。誤矣。汪琥爲金元間人。亦失考也。

汪氏機傷寒選錄　八卷　存

自序曰。傷寒論者。仲景張先生之所作也。自漢而下。推明之者。殆且百家。求其能悉其旨者。十百而一二焉。余於壯年。嘗輯諸說。少加隱括。分條備註。祖仲景者。書之以墨。附諸家者。別之以硃。去取未必正也。較諸他書。頗爲詳盡。臨證一覽。而諸說皆在于目矣。稿已粗具。奈何年逾七十。兩目昏矇。莫能執筆。稿幾廢棄。如故紙也。幸同邑石墅陳子桷和溪程子鎬。于余最厚。論及傷寒。因檢故稿。出示條例。既而語諸予曰。此稿成之不易。茲皆視如故紙。則前功盡棄。誠可惜哉。吾等當極駑鈍。以終厥志何如。余曰。固所願也。第恐年老。弗及見焉。于是盡取諸書付之。見其授受唯謹。夙夜匪懈。從事于斯。益其所未益。增其所未增。逐條補輯。反復數過。不憚其勞。如此。爰及三載。始克告成。余曰。業已廢棄。今賴二子。得成全書。果不負余之所願也。人言。有志者事竟成。豈不信哉。噫。齒將沒矣。尚獲覩其成功。余之幸也。又如何耶。名其書曰傷寒選錄。蓋因備取諸家之說。而選其近於理者。靡不悉錄。又奚俟余贅辭。孔子曰。述而不作。信而好古。其斯之謂歟。故爲之序。嘉靖丙申年。二月朔旦。新安祁門汪機序。

凡例曰。諸先賢所論。於仲景有發明者。並採輯卷首。以廣識見耳。一編集。多倣王安道所定次序。以傷寒例居六經之首。病篇次之。一六經諸病。皆倣成無已例。摘取諸證條中一證。別立條款。爲之發明。成氏或有所未發者。復附諸賢所論。俾學者知有所擇也。一各證成氏所釋。有未當者。復採諸賢之說。以附益之。使觀者知所適從也。一仲景有論無方者。則參考諸書之有方者補之。別例圈不敢比同于仲景。蓋恐其方或有所未當也。一所集諸賢之說。但註其姓氏不敢直書其名。如成無已曰成氏。劉河間曰劉氏。韓祇和曰韓氏。龐安常曰龐氏。錢聞禮曰錢氏。許叔微曰許氏。朱肱曰朱氏。吳授曰吳氏。陶尚文曰陶氏。朱丹溪曰丹溪。張兼善曰張氏。

胡氏朝臣傷寒類編 七卷 存

跋曰。昔人疑傷寒論非全書。乃叔和雜以己意而成之者。按王安道謂六經病篇。立法嚴而處方審。仲景妙義攸存。必非叔和所能贊辭也。其有增附者。厥陰下利嘔噦諸證。與脈法可汗不可汗等篇而已。余然其言。爲類編書。列傷寒例於前。六經病次之。差後病又次之。相類病又次之。脈法居後。惟錄其有關於傷寒者諸方。則另爲一卷。皆節取成註。欲使初學易於尋究爾。若專門徧敬之士。自當求全書而閱之。固不可厭繁雜而就簡便也。嘉靖甲子歲春正月吉日。賜進士出身奉政大夫通政使司右參議會稽敬所胡朝臣書。

汪琥曰。傷寒類編。明會稽進士胡朝臣著。書凡七卷。列傷寒例於前。六經病次之。差後病又次之。相類病又次之。脈法居後。方附卷末。其大旨不過削叔和繁文。採集仲景要旨。如太陽病。曰有汗。曰無汗。曰水氣。曰裏寒。曰裏熱。曰裏虛。曰汗後。曰吐後。曰下後。曰汗吐下後。各自分類。他經倣此。每條之下。皆節取成註。毫無增益。恐初學厭全書之繁。故為是編。使易於誦習耳。

方氏 有執 傷寒論條辨 八卷 存

自序曰。傷寒論之書。仲景氏統道垂教之遺經。治病用藥大方大法之藝祖。醫系繼開之要典。有生之不可一日無。仁孝之所不可不勉者也。切緣遠世。文章傳稱。簡古奧雅。矧旨多微隱。而理趣幽玄。惜承流匪人。門牆莫覩。鑿者紛紛。註者諾諾。蕪穢塵蒙。致束諸高閣。危如一綫。有自來矣。胡氏春秋傳曰。聖人大訓。不明於後世。皆庸腐學經。不知其義者之非爾。信哉言也。嗚呼。斯文如此。遂至澆風競著。正學沈淪。邪說橫行。人心日惑。以交際言。則皆粉黛逢迎。土苴然唯。惟是是行。成習久矣。若之何不疾病顛連。札夭接迹。嗚呼。世逸醫道。尙可言哉。余以身經艱難。

死幸重生。因偶竊目觀瀾。遽覺猛驚。大意瞿然。嘆曰。今日之幸。何莫非天。天之留我。必有我意。有意於我。其在斯乎。然則難也非難也。警也警。以事天人之道也。盡天盡人。盡在我爾。我且致盡於斯。或者其庶幾乎。於是不揣愚陋。改故即新。輸心委志。游邇涉遐。薪膽風霜。晨霄砥礪。積以必世。憂勤僅免。辨成斯錄。於發揚經義之藴奧。雖不敢以彷彿言。而探本遡源。蓋有若自得其萬一於言表者。亦不敢自欺也。客有就觀者。殺車截江。自謂以爲珍重子孫計。是何如邪。應之曰。弗如也。槌網固奇貨可居。得以計子孫。私吾道也。若謂可以爲其所欲爲。則自羲農黃帝堯舜禹湯文武周公孔孟。以至周程張朱。何樂而不爲耶。蓋道本乎天。天與賢則與賢。天與子則與子。孔氏之有子思。猶夏后氏之有啓。天也。故道非聖賢不世。本草素靈難經以來。皆如此。豈貨之爲貨。可以必子孫。而世其居乎。吾亦天吾之天。以天人之天爾。弗如也。然則天天將何如。曰。蘇子以天與我。必我用我。知之不以告人爲棄天。輕用之爲褻天。是以汲汲以干時。爲於用也。吾老矣。不能篤。不能干。不能必。又不能忘情於蘇氏子之言若天未欲斯道之一綫墜。則必有全補天心天手者出。嗚呼。微斯人將焉用斯。吾將刻之。刻之以待。庶乎斯道之世其綿有在。其用有寫。此固吾天天之初心也。子將謂何。客曰善。於是乎書。時萬歷壬辰上元節日，歙之中山山中七十翁方有執自序。

跋曰：昔人論醫，謂前乎仲景，有法無方，後乎仲景，有方無法。方法具備，惟仲景此書。然則此書者，盡斯道體用之全，得聖人之經，而時出者。後有作者，終莫能比德焉。是故繼往開來，莫善於此。愚自受讀以來，沈潛涵泳，反覆紬繹，竊怪簡編條册，顛倒錯亂殊甚。蓋編始雖由於叔和，而源流已遠，中間時異世殊，不無蠹殘人弊。今非古是，物固然也。而注家則置弗理會，但徒依文順釋，譬如童蒙受教於師，惟解隨聲傳誦，一毫意義，懵不關心。至歷扞格聱牙，則又掇拾假借以牽合，即其負前修以誤後進，則其禍斯時，與害往日者，不待言也。所謂舟一也，操而善則有利濟之功，不善則不惟適足以殺人，而反併己亦淪胥以自溺者，猶是也。是故君子慎術，不亦可懼也。夫於是不憚險遠，多方博訪，廣益見聞，慮積久長，晚忽豁悟，乃出所日得，重考修輯，屬草於萬歷壬午，成於去歲己丑，倩書謄脫，方幸字得頗佳，而校討點畫，則又率多訛謬。自慨今年七十一矣，不免強拭眵昏，力楷訖梓，復客留後。凡若干萬言，移整若干條，考訂若干字，曰傷寒論者，仲景之遺書也。條辨者，正叔和故方位，而條還之之謂也。嗚呼，仲景聖當時而祖百代，其神功妙用，聞而不得見，所可見者，僅存是書。泝是書以求其道，由其道以纘其宗，亦惟係乎人之心志用不用何如耳。今也以生乎千五百年之下，而欲淵源于千五百年上人之遺言，鍵發其神妙，以懋率由，豈可以容易言哉。然時世雖殊，人心則一。不一者事，至一者道。誠能心仲景之心，志仲景之志，以求之則道在是也。道得則仲景得矣。尚何時世之間，可以二言邪。是故具述其本末。粗陳大義，俟諸來哲大家精詳，允期斯道，協陟重明，以之修己治人，進之拱盛順化，念茲在茲，施於有政，庶幾將來雖或時災平循通轍，克綏正命，則仲景在我，而聖賢之宗風不墜，是非吾人顧念天之所以與我，而我當求盡其所以體之全之之一事邪。他固非愚之所可豫知也，曷敢道哉。抑揣餘景衰肘醜瘠，何可以入人目，而乃勉勉若是，以取身後嗤唾邪。不然也，蓋亦不過遠惟，或者得微觀於有道在任，則亦尚可以少見兢兢專致操存，一筆之不敢苟云爾。萬歷二十一年，歲次癸巳仲冬閏辛巳朔粤三日癸未朏，新安方有執自跋。

閔芝慶曰：方氏作條辨，以太陽一經爲三篇，分衞中風爲上篇，其間總論中風傷寒，如太陽病七日以上自愈者之類，不能悉舉。此等既屬總論，則難分而爲二，以之列於上篇，固無不可，但與衞中風爲上篇之說少違耳。又據分營傷寒爲中篇，凡有傷寒二字居各條之首者，悉入焉。不知其中固有專指營傷寒者，亦有兼指衞中風者，蓋中風與傷寒，可分爲二名。又可合而俱稱傷寒。是以中風與傷寒爲病。自古通謂之傷寒。如傷寒一二日。陽明少陽證不見者。爲不傳也之類。是皆兼論中風於言外者也。乃因傷寒二字居首。悉列中篇。以亦有據。但既有營傷寒爲中篇之說。則後人尙有執泥。而謂與中風無涉者。從茲殆矣。又將發汗已發汗病不解發汗之類。皆列於中篇。意以發汗者。必麻黃湯證也。不知麻黃湯固爲發汗之劑。桂枝湯雖云解肌。亦稱發汗。觀於篇中所云病常自汗出者。此爲營氣和云云。結之曰。復發其汗。營衞和則愈。宜桂枝湯。則桂枝湯。亦稱發汗可知矣。烏得以凡云發汗者。皆入營傷寒之篇也。又據營衞俱中風寒者爲下篇。凡脈浮緊。及傷寒脈浮者。皆入焉。即擧其所註而辨之。其一卷第一證。太陽之爲病。脈浮頭項強痛而惡寒。註曰。尺寸俱浮者。知爲病在太陽。又曰。揭太陽之總病。爲三篇之大綱云云。似知或中風。或傷寒。或風寒兩傷。凡屬太陽者。皆當浮脈矣。又據其三卷第十三證。傷寒脈浮滑。此表有熱。註曰。傷寒脈不浮。浮者風也。何與三陽大綱之註。自相矛盾。而獨指浮爲風耶。遂將凡脈浮緊。及傷寒脈浮者。皆入風寒兩傷之篇。非矣。不特此也。其三卷三十五證。傷寒胸中有熱。註云熱以風言。第三十八證。傷寒十三日不解。過經譫語者。以有熱也。註曰。熱風也。豈不知始自太陽者。或中風。或傷寒。皆能成熱。故素問熱論曰。人之傷於寒也。則爲病熱。焉得獨以熱爲風乎。遂將凡傷寒有熱。及發熱及如瘧之發熱惡寒。熱多寒少者。皆入風寒兩傷之篇。謬亦甚矣。方氏之心。無非欲立異以爲高。故其編次。悉更舊本。前者後之。後者前之。諸篇皆有更移。太陽三篇爲甚。將欲求勝於叔和乎。設使人各一見以自高。何時復出仲景而始定。奈何人也。敢妄意有更。

汪琥曰。傷寒條辨。明歙人方有執著。書凡八卷。先圖說。次削例。又次辨太陽病。以風傷衛爲上篇。分第一卷。寒傷營爲中篇。分第二卷。營衛俱傷爲下篇。分第三卷。陽明少陽二經病。分第四卷。三陰經病。分第五卷。風溫雜病。及霍亂陰陽易差後等病。分第六卷。痙濕暍及辨脈法。分第七卷。汗吐下可不可。分第八卷。後又附鈔本草。其條辨仲景六經篇文。可謂詳且盡矣。

四庫全書提要曰。傷寒論條辨八卷。附本草鈔一卷。或問一卷。痙書一卷。明方有執撰。有執字中行。歙縣人。是書刻於萬曆壬辰。前有己丑自序一篇。又有辛卯後序一篇。又有癸巳所作引一篇。則刻成時所加也。大旨以後漢張機傷寒卒病論。初編次於王叔和。已有改移。及金成無已作註。又多所竄亂。醫者或以爲不全之書。置而不習。或沿習一二家之誤。彌失其眞。乃竭二十餘年之力。尋求端緒。排比成編。一一推作者之意爲之考訂。故名曰條辨。其原本傷寒例一篇。不知爲何人所加者。竟削去之。而以本草鈔一卷。或問一卷。附綴於末。又以醫家誤痙爲驚風。多所夭枉。乃歷引素問金匱要略傷寒卒病論諸說。爲痙書一卷。倂附於後。有執既沒。其板散佚。江西喻昌遂採掇有執之說。參以己意。作傷寒尙論篇。盛行於世。而有執之書遂微。國朝康熙甲寅。順天林起龍得有執原本。惡昌之剽襲舊說。而諱所自來。乃重爲評點刊板。倂以尙論篇附刊於末。以證明其事。卽此本也。起龍序文。於昌毒駡醜詆。頗乖雅道。其所評論。亦皆贊美之詞。於病證方藥。無所發明。今並削而不載。所附刻之尙論篇。原本具存。已別著錄。其異同得失。可以互勘。不待此本之複載。今亦削之。而附存原目於此焉。

王氏肯堂傷寒準繩　醫藏目錄八卷　存

自序曰。夫有生必有死。萬物之常也。然死不死於老。而死於病者。萬物皆然。而人爲甚。故聖人憫之。而醫藥興。醫藥興。而天下之人又不死於病。而死於醫藥矣。智者憤其然。因曰。病而不藥。得中醫。豈不信哉。或曰。此但爲傷寒言之也。雖然。微獨傷寒。特傷寒爲甚爾。蓋醫莫不宗本黃岐。今其書具在。然有論而無方。方法之備。自張仲景。如仲景雖獨以傷寒著。然二千年以來。其間以醫名世。爲後世所師承者。未有不從仲景之書悟入。而能徑窺黃岐之壺奧者也。故黃岐猶羲文也。仲景其孔子乎。易水師弟。則濂洛諸賢。金華師弟。則關閩諸大儒也。擬人者不倫於此矣。王好古曰。傷寒之法。可以治雜病。雜病法不可以治傷寒。豈誠然哉。傷寒法出於仲景。故可以治雜病。而爲雜病法者。多未嘗夢見仲景者也。故不可以治傷寒也。然則傷寒論。可弗讀乎。而世之醫。有終身目不識者。獨執陶氏六書。以爲枕中鴻寶爾。夷考陶氏之書。不過剽南陽唾餘。尚未望見易水門牆。而輒詆傷寒論。爲非全書。聾瞽來學。蓋仲景之罪人也。而世方宗之。夭枉可勝道哉。余少而讀仲景書。今老矣。尚未窺其堂室。平生手一編。丹鉛殆徧。紙敗墨渝。海虞嚴道徹見而愛之。欲壽諸梓。而余不之許。非靳之。蓋慎之也。丁酉戊戌間。因嘉善高生請。始輯雜病準繩。而不及傷寒。非後之。蓋難之也。今歲秋。同年姜仲文知余所輯雜病外。尚有傷寒婦嬰瘍科。爲準繩者四。遣使來就鈔。而不知余奪於幽憂宂病。未屬草也。因感之而先成傷寒書八帙。始於八月朔。而告完於重九。或曰。以數十萬言。成於四旬、不太草草乎。曰。余之醞釀于册府。而漁獵於書林。蓋三十餘年矣。不可謂草草也。傷寒一病爾。而數十萬言。不太繁乎。曰。吾猶病其略也。何也。是書之設。爲因證檢書。而求治法者設也。故分證而不詳。則慮其誤也。詳則多互見而複出。而又安得不繁。後之註仲景書。續仲景法者。或見其大全。或窺其一斑。皆可以爲後學指南。具擇而載之。而又安得不繁。且夫人讀一書。解一語。苟迷其理。有礙於胸中。以問知者。則唯恐其不吾告。與告之不詳。余固駑下。然學醫之資。差不在人後。以余所白首不能究者。與天下後世共究之。將讀之恐其易盡。而顧患繁乎哉。丹陽賀知忍中祕心平濟物。而勇於爲義。願爲余流通。書未成。已鳩工庀具矣。余之耑成以此。因敍于篇首。時萬歷三十二年。歲次甲辰重九日。念西居士王肯堂宇泰書。

凡例曰。纂傷寒書者衆矣。知尊仲景書。而遺後賢續法者。好古之過也。類證諸書是也。惟俗眼之便。而雅俗雜陳。淄澠莫辨。使世不知孰爲仲景者。俗工之謬也。瑣言蘊要諸書是也。惟婁氏綱目。列六經正病於前。而次合病併病。汗吐下後諸壞病于後。又次之以四時感異氣而變者。與婦嬰終焉。而每條之中。備列仲景法。然後以後賢續法附之。既該括百家。又不相淆雜。義例之善。無出其右。此書篇目。大抵因之。一解釋仲景書者。惟成無已最爲詳明。雖隨文順釋。自相矛盾者。時或有之。亦白璧微瑕。固無損於連城也。後此趙嗣眞張兼善之流。皆有發明。並可爲成氏忠臣。張公耳孫。故多采掇。使學者一覽洞然。而一得之愚。亦時附焉。其文義淺近。不必訓釋者。則一切省之。內一字。趙者。嗣眞也。張者。兼善也。黃者。仲理也。活者。朱肱活人書也。龐者。安時也。許者。叔微學士也。本者。許之本事方也。韓者。祇和也。孫者。兆也。潔者。潔古張元素也。雲者。潔古之子雲岐子也。垣者。李東垣也。丹者。朱丹溪也。海者。王海藏也。王者。履也。羅者。天益也。戴者。元禮也。婁者。全善也。吳者。綬也。陶者。華也。其不系姓字者。自篇首辨證數語之外。皆仲景論文也。一內經云。風雨寒暑。不得虛。邪不能獨傷人。至于丹溪又云。傷寒屬內傷者。十居八九。當以補元氣爲主。由是言之。後人治傷寒者。既皆識仲景之法不盡。又不知其病本於內傷虛勞。而思補養。但用汗下致死者。其殺人何異刀劍。與言至此。切骨痛心。今雖以後賢補養之法。附載于篇。而書不盡言。言不盡意。尤望臨病之工。重人命而懼陰譴。熟玩此書。無疑于心。而後下手用藥。卽不能然。寧過於謹護元氣。無孟浪汗下。而後庶幾乎少失也。

明史藁王樵傳曰。子肯堂。字宇泰。舉萬歷十七年進士。選庶吉士。授檢討。博覽羣籍。聲著館閣。倭寇朝鮮。疏陳十議。願假御史銜。練兵海上。疏留中。因引疾歸。京察降調。家居久之。吏部侍郎楊時喬薦補南京行人司副。終福建參政。肯堂好讀書。著述甚富。雅工書法。以其尤精醫理。故又附見方伎傳中。又方伎傳曰。王肯堂。字宇泰。金壇人。萬歷中舉進士。

選庶吉士。授檢討。以京察貶官。終福建參政。肯堂博極羣書。兼通醫學。所著證治準繩。爲醫家所宗。

汪琥曰。傷寒證治準繩。明金壇王肯堂宇泰甫輯。書凡八帙。首列序例入門。辨證內外傷。及類傷寒辨。其第一帙。則以傷寒總例居前。總例者。乃敘四時傷寒傳變。及汗吐下法。又愈解死證。陰陽表裏。傷寒雜病。類證雜論。察色要略。第二帙。則以太陽例居前。而以發熱惡寒惡風頭痛等證附之。第三帙。則以陽明病居前。而以不大便不得臥自汗潮熱譫語等證附之。又少陽病口苦咽乾往來寒熱等證。亦并附焉。其第四帙。先列三陰總論。太陰病。則附以腹滿痛等證。少陰病。則附以但欲寐口燥咽乾等證。厥陰病。則附以氣上衝心等證。第五帙。則言合併病。又汗吐下後不解。喘而短氣等證。第六帙。則繼以小便利不利等證。復附以狐惑百合兩感證。第七帙。則言勞食復差後等證。又言四時傷寒不同。溫暑瘧痙等證。後附以婦人小兒傷寒。第八帙。則辨脈法藥性。其書悉因婁氏綱目之義。而以仲景方論爲主。後賢續法附之。傷寒之書。至此可爲詳且盡矣。但惜其纂註大略。及諸方之義。不能明暢。又其云發熱惡寒頭痛等證。諸經皆有。何得限定附之一經之中。於余不能無遺憾矣。

趙氏開美　集註傷寒論　十卷　存

凡例曰。仲景之書。精入無倫。非善讀者。未免滯於語下。諸家論述。各有發明。而聊攝成氏引經析義。尤稱詳洽。雖牴牾附會。間或時有。然諸家莫能勝之。初學不能舍此索途也。悉依舊本。不敢去取。　一諸家善發仲景之義者。無過南陽。外此如叔維潛善潔古安常東垣丹溪安道。近代如三陽宇泰諸君子。單詞片語。雖不盡拘長沙轍跡。實深得長沙精義。急爲採入。以補六經未發之旨也。　一是書仲景自序。原爲十六卷。至叔和次爲三十六卷。今坊本僅得十卷。而七八卷又合爲一十卷。僅次遺方。先後詳略。非復仲景叔和之舊矣。今依辨平脈法爲一卷。自傷寒大例。及六經次第。不復妄有詮次。止以先後匀適爲六卷。其遺方併入論集。便於簡閱。大抵因三陽王氏義例云。

按是書所採。成氏註解之外。凡二十有二家。輯香頗爲詳博。若沈亮宸王文祿唐不巖張卿子說。世從不見別爲採載者。考沈名晉垣。張名遂辰。同錢塘人。王字世廉。號沂陽生。海鹽人。著有醫先一卷。其事履並見縣志。特唐不巖一人。未詳里貫。想亦係明季人。蓋開美輯書之時。各爲參訂者。故附入其說也。

史氏闇然　傷寒論註　十四卷　未見

汪琥曰。史氏傷寒論註。明越人史闇然百弢氏著。書凡十四卷。其第一卷。先平脈法。第二卷。辨脈法。第三卷。太陽病。第四卷。陽明少陽病。第五卷。太陰少陰病。第六卷。厥陰病。第七卷。痙濕暍霍亂。以至於差後等病。而復集陰陽毒百合狐惑等證。名曰補遺。第八卷。乃次傷寒例。第九卷。辨汗吐下可不可。第十卷。辨外感內傷及食積痰等十二證。與傷寒異。第十一卷。則載仲景原論中。桂枝湯等。九十一方。第十二卷。則採金匱升麻鱉甲湯等。二十二方補之。第十三卷。則採局方治四時感冒。如香蘇飲等十一首。附以補方八首。第十四卷。則採劉河間治夏月感冒方六首。其大旨以仲景叔和原論。如言脈處。則曰驚愧脈。曰相乘脈。曰殘賊災怪等脈。如辨證處。則曰太陽本證。曰傳經。曰春溫。曰愈期。曰壞證。曰合病。曰併病。曰衄。曰冒。曰喘。曰吐等。各就本文。而標出之。其治春溫灼熱。則採活人書。知母乾葛湯。萎蕤湯以主治。此爲可取之處。又其註病人身大熱。反欲得近衣節。則引陶節菴云。虛弱素寒之人。感邪發熱。熱邪浮淺。不勝沈寒。故內怯欲近衣。此爲大誤之極。間有順文隨釋處。毫無明暢之論。所集原方。但宗成氏舊註。所採新方。皆依陶氏槌法。此徒尊仲景虛名。實不知仲景奧義。輕言註書。空遺世誚。

盧氏之頤傷寒金鎞疏鈔　未見

按右見于道古堂集名醫盧之頤傳。

醫籍考卷二十七

東都　丹波元胤紹翁編

方論五

喻氏昌尚論張仲景傷寒論重編三百九十七法　四卷　存

自序略曰。嘗慨仲景傷寒論一書。天苞地符。爲衆法之宗。羣方之祖。雜以後人知見。反爲塵飯土羹。莫適於用。茲特以自然之理。引伸觸類。闡發神明。重開生面。讀之快然。覺無餘憾。至春溫一證。別闢手眼。引內經爲例。曲暢厥旨。究不敢於仲景論外。旁溢一辭。後有作者。庶不爲冥索旁趨。得以隨施輒效。端有望焉。窮源千仞。進求靈素難經甲乙諸書。文義浩渺。難以精研。用是參究仲景金匱之遺。分門析類。定爲雜證法律十卷。覃思九載。擬議以通玄奧。俾觀者爽然心目。合之傷寒論。可爲濟川之舟楫。烹魚之釜鬵。少塞吾生一日之責。卽使貽譏於識者。所不辭也。夫人患無性靈。不患無理道。世患無理道。不患無知我。古君子執理不阿。乘道不枉。名山國門。庶幾一遇。氣求聲應。今昔一揆。是編聊引其端。等諸爝火。俟夫圓通上智。出其光華。以昭徹玄微。與黃岐仲景而合轍。昌也糠粃在前。有榮施矣。時順治戊子歲孟夏月。西昌喻昌嘉言甫識。

汪琥曰。傷寒尚論篇。清順治初西昌喻昌嘉言甫著。書凡五卷。首卷尚論張仲景傷寒大意。及叔和編次。林億成無已校註之失。又駁正序例。及論春溫。幷駁正溫瘧等證。四變之妄。其第一卷。分太陽三篇。以風傷衞之證爲上篇。寒傷營之證爲中篇。風寒兩傷之證爲下篇。第二卷。分陽明三篇。以邪入太陽陽明爲上篇。正陽陽明爲中篇。少陽陽明爲下篇。第三卷。止少陽全篇。而附以合幷病壞病痰病。第四卷。三陰篇。太陰止一全篇。少陰則分前後二篇。以直中之證爲前篇。傳經之證爲後篇。厥陰止一全篇。復附以過經不解。差後勞復。陰陽易病。其書實本方氏條辨之註。而復加發明。著成此編。但其以太陽篇。病如桂枝證。頭不痛云云。此爲胸有寒。是痰。復以病人有寒。復發汗。胃中冷之眞寒。亦是痰。遂於壞病之後。復增一痰病。殊悖於理。又少陰既分寒熱二證。而太陰厥陰。獨無寒熱二證之分。又云。陰陽易外。男子無女勞復。皆於理有未妥。至其顚倒仲景原論中譔次。不待言矣。

四庫全書提要曰。尚論篇八卷。國朝喻昌撰。昌字嘉言。南昌人。崇禎中。以選貢入都。卒無所就。往來靖安間。後又寓常熟。所至皆以醫術著名。是書本名尚論張仲景傷寒論重編三百九十七法。其文過繁難舉。世稱尙論篇。省文也。首爲尙論大意一篇。謂張仲景著卒病傷寒論十六卷。其卒病論六卷。已不可復睹。卽傷寒論十卷。亦刼火之餘。僅得之口授。其篇目前後差錯。賴有三百九十七法。一百一十三方之名目。可爲校正。晉太醫令王叔和附以己意。編集成書。共二十二篇。今世所傳。乃直祕閣林億所校正。宋人成無巳所詮註。（案成無巳。乃金人。此言宋人。誤。謹附訂於此。）二家過於尊信叔和。往往先傳後經。以叔和緯翼之詞。混編爲仲景之書。如一卷之平脈法。二卷之序例。其文原不雅馴。反首列之。則其爲校正詮註。乃仲景之不幸也。程德齋因之作傷寒鈐。旣多不經。王履又以傷寒例居前。六經病次之。類傷寒病又次之。至若雜病雜脈。與傷寒無預者。皆略去。定爲二百八十三法。亦無足取。惟方有執作傷寒條辨。削去叔和序例。大得尊經之旨。太陽三篇。改叔和之舊。以風寒之傷營衞者分屬。尤爲卓識。而不達立言之旨者尙多。於是重定此書。以冬傷於寒。春傷於溫。夏秋傷於暑。爲主病之大綱。四序之中。以冬月傷寒爲大綱。傷寒六經之中。以太陽爲大綱。太陽經中。又以風傷衞。寒傷營。風寒兩傷營衞。爲大綱。蓋諸家所註。至昌而始變其例矣。次爲辨叔和編次之失一篇。次爲辨林億成無巳校註之失一篇。次爲駁正王叔和序例一篇。皆不入卷數。其於傷寒論原文。則六經各自爲篇。而合病併病壞病痰病四類。附三陽經末。以過經不解。差後勞復病陰陽易病二類。附三陰經末。每經文各冠以大意。綱擧目張。頗有條理。故醫家稱善本。原書自爲八卷。乾隆癸未。建昌陳氏。併爲四卷。而別刻昌尙論後篇四卷。首論溫證。次合論。次眞中。次小兒。次會講。次問答。次六經諸方。共成八卷。爲喻氏完書焉。考康熙甲寅。順天林起龍。重刻方有執之書。以昌此書附後。各於評點。極論昌之所註。全出於剽竊方氏。醜詞毒罵。無所不加。夫儒者著書。尙相祖述。醫家融會舊論。何可遽非。況起龍所評。方氏則有言皆是。喻氏則落筆皆非。亦未免先存成見。有意吹毛。殆門戶之見。別有所取。未可遽爲定論。故今仍與方氏之書。並著錄焉。

喻氏昌傷寒尙論後篇　四卷　未見

傷寒扶疑　一卷　存

徐彬跋曰。先業師初以問答見授。余甚珍之。梓以供同好。不知卽新安程雲來先生戊子年問答也。越二十八年。己卯秋竟于無意中相遇。悉此淵源。發明之功大。會合之緣奇。特補記以誌快。

徐氏彬傷寒圖說　一卷　存

陳師錫小引曰。傷寒獨起太陽。而逆傳雜證。則又不傳經而變氣。其義誠微。于是涉略者。患在學疎識淺。望洋難明。專家者。患在拘守成方。忽略不講。即有好學者。見行脈布氣。傳經不傳經。或逆或順。種種不一。患在多歧滋惑。今仲景原文。得喻先生尚論。前人精詣畢露。仲景原方。得忠兄發明。後學機與勃然。而又貫以三圖。前此三患。庶其免乎。千年絕學。爰復興矣。

傷寒一百十三方發明　一卷　存

凡例曰。原證原方。成註及參考並列。實爲全書。如邇來張卿子先生傷寒論。業已家弦戶誦。然予嵩刻方論。欲如醫方考之例。俾究心傷寒者。參閱特易。無浩瀚之煩耳。　一余初意本欲各列仲景原證于本方之前。緣一方有數用者。或可通用者。不便專列。且是役原爲喻先生傷寒尚論。大開聾瞶。惜方論未梓。故特採其證論之意。分註各方下。別有建明。亦不敢自祕。使閱者因喻先生論證。而悟仲景立方之妙。因不佞論方。而更會仲景辨證之微。此即左國內外篇也。故單列原方藥味。意在與喻先生尚論並行。不敢負合璧之譽。庶幾西河洙泗後先倡導之意乎。　一是集既重在方。則方中分兩。爲至緊矣。古今輕重不同。故別附合藥分劑則式一條。以便稽考。

秀水縣志曰。徐彬。字忠可。嘉興明經。世居秀水。太僕世淳第三子。世淳守隨列。闖賊破隨。罵賊死。仲子肇樑抱父屍以殉。彬慟父死忠兄死孝。

遂絕意進取。斥所居建太僕忠烈祠。著書談道于其中。尙論古今理亂。搜考阨塞要害。河漕兵食之類。兼治岐黃。從雲間李自材江右喩嘉言遊。盡得其傳。著有原治初編。金匱要略等書行世。事繼母以孝聞。撫兄子。捐祭田。建義塾。讓奩具氏。析產內弟。鄉黨稱其行誼云。子煜國學生。煌太學生。丞上海。以廉能課最。補令新典。

張氏 志聰 傷寒論宗印 八卷 存

自序曰。今夫治病難。治傷寒病尤難。審脈證匪易。審傷寒脈與證尤匪易。良以暴厲之氣。變無經常。當急而緩。當緩而急。損眞積邪。莫此爲甚。苟非潛心平日。靡不失措臨期。是以醫之不諳治傷寒者。未可醫名也。卽治傷寒。勿究心傷寒論者。亦未可醫名也。卽能究心傷寒論。而膠執義意。不獲變通經理者。究亦未可醫名也。醫學始乎軒岐。立方立法。原于仲景本論。故曰。仲景猶孔子。豈臆說哉。夫千般疢難。不外三因。傷寒外因也。而本經之旨。非惟傷寒爲然也。卽風寒暑濕燥火六淫之邪。感所具載矣。又非惟六淫之邪爲然也。其間察色辨脈。審證立方。分析表裏陰陽寒熱。詳別虛實標本氣血。靡不備悉矣。許學士曰。熟讀仲景書。得仲景法。又曰。能醫傷寒。卽能醫痘疹。能醫痘疹。卽能醫癰毒。予以爲誠得其法。雖婦人小子。百病千痍。不出範圍之內。僅痘疹癰毒乎。第此書。自東漢迄今。千五百餘歲。歷代諸賢。如華佗葛洪徐之才孫思邈孟詵許叔微朱肱孫兆龐安常韓祗和張元素李杲滑壽王履劉完素趙嗣眞張雲岐朱震亨王好古羅天益張兼善黃仲理戴元禮婁全善吳綬王肯堂輩。多有發明。而宋成無已亦有詮註。近世又以本經文義深微。僉執陶氏六書。以爲枕中祕寶。嗟嗟。傷寒變證靡窮。本經立法甚活。豈類函歌括所能悉精深哉。聰家世南陽。值漢室之亂。隱居江右。十一世祖游宦錢塘。卜築湖上。自仲祖及今。四十三葉矣。其間以醫名者。什有二三。余因髫年失怙。棄儒習醫。于茲歷三十年。藉卿子師開示。廣覽前代諸書。靈素以降。傷寒一論。誠立法垂教之要典也。然義理邃微。章句奥典。人樂簡易。喜習類書。予因奮志重釋全經。不集諸家訓詁。止以本文參悟。分析章旨。研究精微。甲午秋深。逮今十稔。雖行立坐臥。未嘗敢忘仲祖也。摩編幾絕。鐫刻始成。名曰宗印。蓋以印證先世遺意。但慚儒業久疎。文辭俚鄙。然以經解經。罔敢杜撰。詎曰盡啓後學。亦云少補前人爾。康熙癸卯蒲夏武林張志聰書於恒吉堂。

凡例曰。一本經章句。向循條則。自爲節目。細玩章法。聯貫井然。實有次第。信非斷簡殘篇。叔和之所編次也。今於經中文義連類者。首加一圈。以爲總章。庶經旨序明。學者便於檢閱。

一傷寒論舊本。首辨脈篇。次平脈篇。次傷寒例。次痓濕暍。次六經。次霍亂。次陰陽易差後勞復。次補論汗吐下之可否。世傳王叔和之所序。夫辨脈審證。而後立方救治。及先提痓濕暍。與傷寒相類。故別明之。而始論六經之證。次序條理深屬精明。但傷寒例叔和所撰。不應僭次六經之首。今次序悉依舊本。止以叔和之例。改附於篇末。尊經意云爾。閱者辨之。

一註釋。參訂本經文義。雜引靈素諸經。祇期理旨詳明。不貴文辭藻豔。如日俚樸少文。博雅罕道。則說鈴書肆。伊古鄙之。

一經語奧深。句字藏櫽。示人靜悟。始解得之。是以註中。惟求條晰明暢。不無先後重疊之語。然義取疏達。理期典顯。舍是別詮。則千里毫釐。遂多舛謬。

一解釋方義。物各有性。治亦有具。昔人以五味四氣論方。似已。但黃連苦同於大黃。乾姜溫比於附子。其中大有分別。今於氣味外。細體先聖立方至意。詳爲詮釋。同志者。幸勿以穿鑿見譏。

一註外小註。乃未盡餘旨。抑亦有臆見。一時悟及。而補註者。或與本旨互參。遂兩存之。俟高明訂正。非自相矛盾也。

一序例係晉太醫令王叔和所撰。文理淺明。不須訓註。悉照成氏遺文。

少加訂參微義。

汪琥曰。傷寒宗印。康熙中錢塘張志聰隱菴著。書凡八卷。其前後。悉依王叔和撰次。止以傷寒例。反附之第八卷。末有如論太陽病。曰兼氣與經。或兼肌與絡。桂枝湯主治肌經氣血之藥也。又云。肌腠絡脈之劑。邪傷於氣。入於胷膈。以至宮成空郭之間。如桂枝二越婢一湯。此治肌腠氣分之邪。入於空郭之間也。梔子豉湯。此治在表之餘邪。入於宮城之間也。其議梔子豉湯。非仲景吐劑。其註赤石脂禹餘糧湯。復增太乙餘糧。議論穿鑿。與成註故相執拗。不足取以爲法也。

傷寒論綱目　未見

自序曰。昔宣聖贊易。韋編幾絕。而十翼之傳。垂萬古而不敝。考亭著書。歷幾年所。而誠意一章。至暮年而始竣。知古聖先賢。其於經論。未敢苟焉而輒止也。昔儒有云易稿則技精。屢削則藝進。斯言詎誣也哉。余於內經仲祖諸書。童而習之。白首始獲其要。故自甲午以後。二十年來。每日必焚香盥手。開卷舉筆。紬閱經義。詳其句說。審其字意。知一章各有其源。六經各有其本。片言必有其歸。隻字必體其蘊。或數日而始得一章。或一朝而連脫數義。晝之所思。夜則夢焉。夜之所得。旦則錄焉。不啻筆之幾脫矣。迨庚子。而傷寒初集告成。越幾載。而金匱要略出。又數載。

而素問集註竣。更數年。而靈樞註疏就。俱已梓成問世。其於仲祖傷寒論。雖未敢云深入閫奥。據余專致之勞。亦可云研幾殫慮矣乎。而尤慮尚未有盡也。復聚諸同學。而參正之。更集諸及門。而講求之。冀有疑義與共晰之。或有微誤。與共訂之。稿幾脫。而二集之書復成。於是付剞劂。而告諸世曰。甚矣瘁。余書詎一日之書也歟哉。凡夫經寒暑。歷歲月。廢寢食。絕交遊。春花秋月之莫問。澄水佳山之弗臨。總期無負於仲祖之志云爾。俾天下後世之讀仲祖之書者。即知仲祖之孫之書。知仲祖之孫之有書。弁期更殫心於仲祖之書。則余之心良苦。而余之志良快。余幸矣。然安敢必哉。

傷寒論集註　六卷　存

凡例曰。傷寒原名卒病論。其新舊刊本正文中。有增一字者。有減一字者。有文法虛字各别者。有句語讀法不同者。有一節分爲二三節者。有重出不作衍文者。今悉詳確校正。當以茲刻爲定本。夫垂世之書。理宜畫一。猶四書五經。不容稍殊一字也。

一傷寒係王叔和編次。以仲祖辨脈平脈爲卷一。叔和序例。合本論痓濕暍。復截太陽三十條。爲卷二。夫叔和序例。自稱熱病證候。既非條例。又非大綱。與本論且相矛盾。混列其中。殊爲不合。今先證後脈。首列六經。次列霍亂易復。并痓濕暍。汗吐下後。列辨脈平脈。編次之法。永爲定規。叔和序例。理應刪去。以泯叔和立言之非。以息後人辨駁之釁。

一本論。太陽陽明少陽。三陽也。太陰少陰厥陰。三陰也。三陽三陰。謂之六氣。天有此六氣。人亦有此六氣。無病則六氣運行。上合于天。外感風寒。則以邪傷正。始則氣與氣相感。繼則從氣而入于經。世醫不明經氣。言太陽便曰膀胱。言陽明便曰胃。言少陽便曰膽。跡其有形。亡乎無形。從其小者。失其大者。奚可哉。

一太陽陽明少陽。太陰少陰厥陰。乃人身經氣。而各有分部。太陽分部于背。陽明分部于胷。少陽分部于脅。太陰分部于腹。少陰分部於臍下。厥陰分部於季脅少腹之間。如七政麗天。各有方位。須知週身毫毛。乃通體之太陽。而如天。分部六氣位。列于毫毛之內。而如七政。故曰通體。太陽如天。分部太陽如日。此人與天地相參。與日月相應之理。經云。三陽者天爲業。又云。陽氣者。若天與日。本論云。太陽病多者熱。故病項背。而循經者屬分部。太陽病。週身毫毛肌腠者。屬通體太陽。其餘病氣隨經。各有部位。學者所當體認者也。

一本論六篇。計三百八十一證。霍亂易復。痓濕暍。汗吐下。計九十三證。共四百七十四證。一百一十三方。成氏而後。註釋本論。悉皆散敘平鋪。

失其綱領旨趣。至今不得其門。視爲斷簡殘篇。輙條裂節割。然就原本。而彙節分章。理明義盡。至當不移。非神遊仲祖之堂。不易得也。今註中。或合數節爲一章。或合十餘節爲一章。拈其總綱。明其大旨。所以分章也。章義既明。然後節解句釋。闡幽發微。並無晦滯不明之弊。不但註釋本論。兼晰陰陽血氣之生始出入。經脈藏府之貫通運行。于語言文字之中。毫無隙漏。而語言文字之外。亦復周詳。不敢云盡美盡善。庶可謂本末兼該。是刻之所以名集註者。竊效朱子集註經書。可合正文而誦讀之。並非彙集諸家也。

高世栻序曰。醫之道昉乎黃帝。醫之法立于仲賢。其道至微。其法甚神。故語其淺顯者。庸愚之所共知。語其精深者。賢知之所莫測。黃帝之書不易讀。而仲賢之門牆。豈易窺也哉。自世有襲取經語。以立論者。而其道始晦。且更有巧尙方伎。以垂教者。而其法不明。自古且然。何况今日。粵稽仲賢。生於漢時。去古猶爲未遠。而靈素之理。幾有絕滅之患。是以手著傷寒雜病論。上承神農黃帝諸臣之精義。以昭後世。至千百年。而能繼其道者。實賴聞知先達之仲賢也。自叔和序例。無已註釋。而其道復晦。迨于今。以本論爲斷簡殘篇。而條裂節割其書。又有覆瓿之患。隱菴先生者。仲賢之後裔。童而習之。至於耄期。未嘗倦學。首註傷寒宗印。

次及靈樞素問本草金匱諸書。以開後學。而傷寒之理。至暮年益精。復註傷寒綱目。余伏而讀之。因曰。本論以靈素爲宗。故理深而法備。綱目以靈素爲幹。故意盡而旨明。使未潛心黃帝之書者。未免有深遠之歎。奈何。隱師執余手而商之曰。必如何。而能令淺深。皆可入道。余曰。朱子集註。前轍可師。何難刪繁就簡。深入淺出。俾後之學者。因證而知氣候之出入。因治而識經脈之循行。庶正路可由。不入旁門。家伎矣。隱師首肯再三。于是更爲集註。奈稾未成。而遂抱肺病以逝。余夢寐之間。欲歔泣下。欲繼述前人之志。而恐才不逮也。上賴隱師在天之靈。凡思之不得者。勤以日夜之思。而若或通之。非敢云獨得也。尤藉同人之參訂。及門之啓發。易其註不易其人。所以教本也。得其旨不泥其辭。所以繼述也。信諸一己。正諸同人。而壽之梓。吾願世之讀是書者。明其原。神其治。洗滌舊聞。研求正道。則黃帝之書可讀。而仲景之門牆。終非遠也。是所望於直知篤信者歟。時康熙癸亥之臘月。錢塘高世栻士宗題於侶山講堂。

張氏璐傷寒纘論　二卷　存

自序曰。古來講仲景氏之學者。遞代不乏。名醫衍釋仲景之文日多。而仲景之意轉晦。何哉。人皆逐其歧路。而莫或溯其原本也。夫傷寒一道。

入乎精微。未嘗不易知簡能。守其糟粕。則愈趨愈遠。乃至人異其指。家異其學。淆訛相承。不可窮盡。理則固然。無足怪者。余自幼迄今。遍讀傷寒書。見諸家之多歧而不一也。往往掩卷歎曰。仲景書不可以不釋。不釋則世久而失傳。尤不可以多釋。多釋則辭繁而易亂。用是精研密諦。綿歷歲時。暑雨祈寒。不敢暇逸。蓋三十年來。靡刻不以此事爲縈縈焉。後得尚論條辨內外諸編。又復廣求祕本。反覆詳翫。初猶扞格難通。久之忽有燎悟。始覽向之所謂多歧者。漸歸一貫。又久之而觸手觸目。與仲景之法。了無凝滯。夫然後又竊歎世之見其糟粕。而不見其精微者。當不止一人。安得有人焉。晰其條貫。開其晦蒙。如撥雲見日。豈非吾儕一大愉快哉。昔王安道嘗有志類編而未果。至今猶爲惋惜。因是不揣固陋。勉圖排纘。首將叔和編纂失序處。一一次第。詳六經。明併合。疏結痞。定溫熱。暨痙濕暍等之似傷寒者。分隸而註釋之。大都博採衆長。貫以己意。使讀者豁然歸一。不致爾我迭見。眩煌心目也。繼又節取後賢之作。分別冬溫春溫疫癘。及類證夾證細證之辨。合爲纘緒二論。纘者。祖仲景之文。緒者。理諸家之紛紜。而清出之。以翼仲景之法。匯明其源流。而後仲景之文相得益彰。無庸繁衍曲釋。自可顯然不晦。庶無負三十年苦心。書成授梓。請正於世之講仲景之學者。康熙丁未旦月。石頑張璐識。

四庫全書提要曰。傷寒纘論二卷。緒論二卷。國朝張璐撰。取張機傷寒論。重分其例。採喻昌尚論篇。及各家之註。爲之發明。而參以己見。是曰纘論。又以原書殘帙既多。證治不備。博搜前人之論以補之。是曰緒論。纘論先載原文。次附註釋。末錄正方一百十三首。緒論。自載六經傳變、合病併病。標本治法。及正傷寒以下四十證。又分別表裏。如發熱頭痛結胸自利之類。末錄雜方一百二十餘道。其醫通十六卷內。諸證畢備。不立傷寒一門。自序謂先有此二書別行。故不復衍也。康熙甲寅。林起龍刻方有執傷寒論條辨。其序有曰。鈐槌活人類證者出。而斯道茅塞矣。近之準繩金鏡續焰三註。宗印圖註緒論五法手援諸刻。衍奇闢異。弔詭承譌。呈意簧鼓。任口杜撰。如狂犬吠。如野狐鳴。又曰。更可異者。本無一長。又未夢見條辨。止將尚論篇。割裂紛更。稱纘論者。譬之推糞蜣蜋。自忘其臭。此書不必傳。即傳不過供人笑罵塗抹云云。其詆諆是書。不遺餘力。然亦不至如是之甚也。

汪琥曰。傷寒論纘緒二論。康熙中長洲張璐路玉銓次。書四卷。其纘論上卷。太陽病。分三篇。陽明病。分二篇。少陽太陰病各止一篇。少陰病。分上下二篇。厥陰病止一篇。纘論下卷。又分藏結結胸痞合併病溫熱痙濕暍等雜病。各自爲篇。後附以脈法例。方共註釋。卽尙論篇文也。

韓氏來鶴傷寒意珠篇　未見

徐乾學序曰。傷寒意珠篇者。吳縣韓來鶴所以闡發張長沙仲景之書也。仲景文辭簡古奧質。今其傳者。不無殘編錯簡。晉王叔和爲之撰次。括爲歌詩。或設爲對問。或有所續著。要皆不外仲景。至金而成無已爲之註。然亦隨文順釋。不能大有所發明。明王宇泰作傷寒證治準繩。稍爲更置其章句。而不卒能出其範圍也。其後有老儒方執中者。作爲傷寒條辨一書。不甚行於世。近喻嘉言竊其義。作尙論篇。世之祖述仲景。而發揚之者。非一家矣。來鶴自以其說實前人所未有。其必有所自得者。余蓋不得而知也。余常操兩言以求醫。曲禮曰。醫不三世。不服其藥。言功已試。而無疑也。物理論曰。醫者。非仁愛不可託。非聰明理達。能宣暢曲解不可任。言學醫須讀書也。來鶴魏國忠獻公之後。在宋市藥之禁甚嚴。而其家以忠獻故得市。常時謂之韓府藥局者也。其子孫因以醫名於世。明永樂時。有院使公茂者。與戴元禮齊名。傳之來鶴之大父。俱精於其術。則非直三世而已也。來鶴少而工爲文章。有聲鄉校。困於舉場者久。讀書者益多。以其餘閒。通其家學。與徒守先世之故方者。相去倍萬也。所以闡發仲景之書。而自以實前人所未有者。豈不可信哉。

張氏孝培 傷寒論類疏 未見

汪琥曰。傷寒論類疏。康熙中古吳張孝培憲公著。其書尚未分卷。書中大意。以叔和撰次仲景傷寒論。而類疏之。曰陰陽。曰營衛。曰辨脈。曰時令。曰異氣。曰傳經。曰爲病。曰料證。曰發汗。曰湧吐。曰和解。曰清血。曰攻血。曰攻下。凡三陽篇。皆分其類。三陰篇。亦各自分其類。而未見全文。又曰。合病類。併病類。末後又附以病解類。其註仲景書。能獨出己見。而不蹈襲諸家之說。卽如傷寒論中。相傳有三百九十七法。此前人所未明言。今止就桂枝湯方後云。服已須臾。歠熱稀粥一升餘。以助藥力。爲一法。溫覆令一時許。徧身漐漐。微似有汗者益佳。不可令如水流漓。又一法。若不汗。更服依前法。又不汗。後服小促使其間。半日許令三服盡。又爲一法。且云上三法。期於必汗。此其與諸家不同處。又其註承氣湯。曰承者。以卑承尊。而無專成之義。天尊地卑。一形氣也。形統於氣。故地統於天。形以承氣。故地以承天。胃土也。坤之象也。氣陽也。乾之屬也。胃爲十二經之長。化糟粕運精微也。轉吐出入而成傳化之府。豈專以塊然之形。亦惟承此乾行不順之氣耳。湯以承氣名者。確有取義。非取順氣之義也。若此等註。可爲發前人所未發。惜其書未刊行。世所見者。止初稿而已。

程氏應旄傷寒論後條辨直解 十五卷 存

自序曰。條辨。非余昉也。有前余者矣。一緝原本之銓次。而綜理之。則始乎方有執。再踵有執之綜理。而發明之。則繼以喻嘉言。余之名條辨者。一仍前人之所仍。竊以之之謂也。而余之名後條辨者。不仍前人之所仍。未嘗竊以之之謂也。其竊以之者。以爲彼既條其所條。辨其所辨。則余可條其所條。辨其所辨。條之辨之。而不爲僭。其未嘗竊以之者。以爲余自條余所條。辨余所辨。非條彼之條。辨彼之辨。條之辨之。而不爲剽。非僭非剽。而謂余之所條。即仲景之條。余之所辨。即仲景之辨。其誰欺。非僭非剽。而并非欺。而余仍復條其所條。辨其所辨者。則以仲景嘗許我以條其所條。許我以辨其所辨也。其許我以條其所條。辨其所辨者何。蓋仲景固有言矣。曰若能尋余所集。思過半矣。集之爲言。非論中之神明機奥也。神明機奥。自看在思字上。其所集。即論中之篇章次弟也。篇章已經仲景次弟。而復有待于尋者。何也。篇章中有變化。則次弟處有揲移。故彼此參差。前後錯亂。使世之專門傷寒者。欲於我一成之跡處分門。無門可分。欲於我已然之軌處類證。無證可類。空空一個六經。而同條共貫。斷章處黏有氣脈可聯。隔部中無不神理可接。其間廻旋映帶之奇。宛轉相生之妙。俱在所集中。俱在所集外。篇章固非死篇章。則次弟自非呆次弟。若能於此尋之。則不特得其粗。如璣璇圖之可以縱橫往返。成條成理。迺奇寓諸庸。微藏之顯。凡春秋之比事屬詞而斷例。大易之抽爻配卦而定占。與夫韜鈐家之出奇握勝。示人以陰陽闔押之路。奇遁中之避凶趨旺。啓人以生傷景杜之門。皆出諸此。以此悟仲景之傷寒論。非仲景傷寒內。分出一部拘牽文義之書。要人去尋章摘句。迺仲景雜病內。合成一部環應無方之書。要人去溫故知新也。余是以得條其所條。而妄謂仲景許我以所條。辨其所辨。而妄謂仲景許我以所辨。至於微言絕而或未絕。大義乖而或不乖。是非于謬于古人。而或不謬于古人。則余于仲景之論。別有辨在。而於叔和之例。別有貶在。此又苦于一人心量之窮。眼量之短。僅以省字法讀古人書。蓋從仲景之論字辨字上。讀而得之于心。筆之于手。以求免夫道聽塗說者之自棄云爾。曠觀天下。其心量眼量。相倍蓰千百億萬於余一人者。夫復何限。以天下無盡藏之慧智。宣發仲景無盡藏之藴妙。何妨人人胸中。各出一部傷寒論。妙義既生。陳言自去。自此而有知我者。安知不余心所大咈。有罪我者。安知不余心所大喜。余又何必傲傲焉珠玉其言于前。與傲傲焉糠秕其言於後。預爲天下無盡藏之心量上。着以一物。更爲天下無盡藏之眼量上。容以一屑也。時康熙九年庚戌桂秋。新安程應旄識于吳門之遐暢齋。

汪琥曰。傷寒後條辨。康熙中新安程應旄郊倩條註。書凡六集。一曰禮集。首載仲景自序。次辨傷寒論。共五篇。次貶叔和序例之僞。皆不入卷。二曰樂集。辨脈法。爲卷之一。平脈法。爲卷之二。辨痓濕暍脈證。爲卷之三。三曰射集。辨太陽病脈證篇第一。爲卷之四。辨太陽病脈證篇第二爲卷之五。四曰御集。辨太陽病脈證篇第三。爲卷之六。辨陽明病脈證篇第一。爲卷之七。辨陽明病脈證篇第二。爲卷之八。五曰書集。辨少陽病脈證篇。爲卷之九。辨太陰病脈證篇。爲卷之十。辨少陰病脈證篇。爲卷之十一。辨厥陰病脈證篇。爲卷之十二。六曰數集。辨霍亂陰陽易差後勞復病。爲卷之十三。辨汗吐下可不可。爲卷之十四。敍一百一十三方。爲卷之十五。後又附以原論條辨尙論編次。意欲後學合四書而參看。使便於檢閱也。此程氏一片苦心。獨出己見而條理此書。然其間話太多。舉引經史百家之言。及歌曲笑談。無所不至。絕無緊要。何異癡人說夢耶。恐註書者。無是體也。至其每條承上起下。註釋入理之處。非淺學所能企及。不可因其所短。而棄其所長也。

程氏應旄傷寒論贅餘　一卷　存

題詞曰，余性頗懶，間有所述，隨手佚去。後條辨得以成書者，全賴及門王氏仲堅爲之綜緝，不致零星走失。今春王子北上，臨行忽手此帙，喜而向余曰：此先生未註條辨時之逸稿，鈺從前後鱗緒成帙者。索之三年不得。今忽從篋底躍出，對之神光發煥，擬爲先生補刻集中。余摩挲一過，反覺面生，求其故我，實從說了又說處認出安足雁之前論。王子曰：先生所重，在張王二家上置辨，其中有大美惡存焉。說了又說何妨。竟不告而付之梓。余笑曰：王子特顧他阿私其所好耳。竟不顧我體上生出一箇疣來了。梓成姑以贅餘呼之。康熙壬子六月筆。程應旄郊倩。

陳氏亮斯傷寒論註　未見

汪琥曰：康熙中武陵陳亮斯著。其書尚未刊板，偶於友人周孝斌處鈔得草稾二本，其註仲景論，能獨出己見，而不蹈襲成氏、方氏、喻氏諸家之說，每經病必依叔和原次，反覆註解，極爲入理。惜其書不全，所鈔者，止陽明、少陽、太陰、少陰、厥陰五經病耳。琥欲泛棹武陵，訪其人，傳其書，而未能。不意孝斌已作故人，自嗟歲月不待，立言之念愈急，終不能全見其書之爲恨耳。

程氏林傷寒論集　未見

按右見于金匱要略直解凡例。

史氏（以甲）傷寒正宗　八卷　存

凡例曰。叔和編次仲景之書。引軒岐之經。雜以己意。而爲之序例。後人不察。錯視爲仲景之言。又以其說謬於內經。從而曲爲之辭。其失仲景之旨。不啻什百矣。今仍仲景原文。分作十篇。又合病七篇。共爲三卷。庶幾淄澠有辨。雖非有功仲景。而於後學津梁。未必非指南云。　一仲景之書。文字典醇。意義深遠。成氏順文順釋。最爲詳明。間有訛舛。趙張諸賢。力爲救正。近日喻氏著尙論篇。大闡宗旨。余彙集衆說。衍爲直解。使讀者言下會心。無煩詞說。而了然胸臆矣。至原文則大書以留仲景之舊。解則分疏。以便誦讀之賢。亦不願愚劣亂典型耳。覽者鑑之。　一王字泰先生因婁氏綱目。纂輯準繩。於諸證先備列仲景治法。後以諸賢續法附之。驗證求治。便於檢閱。故不厭其複。第仲景之書。熟讀討究。自能觸類旁通。檢一二條。庸詎窮其奧義乎。今盡汰其重複。蓋不欲學者鹵莽求之也。　一傷寒一書。仲景方論。猶經也。諸賢方論。所以翼經者也。尊仲景而遺後賢。豈非好古之過乎。編諸賢方論於仲景之後。庶有所輔翼。而蓋彰也。　一字泰先生曰。黃岐猶羲文也。仲景其孔子乎。凡後賢立說。不軌於黃岐仲景者。盡爲臆說。今存而不削。恐削之而人以爲掛漏也。故存之而置辨焉。　一仲景書。以六經編。諸家方論。以證參伍錯綜、義意備矣。宇泰先生準繩。亦分六經。茲止列證者、蓋一證兼數經。統之於一經不可也。

周斯序曰、昔張南陽著傷寒方論。爲法三百九十七。爲方一百十有三。時稱醫聖。西晉王叔和編次其書。引以內經。錯以己意。遂使南陽原本。不傳於世。是以許叔微撰傷寒辨疑。龐安時補傷寒方論。錢仲陽著傷寒旨微。王好古著仲景詳辨及辨惑。正如秦火經書之後。漢魏以來諸儒。搜遺訂訛。箋註疏傳。經書雖復大明於世。而終不得見全書。逮方約之著傷寒書。先儒稱爲集大成。而南陽原本。究未辨明。或是或非。吾友步丘史子仁隱居不仕。少時嘗奉教於明醫袁秦郵。得其脈訣。潛心究極。遂通奧玄。決病死生。指下立辨。既檢之於行。復取南陽原本。分析爲張之論。爲王之說。提綱於前。辨解於後。由是南陽原本。復大明於世。顏曰傷寒正宗。書成予爲之敘曰。布帛也。菽粟也。醫藥也。三者皆生人之至急者也。無布帛則寒而死。無菽粟則飢而死。無醫藥則病而死。等死耳。而醫藥尤急。過寒過熱。則布帛有以致死。過飢過飽。則菽粟有以致死。致死者。有以生之。則惟醫藥。顧誤用醫藥。而致死者。救之則在醫書。蓋著書皆昔聖昔賢明於醫者。而後能之也。李明之號稱神醫。而東垣十書。於傷寒爲尤長。朱彥修時稱醫聖。嘗著傷寒辨疑。而總之發明南陽方論之蘊藏也。正宗一書。辨其爲陰爲陽。爲陰或似陽。陽或似陰者。即許叔微王好古之論也。審其變證。而即知其本證。察其標病。而即知其內傷者。龐安時錢仲陽之論也。李明之多用補中益氣。爲前人之所未嘗有者。朱彥脩非之。以爲西北之人。陽氣易降。東南之人。陰火易升。而正宗不執局方。只論切脈有以補爲主者。即明之之法。有以瀉爲主者。即彥脩之法。合而參之。以成一是者也。予聞醫人存救一時一方。醫方傳救天下後世。是人也。是書也。功不止一時一方。而在天下後世矣。

瀨水遺民周斯頓首撰。

魏曰祁曰。江都史子仁先生傷寒正宗七卷。前三卷。釋仲景也。後四卷。取諸賢之論。以翼仲景也。凡爲方二百有奇。採方論二十二家。其義備矣。其旨精矣。

醫籍考卷二十八

東都　丹波元胤紹翁編

方論六

周氏揚俊傷寒論三註　十六卷　存

自序曰。仲景醫中之聖人也。而傷寒。病中之劇證也。出聖人之心思。輙欲斡旋陰陽之偏勝。脈理之失調。於是明風寒別六經。分營衛辨內外。因其正之強弱。察其邪之虛實。著論立方。投之無使不中。是誠有得乎造化之原。而深切於致病之由焉。故能起死不難。回生在手。洵大道也。古君子之善學者。每于一事一物之理。必冥思博考。以通其奧。謂必如是。而後義精于心。功神于用。否則輙見自以爲能。勢必一阻。即窮其應。況醫道至重。而病情難測。如傷寒者乎。小子揚俊最喜醫學。志宗仲景。而南陽之堂。不易登也。于是取叔和之編次。無已之註釋。及東垣之此事難知。相參考有年。而茫乎若涉大海。瞑乎開眼易暗也。於是謀某先生敎。而某先生曰。子何自苦爲。因出全生集六書鈐槌活人示余曰。諸書具在覽之易曉也。且今之號爲明醫者不踰此。嗚呼。予用是滋惑矣。吾人讀聖人書。以求有補於天下。不敢遽云有功。要先自處無過。乃制方治病人命攸關。苟非有契於上聖之一二。敢謂藥人無差失乎。予于是仍誦仲景經文。雖寒暑無間也。動息不忘也。且仲景不云乎。余宗族素多。建安紀年以來未十稔。死亡者三分有二。傷寒居其七。感往昔之淪喪。傷橫夭之莫救。乃勤求古訓。博采衆方。撰用素問九卷八十一難。陰陽大論。胎臚藥錄。并平脈辨證。爲傷寒卒病論合十六卷。雖未能盡愈諸病。庶可以見病知源。若能尋余所集。思過半矣。故反覆於喻嘉言之尙論篇。庶幾知營衞表裏之不同。汗下緩急之各異。豁然心胸。自信有得。至辛亥歲入都。受業于北海林夫子之門。始授方中行先生條辨。一展卷。而知尙論之議。從此脫胎。但其性靈筆快。出其所思。掩其所自。無怪乎林夫子以僭竊罪之也。然後以爲二千年來得此表章絕業。發揮義蘊者。誠有一難。再因思孔聖之書。作于春秋。至宋始彌明備焉。苟非周程張朱數君子。相繼而繹註之。譬諸日月當天。未盡雲霧也。今前有條辨。後有尙論。彼之未善。此益研精。總之大道之明而已矣。歷年以來。遵諭及門。於二先生註中。覺有未融處。不敢依樣葫蘆。又必潛心體會。務期有得。則於二註之意之外。稍可以補其所不及者。又若干條。合爲三註焉。嗟乎。夫使嘉言不在中行之後。無以窺聖人之奧。揚俊不在北海之門。又無以得中行之傳。則前人爲其難。後人爲其易。理勢然也。

使後之君子。由是而進焉。務使展盡底蘊。開悟無窮。又豈有量哉。雖然。醫道之重。上古操乎君相。繼此以往。半屬生知。故得其正。可以挽回造化。失其傳。必至益增夭枉。昔仲景未舉孝廉。相者曰。觀君思致周密。殆曠世之良醫也。夫惟思密。則理不疎。而能察其情。窮其變者。雖在仲景之聖。弗以其聰明。乃以其學識。始知研理盡智。以敦重生命者。是推醫道之大成。奈何中才以下之士。或點竄成書。或剽集句類。或安守專家名。詡詡以自鳴于世。豈不悖于聖哉。康熙癸亥歲午月。周揚俊謹識。

凡例曰。傷寒論。係王叔和編次。風寒混淆。經府雜亂。大概讀之。既難分曉。細心體之。復無淺深。無已隨文釋註。方喻依舊相蒙。理蘊縱有發揮。層次終難考究。俊特條分縷晰。飜前移後。删去假託之言。釐定六經之例。庶使來學可循。不令章句無序。

一是書。論傷寒則以風寒爲重。其間春溫夏熱。火刼併病合病。臟結結胸痞證。痙濕暍。痰病宿食。動氣霍亂。差後諸復。及陰陽易等。別出別編於後。令讀之者。不但傷寒易明。且使雜證無混。

一條辨晰理明切。尚論精思爽豁。後漢以來。幾二千年。註釋不乏。誠難與比。然既互有短長。亦復各不融貫。俊每取其所長。置其所短。至兩家俱未盡妥。敢出管見。務爲詳說。期合于經文。益于來學。因成三註。以垂不磨。

一本方一百有十三。或奇或偶。取效無窮。或增或減命名卽異。雖聖人之意。不外乎中庸。而學者之疑過以爲難測。寧用全生湯藥。不求本論精微。俊於方後立論。詳藥之氣味。探意之指歸。豈能上合聖心。要亦深求無誤。三復苦衷。觀之自見一太陽經發於陽發於陰之文。乃是一篇大旨。總領關鍵處。方註乃以風寒爲陰陽。喻亦宗之。少陰篇首。始得之反發熱脈沈一條。爲本經最難理會處。而方喻未及洗發。又如結胸篇。病發于陽而反下之之文。乃誤下之大關。從來不有契明傳經之旨。雷同附和。千古疑團。俊非好異前人。但覺於心未妥。面壁幾年。忻然雪竇。金針已度。明眼須知。　一溫熱暑脈證條例雖互見傷寒論中。實非本病。今卽別列。然經止幾條。正方止幾道。後賢方論。不敢輯入。因先于庚申年間。有全書梓行於世。備採諸方。幷集治案。庶無和王隨珠之嘆。　一是書。始於順治十七年庚子歲。成於康熙十六年丁巳歲。梓於二十二年癸亥歲。聞見所及。不憚改錄。風雨無間。自謂有得。本之治病。投之輙效。推此變換。亦能不窮。果有志於長沙。可無悲於歧路。

汪琥曰。傷寒三註。康熙中吳門周揚俊禹載輯。凡十六卷。其第一卷。太陽上篇。風傷衞之證。第二卷。太陽中篇。寒傷營之證。第三卷。太陽下篇。營衞俱傷之證。第四卷。陽明上篇經證。又陽明中篇太陽少陽。正陽陽明三證。及禁下證。又陽明下篇。壞證法治。第五卷。少陽上篇經證。又少陽下篇。壞證法治。第六卷。太陰上篇。傳經證。太陰中篇。藏寒證。太陰下篇。壞證法治。第七卷。少陰上篇。傳經證。少陰中篇。中寒證。少陰下篇。壞證法治。第八卷。厥陰上篇。傳經證。厥陰中篇。中寒證。厥陰下篇。壞證治法。第九卷。火刼病。第十卷。藏結結胸痞病篇。第十一卷。合病併病篇。第十二卷。痓濕暍病篇。第十三卷。痰病宿食病篇。第十四卷。動氣霍亂差後諸復陰陽易病篇。第十五卷。春溫夏熱病篇。第十六卷。脈法篇。其書以條辨尚論篇二書爲主。二書之註。有未盡善。則別出己意補之。書名三註。可爲稱其實矣。但惜其亦以仲景原文倒亂。斯方氏爲之作俑歟。

汪氏號 張仲景傷寒論辨證廣註 十四卷 存

自序曰。世人之病。傷寒爲多。傷寒之書。仲景爲聖。夫以一病。而有三百九十七法。一百一十三方。詳已。惡乎廣哉。不知仲景之書。本於內經熱論。其言六經傳變。非不辨且晰也。仲景復推廣以成書。因是以有王叔和之增益。因是以有成無己之註解。蓋愈推則愈廣焉。則余之補闕略訂譌謬。而爲是書也。非無自矣。且夫傷寒之病。多由時氣。則四時八節。二十四氣。七十二候。不可不詳釋也。傷寒之病。必傳經絡。則十二經之在手足者。不可不兼圖也。傷寒之病非一證。則三百九十七法。一百一十三方。不可不反覆窮究而爲之推衍附益也。傷寒之病。間用鍼刺。其法近世罕見。則熱病之五十九穴。不可不備録也。余獨怪世醫徒取節菴一編。無他。樂其簡耳。然昔人方論。皆有奥義存其間。使不深察其意。嘗有失之毫芒。而死生頓易者矣。余非不憚煩也。正悪世之樂於簡。而輕視民命者。往往誤而殺人也。則是書之補前人所未補。發前人所未發者。曷可少哉。其曰傷寒非寒者。蓋寒病則治以熱劑。熱病則治以凉劑。此自然之理也。傷寒之病。名雖爲寒。其所見之證皆熱。竊恐後人執傷寒之名。而誤投熱劑。故曰。傷寒非寒也。至感眞寒。而深入三陰者。特十之一二耳。此其所見之病皆寒。而與熱證迥異。則名之曰眞寒。而別爲編。康熙庚申重九。長洲汪琥苓友自序。

凡例曰。此書之成。專以辨仲景傷寒論也。然仲景論傷寒。實本素問熱病。仲景分六經。不出靈樞經脈。故余摘取二篇中文。列之傷寒例前。爲第一卷。使後人尊仲景。復知尊軒岐。況仲景當日既成傷寒論。亦自云述。不敢云作。則知仲景之論。實宗内經之旨也。　一内經熱論篇文。王太僕註之於先。馬玄臺廣之於後。然其中有未盡。合理處。間以鄙意補之。　一王叔和撰次仲景方論書凡十卷。其中如傷寒例。六經辨脈證治法。及陰陽易差後諸病。此實係仲景原文。悉爲編入所剏者。如第一卷脈法。及第七卷以後。汗吐下諸篇。以其爲叔和所增入也。至於第二卷中。如痙濕暍三證。第七卷前。如霍亂一證。亦係仲景原文。而不編入者。以其爲雜病也。　一叔和撰次六經篇。有陽明少陽病。列於太陽篇者。有太陽病。列於陽明篇者。有中寒病雜入太陽陽明病中。及雜入三陰熱病中者。今皆悉爲歸正。凡三陽病。各歸三陽篇。其三陽熱病。亦各自歸其篇。惟中寒病。則別作上中下三卷。辨其證爲眞寒。使後學盡知傷寒中寒二證判然。庶無錯誤。　一傷寒經絡。仲景書止分六經。不言手足。其實則合手經而皆病。悉故於首卷熱論篇後。即圖註靈樞手足陰陽六經。其註以滑氏發揮爲主。然亦間有錯誤處。復以鄙意較之。　一駁正傷寒論例。近非一人。悉今較之。亦從衆也。但仲景全書中。有四時八節決病法。乃傷寒論一部綱領。今之書悉皆脫略。惟準繩於論列中。猶存正文。但當日成氏亦未及註。悉特細爲解釋。以見十二官辰斗柄所指。時節氣候。爲之轉移。當其時倘病傷寒。醫人宜隨時氣立論。則用藥始可十全。所以仲景亦云須洞解之也。　一仲景六經篇中。或有前不得不附之後。後不得不附之前者。則曰附例。或已經附註過。而原論中復及者。則曰重出例。或原論中始及。未經註過。宜附之後者。則曰附後例。其他如溫病壞病。及病宜用刺。別立治法。各分其篇於後者。又諸湯方。宜附之後者。皆如上例也。六經篇中。惟中寒病。爲眞陰證。不入上例。止以重圈記之。其眞陰寒證。宜用湯藥。亦以重圈記之。　一此書凡係仲景論成註有未妥者。間採方喻程及諸名家之說。不敢竊取。其所著書及姓氏必爲標出。間附己意。則曰愚按。及設爲或問。而余答也。

一此書既集仲景論。後必附昔賢及後人方論。悉屬鄙意。逐條解明。然亦多方引證。不敢創爲私說。務使論必中理。方必切病。愚切願天下後世之人。但能讀是書。雖遇傷寒變證極奇之病。然療之有法。施之輒效。業醫者。不可不勉之。

又採輯書目後曰。傷寒辨證廣註。淸長洲汪琥苓友靑谿子辨註。書分一十四卷。始于康熙丙辰重九。終于庚申重五。四五年間。但應酬稍暇。不敢輟卷。雖祁寒酷暑。而平明燈火之功居多。脫稾後不再易其書。曰辨證者。辨仲景論中是傷寒。則集之也。曰廣註者。廣以廣其方論。如古今傷寒之書。皆採附也。註。以註其正文。不分仲景後賢。其論皆爲解釋。其方皆爲詳考也。至若仲景論中眞寒證。別集中寒論三卷。卽當續出。倘世俗之醫。厭此書煩冗。欲檢證尋方。如頭痛發熱等候。以爲不便緐閱。則更有增補成氏明理論出焉。

錢氏黃 重編張仲景傷寒證治發明溯源集　十卷　存

自序曰。夫天地間風寒暑濕之邪。皆可爲病。人若中之。失治而致夭枉者多矣。雖古聖立法。載在靈樞素問兩經之中。奈其義淵深。人莫能解。迨漢長沙守張仲景。憫宗族之淪亡。傷横夭之莫救。乃勤求古訓。博採衆方。撰用素問九卷。八十一難。陰陽大論。胎臚藥錄。并平脈辯證。爲傷寒卒病論合十六卷。實祖述黄岐之經義。論伊尹之湯液。追神農體箕子而作也。其書統載於金匱玉函中。華佗見之而嘆曰。此書可以活人。晉玄晏先生皇甫謐作甲乙經。其論治傷寒。唯長沙一人。而宋文潞公藥準云。仲景書爲羣方之祖。所以後起諸賢。雖千變萬化。各鳴其所得。而無能踰越其矩度者。自西晉太醫令王叔和編次仲景方論十卷。附以己意爲三十六卷。而卒病論六卷早已遺亡。不復得覩矣。至宋成無已。尊奉叔和。又註爲傷寒論十卷。今所行於世者。究僅七卷。而前後舛錯。六經混淆。使讀之者。茫無端緒。檢閱者漫難尋討。如少陽諸證雜入太陽篇中。合病併病。散處三陽前後。結胸痞證。曾不分别陰陽。藏結三條。分隸四卷首尾。中風傷寒紛出。麻黄桂枝雜陳。壞病無從安置。疑爲久遠遺失。溫病不知方法。謂非作者所長。致後人不知隨證之治。而壞病遂無治法。槩以麻黄桂枝治溫。而溫病每致云亡。凡此皆叔和編次之失。無已註釋之病也。及宋奉議朱肱活人書一出。始變長沙之定法。

而攬亂經文。可稱作偏。明節菴陶華截江網殺車槌告成。盡廢仲景之原文。奄爲已有。實爲僭竊。新安方有執痛闢其非。條辨因之而作。江左喻嘉言指摘其謬。尙論由此而成。然皆經義未訓。豈能澄清其濁亂。陰陽莫辨。安能洞悉其淵微。潢以魯鈍之質。自知譾劣。焉能少窺其淵奧。賴先人力學。仰聆訓誨於童年。昔以知非之歲。忽犯傷寒。將成不起。續得痛痺。幾殞其軀。卽得復蘇。因念兩世食德。非立功何以報稱。九死重生。惟活人乃可云酬。誓必治療千人。方爲滿願。既而思之。恐願大難盈。無如闡發先聖精微。務使流通遠播。俾業醫者。臨證可以辨疑。處方得其精當。庶可以全天地之大德。拯生民之危殆。但三十年來。風塵鹿鹿。舊學荒疎。因發篋陳書。奮志苦讀。晝夜揣摩。寒暑無間。恐未得經旨。因註素問廿篇。然後更發仲景書讀之。遇隱義未明。必披羅經傳。鈎玄索隱。或沈思默想。輒閣筆連旬。仲景之文。或有脈無證。或有證無脈。或有方無法。或有法無方。凡遇艱難。無不殫心竭慮。不敢少有怠忽。務必闡發微妙。極盡精微。其所謂爬羅剔抉。刮垢磨光者也。至於疑似之間。鮮不盡力申明。若見昔人誤謬。亦必極其辨論。雖或負罪於前賢。亦或有裨於後世。但自愧學力粗疎。識見短淺。或理深未逮。或舛錯難明。姑存疑而有待。倘發端于後起。繼續奚窮。若賢智以挺生。曷其有極。竊潢立言之意。蓋欲使天下後世。皆蒙先聖先賢之澤。令沈痾奇疾。悉沾生和長養之仁。是以直溯源流。深窮根柢。推求靈素。辨論陰陽。援古證今。分經辨證。而令讀之者。知證所自起。變所由生。且明其立法之義。用藥之因。倘得道理分明。自然識見朗徹。但聖經難讀。學者畏苟。非潛心探索。刻意研精。焉有不求而自至者哉。烏乎。道風久壞。邪說橫行。漸漬日久。入人甚深。訛謬相沿。俗習難改。恐一言之綿力。不足以迴傾倒之狂瀾。半隙之微光。豈能照漫漫之長夜乎。姑錄存之。以俟英賢繼起。自能發先聖之意旨。爲吾道之干城。設以余言爲糠粃之導。而極盡其廣大精微。則斯道之幸。亦斯民之幸也。余又何慊焉。虞山錢後人錢潢天來甫識。

柯氏琴 傷寒論註來蘇集　六卷　存

自序曰。嘗謂胸中有萬卷書。筆底無半點塵者。始可著書。胸中無半點塵。目中無半點塵者。纔許作古書註疏。夫著書固難。註疏更難。著書者往矣。其間幾經兵燹。幾番播遷。幾次增刪。幾許鈔刻。亥豕者有之。雜僞者有之。脫落者有之。錯簡者有之。如註疏者著眼。則古人之隱旨明塵句新。註疏者失眼。非依樣葫蘆。則別尋枝葉。魚目溷珠。碔砆勝玉矣。傷寒論一書。經叔和編次。已非仲景之書。仲景之文遺失者多。叔和之文附會者亦多矣。讀是書者，必凝神定志，慧眼靜觀，逐條細勘，逐句研審，何者爲仲景言，何者是叔和筆，其間若脫落，若倒句，與訛字衍文，須一一指破，頓令作者眞面目，見於語言文字間。且其筆法之縱橫詳略不同，或互文以見意，或比類以相形，不因此而悟彼，見微而知著者，須一一提醒，更令作者精神，見於語言文字之外，始可羽翼仲景，註疏傷寒。何前此註疏諸家，不將仲景書，始終理會，先後合參，但隨文敷衍，故彼此矛盾，黑白不辨，令碔砆與美璞並登，魚目與夜光同珍，前此之疑燈未明，繼此之迷塗更遠，學者將何賴焉。如三百九十七法之言，既不見於仲景之序文，又不見於叔和之序例，林氏倡于前，成氏程氏和于後，其不足取信，王安道已辯之矣，而繼起者，猶瑣瑣於數目，即絲毫不差，亦何補於古人，何功於後學哉。然此猶未爲斯道備累也，獨恠大青龍湯，仲景爲傷寒中風，無汗而兼煩躁者設，卽加味麻黃湯耳，而謂其傷寒見風，又謂之傷風見寒，因以麻黃湯主寒傷營，治營病而衞不病，桂枝湯主風傷衞，治衞病而營不病，大青龍主風寒兩傷營衞，治營衞俱病，三方割據瓜分，太陽之主，寒多風少，風多寒少，種種蛇足，羽翼青龍，曲成三綱鼎立之說，巧言簧簧，洋洋盈耳，此鄭聲所爲亂雅樂也。夫仲景之道，至平至易，仲景之門，人人可入，而使之茅塞如此，令學如夜行岐路。莫之指歸。不深可憫耶。且以十存二三之文。而謂之全篇。手足厥冷之厥。混同兩陰交盡之厥。其間差謬。何可殫舉。楊墨之道不息。孔子之道不著。醫道之不明不行。此其故歟。孟子沒而仲尼之道不傳。千載無真儒矣。仲景沒而岐黃之道莫傳。千載無真醫矣。此愚所以執卷長吁。不能已於註疏也。丙午秋校正內經始成。尚未出而問世。以傷寒爲世所甚重。故將仲景書。校正而註疏之。分篇彙論。挈其大綱。詳其細目。證因類聚。方隨附之。倒句訛字。悉爲改正。異端邪說。一切辨明。岐伯仲景之隱旨。發揮本論各條之下。集成一帙。名論註。不揣卑鄙。敢就正高明。倘得片言首肯。亦稍慰夫愚者之千慮云爾。慈水柯琴韻伯氏題。時己酉初夏也。

凡例曰。傷寒論一書。自以初編次後。仲景原篇。不可復見。雖章次混淆。猶得尋仲景面目。方喻輩各爲更定。條辨既中邪魔。尚論浸循陋習矣。大背仲景之旨。琴有志重編。因無所據。竊思仲景有太陽證桂枝證柴胡證等辭。乃宗其義。以證名篇。而以論次弟之。雖非仲景編次。或不失仲景心法耳。　一起手先立總綱一篇。令人開卷便知傷寒家脈證得失之大局矣。每經各立總綱一篇。讀此便知本經之脈證大略矣。每篇各標一證爲題。看題便知此方之脈證治法矣。　一是編以證爲主。故彙集六經諸論。各以類從其證。是某經所重者。分別其經。如桂枝麻黃等證列太陽。梔子承氣等證列陽明之類。其有變證化方。如從桂枝證。更變加減者。卽附桂枝證後。從麻黃湯更變加減者。附麻黃證後。　一叔和序例。固與仲景本論不合。所集脈法。其中有關于傷寒者。合于某證。卽採附其間。片長可取。卽得攀龍附驥耳。　一六經中。有證治疎略。全條刪去者。如少陰病下利。白通湯主之。少陰病下利便膿血。桃花湯主之等類。爲既下利脈微者。與白通湯。腹痛小便不利。與桃花湯主之。　詳則彼之疎略者可去矣。又有脈證各別。不相統攝者。如太陽病發汗太多因致痓。與脈沈而細。病身熱足寒等證。三條合一。論理甚明。故合之。　一本論每多倒句。此古文筆法耳。如太陽病血證。麻黃湯主之句語。在當發其汗下。前輩但據章句次序。不審前後文理。不顧衄家禁忌。竟謂衄後仍當用麻黃解表。夫既云衄乃解。又云自衄者愈。何得陣後與兵。衄家不可發汗。更有明禁。何得再爲妄汗。今人膠柱者多。卽明理者亦多爲陶氏所惑。故將麻黃桂枝小青龍等條。悉爲稱正。　一條中有宂句者刪之。如桂枝證云。先發汗不解。而復下之。脈浮者不愈。浮爲在外。須解外則愈。何等直捷。在外下。更加而反下之。故令不愈。今脈浮。故知在外等句。要知此等繁音。不是漢人之筆。凡此等口角。如病常自汗出條。亦從刪例。　一條中有衍文者刪之。有訛字者改之。有闕字者補之。然必詳本條與上下條。有據確乎。當增删改正者。直書之。如無所據。不敢妄動。發明註中。以俟高明之定奪。　一加減方。分兩制度煎法。與本方同者。于本方下。書本方加某味減某味。或一篇數方。而後方煎法。與前方同者。十方末。書煎法同前。方中藥味。修治同前者。如麻黄去節。杏仁去皮之類。但不再註。附子必炮。若有生用者註之。　一可汗不可汗篇等。鄙俚固不足取。而六經篇中。多有叔和附入。合于仲景者取之。如太陽脈浮動數。三陽明論脾約脈證等條。與本論不合。無以發明。反以滋惑。則出附後。候識者辨焉。　一正文一字句最多。如太陽病脈浮頭項強痛六字。當作六句讀。言脈氣來尺寸俱浮。頭與項強而痛。若脈浮兩字連讀。頭項強痛而惡寒。作一句讀。疎略無味。則字字讀斷。大義先明矣。如心下温温欲吐。鬱鬱微煩之類。温温鬱鬱。俱不得連讀。連讀則失其義矣。

唐大烈曰。柯韻伯立言雖暢。不免穿鑿。

傷寒論翼　二卷　存

自序曰。世之補傷寒者百餘家。究其所作。不出二義。一則因論本文。爲之註疏。猶公穀說春秋也。一則引仲景之文。而爲立論。猶韓嬰說詩。爲外傳也。然引徵者。固不得斷章取義之理。而註疏者。反多以辭害義之文。初不知仲景先師著傷寒雜病論合十六卷。良法大備。此靈素已具諸病之體。而明針法之巧妙。至仲景復構諸病之用。而詳方藥之準繩。其常中之變。變中之常。靡不曲盡。使全書具在。尋其所集。盡可以見病知源。自王叔和編次傷寒雜病。分爲兩書。於本論削去雜病。然論中雜病。留而未去者尚多。是叔和有傷寒論之專名。終不失傷寒雜病合論之根蔕也。名不附實。是非混淆。古人精義弗彰。是以讀之者鮮。而旁門歧路。莫知適從。豈非叔和編次之繆以禍之歟。世謂治傷寒。卽能治雜病。豈知仲景雜病論。卽在傷寒論中。且傷寒中。又多雜病夾雜其間。故傷寒與雜病合論。則傷寒雜病之證治井然。今傷寒與雜病分門。而頭緒不清。必將以雜病混傷寒。而妄治之矣。乃後人專爲傷寒著書。自朱奉議出。而傷寒之書日多。而傷寒之病日混。非其欲傷寒之混也。由不識何病是傷寒也。陶節菴出。而傷寒之書更多。非眞傷寒多也。卽金匱中雜病。亦盡指爲傷寒也。世錮于邪說。反以仲景書難讀。而不知仲景書。皆叔和改頭換面。非本來面目也。冠脈法序例于前。集可汗不可汗等于後。引痓濕暍于太陽之首。霍亂勞復等于厥陰之外。雜鄙見于六經之中。是一部叔和之書矣。林億諸公校正。不得仲景原集。惑于傷寒之名。又妄編三百九十七法。一百一十三方之數。以附會叔和所定之傷寒、於是欲知仲景之道、更不可得。成無已信古篤好。矯然特出。惜其生林億之後。欲爲仲景功臣。無由得其眞傳。故註仲景之書。而仲景之旨多不合。作明理論。而傷寒之理反不明。因不得仲景傷寒雜病合論之旨。故不能辨許叔微三方鼎立之謬。反集之於註。開疑端於後人。豈非爲三百九十七法等說所誤乎。因是方中行有條辨之作。而仲景之規矩準繩。更加敗壞。以爲黜叔和之編。實以滅仲景之治法也。盧子由疏抄。不編林億之數目。不宗方氏之三綱。意甚有見。而又以六經謬配六義。增標本形層。本氣化氣等說。仲景之法。又可堪如此撓亂哉。近日作者蜂起。尙論愈奇。去理愈遠。條分愈新。古法愈亂。仲景六經。亙茅塞而莫辨。不深可憫耶。原夫仲景之六經。爲百病立法。不專爲傷寒一科。傷寒雜病。治無二理。咸歸六經之節制。六經各有傷寒。非傷寒中獨有六經也。治傷寒者、但拘傷寒。不究其中有雜病之理。治雜病者。以傷寒論無關于雜病。而置之不問。將參贊化育之書。悉歸狐疑之域。愚甚爲斯道憂之。于仲景究心有年。愧未深悉。然稍見此中微理。敢略陳固陋。名曰傷寒論翼。不兼雜病者。恐人未知原文合論之旨。以雜病爲不足觀。其當與否。自有能辨之者。甲寅春。慈谿柯琴序。

張氏（錫駒）傷寒論直解　六卷　存

凡例曰。傷寒論舊本。以辨脈平脈爲首。先脈而後證。宜矣。至以痓濕暍列於六經之前。似非作論之本意。今先脈後證。列六經于辨脈平脈之後。而霍亂痓濕暍。併汗吐下。又附于六經之後。以見因傷寒而併及之意也。若夫叔和序例。引素問熱論而立言。於仲景傷寒。漫無發明。且泥定日期。曰未入府者。可汗而已。已入於府。可下而已。嗚呼。汗與下。何足以盡傷寒哉。況傳經不明。適足以滋後人之惑。故去之。　一傳經乃傷寒之大關鍵。傳經不明。雖熟讀是書無益也。故於太陽之首。反覆辨論。彰明較著。庶可以破千載之疑案。　一經旨渾融。解雖顯著。然辭達即止。不敢于本文之外。別有支離。恐蹈蛇足也。但開卷了然。臨證茫然。故于緊要疑似之證。如呃。如狂。如譫語。如舌胎。如頭毒。如斑疹。皆有寒熱虛實之殊。胃氣又爲人身之本。不可妄傷。但引經證論。略加愚意。及身親試驗。確然不易者。附於其後。庶可以見病知源。亦足爲初學之一助也。康熙壬辰孟夏。錢塘張錫駒令韶父題。

魏氏荔彤 傷寒論本義　十八卷　存

沈德潛曰。魏荔彤。字念庭。直隸栢鄉人。官觀察使。著有懷舫集。國朝詩別裁

尤氏怡 傷寒貫珠集　八卷　存

唐立三曰。傷寒一證。頭緒繁多。自仲景立法立方以來。叔和編次。無已

註釋。理蘊爲之一顯。迨後續爲註釋者。不下數十家。互相訾詆。殆無底止。余謂數十家中。獨有喻氏之書。膾炙人口者。以其繁簡得宜。通乎衆耳。然以尤在涇先生貫珠集較之。則又逕庭矣。即如首篇云。寒之淺者。僅傷於衛。風之甚者。并及於營。衛之實者。風亦難泄。衛之虛者。寒亦不固。但當分病證之有汗無汗。以嚴麻黄桂枝之辨。不必執營衛之孰虛孰實。以證傷寒中風之殊。立爲正治法。權變法。斡旋法。救逆法。類病法。明辨法。雜治法等。仲景著書之旨。如雪亮月明。令人一目瞭然。古來未有。何其金匱心典。梓行於世。并採入御纂醫宗金鑑。而貫珠集一書。尙未傳播。良可惜哉。吳醫彙講

沈德潛曰。尤怡。字在京。江南長洲人。布衣。昔皮襲美寓臨頓里。陸魯望自甫里至。與之定交倡和。其地爲皮市。在京居其地。周子迂村亦至自甫里。相與賦詩。恰符皮陸也。在京就韓伯休術。欲晦姓名。詩亦不求人知。而重其詩者。謂唐賢得三昧。遠近無異詞云。國朝詩別裁

徐氏大椿 傷寒類方 一卷 存

自序曰。王叔和傷寒例云。今搜採仲景舊論。錄其證候診脈。聲色對病眞方。擬防世急。則知傷寒論。當時已無成書。乃叔和之所搜集者。雖分定六經。而語無詮次。陽經中多陰經治法。陰經中多陽經治法。參錯不

一。後人各生議論。每成一書。必前後更易數條。互相訾議。各是其說。愈更愈亂。終無定論。不知此書非仲景依經立方之書。乃救誤之書也。其自序云。傷夭橫之莫救。所以尋求古訓。博採衆方。蓋因誤治之後。變證錯雜。必無循經現證之理。當時著書。亦不過隨證立方。本無一定之次序也。余始亦疑其有錯亂。乃探求三十年。而後悟其所以然之故。於是不類經而類方。蓋方之治病有定。而病之變遷無定。知其一定之治。隨其病之千變萬化。而應用不爽。此從流溯源之法。病無遁形矣。至於用藥。則各有條理。解肌發汗。攻邪散痞。逐水驅寒。溫中除熱。皆有主方。其加減輕重。又各有法度。不可分毫假借。細分之不外十二類。每類先定主方。即以同類諸方附焉。其方之精思妙用。又復一一註明。條分而縷析之。隨以論中用此方之證。列於方後。而更發明其所以然之故。使讀者於病情藥性。一目顯然。不論從何經來。從何經去。而見證施治。與仲景之旨。無不吻合。豈非至便之法乎。余纂集成帙之後。又復鑽窮者七年。而五易其稿。乃無遺憾。前宋朱肱活人書。亦嘗彙治法於方後。但方不分類。而又無所發明。故閱之終不得其要領。此書之成。後之讀傷寒論者。庶可以此爲津梁乎。乾隆二十四年。歲在屠維單閼。陽月上浣。洄溪徐大椿序。

四庫全書提要曰。傷寒類方一卷。國朝徐大椿撰。世傳後漢張機傷寒論。乃晉王叔和蒐採成書。本非機所編次。金聊城成無已始爲作註。又以己意。移易篇章。自後醫家。屢有刊定。如治尚書者之爭洪範武成。註大學者之爭古本今本。迄於有明。終無定論。大椿以爲非機依經立方之書。乃救誤之書。當時隨證立方。本無定序者。於是削除陰陽六經門目。但使方以類從。證隨方列。使人可案證以求方。而不必循經以求證。雖於古人著書本意。未必果符。而於聚訟紛呶之中。芟除藤蔓之一術也。其中如大青龍湯下。註云。脈浮緩。身不疼。但重。乍有輕時。無少陰證者。此湯主之。大椿則以爲病情甚輕。不應投以麻黃桂枝石膏。此條必有舛誤。又甘草茯苓湯下註云。傷寒汗出而渴者。五苓散主之。不渴者。此湯主之。大椿則以爲此汗出者。乃發汗後汗出不止。非傷寒自汗。其辨證發明。亦多精到。凡分一十二類。計方一百一十有三。末附六經脈法。又論正證之外。有別證變證。附以刺法。皆有原委可尋。自謂七年之中。五易草藁乃成云。

黃氏元御　傷寒懸解　十五卷　未見

四庫全書提要曰。傷寒懸解十五卷。國朝黃元御撰。是書大旨。謂漢張機因鍼灸刺法已亡。而著傷寒論。以治外感之疾。其理則岐黃越人之理。其法則因岐黃越人之針刺。而變通之。立六經以治傷寒。從六氣也。製湯丸以療感傷。守五味也。凡脈法八十三章。六經經證。以及入府傳藏之裏證。誤行汗吐下之壞病。三百六十八章。外感之類證。汗吐下宜忌。八十章。共五百三十七章。合百十三方。自晉王叔和混熱病於傷寒。後來坊本雜出。又有傳經爲熱。直中爲寒之說。而傷寒亡矣。且簡編亦多失次。因爲解其脈法。詳其經絡。考其常變。辨其宜忌。凡舊文之譌亂者。悉爲更定。末載駁正叔和序例一卷。以糾其失。其持論甚高。考傷寒論舊本。經王叔和之編次。已亂其原次。元御以爲錯文。較爲有據。與所改素問靈樞難經。出自獨斷者不同。然果復張機之舊與否。亦別無佐證也。

戴氏（震）傷寒論註　未見

按右見於揚州畫舫錄。

唐氏（千頃）漢長沙原本傷寒論註疏　未見

按右見於文房肆考。

沈氏（金鼇）傷寒論綱目　十六卷　存

凡例曰。是書。各循三陽三陰之六經。而析六經所發之款。證不循經。但據款析言之。則如各經皆有頭痛之類。難于識別。不析款。但循經挨言

之則又依文順義不能令識者一覽易曉故循經析款是書所由以成

一仲景傷寒書自叔和竄亂後其六經條款凡註釋家各以意爲前後訖無一定獨柯氏論註其分隸六經者頗有理據今綱目所定皆依柯本　一論者即仲景之傷寒論繼仲景而言者亦爲傷寒論也　一綱也者以爲主也傷寒之論叛自仲景故獨主仲景而取其論以爲綱目也者以爲發明也仲景論後說者無慮千百家然或偏或駁或淺或庸無足取者甚多故獨採叔和以下若干家各摘其語之尤精且當者以爲目　一各經各款引仲景之論爲綱固已或有遺而未備者必其與逐款無關不便夾入或語意與所已錄者大同小異故亦置之亦有條款太繁不必備錄者閱者當爲意會毋以挂漏爲咎　一各經條款彼此相同如各經俱備載毋論已其有詳于此經不復贅于他經者或因候治相同者或因所列之款相互須彼此連及故他經不必再詳閱者當以意會前後參看毋得拘泥　一採輯前人諸說或由理勢所及或因仲景論之前後相附不以世代之遠近爲拘　一諸家方論俱係專集擇其至精至當者錄之固已騈珠刻玉各咀其英各擷其髓矣

吳氏儀洛傷寒分經　十卷　存

凡例曰仲景原文文義深奧其中自有層次轉折因竊倣程子說詩法

爲之句櫛字比。添細註。以聯貫而疏明之。務使經義了然。不敢妄爲穿鑿。　一王叔和編次大綱。混於節目之中。無可尋繹。喻氏則先振舉其大綱。次詳其節。將三百九十七法。分隸於大綱之下。極得分經之妙。因名之曰分經。　一王叔和編次之亂。序例之誤。及林億成無己校註之多差。尙論篇中。辨之甚詳且明。茲集不重錄。

四庫全書提要曰。傷寒分經十卷。國朝吳儀洛撰。此書爲其醫學述之第五種。取喻嘉言所撰尙論篇。重爲訂證。凡太陽經三篇。陽明經三篇。太陰經一篇。少陰經二篇。厥陰經一篇。春溫三篇。夏熱一篇。脈法二篇。諸方一篇。補卒病論一篇。秋燥一篇。共十有九篇。

鄭氏重光傷寒論條辨續註　十二卷　未見

四庫全書提要曰。傷寒論條辨續註十二卷。國朝鄭重光撰。重光字在辛。歙縣人。明萬曆中。方有執作傷寒論條辨。號爲精審。後喻昌因之作尙論篇。張璐因之作傷寒纘論。程郊倩因之作後條辨。互有發明。亦各有出入。然諸書出。而方氏之舊本遂微。重光爲有執之里人。因取條辨原本。删其支詞。復旁參喻昌等三家之說。以己意附益。名曰續註。卷首仍題有執之名。明不忘所本之意也。

舒氏詔再重訂傷寒集註　十卷　存

自序曰。嗟夫醫難言矣。不通仲景之書。不足以言醫。然其書未易通也。自漢迄今。疏釋者數十家。大都得失相參。均之無當。惟西昌喻嘉言奮起于千數百年之後。條晰博辨。其旨趣始明于世。而綴學淺識。猶往往背而議之。求能通喻氏之書者。蓋亦寡也。予少好醫方。每苦于難通。獲交南昌羅先生子尚。蓋親承嘉言口授。曰某得師傳要妙。確守數十年。而未傳于徒。年將八旬。時光短矣。懼其傳之或失。亟欲得其人而傳之。今子穎敏而堅銳。可當吾意。乃舉所得于嘉言者。以傳于詔。詔蓋聳然起。惶然謝。敬受其書而讀焉。曠若蒙之發。底之脱也。于是所至皆有驗。然而仲景之書。雖由尚論而明。其間遺義尚多。故讀者不得其口授。亦鮮能通也。詔不敢苟安于黯混。聽之以貽其誤。于是不揆薄劣。參考百家。徵以症治。出其一知半解。補而詳之。殫精瘁神十餘年。始克集註成編。不可謂非難也。二三同志。慫慂刻之行世。歷有年所。竟鮮有尋瑕索瘢。匡予之不逮者。予心殊未慊也。然予既深知其難。又安敢因人莫我訾。遂忘其難。而遽以是自畫乎哉。常耿耿孜孜。行若忘。坐若遺。如是者。十年于茲矣。自覺閱歷多。而識見廣。學與年而俱進。乃取原刻。删之補之。重鐫以問世。至今又十年矣。所歷所驗。愈多愈確。于是復加訂定。或庶幾稍通旨趣。可告無罪于同志君子乎。抑或等之諸家疏釋。均歸無當乎。爰再重刻，以就正高明，冀有攻予之短者，予樂得聞，而喜有益焉。不憚三訂四訂，累煩剞劂也。大清乾隆三十五年庚寅春王正月元旦後五日，愼齋學人舒詔馳遠謹識。

凡例曰：仲景傷寒論，洵醫家之要典也。自經兵燹，卷帙散軼，其所存者，僅得之當時讀者之口授，故其篇目失次，缺而不完。王叔和于尙可搜求之際，乃不深加考訂，而雜以僞撰成編，陰陽舛錯，顚倒無倫。其後歷代相沿，未及精察。西昌喩嘉言始爲削去僞撰，清出原文，止存三百六十條，爰著尙論篇，條晰諸法，綱擧目張，釐正六經，井井不紊，義例之善，無出其右，故是書篇目，一一遵之，而不敢易。　一喩嘉言尙論三百九十七法，未及一百一十三方，後人惜其方論未備，稍有餘憾。其徒徐忠可原方發明，所由作也。然亦擇焉而未精，語焉而未詳，且方論別爲一集，簡閱終非至便，今是書卽列原方于本條之下，擴充徐氏之意，博採諸家論者，以明其立方之旨，命名之義，幷將藥性，逐一講明，某藥所以能治某病之故，而某藥又有宜于此，不宜于彼者，俱有至理存焉，俾學者讀仲景治病之法，卽就便以考主治之方，而無繙閱之勞，是亦涓埃之助也。　一是書原爲初學而設，不尙辭藻，凡先賢論說閒文，槪置不錄，或辭多于意者，纂其要而登之，或意隱于辭者，微加損益，以顯捷而出之。或先賢有不經意之字。及後世傳訛倒亂之句。皆以理正之。極知僭越無似。然輔援先賢之意。引誘後來之心。大不獲已。救世之君子。其必有以諒我也。

一是書。凡主腦及關鍵處。每字上加大圈。凡挈明脈證。及比類處。旁加尖圈。凡精義處。旁加密點。凡緊要處。旁加連圈。以便省覽。

一是書。稿成于己未。刻于庚午。重刻于庚辰。于今又十載矣。自覺閱歷愈多。而識見愈確。于是殫厥心力。再加訂正。凡有未詳者益之。冗者刪之。可廢者去之。迴視前刻。煥然改觀焉。今再重刻以問世。冀幸高明或有以教我也。

醫籍考卷二十九

東都　丹波元胤紹翁編

方論七

王氏（珉）傷寒身驗方　七録一卷　佚

晉書本傳曰。王珉。字季琰。少有才藝。善行書。名出珣右。時人爲之語曰。法護非不佳。僧彌難爲兄。僧彌。珉小字也。時有外國沙門。名提婆。妙解法理。爲珣兄弟講毗曇經。珉時尚幼。講未半。便云已解。卽於別室。與沙門法綱等數人自講。法綱歎曰。大義皆是。但小未精耳。辟州主簿。舉秀才不行。後歷著作散騎郞。國子博士。黃門侍郞。侍中。代王獻之爲長兼中書令。二人素齊名。世謂獻之爲大令。珉爲小令。大元十三年卒。年三十八。追贈太常。

按隋志舊缺撰人名氏。證類本草樺木註。引陳藏器本草拾遺曰。晉中書令王珉傷寒身驗方。作樺字。濃煮汁冷飲。主傷寒熱毒瘡。特良。今據以訂補。

徐氏（方伯）辨傷寒（按方伯。當作文伯。）　七録一卷　佚

亡名氏傷寒總要　七録二卷　佚

正理傷寒論　佚

按是書諸家簿錄失載。唯王冰素問次註。成無已傷寒論註解引之。

張果先生傷寒論　崇文總目一卷　佚

田氏（誼卿）傷寒手鑑　崇文總目二卷　佚

亡名氏傷寒辨證集　崇文總目一卷　佚

陳氏（昌允）百中傷寒論（藝文略。作太常主簿陳昌胤。）　崇文總目三卷　佚

鄭樵曰。崇文總目。間有見名知義者。亦强爲之釋。如陳昌胤百中傷寒論。其名亦可見。何必曰百中。取其必愈乎。（校讎略）

高氏（若訥）傷寒類要（活人書序。作傷寒類纂。）　宋志四卷　佚

丁氏（德用）醫傷寒慈濟集　宋志三卷　佚

李氏（大參）家傷寒指南論　宋志一卷　佚

揚氏（介）四時傷寒總病論　宋志六卷　佚

楊氏（介）傷寒論脈訣　未見

按右見于世善堂書目。

宋氏（迪）陰毒形證訣　藝文略一卷　佚

湯尹才曰。熙寧中。邠守宋迪。由其猶子病傷寒。不能辨其證。醫見其煩渴而汗多。以涼藥解治之。至於再三。遂成陰毒。六日而死。迪痛悼之。遂著陰毒形證訣三篇。（傷寒解惑論）

亡名氏傷寒要法　宋志一卷　佚

通眞子傷寒訣　讀書後志一卷　佚

趙希弁曰，右題曰通眞子，而不著名氏，用張長沙傷寒論爲歌詩，以便覽者，脈訣之類也。

傷寒括要　二卷　存

藝文略曰，傷寒括要詩一卷，通眞子撰。

陳振孫曰，通眞子自言，嘗爲傷寒括要六十篇，其書未之見。

按劉元賓自號通眞子，是書以仲景舊論，裁爲詩括，又以剩義爲註，註中有所發明，朱氏活人書，多襲其語。詩凡一百一十二篇，每篇七言四句，末附藥方三十九道，收在于朝鮮國人所編醫方類聚中，較之其所自言數實倍之。　先子曰，意子儀始作六十篇，後又補之者，鄭漁仲唯見其初集，故稱一卷，弟堅從類聚中錄出，釐爲二卷，今仍著錄于此，讀書後志所著，似是一書。

錢氏乙傷寒指微論　五卷　佚

宋史本傳曰，錢乙字仲陽，本吳越王俶支屬，祖從北遷，遂爲鄆州人，父穎善醫，然嗜酒喜遊，一旦東之海上不反，乙方三歲，母前死，姑嫁呂氏，哀而收養之，長誨之醫，告乃以家世，即泣請往迹尋，凡八九反，積數歲，遂迎父以歸，時已三十年矣，鄉人感慨賦詩詠之，其事呂如事父，呂沒無嗣，爲收葬行服，乙始以顱顖方著名，至京師，視長公主女疾，授翰林醫學。皇子病瘈瘲。乙進黃土湯而愈。神宗召問黃土所以愈疾狀。對曰。以土勝水。水得其平。則風自止。帝悅。擢太醫丞。賜金紫。由是公卿宗戚家。延致無虛日。廣親宗子病。診之曰。此可毋藥而愈。其幼在傍。指之曰。是且暴疾驚人。後三日過午可無恙。其家恚不答。明日幼果發癇。甚急。召乙治之。三日愈。問其故。曰。火色直視。心與肝俱受邪。過午者。所用時當更也。王子病嘔泄。他醫與剛劑。加喘焉。乙曰。是本中熱。脾且傷。奈何復燥之。將不得前後溲。與之石膏湯。王不信。謝去。信宿寖劇。竟如言而效。士病欬。面青而光。氣哽哽。乙曰。肝乘肺。此逆候也。若秋得之可治。今春不可治。其人祈哀。強予藥。明日曰。吾藥再瀉肝。而不少却。三補肺而益虛。又加脣白。法當三日死。今尚能粥。當過期。居五日而絕。孕婦病。醫言胎且墮。乙曰。娠者五藏傳養。率六旬而更。誠能候其月。偏補之何必墮。已而母子能得全。又乳婦因悸而病。既愈目張不得瞑。乙曰。煑郁李酒飲之。使醉卽愈。所以然者。目系內連肝膽。恐則氣結。膽衡不下。郁李能去結。隨酒入膽。結去膽下。則目能瞑矣。飲之果驗。乙本有羸疾。每自以意治之。而後甚。嘆曰。此所謂周痺也。入藏者死。吾其已夫。既而曰。吾能移之使在末。因自製藥。日夜飲之。左手足忽攣不能用。喜曰。可矣。所親登東山得茯苓。大踰斗。以法啜之盡。由是雖偏廢。而風骨悍堅如全人。以病免歸不復出。乙爲方不名一師。於書無不闚。書不靳靳守古法。時度越縱舍。卒與法會。尤邃本草諸書。辨正闕誤。或得異藥。問之必爲言生出本末。物色名貌。差別之詳。退而考之。皆合。末年攣痺寖劇。知不可爲。召親戚訣別。易衣待盡。遂卒。八十二。

徐春甫曰。錢乙所著。有傷寒指微論。嬰孩論若干卷。古今醫統

胡氏勉傷寒類例　佚

沈氏括別次傷寒　佚

按右二書。見于張蕆活人書序。

孫氏兆傷寒方　藝文略二卷　佚

傷寒脈訣　佚

熊均曰。孫兆。宋仁宗朝。將仕郎守。殿中丞。習通醫經。內經素問。重改正刊誤。又有傷寒脈訣。

韓氏祇和傷寒微旨論　未見

陳振孫曰。不著作者。序言元祐丙寅。必當時名醫也。其書頗有發明。

王履曰。韓祇和著微旨一書。又純以溫暑作傷寒立論。而卽病之傷寒。反不言及。此已是捨本徇末。全不能窺仲景藩籬。又以夏至前胸膈滿悶。嘔逆氣塞。腸鳴腹痛。身體拘急。手足逆冷等證。視爲溫暑。謂與仲景

三陽寒證。脈理同而證不同。遂別立溫中法以治。夫仲景所敘三陽寒證。乃是冬時即病之傷寒。故有此證。今欲以仲景所敘三陰寒證。求對於春夏溫暑之病。不亦惛乎。雖然。祇和未悟仲景立法本旨。而又適當溫暑病作之際。其爲惑也固宜。以余觀之。其胸膈滿悶。嘔逆氣塞等證。若非內傷冷物。則不正暴寒所中。或過服寒藥所變。或內外俱傷於寒之病也。且祇和但曰。寒而當溫。然未嘗求其所以爲寒之故。能求其故。則知溫暑本無寒證矣。溯洄集

四庫全書提要曰。傷寒微旨二卷。宋韓祇和撰。是書。宋史藝文志不載。陳振孫書錄解題。載有其名。亦不著作者名氏。但據序題元祐丙寅。知其爲哲宗時人而已。今檢永樂大典。各卷內此書散見頗多。每條悉標韓祇和之名。而元戴良九靈山房集。亦稱自後漢張機著傷寒論。晉王叔和。宋成無已。龐安常。朱肱。許叔微。韓祇和。王寔之流。皆互相闡發。其間祇和名。與永樂大典相合。是祇和實北宋名醫。以傷寒爲專門者。特宋史方技傳不載。其履貫遂不可考耳。書凡十五篇。間附方論。大抵皆推闡張機之旨。而能變通其間。其可下篇。不立湯液。惟以早下爲大戒。蓋爲氣質羸弱者言。然當以脈證相參。知其邪入陽明與否。以分汗下。不宜矯枉過直。竟廢古方。至如辨脈篇。據傷寒例。桂枝下咽。陽盛乃斃。

承氣入胃。陰盛乃亡之義。以攻楊氏之謬誤。可汗篇。分陰盛陽虛。陽盛陰虛。陰陽俱盛之三門。則俱能師張氏。而神明其意矣。又如汗下溫三法。分案時候辰刻。而參之脈理病情。乃因張機。正傷寒之法。而通之於春夏傷寒。更通之於冬月傷寒。亦頗能察微知著。又如以陽黃歸之汗溫太過。陰黃歸之過下亡津。則於金匱發陽發陰之論。研析精微。不特傷寒之黃。切中竅要。卽雜病之黃。亦可以例推矣。其書向惟王好古陰證略例。間引其文。而原本久佚。今採掇會粹。復成完帙。謹依原目。釐爲上下二卷。陳振孫所稱之原序。則永樂大典不載。無從採補。殆編纂之時。舊本已闕歟。

亡名氏玉川傷寒論　藝文略一卷　佚

傷寒論後集　藝文略六卷　佚

石氏（昌璉）證辨傷寒論　藝文略一卷　佚

亡名氏傷寒集論方　藝文略十卷　佚

孫王二公傷寒論方　藝文略二卷　佚

上官氏（均）集傷寒要論方　藝文略一卷　佚

龐氏（安時）傷寒總病論　藝文略七卷（醫藏目錄作六卷）　存

蘇軾答龐安常書曰。久不爲問。思企日深。過辱存記。枉書具聞。起居佳勝。感慰兼集惠示傷寒論。眞得古聖賢救人之意。豈獨爲傳世不朽之資。蓋已義貫幽明矣。謹當爲作題首一篇寄去。方苦多事。故未能便付去人。然亦不久作也。老倦甚矣。秋初决當求去。未知何日會見。臨書悵惘。惟萬萬以時自愛。文集

又曰。人生浮脆。何者爲可恃。如君能著書傳後有幾。念此便當爲數百字。仍欲送杭州開板也。知之。文集

黄庭堅後序曰。龐安常自少時。善醫方。爲人治病。處其生死多驗。名傾江淮諸醫。然爲氣任俠。鬬雞走狗。蹴踘擊毬。少年豪縱。事無所不爲。博弈音伎。一一所難。而兼能之。家富多後房。不出戶而所欲得。人之以醫聘之也。皆多陳其所好。以順適其意。其來也病家如市。其疾已也。君脫然不受謝而去之。中年乃屏絕戲弄。閉門讀書。自神農黃帝經方扁鵲八十一難。靈樞甲乙。葛洪所綜緝。百家之言。無不貫穿。其簡策紛錯。黃素朽蠹。先師或失其讀。學術淺陋。私智穿鑿。曲士或竄其文。安常悉能辨論發揮。每用以視病。如是而生。如是而不治。幾乎十全矣。然人以病造之。不擇貴賤貧富。便齋曲房。調護以寒暑之宜。珍膳美饘。時節其飢飽之度。愛其老而慈其幼。如痛在己也。未嘗輕用人之疾。常試其所不知之方。蓋其輕財如糞土。而樂義耐事如慈母。而有常。似秦漢間游俠。

而不害人。似戰國四公子。而不爭利。所以能動而得意。起人之疾。不可縷數。他日過之。未嘗有德色。著傷寒論。多得古人不言之意。其所師用。而得意於病家之陰陽虛實。今世所謂良醫。十不得其五也。余始欲掇其要。論其精微。使士大夫稍知之。適有心腹之疾。未能卒業。然未嘗游其庭者。雖得吾說而不解。誠加意讀書。書則過半矣。文獻通考。誠加以下十字。作若有意於斯者。讀其書自足攬其精微。故特著其行事。以爲後序云。其前序海上道人諾之。故虛右以待。元符三年三月朔日。

張耒跋曰。張仲景傷寒論。論病處方。纖悉必具。又爲之增損進退之法。以預告人。嗟夫。仁人之用心哉。且非通神造妙。不能爲也。安常又竊憂其有病證。而無方者。續著爲論數卷。用心爲述。追儷古人。淮南謂安常能爲傷寒說話。豈不信哉。文獻通考

四庫全書提要曰。傷寒總病論六卷。附音訓一卷。修治藥法一卷。宋龐安時撰。安時字安常。蘄水人。袁文甕牖閑評載蘇軾稱蜀人龐安常。未詳孰是。安時本士人。習與蘇軾黃庭堅游。第六卷末。附與蘇軾書一篇。論是編之義甚悉。卷首載軾答安時一帖。猶從手蹟鉤摹。形模略具。又以黃庭堅後序一篇。冠之於前。序末稱前序海上人諾爲之。故虛其右以待。署元符三年三月作。時軾方謫儋州。至五月始移廉州。七月始渡海至廉。故是年三月。猶稱海

上人也。然軾以是年八月北歸。至次年七月。卽卒於常州。前序竟未及作。故卽移後序爲弁也。序中剷去庭堅名。帖中亦剷去軾名。考卷末附載音訓一卷。修治藥法一卷。題政和癸巳門人董炳編字。知正當禁絕蘇黃文字之日。諱而闕之。此本猶從宋本鈔出。故仍其舊耳。宋藝文志。但載安時難經解。前後兩見。而不載此書。文獻通考載龐氏家藏秘寶方五卷。引陳振孫之言云云。似乎別爲一書。而列庭堅之序。與此本同。疑當時已無刻本。故傳寫互異歟。又載張耒一跋云云。此本未載此跋。殆傳寫偶佚歟。又耒作明道雜志。記安時治驗。極其推挹。而葉夢得避暑錄話。乃頗不滿於安時。蓋耒蘇軾客。夢得蔡京客。其門戶異也。然曾敏行獨醒雜志。亦記其治泗州守王公弼。中丹石毒甚奇。又記其治公弼之女尤神異。敏行於元祐紹聖兩局。均無恩怨。則所記當爲公論矣。

汪琥曰。傷寒總病論。宋蘄水龐安時撰。書凡六卷。其第一卷乃敍論。及六經等篇。第二卷。則論汗吐下可不可及用水用火和表溫裏之法。第三卷。則論結胸痞氣陰陽毒狐惑百合痓濕暍。及雜病勞復等證。第四卷。則論暑病時行寒疫斑痘等證。第五卷。則論天行溫病。及變噦變黃敗壞等證。復附以小兒傷寒證。第六卷。則載冬夏傷寒發汗雜方。及妊娠傷寒方。傷寒暑病通用刺法。傷寒溫熱病死生證。及附以差後禁忌。

仲景脈說。華陀內外實辨。琥按龐氏論中。雖間有發明仲景之處。然其用藥。亦寒熱錯雜。經絡不分。即如蘇子瞻所傳聖散子方。一例載入。殊爲駭觀。

按周必大跋山谷書東坡聖散子傳曰。山谷作龐安常傷寒論後序云。前序海上道人諾爲之。故虛右以待。道人。指東坡也。

巢氏闕名傷寒論　藝文略一卷　佚

朱氏且傷寒論宋志作東且。　藝文略一卷　佚

陳氏昌祚明時政要傷寒論舊缺撰人名氏。今據宋志訂補。　藝文略二卷　佚

鄭氏闕名傷寒方　藝文略一卷　佚

會氏誼傷寒論　藝文略一卷　佚

亡名氏傷寒類要方　藝文略十卷　佚

劉氏君翰傷寒式例　藝文略一卷　佚

傷寒治要　佚

葉夢得書後曰。王仲弓人物高勝。雖貴公子。超然不犯世故。居官數自免。博學多聞。又長於醫。及與前世婁昌言常穎士來道方諸子游。嘗云。疾之傷寒。所在無歲不罹其患。然治法有證傳於經絡。效於日數者。不可差以毫釐。張仲景書在世。如法家有刑統。茍用之皆當可使天下無

寃人。而庸醫多不解。其見於形候者。亦不盡審。是既不能用法。又不能察情。以故殺人。不知其幾何。因推仲景書。作傷寒證治。發明隱奧。雜載前數人議論。相與折衷。又恐流俗不可徧曉。復取其簡直明白人讀而可知者。刊爲治要。曰。苟能窮疾之所從來。而驗之以候。按吾書而用之。雖不問醫。十可得八九。此仁人之用心也。余嘗病東南醫九不通仲景術。乃爲鏤版。與衆共之。使家藏此書。人悟其術。豈特無寃人而已。調護之不失其宜。服餌之不失其節。雖使至於無刑可也。賢者尚無忽。（石林居士建康集）

王氏（寔）傷寒證治　宋志二卷（讀書志作三卷）　佚

趙希弁曰。傷寒證治三卷。右皇朝王寔編。實謂百病之急。無踰傷寒。故略舉病名法。及世名醫之言。爲十三篇。總方百四十六首。或云潁川人。官至外郎。龐安常之高弟也。

劉昉曰。傷寒證治。信陽太守王寔編。（幼幼新書）

局方續添傷寒證治　宋志一卷　佚

盧氏（昶）傷寒片玉集　三卷　佚

元好問盧太醫墓誌曰。盧尚藥諱昶。世家霸州文安。今爲大名人。以方伎名河朔。政和二年。補太醫奉御。被旨校正和劑局方。則補治法。累遷尙藥局使自幼傳家學、課誦勤讀。老不知倦。岐黃雷扁而下、其書數百家、其說累數百萬言、閎術浩博、纖悉碎雜、無不遍究、而於孫氏千金、尤致力焉。故其診治之驗、頗能似之、春秋雖高、神觀精明。望之知爲有道之士。年壽八十有七、自尅死期、留頌坐睡、著醫鏡五十篇。傷寒片玉集三卷。今其書故在、方伎之外、復達治心養性之妙。如云人生天地中、一動一息、皆合陰陽自然之數、卽非漠然無關涉者。所爲善惡。宜有神明照察之。又曰、人爲陽善、人自報之。人爲陰善、鬼神知之。人爲陽惡、人自治之。人爲陰惡、鬼神治之。又曰、養氣莫若息心、養身莫若戒愼。又曰、冥心一觀、勝負俱捐。此雖前賢所已道、至於表而出之、旣已治己、又以及人、非仁者之用心乎、其康寧壽考、五福具備、非偶然。昶與予有姻戚之舊、因其子孫歸葬、書以貽之、欲其鄉人知此家出予門、久之、而予亦知其人之深也、遺山集

陳自明曰、政和間、朱奉議肱爲活人書。後有錢倅李氏、剽竊作歌、目之曰類證活人書。盧氏集數篇、名傷寒論片玉、皆語詞鄙俚、言不盡意、要之不可爲法。是以識者、皆不觀覽。管見良方

李氏涉傷寒方論　宋志二十卷　佚

亡名氏傷寒證法　佚

傷寒遺法　佚

傷寒論翼　佚

按右三書。見于遂初堂書目。

醫籍考卷三十

東都　丹波元胤紹翁編

方論八

朱氏肱傷寒百問　讀書後志三卷今本六卷　存

自序曰。傷寒諸家方論不一。獨伊尹仲景之書。猶六經也。其錄諸子百家。時有一得。要之不可爲法。又況邪說妄意。世業名家。規利雖厚。因果歷然。特以伊尹湯液。仲景經絡。人難曉。士大夫又以藝成而下。恥而不讀。往往倉卒之際。束手待盡。卒歸之於命而已。世人知讀此書者亦鮮。縱欲讀之。又不曉其義。況又有好用涼藥者。如附子硫黃則笑而不喜用。雖隆冬使人飲冷。服三黃圓之類。有好用熱藥者。如大黃芒消。則畏而不敢用。雖盛暑勸人灸煆。服金液丹之類。非不知罪福。偏見曲說。所趣者然也。陽根於陰。陰本於陽。無陰則陽無以生。無陽則陰無以化。是故春時氣溫。當將理以涼。夏月盛熱。當食以寒。君子扶陰氣以養陽之時也。世人以爲陰氣在內。反抑以熱藥而成瘧痢脫血者多矣。秋時氣涼。當將息以溫。冬時嚴寒。當食以熱。君子扶陽氣以養陰之時也。世人以陽氣在內。乃抑以涼藥而成吐痢腹痛者多矣。伐本逆根。豈知天地之剛柔。陰陽之逆順。求其不夭橫也難矣。偶有病家。曾留意方書。稍別陰陽。知其熱證。則召某人。以某人善醫陽病。知其冷證。則召某人。以某人善醫陰病。往往隨手全活。若病家素不曉者。道聽泛請。委而聽之。近世士人。如高若訥林億孫奇龐安常。皆惓惓於此。未必章句之徒不諳且駭也。僕因閒居。作爲此書。雖未盡能窺伊尹之萬一。庶使天下之大。人無夭伐。老不哭幼。士大夫易曉而喜讀。漸浸積習。人人尊生。豈曰小補之哉。仲尼曰。吾少也賤。故多能鄙事。學者不以爲鄙。然後余用意在此。而不在彼。大觀元年正月日。

李保曰。大隱先生朱翼中壯年勇退。著書釀酒。僑居西湖上而老焉。屬朝廷大興醫學。求深於道術者。爲之官師。乃起公爲博士。與余爲同僚。明年。翼中坐書東坡詩貶達州。又明年以宮祠還。（北山酒經題詞序）

趙希弁曰。傷寒百問三卷。右題曰無求子。大觀初所著書。

南陽活人書　宋志二十卷（書錄解題作十八卷）　未見

張蕆序曰。余頃在三茅。見無求子傷寒百問。披而讀之。不知無求子何人也。愛其書。想其人。非居幽而志廣。形愁而思遠者。不能作也。惠民憂國。不見施設。游戲藝文。以閱歲月者之所作乎。避世匿跡。抗心絕慮。灌園荒丘。賣藥都市者之所作乎。顛倒五行。推移八卦。積功累行。以就丹竈者之所作乎。不然。則窮理博物。觸類多能。東方朔者耶。浩歌散髮。採掇方伎。皇甫謐者耶。周流人間。衞生救物。封君達者耶。前非古人。後無作者。則所謂無求子者。余不得而知也。三茅三年。挾册抵掌。未嘗停手。所藉以全活者。不知其幾人也。惜其論證多。而說脈少。治男子詳。而婦人略。銖兩訛舛。升羽不明。標目混淆。語言不通俗。往往閭閻有不能曉者。此余之所以夙夕歎然者也。今秋遊武林。邂逅致政朱奉議泛家入境。相遇於西湖之叢林。因論方士。奉議公乃稱賈誼云。古之人不在朝廷之上。必居醫卜之中。故嚴君平隱於卜。韓伯休隱於醫。然卜占吉凶。醫有因果。不精於醫。寧隱於卜。班固所謂有病不治得中醫。蓋愼之也。古人治傷寒有法。治雜病有方。葛稚川作肘后。孫眞人作千金。陶隱居作集驗。玄晏先生作甲乙。率著方書。其論傷寒治法者。長沙太守一人而已。華佗指張長沙傷寒論爲活人書。昔人又以金匱玉函名之。其重於世如此。然其言雅奧。非精於經絡。不可曉會。頃因投閒。設爲問對。補苴綴緝成卷軸。因出以相示。然後知昔之所見百問。乃奉議公所作也。因乞其繕本。校其詳略。而傷寒百問。十得五六。前日之所謂歎然者。悉完且備。書作於己巳。成於戊子。增爲二十卷。釐爲七册。計九萬一千三百六十八字。得此者。雖在崎嶇僻陋之邦。道途倉卒之際。據病可以識證因證可以得方。如執左劵。易如反掌。遂使天下傷寒。無橫夭之人。其爲饒益。不可思議。昔樞密使高若訥作傷寒纂類。翰林學士沈括作別次傷寒。直祕閣胡勉作傷寒類例。殿中丞孫兆作傷寒脈訣。蘄水道人龐安常作傷寒卒病論。雖互相發明。難於檢閱。比之此書。天地遼落。張長沙南陽人也。其言雖詳。其法難知。奉議公祖述其說。神而明之。以遺惠天下後世。余因揭其名爲南陽活人書云。大觀五年正月日敍。

自序曰。僕乙未秋。以罪去國。明年就領宮祠以歸。過方城見范內翰云。活人書詳矣。比百問十倍。然證與方。分爲數卷。倉卒難檢耳。及至睢陽。入見王先生。活人書。京師京都湖南福建兩浙凡五處。印行。惜其不曾校勘。錯誤頗多。遂取繕本重爲參詳。改一百餘處。命工於杭州大隱坊鏤板。作中字印行。庶幾緩急易以檢閱。然方術之士。能以此本。游諸聚落。悉爲改證。使人讀誦。廣說流布。不爲俗醫妄投藥餌。其爲功德獲福無量。政和八年季夏朔。朝奉郎提點洞霄宮朱肱重校證。

方勻曰。朱肱吳興人。進士登科。善論醫。尤深於傷寒。在南陽時。太守盛次仲疾作。召肱視之。曰。小柴胡湯證也。請併進三服。至晚乃覺滿。又視之。問所服藥安在。取以視之。乃小柴胡散也。肱曰。古人製㕮咀。謂剉如麻豆大。煮清汁飲之。名曰湯。所以入經絡。攻病取快。今乃爲散。滯在鬲上所以胃滿而疾自如也。因法旋製自煮。以進二服。是夕遂安。因論經絡之要。盛君力贊成書。蓋潛心二十年。而活人書成。道君朝詣闕投進。得醫學博士。肱之爲此書。固精贍矣。嘗過洪州。聞名醫宋道方在焉。因攜以就見。宋留肱款語。坐中指駁數十條。皆有考據。肱惘然自失。即日解舟去。由是觀之。人之所學固異邪。將朱氏之書。亦有所未盡邪。後之用此書者。能審而慎擇之。則善矣。泊宅編

陳造跋曰。予爲舉子時。得朱肱傷寒活人書。愛而讀之。百問十一卷。略能上口。或曰。治傷寒祖仲景。是何爲者。予惑之。後問友人侯元英。是書多稱仲景。能無遺說乎。曰。是不惟於仲景無遺說。曲通傍暢。凡傷寒書幾盡矣。元英良醫。人所服。予所敬者。然後知說者之妄。愈益愛其書。得是善本。表裏六經。課誦之。并識之以詒子孫。江湖長翁集

陳振孫曰。南陽活人書十八卷。朝奉郎直祕閣吳興朱肱翼中撰。以張仲景傷寒方論。各以類聚。爲之問答。本號無求子傷寒百問方。有武夷張蕆作序。易此名。仲景南陽人。而活人者。本華佗語也。肱。祕丞臨之子。中書舍人服之弟。亦登進士科。

劉完素曰。近世朱奉議本仲景之論。而兼諸書之說。編集作活人書二十卷。其門多。其方衆。其言直。其類辨。使後學者易爲尋檢施行。故今之

用者多矣。然其間亦未合聖人之意者，往往但相背而已，由未知陰陽變化之道。所謂木極似金，金極似火，火極似水，水極似土，土極似木者也。（原病式序）

馬宗素曰，古聖訓陰陽爲表裏，此一經大節目，惟仲景深得其旨趣。厥後朱肱編活人書，將陰陽二字，釋作寒熱，此差之甚也。

王履曰，朱奉議作活人書，累數萬言，於仲景傷寒論，多有發明，其傷寒卽入陰經爲寒證者，諸家不識，而奉議識之，但惜其亦不知仲景專爲卽病者立法，故其書中，每以傷寒溫暑，混雜議論，竟無所別，況又視傷寒論爲全書，遂將次傳陰經熱證，與卽入陰經寒證，牽合爲一立說，且謂大抵傷寒陽明證宜下，少陰證宜溫，而於所識卽入陰經之見，又未免自相悖矣。夫陽明證之宜下者，固爲邪熱入胃，其少陰證，果是傷寒傳經邪熱，亦可溫乎，況溫病暑病之少陰，尤不可溫也，自奉議此說行，而天下後世，蒙害者不無矣。（溯洄集）

汪琥曰，南陽活人書，宋奉議郎朱肱著，書凡二十卷，其第一卷至十一卷，設爲一百一問，以暢發仲景奧義，第十二卷至十五卷，纂桂枝湯等一百一十二方，第十六卷至十八卷，自升麻湯起至麥門冬湯止，共一百二十六方，此採外臺千金聖惠等方，以補仲景之未備，末後第十九二十卷。則論婦人傷寒。復繼以小兒痘疹。斯誠仲景之大功臣也。但其中三十六問。治兩感證。謂宜發表攻裏。此是朱奉議一片救人之苦心也。及其用藥。則誤引下利身疼痛。虛寒救裏之例。而以四逆湯。竟施之於煩渴腹滿。讝語囊縮。實熱之證。以至後世。如陶華之無知。而亦輕詆其書之失也。李知先活人書括序云無求子眞一世之雄。長沙公乃百川之宗。此爲眞知二公之書者矣。（傷寒辨註）

徐大椿曰。宋人之書。能發明傷寒論。使人有所執持而易曉。大有功于仲景者。活人書爲第一。蓋傷寒論。不過隨舉六經所現之證以施治。有一證而六經皆現者。幷有一證而治法迥別者。則讀者茫無把握矣。此書以經絡病因傳變疑似。條分縷析。而後附以諸方治法。使人一覽了然。豈非後學之津梁乎。其書獨出機杼。又能全本經文。無一字混入己意。豈非好學深思。述而不作。足以繼往開來者乎。後世之述傷寒論者。唐宋以來。已有將經文刪改移易。不明不貫。至近代前條辨尙論篇等書。又復顚倒錯亂。各逞意見。互相辨駁。總由分證不淸。欲其強合。所以日就支離。若能參究此書。則任病情之錯綜反覆。而治法仍歸一定。何必聚訟紛紜。致古人之書。愈講而愈晦也。（醫學源流論）

傷寒百問經絡圖　藝文略一卷　佚

按是書與傷寒百問。原自別行。元竇漢卿燕山活濟堂栞本。併以二書。分爲九卷。卷首有嘉定六年張松序。今考其文。則是松所著究原方序也。熊均醫學源流曰。張松著究原方。及傷寒百問經絡圖方。意從此本轉訛者歟。

李氏知先活人書括　三卷　存

自序曰。嘗觀論傷寒。自仲景而下。凡幾百家。集其書。則卷帙繁挐。味其言。則旨意微深。最至當者。惟活人書而已。余留心此書。積有年矣。猶恐世醫未得其要領。於是撮其機要。錯綜成文。使人人見之。了然明白。故目之曰活人書括。即一證作一歌。或言之未盡。則至于再至于三。雖言辭鄙野。不能登仲景之門。升百家之室。然理趣淵源。幾於簡而當者矣。同志之士。苟熟而復之。藏於胸中。以之濟世。亦仁人之用心也。乾道丙戌端午日。隴西李知先元象於平書。

程氏迥活人書辨　佚

朱子曰。沙隨有活人書辨。當求之。文集偶讀謾記

陳振孫曰。沙隨程迥可久。嘗從玉泉喻樗子才學。登隆興癸未科。仕至邑宰。及與前輩名公交游。多所見聞。故其論說頗有源流根據。沙隨易章句解

錢氏聞禮類證增註傷寒百問歌　四卷　存

陳自明曰。政和間朱奉議肱爲活人書。後有錢倅李氏。剽竊作歌。目之

曰類證活人書。（曾見良方）

熊均曰。錢聞禮宋季建寧府通判。作傷寒百問歌九十三首。旣以龍溪隱士湯尹才所撰傷寒解惑論。刊附卷首。合爲一書。尹才乾道時良醫也。（醫學源流）

徐春甫曰。錢聞禮。不知何郡人。宋紹興中。爲建寧府通判。好醫方。尤精於傷寒。作傷寒百問歌行世。

錢氏傷寒百問方　宋志一卷　佚

王氏（作肅）增釋南陽活人書　二十二卷　存

樓鑰序曰。世以醫爲難。醫家猶治傷寒爲難。仲景一書。千古不朽。蓋聖於醫者也。本朝累聖篤意好生。務使方論著明。以惠兆庶。積而久之。名醫輩出。如蘄春之龐。泗水之楊。孫兆張銳諸公。未易悉數。無求子朱公肱。士夫中通儒也。著南陽活人書。尤爲精詳。吾鄉王君作肅爲士而習醫。自號誠菴野人。以活人書爲本。又博取前輩諸書。凡數十家。手自編纂。蠅頭細字。參入各條之下。名曰增釋南陽活人書。可謂勤且博矣。自言暮齒駸駸。不欲爲私藏。將板行於世。來求一言。余好醫而不能學。與之論辨。皆有據依。學者可按而求。求而得其用。始知此書之爲有功也。然嘗聞之老醫京師李仁仲之子。云前朝醫官。雖職在藥局方書。而階官與文臣同。活人書既獻於朝，蔡師垣當軸。大加稱賞。卽令頒行。而國醫皆有異論。蔡公怒。始盡改醫官之稱。不復與文臣齒。不知當時具論之詳。若許學士知可。近世推尊其術。本事方之外。爲活人指南一書。謂傷寒惟活人書最備。最易曉。最合於古典。余平日所酷愛。觀許公之言。則無求子所著。可輕訾乎。因併書之。（吳興藝文補）

按醫統正脈所輯增註類證活人書。不記成乎誰手。今考諸樓氏此序。卽知王作肅所撰。唯作增釋爲異耳

盧氏（祖常）擬進活人參同餘議　佚

盧祖常曰。愚嘗究朱肱之誤。著于擬進活人參同餘議之中矣。（續易簡方）

楊氏（士瀛）活人總括　七卷　存

閩書曰。懷安故縣人楊士瀛。字登父。精醫學。著活人總括。醫學眞經直指方論。行於世。

汪琥曰。傷寒活人總括。宋三山楊士瀛登父撰次。書凡七卷。其第一卷。活人證治賦。第二卷。曰傷寒總括。調理傷寒統論起。至六經用藥格法止。第三卷。曰傷寒證治。表裏汗下二證起。至痰證傷食類傷寒止。第四卷。發熱證起。至不可下證止。第五卷。懊憹證起。至失音證止。第六卷。怫鬱證至陽證似陰。陰證似陽止。第七卷。小柴胡湯加減法起。至產科小兒傷寒止。其書大旨以仲景論。幷活人書總括成書。每條以歌訣貫其

首。雖于張朱兩家之外。間有附益處。要之據證定方。毫無通變。使後學習之。寧無所誤耶。

李氏辰拱 傷寒集成方法 佚

亡名氏胎產救急方序曰。延年李辰拱。壯歲遊三山。獲從仁齋楊先生遊。氣味相投。因以傷寒總括見授。且語之曰。治雜病有方。治傷寒有法。一既通。其餘可觸類而長矣。來歸舊隱。迺取先生活人括例。演而伸之。編爲傷寒集成方法。研精覃思。三十餘年。方克成編。

李氏慶嗣 攷證活人書舊脫攷證二字。今據金史補訂。 續文獻通考二卷 佚

王氏好古 活人節要歌括 佚

熊均曰。王好古。字進之。號海藏先生。東垣弟子也。著仲景詳辨一卷。活人節要歌括。三備集。醫壘元戎。湯液本草。癍疹論。光明論。標本論。小兒吊論。雜著有傷寒辨惑論。辨守眞論。十二經藥圖解。仲景一集。此事難知。醫學源流

戴氏啓宗 活人書辯 佚

吳澄序曰。漢末張仲景著傷寒論。予嘗嘆東漢之文氣。無復能如西都。獨醫家此書。淵奧典雅。煥然三代之文。心一怪之。及觀仲景於序。卑弱殊甚。然後知序乃仲景所自作。而傷寒論。卽古湯液論。蓋上世遺書。仲

景特編纂云爾。非其自撰之言也。晉王叔和重加編次，而傳錄者，誤以叔和之語，參錯其間，莫之別白。宋朱肱活人書括，一本仲景之論，書成之初，已有糾彈數十條者。承用既久，世醫執爲傷寒律令。夫孰更議其非。龍與路儒醫教授戴啓宗同父讀書餘暇，兼訂醫書，朱氏百問，一一辨正，凡悖於傷寒論之旨者，摘抉靡遺，如法吏獄辭，隻字必覈，可謂精也已。然竊有間焉，請以吾儒之事擬之。由漢以來，大學中庸，混於戴□。孟子七篇，儕於諸子。河南程子，始提三書，與論語並。當時止有漢魏諸儒所註，舛駁非一。而程子竟能上接斯道之統。至章句集註或問諸書出，歷一再傳，發揮演繹，愈極詳密，程學宜有嗣也。而授受四書之家，曾不異於記誦辭章之儒。書彌明，道彌晦，何哉。然則輪扁所以告桓公，殆未可視爲莊生之寓言而少之也。今同父於傷寒之書，有功大矣。不知果能裨益世之醫乎。（吳文定公集）

吳氏恕　傷寒活人指掌圖　三卷　未見

自序曰，疾患無測者，惟諸風與傷寒也。蓋風百病之長，以其善行而數變，傷寒則表裏隱顯，陰陽交互，疑似之間，千萬之隔，其可畏者，尤甚於雜病也。仲景以聖哲之資，簪紱之貴，爲傷寒論，始可宗而習之，後世方書，疊出散漫，深嚴無階可進。今以仲景南陽諸書，裒其精粹，劃爲列圖號曰活人指掌。縱橫治證。下附其說。及以變異諸證。賦爲八韻。表之於前。蓋取其易簡也。及有富春涵翁陸氏。日加勸勉。因成此書。涵翁常施藥鄉閭。活人甚衆。得此尤便觀覽。亦幸同志者共之。錢塘蒙齋吳恕謹書。

熊均曰。吳恕。號蒙齋。元至元中錢塘人。精熟醫家。以傷寒證類。畫列成圖。詳其證治。名曰傷寒指掌圖。

錢塘縣志曰。吳恕字如心。博學而貧。善治瘋疾。徵至京師。授太醫院御醫。恕念傷寒爲病。傳變不常。張仲景傷寒論。旨意深幽。莫窺其要。乃潛心研究。爲賦以發其隱。復纂指掌圖。以開示後學。仲景奥旨。闡發無遺。業醫者往往宗之。

錢曾曰。吳恕傷寒活人指掌圖三卷。恕號蒙齋。錢塘人。撰傷寒指掌圖。劉以八韻賦。述傳變之緩急。中則隱括仲景三百九十七法。又述後代效驗方法。横竪界爲八十九圖。至元間賈度尙從善爲之序。而刊行之。

汪琥曰。活人指掌。元錢塘吳恕蒙齋圖說。本宋雙鐘處士李知先歌括也。書凡十卷。其第一卷。前有指掌亦吳氏所撰也。其說不過以活人書中方論。補仲景之未備。至第十卷。則又蒙齋門人熊宗立所續編。乃四時傷寒雜證通用之方。繼之以婦人小兒傷寒方。其書於張仲景朱奉議二三家之外。竝無發明。止以便學者記習耳。

按是書。正統初熊宗立以李知先歌括。彙合爲一。次前八韻賦。與後節目相貫。以李氏十勸。列諸篇端。爲十卷。明季古吳陳長卿以宗立所編。釐爲五卷。變圖爲正文。更附論辭。乃若其舊帙。殆不可見也。據錢遵王說。舊有賈尙二序。今本又脫之。汪苓友所見亦非其原書也。

童氏養學傷寒活人指掌補註辨疑　三卷　存

自序曰。補註辨疑者何。夫傷寒仲景尙矣。其書不可槩見。而特見之活人指掌。故今之業傷寒者宗焉。夫指掌豈仲景之全書哉。活人此書。害人亦此書。故不可不補註辨疑也。何也。風寒暑濕。各一其門。傷中感冒。各一其病。傷寒者。蓋冬寒凜冽。爲毒特甚。觸之卽病者。迺謂傷寒。非三時感冒之寒化也。今活人書。不論天時。不察虛實。不分感冒。直以麻黃桂枝。治冬月之正傷寒者。通治三時之寒。人之蒙其害者多矣。不特此也。傷寒有傳經無直中。直中者。迺中寒之眞陰證也。今活人書論三陰。曰自利。曰可溫。是以直中混傳經矣。傷寒在表則汗。在裏則下。此定局也。今活人書論兩感。救裏以四逆湯。是抱薪救火。以攻爲救矣。論證用藥。錯亂若此。人之蒙其害者多矣。不特此也。傷寒自爲傷寒。雜病自爲雜病。當判若黑白。毫不容紊也。今活人一書。以正傷寒六經。列之於首。而內以雜病實之。納垢藏汙。諸病淵藪。未入其門者。只婦人小兒兩科。

然則雜病皆傷寒乎。致令理傷寒者。如理亂繩。莫尋頭緒。人之蒙其害者。抑又多矣。昔者楊墨塞路。孟氏辟而闢之廓也。余恐雜病之附於傷寒。猶楊墨之附吾儒也。故不得已而爲之補註辨疑。辨其此爲正傷寒。此爲類傷寒。此爲傷寒而變雜病。此爲雜病而非傷寒。註其此爲傳經。此爲直中。此爲風溫。此爲暑濕。辨風溫暑濕之爲雜病。復辨風溫暑濕之非傷寒。補註辨疑既明。治斯不忒。繩愆糾繆。活人書當以壯吾氏爲忠臣。夫醫乃仁術。欲活人尚不足以活人。欲指掌尚不足以指掌。然則余之補註辨疑。豈盡當乎。猶俟後之明者。復正吾之是非。續闕下

趙氏嗣眞 活人釋疑 佚

汪琥曰。活人釋疑。趙嗣眞所著。其書不傳。其辨活人兩感傷寒治法之誤。又其論合病併病。傷寒變溫熱病。能反覆發明仲景大旨。其說載劉宗厚玉機微義中。琥按劉氏係盛明時人。則是釋疑一書。大約是元末人所著也。

醫籍考卷三十一

東都　丹波元胤紹翁編

方論九

許氏知可註解傷寒百證歌　書録解題三卷　存

洪邁曰。許叔微。字知可。眞州人。家素貧。夢人告之曰。汝欲登科。須積陰德。許度力不足。惟從事于醫。乃可。遂留意方書。久之所活不可勝計。復夢前人持一詩來贈之。其詞曰。藥有陰功。陳樓間處。堂上呼盧。喝六作五。既覺。姑記之於牘。紹興壬子。第六人登科。用升甲恩數第五。得職官。其上陳祖言。其下樓材也。夢已先定矣。呼盧。謂臚傳之義耳。夷堅乙志

陳振孫曰。傷寒歌三卷。許叔微撰。凡百篇。皆本仲景法。又有治法八十一篇。及仲景脈法三十六圖。翼傷寒論三卷。辨類五卷。皆未見。

錢曾曰。張仲景註解傷寒百證歌五卷。翰林學士白沙許叔微知可述。述者。推明仲景之意而申言之也。讀書敏求記

汪琥曰。傷寒百證歌。許學士述。書凡五卷。其自序云。論傷寒而不讀仲景書。猶爲儒而不知有孔子六經也。於是取仲景方論。編成歌訣一百證。以便後學之記習。其中間或有仲景無方者。輒取千金等方以編入。

其第三十證。則以食積虛煩寒痰脚氣似傷寒者。採朱肱孫尙之說以補入。又第五十一證發斑歌云。溫毒熱病。兩者皆至發斑。其註中。復採巢氏病源論以補入。此皆有裨於仲景者也。

徐氏彬註許氏傷寒百證歌　未見

徐彬曰。古來傷寒之聖。唯張仲景。其能推尊仲景而發明者。唯許叔微爲最。自陶節菴之書出。而藥味胡亂。盡失張許之意。春初已註叔微傷寒百證歌。卽欲付梓。使學人無臨證之惑云。

許氏叔微發微論　二卷　存

汪琥曰。傷寒發微論。宋翰林學士白沙許叔微知可述。書分上下二卷。共論二十二篇。其首論傷寒七十二證候。次論桂枝湯用赤白芍藥。三論傷寒愼用圓子藥。六論傷寒以眞氣爲主。十論桂枝肉桂。十五論動脈陰陽不同。此皆發明仲景微奥之旨。書名發微。稱其實矣。

傷寒治法八十一篇　佚

翼傷寒論　二卷　佚

辨類　五卷　佚

李氏樫傷寒要旨　宋志一卷書錄解題作二卷　佚

陳振孫曰。傷寒要旨二卷。李樫撰。列方於前。而類證於後。皆不外仲景。

湯氏尹才傷寒解惑論　國史經籍志一卷　存

自序曰。解惑論之作。非務新奇。而沽世譽也。一本於仲景之正經。且仲景之書。昔人以金匱名之。其貴重如此。無求子謂孫思邈未能詳仲景之用心。夫如是。豈庸人粗工能究其髣髴哉。愚因三餘。將傷寒或兩證相近。而用藥不同者。或汗下失度。而辨證不明者。冷厥熱厥之異宜。陽毒陰毒之異候。其間錯綜互見。未易槩舉。輒修舉而別白之。庶幾洞曉。亦足以見解惑之深意矣。時乾道癸巳中秋日。龍溪隱士湯尹才謹序。

按。是書。附刊于錢氏百問首卷。末有淳熙壬寅韓玉跋。醫藏目錄。誤爲玉所著。

郭氏雍傷寒補亡論　二十卷　未見

宋史本傳曰。郭雍。字子和。其先洛陽人。父忠孝。官至太中大夫。師事程頤。著易說。號兼山先生。雍傳其父學。通世務。隱居峽州。游浪長楊山谷間。號白雲先生。乾道中。以峽守任清臣湖北帥張孝祥薦于朝。旌召不起。賜號沖晦處士。孝宗稔知其賢。每對輔臣稱道之。命所在列郡。歲時致禮存問。更封頤正先生。令部使者。遣官就問。雍所欲言。備錄繳進。於是雍年八十有三矣。淳熙初。學者裒集程顥程頤張載游酢楊時及忠孝雍凡七家。爲大易粹言行世。淳熙十四年卒。

朱子郭沖晦醫書跋曰。紹熙甲寅夏。予赴長沙。道過新喻。謁見故煥章閣學士謝公昌國於其家。公爲留飲。語及長陽冲晦郭公先生言行甚悉。因出醫書曆書數帙曰。此先生所著也。予於二家之學。皆所未習。不能有以測其說之淺深。則請以歸。將以暇日熟讀而精求之。而公私倥偬。水陸奔馳。終歲不得休。復未暇也。明年夏大病幾死。適會故人子王漢伯紀。自金華來訪。而親友方士繇伯謨亦自藉溪來。同視予疾。數日間乃若粗有生意。間及謝公所授長陽醫書。二君亟請觀焉。乃出以視。則皆驚喜曰。此奇書也。蓋其說雖若一出古經。而無所益損。然古經之深淺浩博難尋。而此書分別部居易見也。安得廣其流布。使世之舉爲方者。家藏而人誦之。以知古昔聖賢醫道之源委。而不病其難耶。予念蔡忠惠公之守長樂。疾巫覡主病。蠱毒殺人之姦。既禁絕之。而又擇民之聰明者。教以醫藥。使治疾病。此仁人之心也。今閩帥詹卿元善實補蔡公之處。而政以慈惠爲先。試以語之。儻有意耶。亟以扣之。而元善報曰敬諾。乃屬二君讎正刊補。而書其本末如此以寄之。抑予謂古人之於脈。其察之固非一道。然今世通行。唯寸關尺之法爲最要。且其說具於難經之首編。則亦非下俚俗說也。故郭公此書。備載其語。而并用丁德用密排三指之法釋之。夫難經則至矣。至於德用之法。則予竊意診者之指有肥瘠。病者之臂有長短。以是相求。或未得爲定論也。蓋嘗細考經之所以分寸尺者。皆自關而前卻。以距乎魚際尺澤。是則所謂關者。必有一定之處。亦若魚際尺澤之可以外見而先識也。然今諸書無的然之論。唯千金以爲寸口之處。其骨自高。而關尺皆由是而卻取焉。則其言之先後。位之進退。若與經文不合。獨俗間所傳脈訣。五七言韻語者。詞最鄙淺。非叔和本書明甚。乃能直指高骨爲關。而分其前後。以爲寸尺陰陽之位。似獨難經本指。然世之高醫。以其贗也。遂委棄而羞言之。予非精於道者。不能有以正也。姑附見其說於此。以俟明者而折中焉。慶元元年乙卯歲五月丙午。鴻慶外史新安朱熹書。文集

趙汸曰。河南處士郭公子和。嘗於其修己治經之餘。取張氏書。精意研覃。補其闕略。子朱子爲敘。以表章之。沙隨程公可久亦有論著。今傳者罕矣。新安文獻志 趙東山醫說

汪琥曰。傷寒補亡論。河南郭雍撰次。書凡二十卷。其第一卷。設爲問答。以傷寒名列居前。附以敘論治法及刺熱等法。其第二第三卷。乃辨脈平脈法。第四卷。自敘六經統論。繼之以太陽六經證治。至五六七卷。皆係仲景原論。其間有論而無方者。既補以龐安時常器之兩家之說。郭氏後爲之校補於後。第八卷至十二卷。則敘汗吐下溫灸刺。及用水用火之法。第十三至十五卷。則敘兩感陰陽易。及病後勞復等二十餘。其

第十六卷。係闕文。第十七十八卷。則敍痓濕暍等九證。及似傷寒諸證。其第十九二十卷。則敍婦人小兒傷寒。幷痘疹諸證。是皆郭氏採素難千金外臺活人等方論。以補仲景之闕略。治傷寒者。不可以不知也。琥按郭雍字白雲。不知何代人。考古今醫統書目。元人徐止善曾作是書。今其書不傳。想郭氏必後於徐。而重爲撰次者也。

按汪琥以郭子和。爲元以後人。失考其書所載常器之考醫壘元戎。引王朝奉論。又記其語。蓋朝奉卽宣和中名醫。晄字子亨。撰指迷方者。外科精要。載史源癰疽灸法論序曰。甲戌年自太學歸省。國醫常頴士器之適在府下。求爲母子一診云。源者孝宗時右相浩弟。所謂甲戌。當是高宗紹興二十四年也。據此。常器之生于北宋。而南渡之後。猶健在焉。郭有得其指授。仍多用其說者也。

何氏滋傷寒辨疑　讀書敏求記一卷　未見

錢曾曰。何滋於乾道年間。爲保安大夫。診御脈。兼應奉皇太子宮。撮略仲景書。凡病證之疑似。陰陽之差殊。共三十種。悉爲辨之。使人釋然無疑矣。

傷寒奧論　佚

許補之序曰、嘗謂人生天地間。感寒暑不正之氣、皆足以傷生。然雜病治療、遲速猶可、獨傷寒傳變不一、失之毫釐、死生係焉、可不哀哉、醫者苟不詳審、誠有學醫廢人之誚矣、予久欲求訪良醫、拯救世人夭枉、而苦未之見。昨留京。聞保安何大夫博采羣書。於雜病罔不奏效。誠爲當今醫國手。然傷寒一出由切。今春會于臨川道旅。扣其診治之法。渠云不患病之難治。但患不識其證耳。乃撮羣書。撰傷寒辨疑以授予。其心蓋欲使世之醫者。釋然無疑耳。繼又授予以仲景家藏傷寒奧論及叔和脈賦各一編。予讀之手不釋卷者三日。是書誠足以發傷寒之祕奧。爲萬世脈經之要旨。醫者苟得是書而留意焉。則治病之際。有所主而不惑。受病之人。有所恃而不恐。俾天下之人同躋壽域。仲景之心。視孫思邈華佗。不啻過矣。予不敢祕。敬鋟諸梓。以廣其傳。因信筆而爲之序。

淳熙三年冬十月。襄陵許補之書。是序附刊于傷寒類證便覽

李氏子建傷寒十勸　一卷　存

跋曰。予每念父祖但死於傷寒。乃取仲景所著。深繹熟玩。八年之後。始大通悟陰陽經絡。病證藥性。俱了然於胸中。緣比年江淮之民。冒寒避寇。得此疾者頗衆。遂依仲景法。隨證而施之藥。所活不啻數百人。仍知傷寒本無惡證。皆是妄投藥劑所致。因追悼父祖之命。皆爲庸醫所殺。而又歎人無間於貧富貴賤。於此不能自曉。則輕付一命於庸工之手也。今輒摭其流俗多誤。有害於命者。略聞其說。目曰傷寒十勸。其言不欲成文。冀人人易曉。而以爲深戒云。

陳自明曰。今有李子立作傷寒十勸。雖未能盡聖人之萬一。其中多有可取。亦不出活人之書。管見良方

經驗良方曰。傷寒與他證不同。投藥一差。生死立判。李子建傷寒十勸。不可不知。人家有病招醫未至。或無醫者。若加此十勸。則不致有誤。所益非輕。

按張會卿景岳全書。論十勸之害。其言有理。可以參硏焉。

程氏迥醫經正本書　書錄解題一卷　佚

陳振孫曰。知隆賢縣沙隨程迥可久撰。專論傷寒無傳染。以救薄俗骨肉相棄絕之蔽。

平氏堯卿傷寒證類要略　宋志二卷　未見

汪琥曰。此書二卷。不過就仲景六經證略取其要。而類集者也。別無發明。

傷寒玉鑑新書　宋志一卷書錄解題作二卷　佚

陳振孫曰。傷寒證類要略二卷。玉鑑新書二卷。汴人平堯卿撰。專爲傷寒而作。皆仲景之舊也。亦別未有發明。

眉氏鵬四時治要　讀書後志一卷　佚

趙希弁曰。右永嘉眉鵬字時舉所著。戴文端公溪爲之序。陳振孫曰。專

爲時疾瘧痢吐瀉傷寒之類。雜病不與。

陳氏孔碩 傷寒瀉痢方 書錄解題一卷 佚

陳振孫曰。直龍圖閣長樂陳孔碩膚仲撰。

吳氏敏脩 傷寒辨疑論 佚

許衡序曰。先朝國醫吳敏脩著傷寒辨疑論。實得仲景傷寒之要。先生猶子璋辭後獨有其書。頃嘗幸得而詳讀之。槩見先生醫學之妙。嘗謂醫方有仲景。猶儒者有六經也。必有見於此。然後可與議醫。然其文古。其義隱。學者讀之。茫然不可涯涘。今是書辨析疑似。類括藥證。至發先賢之未發。悟後人之未悟。雖愚之不敏。一讀且有開益。彼專門業醫者。得是說而推之。所謂茫乎不可涯涘者。當了然矣。目曰辨疑。夫豈徒云。己未冬十月戊戌。河内許衡序。

劉氏開 傷寒直格 國史經籍志五卷 佚

成氏無已 傷寒論 宋志一卷 佚

按成氏註解傷寒論。及明理論之外。未聞別有所撰述。意是當指明理論第四卷論方者。張孝忠跋稱論方一卷。豈據以致誤者歟。然則論下。當脫一方字。

李氏慶嗣 傷寒纂類 續文獻通考四卷 佚

傷寒類金史本傳作傷寒論 續文獻通考二卷 佚

醫籍考卷三十二

東都　丹波元胤紹翁編

方論十

劉氏（完素）傷寒直格　三卷　存

翟氏序曰。習醫要用直格。迺河間高尚先生劉守眞所述也。守眞深明素問造化陰陽之理。比嘗語予曰。傷寒謂之大病者。死生在六七日之間。經曰。人之傷於寒也。則爲病熱。古今亦通謂之傷寒。熱病前三日。太陽陽明少陽受之。熱壯於表。汗之則愈。後三日太陰少陰厥陰受之。熱傳於裏。下之則痊。六經傳受。自淺至深。皆是熱證。非有陰寒之病。古聖訓陰陽爲表裏。惟仲景深得其旨。厥後朱肱奉議作活人書。尚失仲景本意。將陰陽字釋作寒熱。此差之毫釐。失之千里。而中間誤罹橫夭者。蓋不少焉。不可不知也。予語守眞曰。先生之論如此。何不闢此說。以暴耀當世。以革醫流之弊。反忍而無言。何邪。守眞曰。世之所集各異。人情喜溫而惡寒。恐論者不詳。反生疑謗。又曰。欲編書十卷。尚未能就。故弗克耳。今太原書坊劉生鋟梓。以廣其傳。深有益於世。如宵行冥冥。迷不知徑。忽遇明燈巨火。正路昭然。若有執迷。而不知信行者。固不足言。而聰明博雅君子。能於此者。原始反終。研精覃思。則其所得。又何待予之喋喋也。

馬宗素曰。守眞劉先生註傷寒六經傳受直格一部。計一萬七千零九字。（傷寒醫鑑）

錢曾曰。仲景傷寒書。金河間劉守眞深究其旨。著爲直格。便于習醫者要用。臨川葛雍仲穆校刊之。附以劉洪傷寒心要爲後集。馬宗素傷寒醫鑑爲續集。張子和心鏡爲別集。于是河間之書。粲然可觀矣。

汪琥曰。傷寒直格。金河間劉完素撰。書凡三卷。其上卷則以十干十二支。分配藏府。又四類九氣五邪。運氣有餘不足。爲病及論七表八裏等脈。此醫書之統論。與傷寒不相涉者也。其中卷則論傷寒六經。表裏主療之法。下卷則自仲景麻黃桂枝湯外。復載益元散涼膈散桂苓甘露飲。共三十四方。推其意以仲景論寒熱二證不分。其方又過於辛熱。是書之作。實爲大變仲景之法者也。

四庫全書提要曰。傷寒直方格三卷。傷寒標本心法類萃二卷。舊本皆題金劉完素撰。傷寒直格方。大旨出入於原病式。而於傷寒證治。議論較詳。前序一篇。不知何人所撰。馬宗素傷寒醫鑑。引平城翟公宵行遇燈之語。與此序正相合。殆卽翟公所撰歟。醫鑑又云。完素著六經傳變直格一部。計一萬七千零九字。又於宣明論中。集緊切藥方六十道。分六門。亦名直格。此書有方有論。不分門類。不能確定原爲何種。卷首又題爲臨川葛雍編。蓋經後人竄亂。未必完素之舊矣。傷寒標本心法類萃。上卷分別表裏。辨其緩急。下卷則載所用之方。其中傳染一條。稱雙解散。益元散。皆爲神方。二方卽完素所製。不應自譽至此。考原病式序。稱集傷寒雜病脈證方論之方。目曰醫方精要宣明論。今檢宣明論中。已有傷寒二卷。則完素治傷寒法。已在宣明論中。不別爲書。二書恐出於依託。然流傳已久。姑存之以備參考云。

按劉守真傷寒治法。據馬宗素及翟公語宣明論外。似別有一書。則此書未全出于依託。若傷寒標本。味其旨趣。覺非完素所撰。葛雍字仲穆。號華蓋山樵。臨川人。以鎦洪心要馬宗素醫鑒常德心鏡。校刊于直格卷後。醫統正脈。輯入其書。特於直格一書。題臨川葛雍編。提要仍以爲是書經後人攷竄。抑失考耳。

傷寒標本心法類萃　二卷　存

汪琥曰。此亦劉守眞編集也。書凡二卷。其上卷。則以傷風傷寒中暑中濕四證爲始。至勞復食復。共四十六條。其下卷。則集麻桂等五十二湯。又無憂丸等。治食積蟲積。及外科之方。至其治兩感證。則用大小柴胡湯。涼膈五苓天水通聖雙解等散。熱勢甚可下者。用三一承氣湯。或解毒合承氣湯。其言實超出乎朱奉議之上。然亦大變仲景之法者也。

馬氏宗素傷寒醫鑑　一卷　存

汪琥曰。平陽馬宗素撰。書止一卷。首論脈證六經傳受。汗下等法。終以小兒瘡疹。共十一條。每條之中。皆引活人書於前。繼則引守眞氏之語。以辯其非。末又正以素問之文。其旨大都以傷寒爲熱病。無所謂寒證者。是深合素問熱論中之義也。

四庫全書提要曰。傷寒醫鑒一卷。元馬宗素撰。宗素始末未詳。是書載河間六書中。皆採劉完素之說。以駁朱肱南陽活人書。故每條之論。皆先朱後劉。大旨皆以熱病爲傷寒。而喜寒凉忌溫熱。然活人書往往用麻桂於夏月發洩之時。所以貽禍。若冬月眞正傷寒。則非此不足以散陰邪。豈可專主於凉洩。未免矯枉過直。各執一偏之見矣。

按醫學源流引歷代名醫圖曰。金有何公務侯德和馬宗素楊從政袁景安。而是書又載正治反治之法。曰聞諸守眞之言。則宗素亦金人。當得親炙于守眞之門者。提要爲元人誤矣。

鏐氏洪傷寒心要　一卷　存

汪琥曰。傷寒心要。都梁鏐洪編。書止一卷。其論傷寒。大率以熱病爲主。其用方藥第一。則雙解散。第二。則用小柴胡凉膈天水合服。第三。凉膈合小柴胡。第四。大柴胡合黃連解毒湯。第五。大柴胡合三乙承氣湯。共三十方。皆複方也。卷末。則新增病後四方。及心要餘論。此得河間之一偏。其用藥溷淆。不足法也。

四庫全書提要曰。傷寒心要一卷。舊本題都梁鎦洪編。洪始末未詳。大旨敷演劉完素之説。所列方凡十八。又有病後四方。與常德傷寒心鏡。皆後人裒輯。附入河間六書之末者。然掇拾殘剩。無所發明。

按鎦洪號瑞泉野叟。其始末未詳。亦似爲金人。仍附于此。

常氏德傷寒心鏡　一卷　存

四庫全書提要曰。傷寒心鏡一卷。一名張子和心鏡別集。舊本題鎮陽常德編。德不知何許人。亦不詳其時代。考李濂醫史。張從正傳後附記曰。儒門事親十四卷。蓋子和草創之。麻知幾潤色之。常仲明又摭其遺。爲治法心要。子和卽從正之字。知幾爲麻革之字。仲明字義。與德字相符。常仲明者。其卽德歟。若然。則金與定中人也。書凡七篇。首論河間雙解散。及子和增減之法。餘亦皆二家之緒論。

汪琥曰。傷寒心鏡別集。鎮陽常德編。其書止論七條。首論傷寒雙解散。及子和增法。次論發表。論攻裏。論攻裏發表。論撏衣撮空。論傳足經不傳手經。論亢則害承乃制。其言雖非闡揚仲景之旨。亦深通河間之書者也。琥按著書者。大都係元末時人也。

按熊氏種德堂本題曰張子和心鏡。門人鎮陽常惪仲明編。又李濂醫史曰。張戴人興定中召補太醫。居無何辭去。蓋非其好也。於是退而與麻知幾常仲明輩。日遊灑水之上云。又子和有治常仲明子患風痰藥案。見于十形三療。是可以徵提要說矣。臨川葛雍嘗以此書。附刊于河間直格後。曰別集。非其原目也。

張氏璧傷寒保命集 醫學源流。作保命傷寒論。濟生拔萃。作保命集論類要。 二卷 未見

汪琥曰。傷寒保命集。金張元素之子張璧撰。書凡二卷。其上卷。先辯三部九候之脈。又辯傷寒溫病。及刺結胸痞氣頭痛腹痛等法。有如辯桂枝湯幾證方幾道。辯麻黃葛根湯幾證方幾道。又其次曰。大小青龍湯證。曰大小柴胡湯證。曰三承氣湯證。曰大小陷胸湯證。曰瀉心湯抵當湯梔子豉湯等證。凡仲景六經篇證。皆參以己意闡揚發明。而繼以痓濕暍霍亂等證。其下卷。則論差後勞復水渴陰陽厥發黃結胸等證。其後則續以婦人傷寒胎產雜證。又小兒傷寒中風瘡疹等證。是皆發仲景未發之義。而深探傷寒之奧旨者也。

按此書。收在濟生拔萃中。其經刪略未可知。

叔和百問 佚

熊均曰。張璧號雲岐子。潔古之子也。著醫學新說。保命傷寒論。叔和百問。已刊附藥註脈訣內。

李氏杲傷寒會要 佚

元好問序曰。往予在京師。聞鎮人李杲明之有國醫之目。而未之識也。

壬辰之兵。明之與予同出汴梁。於聊城。於東平。與之遊者。六年於今。然後得其所以爲國醫者爲詳。蓋明之世以貲雄鄉里。諸父讀書嘉賓客。所居竹里。名士日造其門。明之幼歲好醫藥。時易州人張元素以醫名燕趙間。明之捐千金從之學。不數年盡傳其業。家既富厚。無事於技。操有餘以自重。人不敢以醫名之。大夫士或病其資高謇。少所降屈。非危急之疾。有不得已焉者。則亦未始謁之也。大概其學。於傷寒癰疽眼目病爲尤長。傷寒則著會要三十餘萬言。其說曰。傷寒家。有經禁時禁病禁。此三禁者。學醫者人知之。然亦所以用之。爲何如耳。會要推明仲景朱奉議張元素以來備矣。見證得藥。見藥識證。以類相從。指掌皆在倉猝之際。雖使粗工用之。蕩然如載司南以適四方。而無問津之惑。其用心博矣。於他病也。以古方爲膠柱。本乎七方十劑之說。所取之藥。特以意增損之。一劑之出。愈於託密友而役孝子。他人蓋不能也。北京人王善甫爲京兆酒官。病小便不利。目睛凸出。腹脹如鼓膝以上堅硬欲裂。飲食且不下。甘淡滲泄之藥皆不效。明之來。謂衆醫言疾深矣。非精思不能處。我歸而思之。夜參半。忽攬衣而起曰。吾得之矣。内經有之。膀胱者。津液之府。必氣化乃出焉。渠輩已用滲泄之藥矣。而病益甚。是氣不化也。啓玄子云無陽者。陰無以生。無陰者。陽無以化。甘淡滲泄皆陽藥。

獨陽無陰。欲化得乎。明日以羣陰之劑投。不再服而愈。西臺掾蕭君瑞二月中。病傷寒發熱。醫以白虎投之。病者面黑如墨。本證遂不復見。脈沈細。小便不禁。明之初不知用何藥也。及診之曰。此立夏以前。誤用白虎之過。得無以投白虎耶。白虎大寒。非行經之藥。止能寒腑臟。不善用之。則傷寒本病。隱曲於經絡之間。或更以大熱之藥救之。以苦陰耶。則他證必起。非所以救白虎也。有溫藥之升陽行經者。吾用之。有難者云。白虎大寒。非大熱何以救。君之治奈何。明之曰。病隱於經絡間。陽大升則經不升。經行而本證見矣。本證又何難焉。果如其言而愈。魏邦彥之夫人目翳暴生。從下而上。其色綠。腫痛不可忍。明之云。翳從下而上。病從陽明來也。綠非五色之正。殆肺與腎合而爲病。乃就畫工家。以墨調膩粉。合而成色。諦視之曰。與翳色同矣。肺腎爲病無疑矣。乃瀉肺腎之邪。而以入陽明之藥爲之使。既效矣。而他日病復作者三。其所從來之經。與翳色各異。乃復以意消息之曰。諸脈皆屬於目。脈病則目從之。此必經絡不調。經不調。則其目病未已也。問之果然。因如所論而治之。疾遂不作。馮內翰叔獻之姪櫟年十五六。病傷寒。目赤而煩渴。脈七八至。醫欲以承氣下之。已煮藥。而明之適從外來。馮告之。當用承氣。明之切脈大駭曰。幾殺此兒。內經有言。在脈諸數爲熱。諸遲爲寒。今脈八九至。

是熱極也。而會要大論云。病有脈從而病反者。何也。脈至而從。按之不鼓。諸陽皆然。此傳而爲陰證矣。輒持薑附來。吾當以熱因寒用法處藥。未就而病者爪甲黑。頓服者八兩。汗尋出而愈。陝帥郭巨濟病偏枯。二指著足底不能伸。迎明之京師。明之至。以長鍼刺委中。深至骨而不知痛。出血一二升。其色如墨。又且謬刺之。如是者六七。服藥三月。病良愈。裴擇之夫人病寒熱。月事不至者數年。已喘嗽矣。醫者率以蛤蚧桂附之等投之。明之曰。不然。夫病陰爲陽所搏。溫劑太過。故無益而反害。投以寒血之藥。則經行矣。已而果然。宣德侯經略之家人。病崩漏。醫莫能效。明之切脈。且以紙疏其證。多至四十餘種。爲藥療之。明日而二十四證減。前後五六日良愈。侯厚謝而去。明之設施。皆此類也。戊戌之夏。予將還太原。其子執中持所謂會要者來。求爲序。迺以如上數事冠諸篇。使學者知明之之筆於書。其已試之效。蓋如此云。閏月望日。河東元某書於范尊師之正一宫。文集

傷寒治法舉要　一卷　未見

汪琥曰。傷寒治法舉要。元東垣老人李杲撰。書止一卷。首言冷熱風勞虛復。續辨感傷寒論。共舉治法之要三十二條。其法治外感。宗活冲和湯。挾內傷補中益氣湯。如外感風寒。內傷元氣。是內外兩感之證。宜用

滋陰補中湯。即補中益氣湯中。加藁本羌活防風蒼朮也。又一法。先以冲和湯發散。後以參芪甘草三味補中湯濟之。其外則有三黃補中湯。歸鬚補中湯。共補中一十二方。又其外則有葛根二聖湯。芎黃湯等七方。此雖發仲景之未發。要其說過於溫補。不足取以爲法也。𤣥按東垣撰內外傷辨惑論。恐有內傷之說作傷寒者。復續上論。恐有傷寒之說挾內傷者。故制滋陰補中等湯以主之也。

李氏〈浩〉傷寒鈐法　國史經籍志十卷　佚

仲景或問　佚

按右見于滕縣志。

王氏〈好古〉陰證略例　讀書敏求記一卷　未見

錢曾曰。海藏老人陰證略例一卷。海藏老人王進之盡傳東垣李明之之醫學。謂傷寒乃人之大疾。而陰證毒爲尤慘。覃思數年。掇古人之精要。附以己說。釐爲三十餘條。有證有藥。有論有辨。以成是書。刻之。爲前序者麻革信之。乃遺山之好友也。

仲景詳辨　一卷　佚

按濟生拔萃所輯者。非全書也。

傷寒辨惑論　佚

解仲景一集　佚

按右三書，見于醫學源流論。

熊氏景先　傷寒生意　佚

吳澄序曰，生意者崇仁熊君景先所輯醫方也。熊氏世以儒科顯，而景先之大父業尙書義，專門爲進士師，從之遊者，至自數百里外。景先得其家學，每較藝輒屈輩流，幾於貢而不偶，於是大肆其力於醫，醫亦其世傳也。然脈理明，治法審，療病無不愈，進於工巧，蓋其所自得多矣。暇日輯家傳之方，常用之藥，累試而驗者，成此書以公其傳。夫天地之德曰生，爲人立命，而生其生者，儒道也。醫藥濟枉夭，餘事焉爾。景先之儒未獲施，而醫乃有濟，所以贊天地生生之意，其功爲何如哉。吳文定公集

崇仁縣志曰，熊景先，字仲光，北耆人，世業儒醫，嘗著傷寒生意，吳草廬與程雪樓，皆稱其善。

尙氏從善　傷寒紀玄　醫藏目錄十卷　佚

吳氏光霽　傷寒一覽方　佚

按是書，皇朝正和中僧性全所著萬安方，多爲引用，或稱吳月潭。然其里履未詳，醫學源流，亦謂雖有板刻以行，未能詳其年代出處。考正和元年，卽元仁宗皇慶紀元也。然則吳月潭當是金元間人。

程氏德齋　傷寒鈐法　未見

王履曰。元泰定間程德齋又作傷寒鈐法。其自序曰。若能精究是書。則知六經傳變三百九十七法。在於指掌矣。又曰。六經二百一十一法。霍亂六法。陰陽易差後勞復六法。痓濕暍九法。不可汗二十六法。宜汗四十一法。不可吐五法。不可下五法。可汗五法。可吐五法。餘亦以其說通計之。却止得三百一十八法。於三百九十七法中。尚欠七十八法。觀其序文。乃如彼考。其所計乃如此。則知其猶未能灼然以得其實數。而無疑也。故下文細數中。止重敍六經霍亂痓濕暍陰陽易差後勞復諸法而已。彼可汗不可汗等諸法。再不重敍也。近批點傷寒論者。何不考其非。乃一宗其所鈐字號。而不敢少易乎。溯洄集

萬全曰。傷寒鈐法。好事者爲之也。後世信之。誤人多矣。予初喜其書。取而讀之。亦未覺其謬也。及硏精乎軒岐之旨。紬繹乎仲景之書。始知其謬。蓋天以六氣爲節。地以五行爲制。以之紀年。則三十年爲一周。則觀其勝負之變。以之步時。則六氣爲一周。而分其主客之令。其所論者。皆風寒暑濕燥火之氣。雨暘寒暑之變。昆蟲草木之化。病機色脈之應。非爲傷寒立說也。今爲鈐法者。以病日爲司天。以人命求病原。則一人之身。平日只有一經之病。何其謬也。乃計日以傳經。歸號以主治。則尤謬之甚也。惟汗瘥棺墓之說。庶幾近理。病之瘥甚。多有不中。其三百九十

七法。一百十三方之數。又豈能數傷寒之變哉。保命歌括

徐春甫曰。傷寒鈐法。馬宗素程德齋撰。按日時受病爲治法。與仲景不同。實非至理。用之者。不徒無益。反而加害也。姑存其名。以備顧問耳。古今醫統

杜氏本傷寒金鏡錄 一卷 存

自序曰。凡傷寒熱病傳經之邪。比雜病不同。必辨其脈證舌。表裏汗下之。庶有不誤。況脈者血之府也。屬陰。當其得病之初。正氣相搏。若眞氣未衰。脈必滑數而有力。病久數甚。氣衰。脈必微細而無力。方數甚也。但能養陰退陽。此識脈之要也。或初病卽惡寒發熱。後必有渴水燥熱之證。或逆厥而利。此熱證傳經之邪也。若始終皆熱證。惟熱而不惡寒。故傷寒爲病。初則頭痛。必無發熱惡寒渴水之證。一病便有熱厥泄利。或但惡寒而無發熱。此寒證也。此識證之妙也。如舌本者。乃心之竅。於舌心屬火。主熱。象離明。人得病初在表。則舌自紅。而無白胎等色。表邪入於半表半裏之間。其舌色變爲白胎。而滑見矣。切不可不明表證。故邪得於裏未罷。則舌必見黃胎。乃邪已入於胃。急宜下之。胎黃自去。而疾安矣。至此醫之不依次序。誤用傷丸。失於遲下。其胎必黑。變證蜂起。此爲難治。若見舌胎如漆黑之光者。十無一生。此心火自炎。與邪熱二火

相乘，熱極則有兼化水象。故色從黑，而應水化也。若乃藏府皆受邪毒日深，爲證必作熱證。雖宜下之，乃去胃中之熱，否則其熱散入絡臟之中，鮮有不死者。譬如火之自炎，初則紅，過則薪爲黑色炭矣。此亢則害承迺制。今以十二舌明著，猶恐未盡諸證，復作二十四圖，并方治列於左，則區區推源尋流，實可決生死之妙也。時至正元年一陽月上澣日。

鄭元祐曰：江右杜君諱本，字原父，號清碧先生。苦志於學，經史多手寫成集。沈默寡言笑，嘗一再遊京師。王公貴人多樂與之交。已而武夷詹君景仁由三公掾，授浙東憲府照磨，延先生南入武夷，且買屋置田，爲久遠計。已而朝廷修三史，蒙古色目漢人南人各舉一處士，君以南人處士，徵授翰林待制，奉訓大夫，出至錢唐，以病歸，其歿於至正十年秋八月，道遠不能弔，令人感念云。遂昌雜錄

薛己序曰：夫人之受病，傷寒爲甚。傷寒之治，仲景爲詳。人皆知之，而未必能行之者，豈非以其治浩繁，有難卒貫者乎。舊有敖氏金鏡錄一篇，專以舌色視病，既圖其狀，復著其情，而後別其方藥，開卷昭然，一覽具在。雖不期乎仲景之書，而自委合乎仲景之道，可謂深而通，約而要者矣。予者承乏留都，嘗刻之太醫官舍，本皆繪以五采，恐其久而色渝，因致謬誤，乃分註其色於上，使人得以意會焉。今廷尉景山錢公體仁博

施、一旦見而悦之、遂命工登梓。名之曰外傷金鏡錄。蓋寒之所傷。本自外至。嘗見傷於內。亦有徵焉。將詮次而繼傳之。茲姑以外別之也。所以然者。人之一身。皆受生於天。心名天君。故獨爲此身之主。舌乃心之苗。凡身之病。豈有不見於此者。尚何內外之間哉。特患人之不化耳。嘉靖丙辰秋日。奉政大夫太醫院院使致仕姑蘇薛己撰。

盧復序曰。敖氏不知何許人。有舌法十二首。以驗傷寒表裏。杜清碧又增定焉。薛立齋再加潤色。流行於世。卷帙單薄。雖傳不能久存也。此法大裨傷寒家。乃識傷寒之捷法。人身傷寒。氣從同類。則腎水有餘。而澆犯心火矣。所謂人傷於寒。則爲病熱者。此也。故色見徵於心之苗。苗者其舌也。欲辨內外風寒者。非舌不可爲據。敖與杜雖能傳之。似尚未達其所以然。而予姑妄擬之如此。傷寒惟視舌識病。則風暑濕恐亦有定法。當俟後之作者。

汪琥曰。敖氏外傷金鏡錄。元清碧學士杜先生著。相傳敖氏三十六驗舌法。琥按仲景論但云白胎。胎滑。而此則更有純紅純黄黑刺裂之別。復於仲景大小柴胡。白虎湯。茵蔯蒿湯。梔子豉湯。五苓散。三承氣等湯之外。更用透頂清涼散。涼膈散。天水散。黄連解毒湯。玄參升麻化斑等湯。此皆治傷寒溫熱之神法也。

按孫天仁萬應方第二卷末附載是書。題曰傷寒冰鑑辨舌論、有杜自序。文多不同、序後記至正辛卯中秋前二日翰林學士杜本。考杜沒在於至正十年。歲次庚寅而今稱辛卯。是爲其明年、可疑焉。清檇李田枒傷寒三書合璧。改名傷寒舌辨、以申斗垣書彙爲一編。

葉氏如菴傷寒大易覽　續文獻通考一編　佚

王圻曰。葉如菴。黄岡人、以儒爲醫、所撰傷寒大易覽一編、爲時所宗。

徐氏止善傷寒補亡論　佚

按右見于古今醫統。

王氏翼傷寒歌括　佚

按右見於陽城縣志。

朱氏震亨傷寒發揮　續文獻通考卷闕　佚

呂氏復長沙論傷寒十釋　佚

按右見九靈山房集滄洲翁傳。

呂復曰。近人徐止善作傷寒補亡、恐與先哲之意不合。余因竊舉大要、以補成氏之未備、知醫君子。或有所取也。

趙氏慈心傷寒釋疑　佚

按右見於傷寒治例。

王氏履傷寒立法考　一卷　未見

按右見於菉竹堂書目。

醫史曰。王履字安道。崑山人。學醫於丹溪朱彥脩。盡得其傳。嘗謂張仲景傷寒論。爲諸家祖。後世雖多立論。率不出其藩籬。且素問云人傷於寒爲病熱。言常而不言變。仲景推寒熱之故。履乃備常與變作傷寒立法考。又謂諸病。陽明篇。無目痛。少陽篇。言胸脇滿。而不言痛。太陰篇。無嗌乾。厥陰篇。無囊縮。凡此必有脫簡。乃以三百九十七法。去其重複者。僅二百三十八條。乃合作傷寒三百九十七法。極論內外傷。經旨異同。并中風中暑辨議。名曰溯洄集一卷。標題原病式一卷。百病鈎玄二十卷。醫韻統一百卷。履篤志苦學。博極羣書。爲文若詩。皆精詣有法。畫師夏圭。行筆秀勁。布置茂密。評者謂作家士氣咸備云。履元季嘗遊華山。作四十餘圖。書紀遊詩于其上。今江南好事家藏之。

按傷寒立法考一篇。見於溯洄集中。恐非別有一書也。

醫籍考卷三十三

東都　丹波元胤紹翁編

方論十一

劉氏純傷寒治例　國史經籍志一卷　存

蕭謙序曰。傷寒治例者。名醫劉翁之所著也。翁名純。字宗厚。其先淮南人。以事移關中。遂家焉。予晚生不及識翁。因企慕而訪求翁後。見其譜牒。乃譽組裔也。翁爲人。博極羣書。尤精醫道。厥考橘泉先生。受業丹溪之門。及翁繼之。醫道大行。家聲大著。遂以所學於父師者爲此書。蓋有以翊素問之源。攝仲景之旨。治傷寒者。循此而行。如射而中。獵而獲。足以起死回生。易危爲安。無夭横之危。皆躋仁壽之域矣。予得而刻之。益有以廣傳。翁之德惠。不特此爾。翁所著。又有醫經小學。玉機微義傳於世云。成化己亥歲陽月吉旦。易菴居士蕭謙書。

陝西通志曰。劉純。字景厚。洪武中居咸寧。博學工文辭。喜吟咏。深明醫道。作醫經小學。壽親養老補遺。傷寒治例。玉機微義等書。

汪琥曰。傷寒治例。吴陵劉純宗厚編集。書止一卷。其辨傷寒。自發熱始。至循衣摸牀。其病八十七條。末後。又温瘧等病八條。每條皆有治法。有如發熱病。其治則曰解表。曰發汗。曰解肌。曰和營衞之類。其例則曰隨經。曰隨病。曰隨時。曰變例。曰禁例。曰針例。其法詳審精密。於仲景原論之外。而能雜以後賢方治。蕭易菴序云。治傷寒者。循此而行。如射而中。獵而獲。可以起死回生。其言信不誣矣。

四庫全書提要曰。傷寒治例一卷。明劉純撰。其體例與雜病治例相同。不標六經。亦不分表裏。但以現證九十五種爲綱。而每證推其病源。與其治法。亦成化己亥蕭謙所刻也。

傷寒秘要　國史經籍志一卷　未見

亡名氏傷寒集義　二卷　未見

文淵閣書目曰。傷寒集義一部。一册。闕。

按右見于菉竹堂書目。

傷寒撮要　一卷　未見

文淵閣書目曰。傷寒撮要一部。一册。闕。

按右見于菉竹堂書目。

傷寒捷要　文淵閣書目曰。一部。一册。闕。　未見

傷寒類書　文淵閣書目曰。一部。一册。闕。　未見

張氏兼善傷寒發明　二卷　未見

按右見于菉竹堂書目。

黃氏仲理傷寒類證　十卷　未見

自序曰。醫家之學。有自來矣。軒岐以降。仲景傑興。而醫道始大備矣。可爲法於後世者。惟仲景傷寒之書而已。叔和王公復爲編次。以利後人。功亦大矣。自晉而下。代不乏人。殿丞孫兆。翰林謝復古。處士郭雍。無已成公。凡百餘家。皆祖述其説。莫不傳註。啓發良多。然而有失仲景之本意亦不少矣。至於穿鑿附會。雖有潤色文采之美。缺疑既多。傳註何補。愈使後人學之難也。可勝嘆哉。僕自幼迄老。著意斯術。涵濡仲景之書。幾二十餘年。乃敢折衷條析類證。分門爲卷。以其脈法精純。有證有論有方者。爲内篇。以其精粗相駁者。爲外篇。以其有論無方無證者。爲雜篇。復以平昔所聞。師友討論之言。或能發明仲景之微奧。或得古人不言之妙。悉採取之。立爲傷寒辨惑入式。附于類證之右。以論見證。則首尾相貫。以號見條。則言不重複。使學者開卷不待披檢。而門類方論脈證。已粲然矣。嗟夫。吾嘗見人議仲景書。猶儒家之六經也。可謂格言矣。及夫臨病施治。則執以家傳祕方。或得或失。詰其所以。則莫知適從。而仲景之書。已罔然矣。斯亦舉世之大謬也。何則。醫豈易言哉。非神聖工巧。不足以參天地。契陰陽。施品劑。起死回骸。而造仲景之旨焉。愚謂業醫而不由仲景之門，猶儒家之不宗孔子，而好尙諸子百家者也。類證之編，深負僭咎，非敢貽諸能士，特爲初學者之助云耳。時洪武癸酉菊節日，鄞溪馬鞍山黄仲理序。

按

陸氏彥功傷寒論類證便覽 國史經籍志十一卷 存

凡例曰，仲景張先生所述傷寒論一書，舊本多失其眞，未免魯魚亥豕之謬。今遵善本校正，或有闕疑，則亦博參諸家之書，附會其說。一傷寒論，叔和王先生雖爲撰次，猶未便檢閲，今遵黄仲理先生類證分門，以便後學。仲理之說，於傷寒論各有發明者，錄於各條舊註之下，以圈別之。一傷寒論，無已成先生已有註釋，今遵舊本細書之，而以其所著明理論，大書於各類之首，庶幾後學因無已之言，而馴入仲景之室耳。一傷寒賦，悉遵蒙齋吳先生之所撰。一傷寒論舊方，凡一百一十三，今增至三百三十四，悉採朱奉議活人書，和劑局方，及陳良輔胎產藥方，曾世榮小兒傷寒藥方，李東垣此事難知藥方，非敢妄爲之說。題詞曰，傷寒類證，仲理黄先生所編也，然其方法，悉遵仲景，其分門析類，學者已便於檢閲也。吾先君嘗欲梓行未果，僕自弱歲，沈潛是書，已有年矣，但病其中少有闕疑，於是附會衆說，及補遺經驗藥方，亦不敢妄加己意。故名曰傷寒類證便覽。壽梓刊行。嘉樂四方同志共之。後之高明者。幸恕僭。弘治己未歲菊月之望。曉山後裔陸彦功識。

唐高仁序曰。古今擅名醫業。亡慮數百家。而傷寒一證。漢張仲景獨得其要。嘗著金匱玉函經。首論傷寒。後建安初。以宗族多死于是疾。復著傷寒論二十二篇。爲法三百九十有七。爲方百一十有三。醫往往熟復其辭。而究極其理。治傷寒輒效。書雖王叔和爲之撰次。成無已爲之註釋。黄仲理爲之類證。錯綜訛舛。遑□有之。鮮克釐正。同邑陸氏世以醫鳴。至彦功甫益工所業。諸科雜證。罔不究心。至傷寒。闖仲景之室而盡其奥。人之有疾而造焉者。絡繹不絶。其門如市。彦功未嘗幸其劇而規之利。養其成而多之勞。宜通虚實。輕重澀滑燥濕。各以其證。用是全活甚衆。遑遑爾德之。暇日出其手正仲理類證張氏書。授迺子厚載。暨甥張政鴻吳以順輩。俾三復校讐。釐爲十一卷。目之曰傷寒類證便覽。間示予求序。且曰。是先世之志也。因取眎之。門分類析。臚列條貫。且以無已之論冠置各類之首。仲理之説。圈别舊註之外。又布運氣諸圖于前。以效用乎今。備經效諸方乎後。以増多乎昔。學醫者得是編而閲之。因門尋證。而證不眩於尋。因註繹理。而理不棼於繹。因法治病。而病不難於治。因方制藥。而藥不忒於制。其所謂升高而睇遠。宅中而觀隅。誠有便於覽者元翰學復初有言。李明之傷寒會要。見證得藥見藥識證。以類相從。指掌具見。倉猝之際。粗工用之。如載司南以適四方。無問津之惑。是編之輒。不啻過之。嗚呼。亦仁矣。雖然五方異習。五氣異感。五行異稟。則五性易便。蓋有同疾而殊治者。醫惟不離其類。而亦不遺其類。不盭其法。而亦不泥其法。不失其方。而亦不執其方。斯可矣。膠柱調瑟。而不能以言消息。而曰醫師之良也。吾惑焉。弘治己未秋九月菊節日。同邑新菴唐高仁序。

程敏政題歙陸氏先祠記後曰。陸君彥功世以醫鳴徽歙間。而又篤于祖烈。觀此記可見矣。古稱醫爲仁術。仁之施必由親始。若彥功者。豈非難哉。今彥功被召至京師。醫名日著。蓋有淮用之漸矣。力以母服辭。仁不遺親益難。予因託人爲錄此記而歸之。彥功服闋北上。將供養尚方。大著醫國之功。使仁術所施者益廣。則所以發先世之幽光者。不益遠乎。彥功六世祖夢發。文丞相同榜進士。官至大府丞。有曉窗集。予未之見也。方虛谷先生亟稱之。彥功當寫一本見寄。予輯新安文獻志。仁賢之言。豈不少哉。（文集）

徐春甫曰。陸彥功。新安古歙人。世以醫鳴。至彥功益著。遐邇求療。日益效衆。朝廷聞而徵官大醫院。辭歸。編述傷寒類證便覽十卷。今行世。

趙氏道震傷寒類證　未見

定遠縣志曰：趙道震，字處仁，金華人。精於醫，凡軒岐以下諸書，靡不精究。受學丹溪，所造益深。洪武己巳徙籍定遠，活人頗多，未嘗言利。永樂丙戌，上命行人召修大典運氣書，震董其事。歸而課子醫業，暇則歌楚辭以自適。卒年八十四。所著有傷寒類證，傳於世。

王氏日休傷寒補遺　未見

盛氏寅六經證辯　未見

汪琥曰：王日休有傷寒補遺，盛啓東有六經證類，呂滄洲有內外編，張氏纘緒二論中，每節取其語，及訪其書，又秘而不傳，淺見寡聞，甘爲世誚。

吳江縣志曰：盛寅，字啓東，以字行，逮之子。工詩善醫。永樂中，治內侍盡奇驗，聞於上，召對稱旨，授太醫院御醫。太子妃孕而疾動，命寅診之，曰：此血疾也，當用利藥。諸醫皆駭沮，妃令言利藥者進治，明日疾大已。乃錫金幣直錢千緡。寅在上前，持論梗梗，上甚重之，扈從北征，尋掌太醫院事。宣德元年，賜勑褒嘉，日待上命，視親王疾有效，特賜白金良馬。嘗應制賦瑞雪詩，又嘗與同官韓叔暘弈於御藥房，駕卒至，不及屏，二人叩頭待罪，上命終局，因御製醉太平詞一闋以賜，仍命作詩，其寵遇如此。正統元年。丁父艱歸。周文襄公忱素善寅。餉米百石。寅却之。貽以詩。有魚龍江海夢。雀鼠稻粱謀。忱歎服焉。服闋將赴都。忽遘疾。自診脈曰。吾不起矣。臨終作詩三首。年六十七。弟宏子㒒。從子倫孫愷。俱以醫世其家。㒒性耿介。嘗使家童。輸糧於官。多取一籌以歸。㒒怒置米屋後。以餉鳥雀。初寅醫得之王高士賓。賓得之戴原禮。原禮得之丹溪朱彥修。故其術特精。時又有劉敏李思勉者。俱傳寅術。寅所著抗光集。

徐氏彪傷寒纂例　二卷　未見

按右見于松江府志。

沈氏貞傷寒會通　未見

崑山縣志曰。沈貞字士怡。業精於醫。志在濟人。未嘗嗜利。患傷寒難治。因以仲景論爲主。取李浩或問。郭雍補亡。由漢迄今。凡論傷寒者。集而爲專書。名曰傷寒會通。吳下諸醫。謂其補仲景之未備。

趙氏景元傷寒類例　未見

按右見于傷寒明理續論序。

陶氏華傷寒全書　國史經籍志五卷　未見

傷寒瑣言　一卷　存

自序曰。醫之爲道。何道也。曰。君子之道也。苟非存心有恆者。可輕議哉。

何則。夫藥之性能生人。亦能殺人。蓋操之不得其要。則反生爲殺矣。惟君子則立心不苟。故其爲業必精。及其臨病。則必詳以審。故能化悲痛爲忻歡。小人之性忍以貪。貪則惟利是圖。忍則輕忽視人命。逮及臨病。則誇以略。不察病之虛實。輒投瞑眩之藥。不殺人也幾希。吾固爲君子之道也。予晚年得子。方踰弱冠。柔軟多病。習懶不能自強。必非能受此道者。日夜痛心。懼夫吾歿之後。有病委之庸醫。足可以傷生滅性。孟子云。不孝有三。無後爲大。有子多病。不傳以濟生之道。一旦夭札。祖宗之祀事絕矣。豈爲人父之道哉。某今年七十有七。衰邁殊甚。桑榆之日。豈能久照。日夜用心。以緝成傷寒明理續編。論法雖略備。非有師承口訣。不能融會貫通于心。又著瑣言一卷。文雖鄙俚。然言簡意到。其中包括仲景不傳之妙。皆世所未嘗聞見。剖露肺肝。以罄其蘊奧。實升高之梯階。當寶之如珠玉。潛心玩繹搜索。以盡厥旨。有疑輒問。不可因循。務期日進高遠。司馬溫公曰。達則爲良相。不達則爲良醫。豈非君子之道乎。汝宜服膺此訓。敬慎而行之。他日倘能以斯道濟人。亦君子也。若存心不古。以吾心爲妄謬。反以斯道殺人。負吾之用心。非吾之子也。正統十年乙丑中元日。餘杭節菴道人陶華。

傷寒家祕的本　一卷　存

陶華曰：吾老矣。傷寒專科。實得仲景先師厥旨。雖無萬全之功。十中可生八九。嘗著有書。不能盡心刻骨。因今老邁。恐繼業者。不得其傳。有玷名行。遂將一生所畜肺腑語句。併家祕不傳之妙。及一提金殺車槌法。逐一語錄于後。論註證而證註脈。脈註法而法註方。再三叮嚀。吾後子孫。不必集閑方而覩別論。別論繁亂而莫知其深。必須熟記。久則自然精貫。不與庸醫伍。不使時醫笑可也。爾宜珍藏受授。謹之愼之。毋怠毋忽。故戒。

傷寒家祕殺車槌法　一卷　存

陶華曰：吾專傷寒。深明奧旨。脈正則道合神機。用藥則隨手取應。的本續論。全備發明。殺車槌法。世之罕有。永爲養生之寶矣。今將以祕驗三十七方。就註三十七。槌法二十條。煎法二十條。刼病并製解法。名殺車槌也。實爲我肺腑不傳之妙。我後子孫。一字不可輕露。莫與俗人言。莫使庸醫見。爾宜謹愼珍藏。毋違我之致囑也。

傷寒證脈藥截江網　一卷　存

陶華曰：傷寒之病。非比雜科。乃大方脈之首務也。其間脈理精深。艮震無常。死生反掌。甚所難明。苟或有稱治傷寒者。未免羊質虎皮。然則名譽虛隆。而實德則病矣。余早年旨學。昏昏如蝇觸牖。後得漢長沙張仲景先師治法。所得玉函遺著。名曰遺芳嘉秘。玩而誦之。以開茅塞。手足舞蹈。不自知也。數試數效。豈不珍重哉。第恐吾老子亦猶前之昏學。臨病無措。故將遺旨應手得心訣法。纂以成集。名曰傷寒證脈藥截江網。存與朝夕講覽。以看省己之愚。

傷寒一提金　一卷　存

陶華曰。余雖事傷寒科。必出乎庸俗誇誕之醫萬萬。且余一生所蓄肺腑家秘。語句方法。俱已備載發揮。窺我門牆者。雖有多人。然片言不繁之要。不得再四經目講明。故述啓蒙捷法脈要貫珠數。一一開註明白所示。自宜謹慎深密。勿授受於非人。毋輕泄於澆薄。莫負我之用心耳。

徐春甫曰。傷寒六書六卷。明臨川陶華尚文著。號節菴。六書。名瑣言。家秘。殺車槌。一提金。截江網。是也。惜其不能發仲景之旨。

汪琥曰。傷寒六書。明餘杭陶華尚文著。書凡六卷。其第一卷曰瑣言。第二卷曰家秘。第三卷曰殺車槌。第四卷曰一提金。第五卷曰截江網。第六卷曰明理續論。命名鄙俚。辭句重複。辨證不明。方藥雜亂。以至俗學傳習。流禍至今未已。王宇泰曰。陶氏之書。不過剽南陽唾餘。尚未望見易水門牆。而輒詆傷寒爲非全書。聾瞽來學。蓋仲景之罪人也。

傷寒治例點金（醫藏目錄作點點金）　一卷　未見

傷寒治例直指　二卷　未見

傷寒直格標本論　一卷　未見

按右三書，見於浙江通志。

徐春甫曰：傷寒治例四卷，陶華著，述直格六書而作之，其論雷同，而別無方法，其實一書，而爲三書矣。

傷寒段段錦 傷寒全生集作十段錦　醫藏目錄卷闕　未見

閔芝慶曰：陶氏十書，乃先後隨筆成稿，未經删定，故多舛錯，且多雷同也。傷寒闡要編

趙氏 心山 釐正傷寒六書　醫藏目錄六卷　未見

章氏 養學 傷寒六書纂要辨疑　四卷　存

自序曰：余嘗苦夫傷寒者，苦其無要也。仲景之書，傳世已久，遺帙頗多。不可爲要也審矣。嗣是而叔和之詮次，未免穿鑿，成無已之註釋，並無正訛，可爲要乎。即古之□□見徹九□□□□□□□□□□□□□□□□□□□□□訛□□□□□□□□□□□□□□□□□□□□□□□□□□□□□□□□□訛足補仲景書之未備，惜其立論，不見之瑣言者，復見之家秘，見之續論，見之截江，見之提金，見之槌法，不免屠見疊出，此蓋要而未集，辨而未明也。□□下□十有餘載，集其書

矣。有完本初集矣、再集矣、其集猶未確也。及見中吾劉先生之集。乃欣然曰。此集眞爲得要。然猶仍六書之舊。戰汗之條未載。痞結之證多舛。又爲集之闕典。余從而纂之辨之、去其繁蕪。補其闕略。剖其正訛。而纂要辨疑乃成。于是求其梓於趙師有光。（號劍南。福州人。）師復云。此一集也。眞仁者壽世之術。苦心極矣。彼蒼有知。諒不令苦心之人。至於湮沒。知言哉。知言哉。崇禎五年季冬月望日。邵武縣儒學訓導童養學壯吾識。

楊氏（恆山）傷寒宗陶全生金鏡錄　未見

吳學損曰。傷寒科首宗仲景。其次莫若陶節菴。後世名人、辨論雖夥。終無便于後學。吾友楊氏恆山著有傷寒宗陶全生金鏡錄一書、簡該精當。誠仲景之功臣。節菴之正傳也。（痘疹四合全書凡例）

熊氏（宗立）傷寒運氣全書　明志十卷　存

自序曰。陰陽升降。運氣之常道也。蓋司天在泉。上下其位。五運有太過不及之異。六氣有逆順勝復之殊。在昔軒岐之聖。憫生民之札瘥。啓素問作內經。有曰先立其年。以知之氣。左右應見。然後乃可知死生矣。然微辭奧旨。未能究研。況傷寒之病。傳變不常。非雜病可比。苟能明歲時之推移。陰陽之變異。主客之勝復。補瀉之盛虛。以至實實虛虛。損不足。益有餘。而不罹於夭橫者。尠矣。迨漢張公仲景。以不凡之姿。始深究內經。探微索隱。繼往聖。開來學。迺述傷寒雜病論凡十卷。則假如再三。至於鈐訣脈病證治。一遵仲景成法。使人展卷。則三百九十七法之昭明。一百一十三方之顯著。羣疑冰釋。次序條貫。是編既成。目之曰傷寒必用運氣全書。敬質於致仕節判考亭黃公景衡侍御三衢丁公元凱。僉謂纂圖括例。俱以詳明。有裨後學。因勤□工繡梓。以廣其傳。僕不揣凡器。自忘鄙陋。而搜求取舍之是否。尚俟高明君子辨正云。天順二年歲在戊寅秋七月良日。鰲峯熊宗立道軒。

虞摶曰。或問鰲峯熊氏纂集運氣全書。及撰爲傷寒鈐法。以病者所生年月日時。合得病之日期。推等五運六氣。與傷寒六經證候。無不吻合。謂某日當得某經。某經當用某藥。而以張仲景一百一十有三方。按法施治。如太陽無汗麻黃湯。有汗桂枝湯之類。使後學能推此法。不須問證察脈。但推算病在此經。卽用此經之藥。實爲醫家之捷徑妙訣也。吾子可不祖述乎。曰。此馬宗素無稽之術。而以世之生靈。爲戲玩耳。竊謂上古聖人仰觀天文。俯察地理。以十干配。而爲五運。以十二支合。而爲六氣。天以六方寓之歲。以六氣紀之。以天之六氣。加臨於歲之六節。五行勝復盈虧之理。無有不驗。傳曰。天之高也。星辰之遠也。苟求其故。千歲之日。至可坐而致也。今草莽野人。而以人之年命合病日。而爲運氣

鈐、法取仲景之方以治之、是蓋士師移情而就法也、殺人多矣。知理君子幸勿蹈其覆轍云。醫學正傳

楊氏 珣 傷寒撮要 醫藏目錄卷闕 未見

唐氏 椿 傷寒百問 未見

按右見于嘉定縣志。

嘉定縣志曰、唐椿、字尚齡、參考諸家方論、至老不倦、起臥飲食、未嘗去書、所著原病集、論七情六淫之傷、飢飽勞逸之過、爲鈐法鈐方、醫之指要、無所不具。今方術家多宗之、從子熇最著。

吳氏 綬 傷寒蘊要全書 醫統。作傷寒蘊奧。浙江通志。作傷寒蘊要圖說。 四卷 醫藏目錄。作八卷。 存

自序曰、予醫業始於鼻祖吳仁齋、至父仕宗三世也、不幸蚤年失怙、遂荒於醫、暨長始讀黃帝內經、仲景傷寒論之書、懵懵然茫若望洋、而無所知、切嘗自恨賦性魯鈍、學不迨人、奈何經意言簡義奧、援引幽邃、初學爲難讀而置之、訓故弗明、竟不能會其旨要、乃知醫法豈易言邪、遂乃訪求師範、窮究諸書、申請講解、三十餘年、頗有所得、略見萬分之一也、幸辱見知於所司、舉爲醫學正科、未幾召入太醫院、選進御藥垣、供事日近聖天子清光、以圖報稱於萬一、及侍春宮進藥、頗有劾勞、歷陞御醫院判、荷蒙聖明、恩至渥也、居無何、以疾上聞、賜告回還、暇日、抑考

古今傷寒諸書。觀夫仲景傷寒大論。其例三百九十七法。一百一十三方。與夫六經傳變。陰陽虛實。發汗吐下。告戒諄諄。施治變化。微妙無窮。實爲濟生之惠。萬世不易之大法也。惜乎世代湮沒。而不復全。不能使人無憾焉。厥後南陽朱奉議作活人書。深有補遺仲景之書。三山趙嗣眞釋其書。而不可疑者甚多。蓋此書又難於專用也。近代雖有傷寒書迭出者。而欲以文法詩賦。意在協於音韻。殊不知失其本義。雖錦繡千篋。終不能以禦烈膚之寒。曾若一狐裘之愈哉。且夫傷寒六經傳變之際。陰陽幽顯之微。如火極而似水。水極而似火之證。往往不識。疑似參差。猶豫進退。而無更新之道。或亂投湯劑。或袖手待斃者有之。故經曰。陰盛陽虛。汗之則愈。下之則死。陽盛陰虛。下之則愈。汗之則死。虛盛之治。相背千里。吉凶之機。應若影響。豈容易也哉。又曰。桂枝下咽。陽盛則斃。承氣入胃。陰盛以亡。死生之要。在於須臾。視身之盡。不暇計日。仁者鑒此。豈不痛歟。此之謂也。蓋其不忍人之心。所不能已也。於是僭不自揆。蒐輯仲景傷寒大要之法。而爲之主。傍取諸書。鈎其玄者附益之。非敢別爲議義。互相牴牾也。薈萃鱗集。目之曰傷寒蘊要全書。每一過目。輒見舛遺。遂至四年。三復讐正。以鋟諸梓。不敢自謂已至。而傳之將來。大概欲其古今端緒同歸。以便省覽而已。管見如斯。庸俟賢哲君子。改而正諸。庶俾後之爲醫者。皆知有所取法云。弘治乙丑仲春上巳。太醫院院判錢塘吳綬序。

凡例曰。是書。本素問之説。則稱内經曰也。本以傷寒論之説者。稱經曰也。本於諸書之説者則引具諸書之名。中間亦有語句不便者。則隱而不發。以成一書之便焉。　一首録内經五運六氣之法者。此爲醫家之先要也。若不知天道歲氣之理。而欲語治傷寒者。如無目夜行。復臨深池。危哉。　一經絡不可不知。凡傷寒必識病在何經爲主。其陰陽冷熱。不得而明也。若不識經絡。如涉海問津。茫若望洋而已。　一察色。凡至病人之所。必先察其面色。觀其精神動静語言何如。然後切脈。參詳而斷吉凶也。　一切脈。以浮中沈三法爲主。蓋傷寒之脈。不可與雜病同日而語。曰所以只取傷寒脈法。雜病不取也。　一審證。凡看傷寒。必審病人日數。與夫曾服何藥。病因從何而得。目今大小便所去何如。俱問也。　一傷寒正名。自有六經傳變爲病者。是其溫病時疫等證。各有本條。宜詳辨而治之。

汪琥曰。傷寒藴要。明太醫院判錢塘吳綬集書凡四卷。其第一卷。首敘或問運氣察色驗舌辨脈。及六經傳變藥性制方煎服之法。第二卷。辨傷寒溫熱合病併病兩感時氣寒疫冬溫溫毒濕溫溫瘧溫疫中暍中暑霍亂痙證痎證傷食虛煩脚氣。皆有方治。後論傷寒。則曰大頭例。發斑例。發黃例。又發狂心下滿欬喘悸等。共二十三例。第三卷。辨三陽經熱。標本不同。則曰表證發熱例。表證惡寒例。汗不徹汗後例。至譫語鄭聲懊憹。共三十六例。第四卷。辨陰陽二證例。又陽證似陰。陰證似陽。至婦人小兒傷寒。共五十一例。末後復繼之以用針之法。大抵此書雖勝於陶氏六書。止以便俗學。尋例檢方。初不知仲景論爲傷寒根本。舍本逐末。求之多歧。是雖終身治傷寒。而未悟其理。吾恐其療雖多。而誤治者亦不少。是亦聾瞽來學者也。

彭氏用光續傷寒蘊要全書　醫藏目錄四卷　未見

史氏寶傷寒要約　未見

嘉定縣志曰。史寶字國信。蕭山人。僑居邑中。通陰陽虛實之變。聞有禁方。必重購之。近世惟推東垣李氏。丹溪諸人不論也。人冬月鼻血不已。寶教之服胡椒湯。其人以爲戲也。固問其說。時方收豆。置數粒斗中。而急蕩之。宛轉上下如意。稍緩遂躍出。乃謂曰。此則君之病矣。人之榮衞調和。則氣血流通。君腦中受寒。故血行澀。澀則不得歸經。故溢出耳。非熱病也。竟服胡椒而愈。所著傷寒要約。傷寒要格。昔人所不及也。

傷寒要格　未見

亡名氏傷寒一掌金　未見

按右見于古今醫統。

皇甫氏中傷寒指掌　十四卷　未見

四庫全書提要曰。傷寒指掌十四卷。明皇甫中撰。中字雲洲。仁和人。其書原始內經。發明仲景立方之意。於諸家議論。獨推陶華。十三卷載節菴殺車槌法。中識于後云。先君菊泉與陶翁厥嗣廷桂善。嘗得其所著傷寒瑣言及殺車槌法。傳心之祕旨云。然節菴六書。至今爲傷寒家所詬厲。則此書抑可知也。

徐春甫曰。皇甫中。號雲洲。仁和人。世業儒醫。至中尤顯。所著明醫指掌十卷。有謂審八脈以明八要。可爲後學之指南。

王氏震家寶傷寒證治條明　九卷　存

醫籍考卷二十四

東都　丹波元胤紹翁編

方論十二

方氏廣　傷寒書　未見

徐春甫曰。方廣。字約之。號古菴。新安休陽人。常遊河洛。寓陳留。名著中原。所集丹溪心法附餘。脈藥證治。傷寒地理等書行世。

周斯曰。方約之著傷寒書。先儒稱爲集大成。（傷寒正宗序）

劉氏全德　傷寒神鏡　醫藏目錄一卷　未見

繆氏存濟　傷寒撮要　醫藏目錄四卷（今本作六卷）　存

總論曰。愚謂天之所生。惟人爲貴。人之所病。惟傷寒爲重。傷寒之書雖博。而撮要罕稽。然且今非昔比。患傷寒者。什有六七焉。何爲其多也。內經曰。上古天地之氣厚。人專天地之氣亦厚也。矧恬憺之世。人又不以酒爲漿。不以妄爲常。不以欲竭其精。不以耗散其眞。知陰陽和術數。起居有常。飲食有節。不妄作勞。人皆幾百而天年矣。二氣既厚。諸邪無隙而入。或邪外干。砭石即愈。雖病亦輕也。當今天地之氣薄。人稟天地之氣亦薄也。其所爲與古人悉反。故言今人歲不滿百也。二氣既虛。諸邪得以易侵。其爲傷寒者。豈不多耶。人一患之。數日左右卽犯。二百零一死。其正病變病。而有一千五百五十一證。豈不重耶。醫者本不得其要。而遽欲治人之重疾。或得其要。又不能熟讀玩味。譬之涉大海而迷其津源。何攸能濟乎。予已溯諸往古。有二百三十七先師。其論乎傷寒者。專于仲景輩。非不精工詳矣。而至於要指之歸。曰綱領。曰望。曰聞。曰問。曰切者。未嘗掇拾而總挈之。是以世之醫士。但知務其名。而不知考索於書。或有自稱知書者。則又支離汗漫。而不得其要。其始也不求諸綱領。其繼也不求諸望。其次也不求諸聞。又其次也不求諸問。一切脈而曰。予已知之矣。是以所藥非所病。而殞其身者。蓋什九焉。嗟乎。藥以療病。而反傷生。玆非醫不知書之罪與。其未得其要。而不熟讀之故歟。余不忍蒼生殁于非命。又不欲醫者蔽于聾瞶。遂將專科書。陶翁要語參考。刪其繁文。補其缺略。理正逆從。取綱領望聞問切六字。下纂註識病捷法。加不傳之祕。共成六卷。名曰傷寒撮要。使士庶得此。不致中醫之妄治。醫家得此。如瞽者之復明。孝□惜身濟人者。宜佩服而日閱之。益深也。是爲論。

徐時行序曰。傷寒曷爲而難治也哉。其可畏甚於雜病。且眞正傷寒。幾者。有寒疫瘟疫之類焉。大抵在表者宜汗。在裏者宜下。在上盛者宜吐。

半表裏者宜和，挾飲食者宜消。似乎候脈而投劑頗易者，孰知陰陽兼感，是似相參，疾有微甚，治有逆從，苟不察時令之正反、人稟之虛實，而任意妄施，則寒變熱變，禍不可測。然則可畏不有尤甚於雜症者耶？此治之所以難也。慕松繆先生妙齡攻舉子業，遊學姚江，既而多疾，即就叔肆軒岐之術，徧閱古今諸科方略，頓悟奧旨，審知傷寒爲百病之最。自仲景而下，著述代不乏人，於是採前人已試之成法，而謂之舊論，體前人未發之秘，參以己意，而謂之新論。新舊不同，同於□□，立論不同，同於闡理。遂總而名之曰《傷寒撮要》，即傳撮其樞要之謂也。余觀其書，簡約而不涉於繁瑣，其辭淺易而不入於鄙深，其綱與目深悉而不至於遺缺，誠醫家之捷徑、用藥之法案，殆集群醫之大成，超乎歌括指掌圖之上，而餘皆之下矣。明此而何傷寒之難治也哉？宗此而又何偏門之爲害也哉？慕松先生者，蘇郡長洲繆侍御公讓之家孫。存濟其名云。隆慶丁卯季春之吉，賜進士及第、翰林院國史修撰、承務郎、大典分校官瑤泉徐時行撰。

胡氏南金《傷寒論編》 醫藏目錄七卷 未見

吳氏時宰《傷寒類證辨疑》 醫藏目錄一卷 未見

唐氏欽訓《傷寒心法》 未見

按右見于嘉定縣志。

嘉定縣志曰。唐熇從孫欽訓字道述。受其業。

巴氏應奎闡明傷寒論　醫藏目錄卷闕　未見

亡名氏傷寒或問　醫藏目錄一卷　未見

傷寒通義　醫藏目錄卷闕　未見

解傷寒百證疑證　醫藏目錄一卷　未見

傷寒論大全　醫藏目錄一卷　未見

王氏執中東垣先生傷寒正脈　醫藏目錄十二卷　存

書例曰。傷寒正脈。乃素問仲景東垣節菴及彭用光諸家之書。而獨稱曰東垣先生傷寒正脈者。何也。岐黄仲景之書。非先生發之。則莫爲於後。節菴用光之書。非先生啓之。則莫爲於前。繼往開來。功實大倍千古。故以先生名之。亦倣丹溪附餘之附也。

又曰。正脈一書。合併仲景東垣節菴彭用光活人爲一集。使讀者開卷。則傷寒全書。盡在目前。有不容不偏閲者。又倣東垣十書例。一人自爲一卷。使人人立言之意。各得自明。不若類書之混而無辨。故著合併論一篇。撮其大略合併之意。列之首云。一各卷内中云條。皆註釋存疑。以俟救世君子改正者也。

又曰。仲景傷寒論。乃傷寒家立方之祖。譬則聖人之經。游夏不能贊一詞者也。況王叔和編次之後。篇什頗覺明然。惟成無已註釋。雖大有功於仲景。中不無贅語。亦不能盡無可疑處。是以每爲陶節菴之所惜。今贅者删之。疑者補註一條。以俟後之君子改正云。至於運氣等圖。改爲論解。以便初學之覽閱。列於首卷。

又曰。活人大全方。雖曰中間不無雜病方。混集其内。要皆四時感冒證之疑似傷寒者也。故仲景諸公方既備者删之。仲景諸公方之未備者錄之。以便查考。且欲治傷寒者。當辨雜病之似也。但活人方内。有加減改換舊方者。學者臨病用藥。其必審擇斟酌之。一活人大全方總括以二字三字名者。欲以便檢閱也。

拾遺論曰。拾遺者。拾節菴之遺者也。蓋陶節菴併集仲景諸篇。名爲六書。别門分類。固已詳備。但傷寒疫癘之氣。傳變不窮。亦有未暇及者。予故採傷寒撮要活人大全二書之理勝者。以補其遺方。始傷寒疑似之證易辨也。二書皆本傷寒直格。傷寒百問來。觀其或問數條。辨論明白。是又能表劉氏之説者也。學者合而觀之。庶其小補云耳。

姚允升序曰。嘗聞養生家之言曰。心應棗。肝應榆。是人之通於天地也。將陰夢水。將晴夢火。是天地之通於人也。故人身自百骸九竅五藏。以至喘息呼吸。無不與天地通。不有至人究天地之原。窮陰陽之奧。疇能察脈候氣。觀表燭裏。以翊贊造化之不及。俾不妄傷誤伐。獲保其天年哉。崑山三陽王先生少負奇宕之才。爲名家子。博綜經史。志于青雲。及補弟子員。聲騰庠序。前輩碩公者。謂朱紫可芥拾也。不幸少罹血疾。羸弱不能卒業。遂涉覽醫藥諸書。以自調攝。顧先生資性絕倫。寓目輒神解。蓋朝叩越人之庭。而夕已馳軒黃之境矣。自世廟甲寅年。避警宜陽。以一劑起萬夫。人十二年之翻胃。自是振沈痾。決疑滯。全活者無慮千伯。縉紳之車。及扶老攜弱者。日滿戶外。一日喟然嘆曰。吾四十不仕。亡裨明時矣。有一術可以博濟羣生。何必皓首青氈哉。遂去經生業業醫。名聲遂動吳越。又重慨庸醫俗子。目不知書。僅能識藥物一二。便欲郢書燕說。以操生死之柄。于古人制方立言之意。往往若趙括之讀父書。而失其運用之宜。故暇中嘗本素問靈樞難經。搜剔仲景東垣節菴異同之旨。而訂成傷寒綱目一書。每家各爲一卷。其有古人未盡發者。別著論若干篇。名曰指南。大都因天之時。順地之宜。以精察夫陰陽之異感。而攻治之異方。如冬傷於寒。病本寒也。則用仲景法。以熱藥治之。歷春夏變爲溫熱。藥宜涼也。則用節菴論。以寒藥治之。蓋世人但聞東垣之脾胃等論。獨長於內傷。而未知東垣之難知等集。尤精於外感。故知仲景之熱藥，不可以治春夏之熱病，而不知節菴之寒藥，亦不可以治冬月之傷寒。先生之爲是書，其意政欲明此夫前有節菴之書，則不至執仲景之法，而以熱治熱。今有先生之書，則不至失節菴之意，而以寒治寒。而東垣節菴三先生之遺，賴先生始大有發明，使三先生復作，而獲聞先生之議，亦必心快首肯，而共爲此道慶也。至其窮天地人事之變，而指其不正之氣，如夏月冰雪，冬發雷電，則感寒於夏，而觸熱于冬者，亦有之是又得玄中之奥，盡正變之理，而足破千古之疑，非先生夙有靈根，蚤通儒術，安能洞徹微妙，而發揮玄理若此耶。先生之有功於前後，信不淺矣。余無先生之術，而有其心，憐先生之握奇不售，而重幸先生之有是書，可以益壽萬世，而流澤無窮也。余因與秉臨陳君，再加精校，付之本院楷書，繡梓以廣其傳。書成，命之曰傷寒綱目益壽全書。

太醫院御醫長洲姚允升撰。

萬氏全傷寒摘錦　醫藏目錄一卷　存

傷寒蠡測　未見

按

翁氏先春傷寒指要　醫藏目錄一卷　未見

乚名氏傷寒集驗　醫藏目錄卷闕　未見

閔氏道揚傷寒纂要　醫藏目錄一卷　未見

劉氏會傷寒集要　未見

劉會曰。癸丑之歲。余叨掌建庠業。已刊傷寒集要。暨壽嬰一書。脈法正宗序

申氏相傷寒捷法歌　未見

按右見于潞安府志。

萬氏拱傷寒指南　未見

湖廣通志曰。萬拱。監利人。能詩。明於醫術。著醫學大成。傷寒指南若干卷。惜多散亡。病源一書。尤前此所未有。然性頗矜直。懶晉接。有召者。輒以病辭。而饋以方焉。

盧氏復仲景論　未見

按右見于浙江通志。

吳氏中秀傷寒備覽　未見

松江府志曰。吳中秀。字端所。工岐黃之學。高仲陽三年不寐。諸醫以爲虛。中秀按其脈皆洪。曰。此膈上頑痰也。以瓜蒂散吐之而愈。李某素無疾。偶過中秀家。爲診視之。遽問君有子乎。對曰。有子十歲。中秀曰。幸矣。君明年某時患瘍。非湯石所療。至期果驗。其名與秦昌遇景明相伯仲。六十年間。所全活人。不可勝紀。少有至性。侍母疾。衣不解帶。躬親浣濯。

其兄嘗從索十金。中秀檢橐中得數十金。盡與之。其子女六人。悉爲之婚嫁。有姊年八十。中秀亦爲老矣。猶謹視起居。故世尤稱其孝友。生平好聚書。有數萬卷。構天香閣藏之。董文敏陳徵君時過從焉。有子懋謙。能讀父書。中秀所著。有醫林統宗。傷寒備覽云。

蔡氏正言甦生的鏡 八卷 存

凡例曰。書以的鏡名。何也。以物至明莫若鏡。至端莫若的。夫鏡以的名。精微要渺。毫無弗洞。况人身之脈絡藏府。精微要渺。其孰如之。豈容以私見揣摩。而獨無藉鏡以察者乎。故察形必以銅爲鏡。取資必以人爲鏡。甦生必以此書爲鏡。政以此書所著傷寒剖論。返復陰陽證辨。皆根極至理。精無弗究。微無弗察。苟有疑殆不決。一覽證照。則此心暸然。萬不失一。次之對證治病。直如射之中的。即當日華佗内照篇不外是矣。名曰的鏡。豈其誣邪。　一脈理爲醫之首務。病證由脈洞徹其情。故輯内經正脈。叔和參各名家以證之。繪列乎圖於首。以便同道。過目心明。　一是集是法。皆遵内經素問。私淑仲景先師爲主。不敢杜撰。妄自增減。　一歌括條目。悉循陶氏六書活人全書。許宏法師金鏡内外臺論删。葉奇歌括。不敢擅用意見。　一首帙脈證治三層法門。專言六經正傷寒。正傷風法。則至於雜病。不可以正傷寒法治之。細著諸湯名于左。

以便分輕重查治。　一治傷寒方論儘多。惟汗吐下三法。最難措手。後列條款。剖之甚悉。須得證脈相合。方可與服。　一陰陽二證。極難辨別。須識破直中急温轉入急下。庶免差誤。　一病證有內傷兼外感者。有感冒兼飲食者。有勞役兼房慾者。不可執仲景一方槩治。須參東垣法合治乃妙。　一傷損嘔血熱血暑血與太陽傷血。陽明畜血。動少陰經血。數種不同。必參丹溪附餘。仁齋直指。及古今各名公治驗方書。不可以傷寒門法治之。　一瘟疫温暑燥火熱病。河間先生已詳言在原病式。首卷已纂入於左。須參治爲當。　一食積痰證脚氣虛煩四證。已詳是集。須當分別。　一氣運理微。必遵素問靈樞。及仲景傷寒論。首卷甚詳。不敢再贅。　一十二經經絡穴道。與六經脈絡任督脈絡。會經諸書細剖。故不重著。惟選入切要脈訣。及奇經八脈的論。　一六經所當用鍼灸。惟遵內經奧旨。及皇甫謐甲乙經。幷竇太師楊徐二氏鍼灸子午流注靈龜八法補瀉手法。　一小兒正傷寒傷風方。以是法酌治。或急慢驚風。或夾食感冒時疫麻痘疹疳。須以錢仲陽薛立齋陳氏活幼全書。前刻保孕全嬰書。及痘疹心書。陸氏金鏡錄爲主。不可以正傷寒法治之。　一書分天地人三卷。一著論。一著法。一著方。令觀者易於尋檢。

朱氏映璧傷寒全生集　四卷　存

汪琥曰：傷寒全生集，明會稽朱映璧集，原陶節菴所著書，凡四卷。其第一卷，傷寒總難提綱起，至用藥寒溫相得，共五十一條。第二卷，辨傷寒熱例起，至噦噫例，共二十九條。第三卷，辨傷寒呃逆例起，至無表裏證例，共二十七條。第四卷，辨傷寒陰陽證起，至內傷瘀血類傷寒，共六十六條。方論錯雜，前後雷同，其書反不如蘊要之明備。至今東南之醫，皆熟習之，用以治疾，大半多死，而猶不悟其書之謬，良可悲夫。

按是書卷首，題曰會稽玉符朱映璧訂正，鎮江醫官何爌重校。故汪琥以爲朱所著，其實出于不知何人，蓋託名節菴，攷傷寒瑣言序附之，鎮江府志曰：何爌，字仁源，丹徒人，以醫名，著傷寒全生集，恐亦誤矣。乾隆中，山陰劉大化字參，自加補說，點次評釋，重鋟之梓。

孫氏在公傷寒捷徑書　　未見

錢謙益序曰：新安孫在公，少有聲舉子中，長得瘵疾，遇異人於武林，授還丹接命，解形度世之術，而尤精于醫學，著丹臺玉案，發揮醫經經方兩家指訣。又謂傷寒一科，傳變譎詭，證治微密，仲景之書，代遠義奧，文中指下，既易懸絕，今病古方，更難扶擇，乃撮取其候體治法，切近明了者，作傷寒捷徑書，用以鈐鍵昔人，津梁後學，其活人濟世之心，可謂至矣。余女授左氏春秋，醫和之論病源，推六氣五味六疾，與黃帝素難書符合，其論蠱惑之疾，女惑男風，落山剝義，周易精義，齊魯之儒者，未有以過也。故曰、不通天地人、不可以言儒、不通天地人、不可以言醫。晚而學佛、習天台大師止觀之文、喟然而歎曰。世之醫者、能精求止觀觀病之法、則可以稱神醫矣。智者用四悉檀因緣。分五觀觀病、初明病相。謂不須精剌醫法、略知而已、然其論病相、曰五藏四大增減、五陰六神尅伏、固已精義入神矣。次論病起因緣。四大不順者。外熱助火、火強破水、是增火病。外寒助水、水增害火、爲水病。外風助氣、氣吹火、火動水、爲風病、或三大增害于地、或身分增害。三大皆等分。病屬地病、此四既動、衆惱競生。古醫論四大者、未之有也。次論八觸相明對息辨觸違觸成病。又明五塵、各損一臟、一根緣五塵損五藏。古醫論觸損者、未之有也。又明五根、五藏根由、初託胎時、以思心起感召其母、母卽思五塵等一毫。氣動爲水、水爲血、血爲肉、肉成五根、五藏究極于流愛納想、壽煖識三、受生待命之際。古醫論根藏生由、未之有也。阿雜含言佛爲阿蘭若比丘治七十二患、說修阿□般那法。又云、春時入火三昧太溫、身成病、入地三昧見身成、無石山、入水三昧見身如大水泉、入風三昧見身如九頭龍。須急治之。此法惟佛能說、唯身子阿難及智者能知。故曰、七十二法、以想爲治、乃非末代鈍根所宜、由此言之、不通佛法、不知四悉檀因、未可以言能醫也。余觀在公之明醫、志在度世、殆將接踵陶貞白孫思邈之流。其學術淵源。一本三墳十翼。晞古眞儒。非若世之醫家。以刀圭方寸。爲能事者。故于其刻是編也。引天台智者之書以廣之。經言。持水長者之子。得其父方術。徧告國中。我是醫師。療治病苦。一切衆生。直聞是言。病卽除愈。世有流傳是書。了知除病者。咸如西土衆生。遇持水之子。所患卽差。則在公之輯是書。與余之唱是言也。豈非入病法門。方便救度。爲如來所記莂者哉。在公曰。善。請書之以爲序。有學集

按崇禎中新安孫文胤對薇著丹臺玉案。是序所稱在公。豈係其別字歟。

許氏 兆禎 傷寒解惑 未見

申氏 拱辰 傷寒觀舌心法 醫藏目錄一卷 存

按右見于吳秀醫鏡序。

後序曰。余忘之餐寢。存之心神。累之紙筆。績積多年。今已成册。總計一百三十五舌。圖繪其形。卽分其經。觀其舌知其所苦。明其運氣。知其死生。用之湯液。救其危殆。一一悉皆載焉。眞乃傷寒科指南第一祕術也。古云。醫道通仙道。誠有此語。愚賴玄師三陽指之清靜一節。幸而得傳。旦夕行之。其神愈精。其形愈健。其氣愈充。心滿書成。仰之以道以仁以德。梓之以後世。何但三千功。八百行。千萬世界。是無極無量之功。願同仲景。誼名於後嗟耶。

申五常曰。宗兄斗垣公以儒生。早歲游俠建康。暱牛首燕磯棲霞茅君洞天諸名勝。多遇異人授異方。知白日沖舉之術。適厭薄儒。而間以其緒闚醫。尤精外科。其方緘藏肘後。亦頗濟人。人莫測其秘。試之病輒收奇績。全活人無算。公神手俊爽。兩眸燁燁映。一見知非常人。年近耆而不屑以指使。因思吾宗肇自軒轅爲醫鼻祖。至唐開元間進士。秦芝之公白日沖舉。賜號妙宗靈修眞人。爲吾家乘祖。其他文武忠孝。姑未暇論。卽公知白日沖舉之術。又以外科啓玄。傷寒觀舌心法二書行世。眞其苗裔耶。抑聞祖先神聖發祥。後有子姓。必有克肖者與。以纘修先烈。良不誣矣。公姓申氏。諱拱辰。字子極。別號斗垣。（外科啓玄跋）

亡名氏傷寒語錄　未見

按右見于絳雲樓書目。

姚氏（能）傷寒家秘心法　未見

按右見于海鹽縣圖經。

彭氏（浩）傷寒秘用（浙江通志。引黃氏書目。作秘問。）　未見

浙江通志曰。彭浩字養浩。仁和人。素性簡亢。不爲杭人所禮。錢塘張尹崑山人。延請至京。名大振。所著有傷寒秘用。雜病正傳。醫性等書。發明性理。所在傳誦。

方氏烱傷寒書　未見

按右見于福建通志。

邢氏增捷傷寒指掌詳解　未見

按右見于新昌縣志。

顧氏行傷寒心印　一卷　未見

按右見于浙江通志。

閔氏芝慶傷寒闡要編　七卷　存

汪琥曰。傷寒闡要編。明末時人撰。不著姓氏。書凡二帙。其辨傷寒敘曰。傷寒爲病。有發於陰陽之分。賴仲景本内經立論。合常變兼言。爲百世之宗。然其於仲景方論。未暇詳解。其辨析成註再傳之誤。改補明理論。煩熱虛煩四逆與厥。復正方氏條辨削例。及六經篇原文顛倒之非。極其暢發。編名闡要。義可知矣。

按是書閔芝慶所著。而汪苓友稱不著姓氏及書唯二帙。豈其所見。與今本異歟。

戈氏維城傷寒補天石　二卷　存

朱陶性序曰。上古聖人。則法三才。闡明陰陽五行運氣。循環之理。畫卦爻。嘗百草。明藏象君臣問辨。療人疾苦。深體上天生物之仁。誠重之也。至後漢仲景先師著傷寒雜病論。悉本内難諸經。其立方制法之妙。醫書中首重焉。惟是文理深微。辭有盡而意無窮。是以後人雖極力究研。而會悟者。百不一見。勝朝時吾郡有戈存橘先生。著傷寒補天石一書。其大旨乃發仲景言外之意。誠爲傷寒要書。惜板毀後刻本甚少。傳寫者謬誤實多。爰將家藏善本用活字板印。成流布云。嘉慶十六年。歲在辛未季秋。吳中二然朱陶性謹識。

汪琥曰。傷寒補天石。明姑蘇戈維城著。書凡二集。其第一集。傷寒統辨起。至預防中風止。共九十八候。第二集。惡風惡寒起。至百合病共八十九候。其中有曰黃耳傷寒。赤膈傷寒。此自仲景以後。如活人書明理論。所未言及。但其用藥亦錯雜不純。其方大半皆難取也。

唐大烈曰。傷寒一科。今昔異宜者。如陶節菴高鼓峯輩。雖亦有傳書。莫如戈存橘之補天石爲最。舉凡四時感證。無論正傷寒類傷寒。分條辨治。各極其妙。可謂博而詳。詳而約矣。其書板廢之後。莫之再鐫者。余實不得其辭。

葉氏仁傷寒指南書　六卷　未見

陳仁錫序曰。順湖葉長者有恒德心。隱學懸壺。陰功茂矣。子庠士。諱翹宗泰。用儒起家。世其孝謹。讀傷寒指南一書。佩之服之。昔賢評人清而寒。其清足以貧。其寒足以死。予觀名利之途。大都死熱者多。死寒者少。

噫。寒可以療。熱不可療耶。近中州刻傷熱書。豈亦有所感耶。夫陰陽之患。曆于白髮。予特爲富貴人拈破。然以傷暑配傷寒。得無太奇。是謂五經之後。又有五經也。是謂張仲景之外。又有無數張仲景也。自古有小心之人。無放膽之人。放膽者。其人必粗。有小心之文。無放膽之文。放膽者。其文必俚。近世醫家。好用奇。好用偏。每欲駕出于古聖賢之上。其心已不平。安辨君臣佐使耶。順湖小心人也。惟先賢是述之。而更廣之。皆垂世之言也。書必傳。（無夢園遺集）

汪琥曰。傷寒指南書。明末古吳葉允仁類集。書凡六卷。敘仲景陰陽大論中六經脈證於首。至標本論。爲第一卷。察色視證捷法起。至六經病解時。爲第二卷。六經傳變例起。至活人賦。爲第三卷。正傷寒例起。至水傷寒。爲第四卷。辨痓濕暍脈證起。至六經治例論。爲第五卷。續明理論發熱起。至晝夜偏劇。爲第六卷上。其第六卷下并方。則已亡之矣。其書與蘊要相類。比節菴六書。實爲明備。但其中云夾陰中寒。夾陰傷寒。與血鬱傷寒。此又蹈全生集之弊。稱爲指南。而不曉仲景大意。其一片纂集苦心。深可惜矣。

李氏（盛春）治傷寒全書研悅　一卷　存

凡例曰。是編。緣暑證有全書。而寒證不載。亦屬未備。不才盛春。于舉業之暇。與其弟占春。考古證今。審運察氣。益遵先君燕山。遠宗仲景節菴之遺書。近採青陽立齋之試驗者。而於經下註證。證後註方。彙集成括。俾病者陳所染之恙。卽知其證在何經。藥宜何方。悉素時所悅諸心研諸慮者。若待悉證臆決一方。寧非以藥識病乎。欲留心於傷寒者。當不得越此書以爲印證。

霍氏應兆傷寒要訣　未見

武進縣志曰。霍應兆。字漢明。丹徒人。寓居武進。精岐黃術。天性孝友。事八十歲老母。愛敬不衰。爲人正直。與人論古今節義事。輒慷慨奮發。陰行善不求人知。業其道四十年。所著有傷寒要訣雜證全書。

陳氏長卿傷寒五法　五卷　存

汪琥曰。傷寒五法。明季楚黃陳養晦著。書凡五卷。五法總論起。至五法問答。爲第一卷。五法以證起。幷五法雜論。爲第二卷。五法例起。幷五法方藥。爲第三卷。纂仲景傷寒。欲愈及死證等。幷節菴六經用藥法。爲第四卷。其第五卷。乃續補傷寒賦也。五法大旨。曰發。曰解。曰和。曰攻。曰救。而吐法獨不與焉。共計五法問答五十三條。其闡發表裏陰陽。誠爲至理。其論兩感等證。亦多偏僻。至其用藥。擅將仲景之方。亂增藥味。有如桂枝湯。則加防風羌活白朮黃芩。麻黃湯。則加羌活陳皮細辛蘇葉川芎豆豉生姜葱頭。大青龍湯。則加芍藥陳皮黃芩。白虎湯。則加麥門冬黃芩葛根橘紅。承氣湯不分大小調胃。總用大黃枳實厚朴甘草。去芒硝。加白芍藥柴胡豬苓黃芩。大陷胸湯。則加枳實甘草柴胡半夏桔梗。大棗。小陷胸湯。則加枳實桔梗甘草柴胡貝母黃芩乾姜。五苓散。則加葛根蘇葉梔子甘草。豬苓湯。則加柴胡梔子。梔子豉湯。則加枳殼桔梗乾姜麥門冬柴胡。十棗湯。則加陳皮茯苓半夏乾姜。藥不分經。動輒增補。其不通更甚於陶氏。殺車槌方矣。儼然以板刊行。愚以方藥總論五門。直焚其書可也。石夏二氏。代爲校訂。不其謬歟。

按陳養晦序曰。傷寒一訣。乃陳公長卿之所傳也。又安陸雷芳易名窺垣秘術。序曰。羽客陳養晦之所持傷寒五法。出自陳氏長卿。據此。是書實爲長卿所著。汪氏以爲出養晦。蓋失檢耳。石楷嘗刊之藏書中。海鹽縣志因爲楷自撰。亦誤。

倪氏（洙龍）傷寒彙言　未見

杭州府志曰。倪朱謨。字洙龍。仍以醫名家。纂傷寒彙言。與本草並行。既竭蹶以刻父遺書。而立請於有司。表揚母節。至涕泣哀懇得允。人稱孝焉。

林氏（瀾）傷寒折衷　十二卷　未見

毛奇齡敕封承德郎雲南永昌軍民府通判林君墓表略曰。周秦以後。

所可考按者。獨東漢張機一人。夫證之難理。莫如傷寒。言理之可信。則莫如張機之書。今傷寒卒病諸論。具在人間。雖前後倒置。篇帙錯雜。其中三陽三陰。以及太陽少陽太陰少陰諸□。皆有紕繆。乃博搜典籍。自靈素而下。凡元化中藏。稚川肘后。北齊褚氏。唐人孫思邈諸所著。以至中朝聖方。外夷醫鑑。合數千卷。彼此相訂。因採擇而論辨之。以法次證。以方次證。卽以說次方。劃塵析眇。輯爲傷寒折衷一書。取二十七篇。證外合二百五十七法。一百一十二方。共十二卷。加類證八卷。鏤板行世。世爭購其書。以爲準的。一時名流。如鄉子張氏亮辰沈氏子由盧氏易園陳氏夔師潘氏輩。皆互相發明。以昌大其說。而於是醫學得大成焉。西河集

傷寒類證　八卷　未見

吳氏有性傷寒實錄　未見

按右見于溫疫論。

醫籍考卷三十五

東都　丹波元胤紹翁編

方論十三

李氏中梓傷寒括要　二卷　未見

汪琥曰。傷寒括要。順治初雲間李中梓士材甫著。書凡二卷。上卷傷寒總論起。至肉苛證止。下卷五證總論起。至中暑中暍止。末後附仲景一百一十三方之外。復附以雜方五十六。其證備。其法詳。其論明而且簡。書名括要。可爲稱其實矣。琥以初學者。宜熟讀此書。但其方不可執。當以活法用之耳。

李氏栻傷寒述微　三卷　存

吳氏嗣昌傷寒正宗　未見

杭州府志曰。吳嗣昌字懋先。仁和人。世業醫。鼎革初大疫。昌全活甚衆。昌更別有會悟。浙督趙嘗遘危疾。昌獨排衆論投冰水。立甦之。趙會尊禮若神。曰。術如君。有得傳者否。答曰。有宋爾班潘錫社者。追隨獨久。趙曰。君其不朽矣。後以事煩目瞽。居河渚。著傷寒正宗醫學慧業等書。行世。

潘氏楫傷寒大旨　未見

按右見于仁和縣志。

杭州府志曰。潘楫。字碩甫。號鄧林。少以孝悌聞。賣藥都市中。人以韓伯休目之。受業者數百輩。觀其器宇。卽識爲潘門弟子。始楫以兄善病。特往師王紹隆。終日視脈和藥。洞極深隱。通於神明。著醫燈續焰。大有功于世。

張氏璐傷寒緒論　二卷　存

總論曰。余嘗看晉王叔和集仲景傷寒書。未嘗不廢書而三歎也。嗟夫。猶賴叔和爲仲景之功臣。使無叔和之集。則傷寒書同於卒病論之不傳矣。何能知有六經證治乎。卽條辨尙論。亦無從而下手也。究二子所編。各有未當。余竊不揣。復取仲景原文。重分其例。取尙論各家之註。參以己見。成纘論矣。第殘逸已多。證治不備。擬搜諸家之論以補之。雖其間互有發明。然未免多歧之惑。是不得不博採往哲之言。以綴輯之。惜乎歷代名醫。遞相祖述。未能一一標明。姑從證類次第。讀者毋以辭害義可也。謹敍六經傳變。合病併病。標本治法。及正傷寒。兩感。三陰中寒。冬溫。寒疫。傷風。溫病。風溫。時行。大頭。溫疫。溫瘧。溫毒。陽毒。陰毒。熱病。中暑。濕溫。中濕。風濕。濕熱。痓病。內傷。虛煩。脚氣。霍亂。內癰。赤膈。黃耳。夾食。夾痰。夾水。夾血。夾氣。夾陰。冒雨。溺水。重身。產後等。四十證。暨以審證死證。逐一辨論。

汪琥曰。緒論上卷。敍六經傳變。合病併病。標本治法。及正傷寒。兩感。三陰中寒。冬溫。寒疫。傷風等。共四十證。繼之以診脈察色切病等法。緒論下卷。又類分發熱頭痛等一百證。所載雜方一百四十九道。復附以刺灸穴法。此論誠可補仲景傷寒。及成氏明理論之未備。但恨其纂集昔賢後人方論。大半不標名姓。然亦每多偏僻處。學者宜詳辨之。

傷寒大成　未見

按右見于吳縣志。

陸氏圻傷寒捷書　海寧續目二卷　未見

何氏鎮傷寒或問　未見

按右見于本草綱目必讀類纂。

邵氏三山傷寒辨略　未見

尤侗序曰。語有之。醫不三世。不服其藥。古人所以有三折肱九折臂之喻也。然自扁鵲倉公而下。世習其傳者益少。吾吳永樂間。有劉穀。穀子觀。觀子博。成化間有周紘。紘子敷牧。敷牧子騂。並以其術供奉宮府。名動一時。後乃寥寥矣。以予所見。有三山邵先生。能以肘后方活人。求療者戶外屨恆滿。以其得越人之意。如老人。如小兒。如帶下。無不治也。予生而善病。每藉其刀圭。以當七發。少自至老。久相與而不厭也。然其家傳本于乃翁純山先生。予固幼而識之。而溯其開山。又本厥祖念山先生。實爲岐黄祭酒。是則邵氏之醫。不已合于三世之說乎。念山嘗以皇甫氏明醫指掌一書。手授純山。既訂補而刻之。尙闕傷寒一科。欲參節菴棠齋二家。以續其成。有志而未逮也。今三山竭生平之力。著爲傷寒辨略。鈎微抉奧。細入毫芒。而其駁喩嘉言尙論篇。尤能是正前人之誤。其于是道。豈非既切而又磋之。既琢而又磨之者與。先生承祖父之傳。深造而擴大之。有子鳴山。復繼其後。邵氏之醫。豈唯三世。殆敬仲之占。所謂五世其昌。八世莫京者乎。吾聞春秋之時。有醫和者。有醫緩者。醫何以和緩名。和與緩。醫之道也。苟神和而氣緩。則脈平而病不生矣。先生之醫。吾雖無以名之。其有得于和緩也夫。（艮齋稿）

顧氏（憲章）新纂傷寒溯源集　六卷　存

自序略曰。偶得全生集一帙。乃節菴陶君之所著也。其書得仲景之祕奧。發先賢之隱微。攻補合宜。寒溫適當。第其文詞雖若膚淺。而意實淵深。倘不詳明備析。後之學者。何從而得其微義也。于是爲之輯註解釋。纖悉靡遺。既採先賢之案。以廣其變。復考制方之義。以知其用。使展卷粲然。了無疑義。因名爲傷寒溯源云。

秦氏之禎傷寒大白　四卷　存

高鈖序曰：粵稽上古，未有儒，先有醫。蓋天生烝民，未生后稷教稼，周公孔子教學，先生黃帝、神農、岐伯，嘗百草，療疾病，良以人免夭折，始得衆庶。既庶矣，然後教稼以富之，講學以教之，則知醫者救生之本，耕者養生之源，教者人倫之道也。若是則保民莫先調養，民病然後富之教之者也。於是留心醫學，時切探討。余原籍奉天，先大夫參政京華，遂居輦轂下。四方醫士，雲集京邸，因聞天下明醫出在松江，然多高隱，未得來京，未獲親逢考究。自辛卯春遷任吳閶，得見雲間秦子皇士之書，名曰症因脈治，施子宇瞻昆季所刊也。症分外感內傷，治分經絡表裏，就症以審回，就因以審脈審治。因嘆向聞松郡多明醫，是書果爲壽世。但因遠署虞山，先生又杜門却軌，不得相朝夕。癸巳歲開濬東江，未得告竣，各工官會詳申憲，奉此按松，而著書之秦子世居河上，遂講論旬日。公餘稍暇，怡息其家，見架頭有傷寒大白、女科切要，詞句分明，治法中病，果然大白也，切要也。此先生格致之餘，晚年之悟，加以不二之心，不已之功，始得如此。越明年，會新安陳氏敬敷昆季捐貲壽梓，屬余爲序。余念秦先生著作，眞大功也，實能生死人免夭折者也。陳君捐金付梓，非細德也，實與施昆季保民生濟衆庶者也。余故樂爲之敍。旹康熙歲次甲午夏。現任蘇州府督理蘇松水師船政海防同知年通家弟高鈖重南氏序。

汪氏純粹孝慈備覽傷寒編　四卷　存

傳王露序曰。唐許胤宗之論醫曰。吾意之所解。而口不能宣。余謂口不能宣者。必其意者未解也。姚菩提對梁武帝。討論方術。言多意會。惟其意有真解。故言之了了。無晻昧疑似之惑。越人之爲方也。不待切脈望色。聽聲寫形。聞病之陽。論得其陰。聞病之陰。論得其陽。是以不出千里。決者至衆。無他。口之所宣。皆其意之所解也。非然如古人難經診法。豈皆不能宣之於口。而漫然筆之於書者耶。汪子春圃爲名諸生。而尤精於醫。爲余姻婭清怡之從子。往者清怡之兄盾夫偶患腹痛而嘔。會余往視。醫者畢集。僉謂微疾無大患。頃之春圃至。惶然曰。六脈沈伏。幸未厥汗。亟宜投以參附。一時聞者咸笑其妄。自辰及午。果厥而汗。復屬診之。則曰寒邪直伏三陰。弗可藥已。春圃幼與盾夫同硯席。尤篤契。其輓詩有云。淚染桃花千尺水。夢纏玉笈九神丹。情溢于詞。蓋由其意之眞。故言之切至如此。乃春圃久密棘闈。自憤不得以文售於時。益肆其力。以攻醫術益神。癸丑夏。疫癘時行。春甫所至。沈痾輒起。遇貧不能具藥餌者。畀其資。予以湯劑。全活無算。頌德者徧里閭。一日過余。樽酒論文。

出孝慈備覽全編見示。凡雜科。女科。兒科。靡不具列。而傷寒四卷。其首編也。分陰陽。別藏府。明六經。定五略。詳切問。考湯頭。論有本源。語無枝葉。辨俗師所未辨。發古人所未發。其斯道中三折肱乎。考玉機眞藏論云。風者百病之長。風從寒來。寒隨風入。故病惟傷寒爲最多。死惟傷寒爲最易。亟勸先登諸梓。俾世之爲孝子。爲慈父者。得以曉然於受病之由。與治之法。且令一時醫師。獲金針以刺繡。歲不知幾千萬人。則是編之功。不其偉歟。是則春圃不惟宣之口。而且筆之於書。非意有其解。曷克致此。昌黎有言。取于心而注于手。汩汩然來。醇也而後肆焉。然則觀春圃之醫。卽可以知春圃之文矣。聞春甫於丁酉癸卯兩試。皆薦而不售。夫使其售於文。安能成是編。以神其濟人利物之術乎。雖然。修德者必獲報。又安知天不發其所素積。以上作聖天子。久道化成。壽世壽民之盛治。而躋斯民于仁壽之域也哉。是爲序。雍正甲寅。九月旣望。年姻家弟玉笥傅王露撰。

凡例曰。是編分四卷。首論傷寒治法。十二經藏府表裏。及合病幷病。兩感等病。以至望聞問切之所以然。與診脈之所宜然。悉討論周詳。分晰立辨。是爲第一卷。次言六經陰陽所載。太陽脈證疑問。內列發略諸湯主治。陽明脈證疑問內。列解略諸湯主治。少陽脈證疑問內。列和略諸湯主治。胃正腑。及三陽傳經脈證疑問內。列清略諸湯主治。直中三陰脈證疑問內。列救略諸陽主治。如某證宜用某略某湯。俱塡注于該證之下。有是證卽有是方。檢閱甚便。是爲第二卷。次言傷寒有類證變證之不同。或兼經而發。或各經所有。病情百出。槩列疑問。所有宜發宜解。宜和宜清宜救。逐一列方于該證之下。俾得臨病以攷證。自能對證而用方。其一切不治死證。亦歷歷開載。以便見幾而作。是爲第三卷。次言時異地殊。如仲景麻黃桂枝各湯方。雖盡善多不宜今。用是設立五略。選集歷代名家湯頭。分經而各屬之。發解和清救五略之目也。共計列方九十有九。俱註號數于各證下。是爲第四卷。然說有本源。意無拘牽。述者似覺嘔心而陳。觀者勿捧腹而笑。

張氏登傷者舌鑑　一卷　存

自序曰。嘗讀仲景書。止言舌白胎滑。並無黃黑刺裂。至金鏡錄。始集三十六圖。逮後觀舌心法。廣至一百三十有七。何後世證變之多若此。寧知傷寒自表傳裏。舌胎必由白滑而變他色。不似伏邪瘟疫等。熱毒自內達外之一病。便見黃黑諸胎也。觀仲景論中。一見舌白胎滑。卽言難治。安有失治而致變者乎。所以仲景止言白胎。已見一斑。不煩瑣屑。後人無先聖治未病之能。勢不得不反覆辨論。以啓蒙昧。葢邪氣入裏。其虛實寒熱之機，必現于舌。非若脈法之隱而不顯也。况陰盛格陽，與邪熱鬱伏，多有假證假脈，惟驗舌上胎色之滑燥厚薄，昭若冰鑑，無所遁形。由是取觀舌心法，正其錯誤，削其繁蕪，汰其無預于傷寒者，而參入家大人治按所紀，及己所親歷，共得百二十圖，命曰傷寒舌鑑，授之剞劂，以公同志臨證之一助云。康熙戊申如月，誕先張登書于雋永堂。

四庫書目提要曰：傷寒舌鑑一卷，國朝張登撰。登字誕先，吳江人。是書備列傷寒觀舌之法，分白胎、黃胎、黑胎、灰色、紅色、紫色、黴醬色、藍色八種，末附妊娠傷寒舌，爲圖一百二十，各有總論。案古經於診候之外，兼及辨色聆音，而未嘗以舌觀病。舌白胎滑之說，始見張機傷寒論，其傳亦古。然其法不詳，亦未嘗言及種種之別。後金鏡錄推至三十六圖，未爲賅備。觀舌心法衍至三十七圖，又頗病繁蕪。登以己所閱歷，參證於二書之間，削煩正舛，以成是書。較之脈候隱微，尤易考驗，固診傷寒者所宜參取也。

汪琥曰：傷寒舌鑑，張路玉長子張登誕先氏彙纂，書止一卷，共舌圖一百二十。琥按舌胎但有白黃黑三者而已。杜清碧推廣敖氏驗舌法，爲三十六圖，其中又增純紅舌，其餘等舌已半屬無據。今廣至一百二十圖，何其多歟。就其中言紫色舌、藍色舌，亦甚有理。蓋熱極則色紫，寒極則色藍。藍者。微青色也。至其言灰色。黴醬色二舌。亦甚不必。蓋灰色。即淡黑。黴醬色。即深紫也。張氏每借一色。即化爲數十圖。何其穿鑿。

張氏倬傷寒兼證析義　一卷　存

張倬曰。晨窗雪霽。光射四壁。張子被褐方起。誦雪嶠熟煮□。春風劈爛椽之句。客有量履過我。而進苦雪篇者。中有凍餒相繼倒一語。憮然久之。因呼從事爐頭。相與平章風雅。杯斝內。論及醫道之難。而傷寒爲最難。傷寒而挾雜病者尤難。是以亘古絕無兼該之例。後世不能兼善其術也。余曰。安有滔滔江漢。不通潮汐者乎。苟能純一其道。則圓機在我。活法隨人。何慮兼證之不克哉。客舉手稱善。

四庫全書提要曰。傷寒兼證析義一卷。國朝張倬撰。倬字飛疇。吳江人。張登弟也。是書專論傷寒而挾雜病者。分中風。虛勞。中滿。腫脹。噎膈。反胃。內傷。宿食。欬嗽。咽乾。閉塞。頭風。心腹痛。亡血。多汗。積聚。動氣。疝氣。淋濁。瀉痢。胎產。凡十七種。設爲問答。以發明之。案傷寒論所謂合病併病。止言六經兼證。而不及雜病。醫家不明兼證之意。往往於脈證參差之際。或顧彼而失此。或治此而妨彼。爲害頗深。此書一一剖析。使治病者不拘於一隅。不惑於多岐。亦可謂有功於傷寒矣。

汪琥曰。傷寒兼證析義。張路玉次子張倬飛疇氏著。書止一卷。言中風虛勞脹滿之人。有病傷寒者。謂之兼證。設爲問答。共十七論。末後又附以十二經。八脈五運六氣方宜等說。極爲明備。但其所用方藥。亦多偏僻。恐難取正也。

陳氏治傷寒近前集　五卷　存

自序曰。聖王治世。澤及民生物命。孳孳揆理。無所不極。其調和陰陽。洞測性理。内則慮夫七情戕于中。表則防其六淫襲於外。不無其病。卽有其治。或曰。病以何證爲難治。曰。惟傷寒爲難。曰。然則曷以傷寒爲近乎。曰。惟其難。所以不可遠也。仲景著傷寒論。後如成無已之詳註。方有執之條辨。鉛槧不一。代有其人。而學之者。如入萬花谷中。莫不驚心豔目。而企羨之。然究不知何所適從而取舍也。因曰。書有成規。地有異宜。辭貴切而不浮。理貴確而有當。燕趙魯衞之邦。近西北者。土敦而風烈。人多剛競。宜宗仲景法以治之。則得心而應手。吳楚閩粤之方。近東南者。土潤風和。人多柔弱。宜宗節菴法以治之。則病瘳而易起。故曰。節菴一人。頓起沈淪。方趨捷要。藥類躬親。庶幾不遠。毋以近乎。康熙三十六年。山農陳治自敍於粤東端州之文來閣。

傷寒近後集　五卷　存

黄氏元御傷寒説意　十一卷　未見

四庫全書提要曰。元御既作傷寒懸解。謂論文簡奧。非讀者所能遽曉。乃會通大意。後著此書。以開示初學之門徑。

程氏雲鵬傷寒答問　未見

程雲鵬曰。仲景法象高深。茫無入手。束而不觀。臨證昏昧。因就一一門士之問。而淺示之。使易通曉。慈幼筏

醫籍考卷三十六

東都　丹波元胤紹翁編

方論十四

吳氏有性溫疫論　二卷　存

自序曰。夫溫疫之爲病。非風非寒。非暑非濕。乃天地間別有一種異氣所感。其傳有九。此治疫緊要關節。奈何自古迄今。從未有發明者。仲景雖有傷寒論。然其法始自太陽。或傳陽明。或傳少陽。或三陽竟自傳胃。蓋爲外感風寒而設。故其傳法與溫疫自是迥別。嗣後論之者紛紛。不止數十家。皆以傷寒爲辭。其於溫病證。而甚略之。是以業醫者。所記所誦。連篇累牘。俱係傷寒。及其臨證。悉見溫疫。求其眞傷寒。百無一二。不知屠龍之藝雖成。而無所施。未免指鹿爲馬矣。余初按諸家。咸謂春夏秋皆是溫病。而傷寒必在冬時。然歷年較之。溫疫四時皆有。及究傷寒。每至嚴寒。雖有頭痛身疼。惡寒無汗發熱。總似太陽證。至六七日失治。未嘗傳經。每用發散之劑。一汗而解。間有不藥亦自解者。並未嘗因失汗。以致發黃讝語。狂亂胎刺等證。此皆感冒膚淺之病。非眞傷寒也。傷寒感冒。均係風寒。不無輕重之殊。究竟感冒居多。傷寒希有。况溫疫與感受。有霄壤之隔。今鹿馬攸分。益見傷寒世所絕少。仲景以傷寒爲急病。倉卒失治。多致傷生。因立論以濟天下後世。用心可謂仁矣。然傷寒與瘟疫。均急病也。以病之少者。尙諄諄告世。至瘟疫多於傷寒百倍。安忍反置勿論。或謂瘟疫之證。仲景原別有方論。歷年既久。兵火湮沒。卽傷寒論。乃稱散亡之餘。王叔和立方造論。謬稱全書。瘟疫之論。未必不由散亡也明矣。崇禎辛巳。疫氣流行。山東浙省。南北兩直。感者尤多。至五六月益甚。或至闔門傳染。始發之際。時師誤以傷寒法治之。未嘗見其不殆也。或病家誤聽七日當自愈。不爾十四日必瘳。因有失治不及期而死者。亦有治之太晚。服藥不及而死者。或有妄用峻劑。攻補失敘而死者。或遇醫家見解不到。心疑膽怯。以急病用緩藥。雖不卽受其害。然遷延而致死。比比皆是。所感之輕者。尙獲僥倖。感之重者。更加失治。枉死不可勝記。嗟乎。守古法不合今病。以今病簡古書。不無明論。是以投劑不效。醫者傍皇無措。病者日近危篤。病愈急投藥愈亂。不死於病。乃死於醫。不死於醫。乃死於聖經之遺亡也。吁。千載以來。何生民不幸如此。余雖固陋。靜心窮理。格其所感之氣。所入之門。所受之處。及其傳變之體。平日所用歷驗方法。詳述于左。以俟高明者正之。旹崇禎壬午仲秋。姑蘇洞庭吳有性。

先著序曰。瘟疫爲病至重也。昔鮮成書。方治闕如。明末有吳又可者。獨能有見於此。著論二篇。反覆推明。謂與傷寒分途。制達原飲。以解其初起之邪。其所主用。惟在下之一法。甚有一下再下三下者。驟閱其論。人或未免驚疑。然細按之。條分縷析。非鑿空之談。亦非孟浪之施也。惜其流布未廣。知之者甚少。儀真劉子方舟業醫早成。心虛而好學。既獲是編。向之有疑於中者。渙如冰釋。因思重爲鋟板。以公諸同輩。知余喜論方書。特出是編以相質。且索數言以弁之。夫瘟疫者。傷寒之別也。自有傷寒論以來。千數百年。塵埋榛塞。近人有稍知討論者。喻氏尚論篇。方氏程氏前後條辨。其著者也。皆醜詆叔和。自矜所得。然皆誤認三陰經之即是裏。於三陰條下諸證治。未免回惑於心。鮮所發明。喻氏翦闢之功有不誣。方氏程氏特亂多道。一時宗之者頗衆。以致開口即云三陰。雖鑠石流金之際。出敢輒投薑附。遇有藥之而效。此則別有所因。而醫者居之不疑。自信愈篤。有識者但從旁竊憫之。今吳氏殘編。復出於斯時。意將有可救正之機歟。夫謂仲景不爲瘟疫立論者。非也。謂仲景原有瘟疫方論。年久而失之者。亦非也。昔王安道欲分傷寒論之半。以屬直中。不知直中之病。雖危亡頃刻。然一於寒而無熱。不似傷寒之傳變倏忽。安道但用以治直中而效耳。其實仲景不爲直中立論也。喻氏醫門法律中。易直中之名爲中寒。亦知安道所矜張者。蓋是傷寒論外之一事耳。今吳氏之於溫疫。可謂發揮無餘蘊矣。然折衷而論。亦祇是疫耳。溫之一字。原可不設。云溫則贅疫。是疫則亂溫。特從俗所稱並舉之。觀其卷末正名之意。及論中後半。但稱時疫。可見疫之首尾。證雖多端。亦但是傷寒論中之一治。觀其主用之方。不越於大小調胃三承氣。而所引發熱而渴不惡寒者溫病。則疫之綱領。已括於論之一條。詎能有出於仲景範圍之外者。而更何慽於疫論之有無耶。凡傷於寒則爲病熱。以其鬱陽而爲熱。當其邪在皮毛。固是寒邪。傳至於裏。則純爲熱邪矣。是以燔灼真陰。煎熬津液。不得已而用下耳。而疫之始終爲熱者。與斯相類。但謂其邪伏於募原。初發即在半表裏間。而兼有三陽證者。是其熱淫之氣。浮越於三陽經。能顯某經之病。當隨某經兼而治之。此則吳氏卓越之見。發前人之所未發。至云溫疫一二三百人。纔遇二三正傷寒。治正傷寒數百人。纔遇一二三真陰證。及乎誤汗誤下。屢汗屢下。絕證全見。此時峻補。尚恐不及。而猶以補爲戒。以參爲慮。此則所見未達。在善讀書者。自權衡之。使來者獲奉斯編。以從事。既知有冬月之正傷寒。又知有三時之感冒。今復知有四時之疫氣。與夫一歲之中。非其時而有其氣。與至而太過不及者。皆能爲病。既知四時正令不病之春溫。又知至而爲病之春溫。與冬不藏精。春必病溫之溫。而疫可連溫之名。溫決不即是疫。則曉了明辨。左右應之而不眩。譬之泛海。已有針車。復何憂方向哉。

劉敞序略曰。明末吴又可先生以溫疫一證。舊無成法。亦鮮明文。著論二卷。謂溫疫與傷寒相類而分途。條分縷析。詳哉言之。余自束髮從事於醫。開卷動多所疑。或質諸師友。或印諸古人之書。必得之釋然而後快。後見此論。反覆玩味。知其灼有所見。可補前人之未逮。雖其中亦有矯枉過正。不能無疑者。如云臨證悉見溫疫。傷寒百無一二。又如達原飲。以解初起之邪。遽用峻猛之藥。似未可盡泥。然表裏先後。次第釐然。凡確信於心。以之如法施治。則即未有不投之而立效者也。向有顛倒原文。竄以臆見。別立書名。擬爲己有。則大失作者之用心矣。

吴儀洛曰。近吴又可瘟疫論。其治法與冬寒春溫夏秋暑熱之治法無別。惟達原飲一方不同耳。然其所論疫邪在膜原半表半裏之間。殊爲未確。故達原飲。亦非的對之方也。傷寒分經

四庫全書提要曰。瘟疫論二卷。補遺一卷。明吴有性撰。有性字又可。震澤人。是書成於崇禎壬午。以四時不正之氣。發爲瘟疫。其病與傷寒相似而迥殊。古書未能分別。乃著論以發明之。大抵謂傷寒自毫竅而入

中脈絡、從表入裏。故其傳經有六、自陽至陰。而以次而深。瘟疫自口鼻而入。伏於募原。其邪在不表不裏之間。其傳變有九。或表。或裏。各自爲病。有但表而不裏者。有表而再表者。有但裏而不表者。有裏而再裏者。有表裏分傳者。有表裏分傳而再分傳者。有表勝於裏者。有先表而後裏者。有先裏而後表者。其間有與傷寒相反十一事。又有變證兼證。種種不同。並著論制方。一一辨別。其顯然易見者。則脈在不伏不沈之間。中取之乃見。舌必有胎。初則白。甚則黃。太甚則黑而芒刺也。其謂數百瘟疫之中。乃偶有一傷寒。數百傷寒之中。乃偶有一陰證。未免矯枉過直。然古人以瘟疫爲雜證。醫書往往附見。不立專門。又或誤解素問冬傷於寒。春必病溫之文。妄施治療。有性因崇禎辛巳。南北直隸。山東浙江大疫。以傷寒法治之不效。乃推究病源。參稽醫案。著爲此書。瘟疫一證。始有繩墨之可守。亦可謂有功於世矣。其書不甚詮次。似隨筆劄錄而成。今姑存其舊。共下卷勞復食後條中。載安神養血湯。小兒時疫條中。載太極丸。並有方而無藥。又疫痢兼證一條。亦有錄而無書。故別爲補遺於末。又正名一篇。傷寒例正誤一篇。諸家瘟疫正誤一篇。原目不載。蓋成書以後所續入。今亦併錄爲一卷。成完書焉。

劉氏奎瘟疫論類編　五卷　存

自序曰。宇宙之大。皆氣之所鼓鑄也。而氣之爲氣各殊焉。一陰一陽曰二氣。風寒暑濕燥火爲六氣。映明出霄則有九氣。旋轉乾坤者更有二十四氣。夫氣雖多端。然皆有名可稽。有義可尋也。獨至於溫疫。乃天地之厲氣。不得以迹求。未許以數測。其來也莫識其源。其去也難竟其所。人感之。近則沿門闔戶。未之逃。遠則城市鄉遂無克獲免。是病之爲害於人者。莫溫疫若也。張長沙傷寒論一書。原非爲治瘟疫而設。第人以瘟疫證候。有類傷寒。故往往以治傷寒之法治之。卽有心知其未穩者。亦不過於麻桂青龍等湯中。加以涼藥而止。然究之不離乎溫散者近是。而終亦未得治瘟疫之肯綮焉。千百年來。貽害非淺。自吳又可先生出。始分傷寒瘟疫爲兩途。謂瘟邪自口鼻而入。伏於膜原。不宜汗散。初起用達原飲爲主方。而隨經加減。析理精詳。又佐以十傳治法。神明而變通之。更著爲偉論。釐新方。獨闢蠶叢。力排誤說。則是有傷寒論於前。不可無瘟疫論於後。洵堪方駕長沙。而鼎足盧扁。功垂萬世。當爲又可先生首屈一指矣。余讀是書有年。觀其識見高明。議論精卓。其於治瘟症。誠無間然矣。但嫌其敍次亂雜。前後倒置。不便觀覽。且行文詳略。未能合宜。字句多所疵纇。意或當時初脫之藁。未經訂正。故叢脞如此。因命子秉錦分別而類敍之。析爲五卷。曰諸論。曰統治。曰雜症。曰提要。曰正誤。取名瘟疫論類編。更參以管見。加之評釋。刪厥繁蕪。補其罅漏。俾後學之誦習。可一目而豁如。作者之心思可昭然而若揭。雖未能如成喩等之表章仲景。而亦未可謂非讀瘟疫論者之一助也。是爲序。昔乾隆五十五年。歲次庚戌季夏劉奎松峯書。

劉嗣宗序略曰。蓋聞莫爲之後。雖聖弗傳。仲景傷寒論一書。賴有諸家註釋。而作者之心思。始大白於世。第傷寒患者絕少。唯瘟疫歲歲不斷。其難療也。更甚於傷寒。但業岐黃家。鮮有深造其域者。自吳又可先生出。始著瘟疫論一書。釋千古之疑。洩乾坤之祕。洵堪方駕長沙矣。第舉世習聞冬傷於寒。春必病瘟等說。其於又可之論。未必不疑信參半也。吾友松峯山人起而表章之。分爲五門。加之評釋。取名瘟疫論類編。眞足以豁習者之目。而傳作者之心。其有功於又可。有功於天下後世。爲何如哉。而山人平居之抱負。更有不盡於是者。余遊東武四十餘年。與山人昆仲交最深。故知之最悉。山人賦性仁慈。與世無忤。爲善唯日不足。抱不羈之才。讀書目下十行。而又手不釋卷。少隨厥祖青岑公方伯西川。又隨父引嵐公分守保郡。間關萬里。晉接名賢。故其詩文。頗具奇氣。醫道多所師承。後引嵐公捐館官署。山人遭逢坎壈。恬然自若。絕不一介於懷。自幼不利場屋。入闈輒病。雖力疾草率爲文而已。能屢蒙薦取。第信天安命。中年即不赴公車。惟以登山臨水。師友聖賢爲事。厥後其兄石菴公督學江左。攜之俱往。而所學益進。伊時山人胞叔太傅相國文正公在朝。侍側者止有猶子松崦一人。石菴隨將山人送至京邸。冀其同登雲路。並點朝班。居無何而山人以病返里。優遊於馬耳常山之間。以詩酒文章自怡悅。閉戶讀書。不作仕進計。更精於醫學。志在救人。不邀財賄。寠人野老。尤所關心。與其子秉錦終歲研窮靈素。探索元微。著有松峯說疫。濯西救急簡方。行世。又有所著景岳全書節文。四大家醫粹。松峯醫話等書。尚未脫稿。吾聞之。其上者立德。其次則立功。其次則立言。若山人者。可謂兼而有之矣。

舒氏詔摘錄瘟疫論　一卷　存

劉氏奎松峯說疫　六卷　存

自序曰。傷寒之不明也。以中寒亂之。瘟疫之不明也。以傷寒亂之。能於其中。劃然分析。則其於治傷寒瘟疫也。思過半矣。傷寒自仲景而下。承承繼繼。各有專家。著書立說者。無慮數十種。獨至瘟疫。則略而不講焉。間有談及者。不過寥寥數語。核焉而不精。語焉而不詳。遂致瘟疫一證。靡所指歸。往往以治傷寒法治之。非大用溫散。即過投苦寒。欲病之愈也難矣。先大人引嵐公一生精於醫理。南北宦遊。雖簿書鞅掌間。聞人疾苦。莫不竭力拯救。余恭聆庭訓。非伊朝夕。且齠年善病。因得於暇日取家藏岐黃書。縱觀之。故頗有會心處。因念瘟疫一門。非他證可比。不能遲之歲月。緩爲調理。其見效在一二劑之內。其痊愈在三五日之間。不可不亟爲講究。以共登寶筏。昔吳又可瘟疫論一書。較之諸家。俱見卓識。獨闢蠶叢。業已盛行海内。故其方論茲集一概不錄。第就自所經歷者。聊紓管見。以羽翼又可。當亦談疫者之所不斥也。夫疫病所包甚廣。而瘟疫特其一耳。又添雜疫寒疫。各著方論。而證治始備。隨編輯酌定。分爲六卷。曰述古。曰論治。曰雜疫。曰辨疑。曰諸方。曰運氣。亦庶幾成一家言焉。第是書之成。錦兒之力居多。其曰松峯説疫者。明乎其不敢擅爲己有。以成錦則歸親之意云爾。其中分傷寒與瘟疫。皎若列眉。而理路治法。亦頗審愼。不敢掩古人所長。而襲爲己有。亦不肯震前賢名望。而爲其所愚。第疫症千變萬化。治之不可膠執。亦不可師心。所願同志君子。神明而變通之。是則余之厚望也。夫是爲序。昔乾隆己酉菊月松峯劉奎書。

周氏揚俊溫熱暑疫全書　四卷　存

自序曰。醫之道難矣哉。凡病傷寒最重。溫熱尤烈。傷寒僅在一時。溫熱暑疫。每發三季。爲時既久。病者益多。苟不明其源。溯流不得清也。不辨其類。療治不得當也。則溫熱暑疫。皆熱證也。燎原之下。竟乏清涼一滴。人無今昔。性有異同。神酣往聖。志切琳瑯。後以一隙微明。靜中索照焉。夫上古聖人。首重色脈。以營之未交已交。定人生死。片言已畢。中古聖人。尚論穀氣盛衰。定人生死。片言已畢。仲景叔季聖人也。既立方論。復出不盡之藏。緯以膀胱之傷與絕。定人生死。先後合符。了無剩義矣。乃仲景於傷寒論中。溫熱森森。具載黃芩白虎等湯。是其治也。後之學者。苟能引伸此意。便可變化不窮。神明千載。不能細察其理。反執以爲治傷寒之法。盍思本湯既無外解之功。又無內奪之力。聖人立法。果何謂乎。自晉以來。疑鬼疑蜮。陋沿無已。如崔文行解溫。用白朮烏頭細辛桔梗四味。更加附子。名老君神明散。更加螢火。名務成子螢火丸。熱藥相投。以火濟火。誰其辨諸。如仲景書。謂太陽病發熱不惡寒而渴者。爲溫病。朱肱活人書。謂發熱惡寒。頭疼身痛者。爲溫病。已悖聖訓矣。又云。春秋發斑欬嗽。爲溫病。至風溫。治在少陰。其所立五方。如葳蕤湯。知母葛根湯。防己湯。栝樓根湯。葛根龍膽湯。風火相熾。燔灼無休。復改聖散子。仍用附子。表裏香燥同之。東坡先生在黃州時。頗稱其效。豈知朱肱已三易其方。用敗毒散而遠熱藥。然厥功奚減厥非。吳氏謂傷寒壞病。更遇溫熱。爲溫病。漻古老人傷寒名家也。其子雲岐以傷寒過經不解者爲溫病。指叔和之言。爲仲景之文。趙嗣眞謂仲景云。重感異氣變爲溫病。汪機謂仲景云。遇溫氣爲溫病。遇溫熱爲溫毒。竟不顧聖經之載於方策者。何曾有此一語。巢氏病源。遵崔文行解散法。一日用摩膏火灸。二日用汗解散。三日復汗之。四日用藜蘆丸瓜蔕散吐之。五六日解未了了者。復鍼之。熱已入胃。雞子湯下之。遂使龐安常自撰微言。一以和解爲主。奉爲靈寶。少移則蹶。巢龐比匪何極。李思訓亦宗和解。王海藏稱其當宋全盛。明哲莫踰。擬非其倫矣。丹溪長於溫熱。善用涼藥。溫熱遇之。自能解散。要非有斟酌於其間也。東垣不善外感。長於內傷。乃從內經悟出冬溫春溫二義。誠暗中一火炬。嘉言極口歎頌。眞先得我心者矣。迨劉河間傷寒直格。於熱病每多入理深談。然混在正傷寒中。在人眼光。採擇不免金屑雜於泥沙者歟。至明季方中行著傷寒條辨。可謂直登仲景之堂。獨開生面。惜其論溫熱亦分陰分陽。似可用熱。遂爲嘉言所宗。嗟乎。病名溫熱。自需寒涼。乃千百年來。盈庭聚訟。先後支吾。陽春寡和於漢庭。塤篪迭奏於晉室。良由來派不清。復無面牆體認。誠習焉而不察耳。不然。豈諸公各自名家。乃甘悖聖矩如是耶。若夫夏月暑證。卽金匱中濕暍氣蒸之病也。潔古東垣以動靜分陰陽。動而得之爲陽。用白虎。靜而得之爲陰。用大順冷香諸劑。豈知夏月杲杲炎威。有陽無陰。動靜不甚相遠。惟多食冰果冷物、及恣意房幃。致傷太陰少陰者。熱藥可以暫用。豈得視溫熱之味。爲通行之藥乎。漕憲北海林夫子爲一代偉人醫學宗匠。俊立雪程門。三五年間。極蒙提命。因授所刻明計部張鳳逵治暑書。□明理蘊。精確不磨。雖有小疵。不掩大德。誠可振聾瞶於千古者也。至叔和云。四時不正之氣。感則爲疫。不知非時不爲厲氣。僅爲寒疫。而大疫之沿門闔境、傳染相同者。允在兵荒之後。尸濁穢氣。充斥道路。人在氣交。感之而病、氣無所異。人病亦同。所以月令於孟春掩骼埋胔。不敢或後者。聖王早慮及此耳。非徒澤及枯骨也。後世治疫之法。未有定見。如嘉言上焦如霧。升逐解毒。中焦如漚。疏逐解毒。下焦如瀆。決逐解毒。俟其營衛既通。乘勢追拔。勿使潛滋暗長於未盡之時。此固不易之論。然求其反覆盡義。變態直窮者。舍吳又可之言。別無依傍也。俊幸生明備。不安苟且。日引光明之藏。志披榛莽之途。輯仲景傷寒論三註。金匱補註之餘。先將溫熱暑疫四證。釐訂經文。采集方論。無背聖法。有合病情。各自成帙。蒙藩憲丁夫子因戊午年時疫盛行。憫編戶之疾苦。如痌瘝之乃身。遂下詢疫所自始。與所爲治。惻然嘆曰。嗟乎。安得明此理者數十輩。循行救治。俾在□輪大樹。夢魘心迷者。一旦提置冰山雪竇之中。奚止飲醍醐而稱快哉。命急付棗以公同志。康熙己未皐月。吳門周揚俊禹載識。

醫籍考卷二十七

東都　丹波元胤紹翁編

方論十五

泰始黃帝扁鵲俞拊方　漢志二十三卷　佚

史記扁鵲傳曰。上古之時。醫有俞拊。治病不以湯液醴灑。鑱石橋引。案扤毒熨。一撥見病之應。因五藏之輸。乃割皮解肌。訣脈結筋。搦髓腦揲荒爪幕。湔浣腸胃。漱滌五藏。練精易形。

鶡冠子曰。龐煖云王獨不聞俞跗之爲醫乎。已成必治。鬼神避之。

說苑曰。中古之爲醫者。曰俞柎。俞柎之爲醫也。搦腦髓束肓莫。炊灼九竅。而定經絡。死人復爲生人。故曰俞柎。

班固曰。方伎者。生生之具。王官之一守也。太古有岐伯俞拊。中世有扁鵲秦和。

應劭曰。扁鵲俞拊。黃帝時醫也。

按俞柎。韓詩外傳作踰跗。太平御覽引史記作俞附。鄭玄周禮註。作榆柎。揚雄解嘲。作臾跗。

黃帝問答疾狀　宋志一卷　佚

扁鵲陷冰丸方　隋志一卷　佚

前漢郊祀志。谷永說方士之妄。有云堅冰淖溺。注晉灼曰。方士詐以藥石若陷冰丸。投之冰上。冰即消液。因假爲神仙道使然也。

按千金方。有太乙神明陷冰圓。是書所載。豈其類歟。後漢臧洪傳曰。焦和恐賊乘凍而過。命多作陷冰丸。以投于河。似不是藥劑。

扁鵲肘后方　隋志一卷　佚

扁鵲療黃經　宋志三卷　佚

枕中祕訣　宋志三卷　佚

亡名氏五藏六府痺十二病方　漢志三十卷　佚

五藏六府疝十六病方　漢志四十卷　佚

五藏六府癉十二病方　漢志四十卷　佚

風寒熱十六病方　漢志二十六卷　佚

五藏傷中十一病方　漢志三十一卷　佚

客疾五藏狂顛方　漢志十七卷　佚

湯液經法　漢志三十二卷　佚

倉公決死生祕要　宋志一卷　佚

史記太倉公傳曰。太倉公者。齊太倉長。臨菑人也。姓淳于。名意。少而喜醫方術。高后八年。更受師同郡元里公乘陽慶。慶年七十餘無子。使意盡去其故方。更悉以禁方予之。傳黃帝扁鵲之脈書。五色診病。知人死生。決嫌疑。定可否。及藥論甚精。受之三年。爲人治病。決死生多驗。然左右行游諸侯。不以家爲家。或不爲人治病。病家多怨之者。文帝四年。人上書言意以刑罪。當傳西之長安。意有五女。隨而泣。意怒罵曰。生子不生男。緩急無可使者。於是少女緹縈傷父之言。乃隨父西。上書曰。妾父爲吏。齊中稱其廉平。今坐法當刑。妾切痛死者不可復生。而刑者不可復續。雖欲改過自新。其道莫由。終不可得。妾願入身爲官婢。以贖父刑罪。使得改過自新也。書聞。上悲其意。此歲中亦除肉刑法。

醫籍考卷三十八

東都　丹波元胤紹翁編

方論十六

張仲景方（唐志作王叔和張仲景藥方）　隋志十五卷（本朝現在書目作九卷）　佚

評病要方　七錄一卷　佚

濟黃經　宋志一卷　佚

金匱要略方　宋志三卷　存

孫奇等序曰。張仲景爲傷寒雜病論合十六卷。今世但傳傷寒論十卷。雜病未見其書。或於諸家方中。載其一二矣。翰林學士王洙在館閣日。於蠹簡中。得仲景金匱玉函要略方三卷。上則辨傷寒。中則論雜病。下則載其方。幷療婦人。乃錄而傳之士流。才數家耳。嘗以對方證對者。施之於人。其效如神。然而或有證而無方。或有方而無證。救疾治病。其有未備。國家詔儒臣。校正醫書。臣奇先校正傷寒論。次校定金匱玉函經。今又校成此書。仍以逐方次於證候之下。使倉卒之際。便於檢用也。又採散在諸家之方。附於逐篇之末。以廣其法。以其傷寒文多節略。故斷自雜病以下。終於飲食禁忌。凡二十五篇。除重複。合二百六十二方。勒成上中下三卷。依舊名曰金匱方論。臣奇嘗讀魏志華佗傳云。出書一卷曰。此書可以活人。每觀華佗凡所療病。多尚奇怪。不合聖人之經。臣奇謂活人者。必仲景之書也。大哉炎農聖法。屬我盛旦。恭惟主上丕承大統。撫育元元。頒行方書。拯濟疾苦。使和氣盈溢。而萬物莫不盡蘇矣。太子右贊善大夫臣高保衡。尚書都官員外郎臣孫奇。司封郎中充祕閣校理臣林億等傳上。

趙希弁曰。金匱玉函經八卷。右漢張仲景撰。晉王叔和集。設答問雜病形證脈理。參以療治之方。仁宗朝王洙得于館中。用之甚效。合二百六十二方。

陳振孫曰。金匱要略三卷。張仲景撰。王叔和集。林億等校正。此書王洙於館閣蠹簡中得之。曰金匱玉函要略方。上卷論傷寒。中論雜病。下載其方。幷療婦人。乃錄而傳之。今書以逐方次於證候之下。以便檢用。其所論傷寒。文多節略。故但取雜病以下。止服食禁忌。二十五篇。二百六十二方。而仍其舊名。

鄧珍序曰。聖人設醫道。以濟夭枉。俾天下萬世。人盡天年。博施濟衆。仁不可加矣。其後繼聖開學。造極精妙。著于時名于後者。和緩扁倉之外。亦不多見。信斯道之難明也與。長沙太守張仲景以頴特之資。徑造閫奥。於是採摭羣書。作傷寒卒病論方合十六卷。以淑後學。遵而用之。困甦廢起。莫不應效若神。迹其功在天下。猶水火穀粟然。是其書可有。而不可無者也。惜乎後之傳者。止得十卷。而六卷則亡之。宋翰林學士王洙偶得雜病方三卷於蠹簡中。名曰金匱方論。卽其書也。豐城之劍。不終埋沒。何其幸耶。林億等奉旨校正。並板行于世。今之傳者。復失三卷。豈非世無和氏。而至寶妄倫於荊石與。僕幼嗜醫書。旁索羣隱。乃獲于盱之丘氏。遂得與前十卷表裏相資。學之者動免掣肘。嗚呼。張茂先嘗言。神物終當有合。是書也。安知不有所待。而合顯於今也。故不敢祕。特勒諸梓。與四方共之。由是張氏之學不遺。軒岐之道昭著。林林總總。壽域同躋。豈曰小補之哉。後至元庚辰樵川玉佩鄧珍敬序。

俞橋曰。宋學士王洙得是書於蠹簡。林億等雖校理重刻。元金以來。世寡經見。諸家或載金匱方治。多於他書中得之耳。不然。何未有一人能語其顛末者。嗟予小子。幸獲伏讀。敢不寶惜。

徐鎔曰。謹按文獻通考二百二十二卷中。金匱玉函經八卷條下。晁氏曰。漢張仲景撰。晉王叔和集。設問答。雜病形證脈理。參以療治之方。仁宗朝。王洙得於館中。用之甚效。合二百六十二方。據此幷前林序云。依舊名曰金匱方論。則王洙館中所得。名曰金匱玉函要略方。係五代時改名耳。所以通考只云金匱玉函經也。是金匱玉函經。元時已無矣。夫金匱玉函經八卷。東漢張仲景祖書名也。金匱方論三卷。傷寒論十卷。似西晉王叔和選集。撰次後俗傳書名也。若金匱玉函要略方。五代及宋相沿書名也。今單名金匱要略。而去其玉函二字。愈遠而愈失其眞矣。又據晉皇甫謐甲乙云。仲景論廣伊尹湯液。用之多驗。王叔和撰次仲景撰論甚精。指事施用。卽今俗所分傷寒論。金匱要略是也。孫眞人千金云。江南諸師。祕仲景傷寒方法不傳。是叔和選論。思邈亦未嘗研也。惟文潞公藥準云。仲景爲羣方之祖。朱奉議活人書云。古人治傷寒有法。治雜病有方。葛稚川作肘后。孫眞人作千金。陶隱居作集驗。玄晏先生作甲乙。其論傷寒治法者。長沙太守一人而已。華佗指張長沙傷寒論爲活人書。昔人又以金匱玉函名之。其重於世若此。然其言雅。非精於經絡。不能曉會。若孫思邈。則未能詳仲景之用心者。是宋時纔分傷寒論。金匱要略。爲二書也。成聊攝明理論云。自古諸方。歷歲浸遠。難可考評。惟仲景之方。最爲衆方之祖。是以仲景本伊尹之法。伊尹本神農之經。醫帙之中。特爲樞要。參今法古。不越毫末。乃大聖之所作也。劉河間原病式云。自黃帝之後。二千五百有餘年。有仲景方論一十六卷。使後之學者。有可依據。文亦玄奧。以致今之學者。尚爲難焉。故今人所習。皆近代方論而已。但究其末。而不求其本。唯近世朱奉議多得其意。遂以本仲景之論。而兼諸書之說。作活人書。其言直。其類辨。使後學者。易爲尋檢施行。故今之用者多矣。據河間十六卷之言。此時仲景書。尚未分傷寒雜病爲二門也。或金匱玉函經八卷。坊間分作十六卷。亦未可知。故東垣內外傷辨惑論曰。易張先生云。仲景藥爲萬世法。號群方之祖。治雜病若神。後之醫者。宗內經法。學仲景心。可以爲師矣。王海藏此事難知云。余讀醫書幾十載矣。所仰慕者。仲景一書爲尤。然讀之未易洞達其趣。欲得一師指之。徧國中無有能知者。故於醫壘元戎云。折中湯液萬世不易之法。當以仲景爲祖。又云。金匱玉函要略。傷寒論。皆張仲景祖神農。法伊尹。體箕子而作也。唐宋以來。如孫思邈葛稚川朱奉議王朝奉輩。其餘名醫雖多。皆不出仲景書。又湯液本草。於孫葛朱王外。添王叔和范汪胡洽錢仲陽成無己陳無擇云。其議論方定。增減變易。千狀萬態。無有一毫不出於仲景者。潔古張元素其子張璧東垣李明之。皆祖張仲景湯液。惜乎世莫有能知者。又云。仲景廣湯液爲大法。晉宋以來。號名醫者。皆出於此。又按丹溪局方發揮或問曰。仲景治傷寒一百一十三方。治雜病金匱要略二十有三門。何也。答曰。仲景諸方。實萬世醫門之規矩準繩也。後之欲爲方圓平直者。必於是而取則焉。曰要略之方。果足用乎。曰天地氣化無窮。人身之病。亦變化無窮。仲景之書。載道者也。醫之良者。引例推類。可謂無窮之應用。借令略有加減修合。終難踰越矩度。又曰圓機活法。内經具舉。與經意合者。仲景書也。仲景因病以制方。局方製藥以俟病。據數家說。是元末及我國朝初。醫方分傷寒雜病爲二家也。只因聊攝七十八歲撰成明理論。八十歲時。註完傷寒論。未暇註金匱論。所以俗醫分爲二門。致今時衆口一辭。謂仲景能治傷寒。而不能療雜證也。寃哉。余素慨金匱方論與傷寒論。睽離孤處。及註解傷寒論。又明理論。乖散失羣。已近五百年。因謀諸新安師古吳君。校壽一梓。成濟睽而得會遇。庶幾業醫者。弗致得此失彼。各自專門爲粗陋。又冀華劍復合。昌鏡再圓。天作之合云爾。萬曆戊戌孟夏吉日。匿迹市隱逸人謹識。

徐靈胎曰。金匱要略。乃仲景治雜病之書也。其中缺略處頗多。而上古聖人。以湯液治病之法。惟賴此書之存。乃方書之祖也。其論病皆本于内經。而神明變化之。其用藥悉本于神農本草。而融會貫通之。其方則皆上古聖人。歷代相傳之經方。仲景間有隨證加減之法。其脈法。亦皆内經及歷代相傳之眞訣。其治病無不精切周到。無一毫游移參錯之處。實能洞見本源。審察毫末。故所投必效。如桴鼓之相應。眞乃醫方之經也。惜其所載諸病。未能全備。未知有殘缺與否。然諸大證之綱領。亦已粗備。後之學者。以此爲經。而參考推廣之。已思過半矣。自此以後之書。皆非古聖相傳之眞訣。僅自成一家。不可與金匱並列也。

姚際恆曰。金匱玉函經。又名金匱要略。稱漢張仲景撰。晉王叔和集。案此非仲景撰。乃後人僞託者也。

按　先子曰。張仲景云。作傷寒雜病論合十六卷。而梁七錄。張仲景辨傷寒十卷。乃今所傳傷寒論。其六卷則雜病論。即今金匱要略。係其遺篇。考千金方。江南諸師。祕仲景要方不傳。隋巢元方作病源候論。傷寒門中有傷寒論文。而不著仲景之名。蓋據小品所引而收載乎。然於其婦人三十六疾。而稱仲景義最玄深。非愚淺能解。巢氏豈特寓目於雜病。而未及傷寒論耶。孫思邈晚年得仲景原本。收翼方第九第十卷中。而他門並無引之者。孫氏豈特研傷寒論。而未及雜病論耶。後天寶中。王燾撰外臺祕要。載此書方藥。而云出傷寒論。乃其不易舊目者。原書或僅存於臺閣中。而王氏特得窺之耶。意者仲景之書。自晉經隋唐。顯晦離合。其傳不一如此。蓋唐時有合傷寒雜病論。改名金匱玉函。以傳之者。後人因刪略其要。約爲三卷。更名云金匱玉函要略歟。淮南要略訓。高誘註曰。鴻烈二十篇。略數其要。明其所指。序其微妙。論其大體也。命名之義。蓋出于此。且林億等序云。傷寒文多節略。傷寒乃有全本。故知其多節略。至雜病。則雖他本可考。以傷寒例之。則其節略舊文可復知也。林序又云。依舊名曰金匱方論。徐鎔因謂王洙館中所得。名曰金匱玉函要略方論。係于五代時改名耳。然周禮疾醫職。賈公彥疏引張仲景金匱云。神農能嘗百草。則炎帝者也。今要略無此文。豈其所刪略歟。以此知唐時已有金匱之目。必非五代時改名也。皇甫謐云。仲景垂妙于定方。陶弘景云。惟仲景一部。最爲衆方之祖。又悉依本草。但其善診脈。明氣候。以意消息之爾。二氏距仲景未遠。其言如此。然要略中方論。儘有不合繩墨者。故今人或云。某論非仲景之舊。某方非仲景之真。肆意刪改。以爲復古。此誤也。巢氏病源引小品云。華佗之精微。方類單省。而仲景經。有侯氏黑散。紫石英方。皆數種相出入節度。陳延之以晉初人。其言如此。是他至篇末宋人附方。千金外臺中引仲景者頗多。豈知今之致疑者。盡非仲景之本論原方乎。此宜存而不議焉。

再按讀書志。以是書與玉函經相混作八卷。而劉完素所稱仲景方論一十六卷者。據其自序而言之。非當時有原本。徐鎔致疑于斯。殆爲失考。

趙氏 良仁 金匱方衍義　未見

蘇州府志曰。趙良仁字以德。少試吏憲司。即棄去。從丹溪朱彥脩學醫。治療多有奇效。名動浙東西。所著醫學宗旨。金匱方衍義。幷丹溪藥要等書。張氏據吳。良仁挈家去浙。後復來吳。占籍長洲。以高壽終。

胡氏 引年 金匱要略方註　未見

程林曰。金匱要略。明初有趙以德註。嗣後有胡引年註。方論訛舛甚多。

盧氏 之頤 金匱要略摸象　佚

摩索金匱　九卷　未見

杭世駿曰。盧之頤著金匱要略摸象。未成。父促之成。既成。火之。曰十年後。方許汝著書。父歿後。述先人之志。成摩索金匱九卷。右目偏盲。摩索者。言暗中得之也。

徐氏彬金匱要略論註　二十四卷　存

自序曰。不習經義。不可以論史。不讀史。不可以衡論百家之書。蓋治理之變。莫備於史。而其源必出於經。此古今之通義也。張仲景者。醫家之周孔也。仲景之傷寒論。金匱要略。醫家之六經也。今仲景傷寒論。有吾師南昌喻先生尙論。復有余一百十三方發明。業已流布。其金匱要略。卽所謂金匱玉函經也。爲後世雜症方書之祖。乃有藥味有方論之靈素也。其中立言之意。欲人每證必明致病之由。每藥必明參互之法。而後分證論治。經權相參。不令龐雜撓亂正法。故立論著方。寧簡無冗。謂繁冗則視聽搖。心意惑。而失其端緒也。人則以爲奧而略之。後之方書。旁搜博設。務爲廣羅。冀人弋獲。于是用方者。合則神奇。誤則夭枉。甚或因病索書。炤方偶驗。傳誦鄉里。究竟用方者。未詳藥證相合之故。若是者。求其觸類引申。自不可得。一槪據方覓病。豈非刻舟求劍歟。且療病必索書。而求不解意之方。得者爲偶得。不得當何如。甚乃因其不解方意。而誤投殺人。又當何如。人則以爲便而遵之。獨喻師作醫門法律。立論多宗金匱。固足以表章前人。啓牖末學矣。然僅如一人遇事慷慨。引經斷義。言者足以悅心。聞者足以動聽。豈若使人人各習全經。曉暢經義。其聲教四訖之盛。更爲博大。但奧義難悉。此余著金匱要略論註。正如六經既明。則古今諸史。不期明而自明。謂源流既正。即復泛涉方書。自有朝宗之妙耳。顧以謭劣。闡斯祕要。千慮一得。豈能盡先聖精蘊。聊爲下里巴音。以冀白雪之和云爾。旹康熙十年。歲次辛亥孟夏朔日。檇李徐彬忠可氏題。

凡例曰。一此書廢墜已久。中多訛字。疑者闕之。示愼也。間有挨文析義。聊以鄙見質之後賢。　一原文有附方。云出千金外臺諸書。似屬後人贅入。然方引藥味。頗亦不凡。或原爲仲景所制。因述彼習用者之書名。今悉如徐鎔傳本附列。以俟參考。　一拙著有註有論。正義疏釋。備於註。或有剩義。及總括諸證。不可專屬者。見於論。更有經義可借以發本文之覆者。別具上方。　一此書雖出管見。然遠近有道。無不就正。博洽君子。即未習醫。亦虛心質之。借重姓氏。以奉教。多者居前。非有所先後也。若從遊諸賢。竟屈肩隨矣。　一註中精意。宜詳味者。用密圈○○○。其有緐剩者。用密點、、、。其就經文逐字註釋者。悉用空尖△△△。非以此分句讀。故凡係經文字面。即尖之。取其易辨耳。　一讀我論註有法。須先將方論藥味。逐字不遺。熟記貫串。竭其知識。探討既久。然後將余論註。驗其得失。不可摘段取便。不可彷彿涉略。要知他方書。原屬剽竊湊集。故可閱首置尾。即內中採擇一條。時亦獲驗。若金匱之妙。統看一卷。全體逼現。不獨察其所用。須察其所不用。要知仲景審證用藥。已臻聖域。其所不用藥。豈智力不及後人耶。

四庫書目提要曰。金匱要略論註二十四卷。漢張機撰。國朝徐彬註。機字仲景。南陽人。嘗舉孝廉。建安中官至長沙太守。是書亦名金匱玉函經。乃晉高平王叔和所編次。據陳振孫書錄解題。則此書叔和所編。本爲三卷。王洙鈔存其後二卷。後又以方一卷。散附於二十五篇。蓋已非叔和之舊。然自宋以來。醫家奉爲典刑。與素問難經並重。得其一知半解。皆可以起死回生。則亦岐黃之正傳。和扁之嫡嗣矣。機所作傷寒卒病論。自金成無已之後。註家各自爭名。互相竄改。如宋儒之談錯簡。原書端緒。久已瞀亂難尋。獨此編僅僅散附諸方。尚未失其初旨。尤可寶也。漢代遺書。文句簡奧。而古來無註。醫家猝不易讀。彬註成於康熙辛亥。註釋尚爲顯明。今錄存之。以便講肄。彬字忠可。嘉興人。江西喻昌之弟子。故所學頗有師承云。

程氏林金匱要略直解　三卷　存

凡例曰。一引證諸書。悉本靈素。本草。脈經。甲乙。中藏。及傷寒論。其六朝唐宋諸名家有確論者。附之。林也後學。以經證經。要在直截簡切。義理詳明。期於取用。不故作僻語迂論曲解。以欺誤人也。　一斯道之妙。洞徹氣化之機。精貫陰陽之理。非參究之士。語之不知。非達道之人。傳之莫習。故讀仲景金匱。必融會仲景傷寒。澄心年月。便領悟其旨趣。否則得此失彼。未詳窺其要妙也。　一仲景方法。如麻黃湯。先煮麻黃者。大承氣。後內芒硝者。大小柴胡復煎者。有頓服。溫服。小冷服。日三服。日三夜一服。日再服。其助藥力。有啜粥。有飲暖水。有食糜者。有重覆取汗。取微似有汗。取下。取利小便者。如此之類。未可一二詳載。方法圓通。千古不能踰越。故謂之祖方。　一宋林億校正。附唐人諸方。如侯氏黑散之類。今皆刪去。其柴胡飲子。則宋人方也。

張氏志聰金匱要略註　未見

按右見于傷寒綱目序。

高氏世栻　未見

按右見于素問直解凡例。

周氏揚俊金匱要略補註　未見

按右見于溫熱暑疫全書序。

沈氏明宗金匱要略編註　二十四卷　存

沈明宗曰。金匱一書。文辭簡略。義理深玄。誠補軒岐之不足。爲後學之津梁也。但從來著書立言。必先綱領。次及條目。而是編乃以治病問答冠於篇首。敍例大意反次後章。且諸方論頭緒。參差不貫。使觀者如入霧徑。失其所之。棄而不讀者。有之矣。嗟乎。仲景去今千有餘禩。簡多遺亡。而原文夾於傷寒論中。後人未窺其微。以致分出。編次失序。究非仲景之意。編仲景書者之誤也。故余不揣鄙陋。僭以次章冠首。而爲序例。次以天時地理。脈證湯法。魚尾相貫於後。俾條理不紊。而使讀者易升堂奧。同登彀趣。未識鑒者以爲何如。

魏氏荔彤金匱要略本義　三卷　存

按是書頁面。題曰論註。自序曰釋義。名目各異。序後又附林億等序。及徐鎔說一篇。依舊釐爲三卷。註解雖多闡明。不免文詞龐雜也。

尤氏怡金匱要略心典　三卷　存

自序曰。金匱要略者。漢張仲景所著。爲醫方之祖。而治雜病之宗也。其方約而多驗。其文簡而難通。唐宋以來。註釋闕如。明與之後。始有起而論之者。迄於今乃不下數十家。莫不深求精討。用以發蒙而解惑。然而性高明者。泛騖遠引。以曲逞其說。而其失則爲浮。守矩矱者。尋行數墨。而畏盡其辭。而其失則爲隘。是隘與浮者。雖所趣不同。而其失則一也。余讀仲景書者數矣。心有所得。輒筆諸簡端。以爲他日考驗學問之地。

非敢畢以註是書也。日月既深，十已得其七八，而未克遂竟其緒。丙午秋日，抱病齋居，勉謝人事，因取金匱舊本，重加尋繹。其未經筆記者補之，其記而未盡善者，復改之，覃精研思，務求當於古人之心而後已。而其間深文奧義，有通之而無可通者，則闕之，其係傳寫之誤者，則擬正之，其或類後人續入者，則刪汰之。斷自藏府經絡以下，終於婦人雜病，凡二十有二篇，釐爲上中下三卷，仍宋林億之舊也。集既成，顏曰心典，謂以吾心求古人之心，而得其典要云爾。雖然，劉氏擾龍，宋人刻楮，力盡心劇，要歸罔用，余之是註，安知其不仍失之浮，即失之陷也耶。世有哲人，箴予闕失，而賜之教焉，則予之幸也。雍正己酉春日，飲鶴山人尤怡題北郭之樹下小軒。

徐大椿序曰：今之稱醫宗者，則曰四大家，首仲景，次河間，次東垣，次丹溪，且曰仲景專於傷寒，自有明以來，莫有易其言者也。然竊嘗考神農著本草以後，神聖輩出，立君臣佐使之制，分大小奇偶之宜，於是不稱藥而稱方，如內經中所載半夏秫米等數方是已。迨商而有伊尹湯液之說，大抵湯劑之法，至商而盛，非自伊尹始也。若扁倉諸公，皆長於禁方，而其書又不克傳，惟仲景則獨祖經方，而集其大成，遠接軒皇，近兼眾氏，當時著書垂教，必非一種，其存者，有金匱要略及傷寒論兩書。當宋以前。本合爲一。自林億等校刊。遂分爲兩焉。夫傷寒。乃諸病之一病耳。仲景獨著一書者。因傷寒變證多端。誤治者衆。故尤加意。其自叙可見矣。且傷寒論中。一百十三方。皆自雜病方中檢入。而傷寒之方。又無不可以治雜病。仲景書具在。燎如也。若三家之書。雖各有發明。其去仲景。相懸不可以道里計。四家並稱。已屬不倫。況云仲景專於傷寒乎。嗚呼。是尚得爲讀仲景之書者乎。金匱要略。正仲景治雜病之方書也。其方亦不必盡出仲景。乃歷聖相傳之經方也。仲景則匯集成書。而以己意出入焉耳。何以明之。如首卷栝樓桂枝湯。乃桂枝湯加栝樓也。然不曰桂枝加栝樓湯。而曰栝樓桂枝湯。則知古方本有此名也。六卷桂枝加龍骨牡蠣湯。卽桂枝湯加龍骨牡蠣也。乃不別名何湯。而曰桂枝加龍骨牡蠣湯。則知桂枝湯爲古方。而龍骨牡蠣。則仲景所加也。如此類者。不可勝舉。因知古聖治病方法。其可考者。惟此兩書。眞所謂經方之祖。可與靈素並垂者。苟有心於斯道。可舍此不講乎。說者又曰。古方不可以治今病。執仲景之方以治今之病。鮮效而多害。此則尤足歎者。仲景之方。猶百鈞之弩也。如其中的。一舉貫革。如不中的。弓勁矢疾。去的彌遠。乃射者不恨己之不能審的。而恨弓強之不可以命中。不亦異乎。其有審病雖是。藥稍加減。又不驗者。則古今之本草殊也。詳本草惟神農本經。爲得藥之正性。古方用藥。悉本於是。晉唐以後諸人。各以私意加入。至張潔古輩出。而影響依附。互相辨駁。及失本草之正傳。後人遵用不易。所以每投難拒。古方不可以治今病。遂爲信然。嗟乎。天地猶此天地。人物猶此人物。若人氣薄。則物性亦薄。豈有人今而藥獨古也。故欲用仲景之方者。必先學古窮經。辨證知藥。而後可以從事。尤君在涇。博雅之士也。自少卽喜學此藝。凡有施治。悉本仲景。輒得奇中。居恒歎古學之益衰。知斯理之將墜。因取金匱要略。發揮正義。朝勤夕思。窮微極本。凡十易寒暑而後成。其間條理通達。指歸明顯。辭不必煩。而意已盡。語不必深。而旨已傳。雖此書之奧妙。不可窮際。而由此以進。雖入仲景之室無難也。尤君與余有同好。屬爲敘。余讀尤君之書。而重有感也。故舉平日所嘗論說者。識於端。尤君所以註此書之意。亦謂是乎。雍正十年壬子陽月。松陵徐大椿敘。

黄氏元御金匱懸解　二十二卷　未見

四庫全書提要曰。右國朝黄元御撰。元御謂張機著金匱玉函經。以治內傷雜病。大旨主於扶陽氣。以爲運化之本。自滋陰之說勝。而陽自陰升。陰由陽降之理。迄無解者。因推明其意。以成此書。於四診九候之法。言之頗詳。

戴氏震　金匱要略註　未見

按右見于揚州畫舫錄。

李氏鈞　金匱要略註　未見

李斗曰。李鈞字振聲。精仲景法。方伯族人患傷寒。見陽明證。時醫治以寒劑。延月餘殆甚。方伯延鈞診之。曰此寒證也。宜溫中。用附子一兩服。則病益劇欲絕。鈞曰。劑輕故。加附子至二兩。與人參二兩同服。衆醫難之。鈞曰。吾自見及。試坐此待之如何。力迫之服。及明日。霍然矣。謂諸醫曰。病之寒熱。辨脈之往來。此脈來動而去滯。知其中寒而外熱。仲景所已言。諸君未見及耳。所著有金匱要略註。多發前人所未發。揚州畫舫錄

朱氏光被　金匱要略正義　二卷　存

按朱光被。字峻明。其里貫未詳。是書莫知修于何代。其編第與目次不合。行墨間塗乙點圈。加以朱筆。無序及跋文。其潦草牽率。似未全脫稿者。往歲吳舶齎來。龜山醫員岡田義叔從鎮臺牧野和州成傑至碚陽。不吝重價。購之而歸。余逮借閱之。註中有啓前哲未道之蘊者。乃錄一通以藏之。義叔名順益。風骨瀟灑。亦好古之士也。

醫籍考卷三十九

東都　丹波元胤紹翁編

方論十七

衞氏汎四逆三部厥經　佚

張仲景方序曰。衞汎好醫術。少師仲景。有才識。撰四逆三部厥經。及婦人胎藏經小兒顱顖方三卷。皆行於世。太平御覽

華氏佗內事　七錄五卷　佚

華佗方　隋志十卷宋志作一卷　佚

隋志曰。吳普撰。佗。後漢人。

中藏經　宋志一卷　存

鄧處中序曰。華先生諱佗。字元化。性好恬淡。喜味方書。多遊名山幽洞。往往有所遇。一日因酒息于公宜山古洞前。忽聞人論療病之法。先生訝其異。潛過洞竊聽。須臾有人云華生在邇。術可付焉。復有一人曰道生性貪。不憫生靈。安得付也。先生不覺愈駭。躍入洞。見二老人。衣木皮。頂草冠。先生躬趨左右而拜曰。適聞賢者論方術。遂乃忘歸。况濟人之道。素所好爲。所恨者。未遇一法可以施驗。徒自不足耳。願賢者少察愚

誠。乞與開悟。終身不負恩。首坐先生云。術亦不惜。恐異日與子爲累。若無高下。無貧富。無貴賤。不務財賄。不憚勞苦。矜老恤幼爲急。然後可脫子禍。先生再拜謝曰。賢聖之語。一一不敢忘。俱能從之。二老笑指東洞云。石牀上有一書函。子自取之。速出吾居。勿示俗流。宜祕密之。先生時得書。回首已不見老人。先生懾怯離洞。忽然不見。雲奔雨瀉。石洞摧塌。既覽其方論。多奇怪。從茲施治。效無不存神。先生未六旬。果爲魏所戮。老人之言。預有斯驗。余迺先生外孫也。因弔先生寢室。夢先生引余坐語。中藏經。眞活人法也。子可取之。勿傳非人。余覺驚怖不定。遂討先生舊物。獲石函一具。開之得書一帙。迺中藏經也。予性拙於用。復授次子思。因以志其實。甲寅秋九月序。

陳振孫曰。中藏經一卷。漢譙郡華佗元化撰。其序稱靈洞主少室山鄧處中。自言爲華先生外孫。莫可考也。

樓鑰跋曰。余少讀華佗傳。駭其醫之神奇。而惜其書之火於獄。使之尙存。若刳腹斷臂之妙。又非紙上語所能道也。古汴陸從老。近世之良醫也。嘗與之論脈曰。無如華佗之論最切。曰性急者脈亦急。性緩者脈亦緩。長人脈長。短人脈短。究其說未暇也。一日得閩中倉司所刊中藏經讀之。其說具在。蓋貳卿姜公詵爲使者時所刊。凡三十餘年。而余始得之序引之說。頗涉神怪。難於盡信。然其議論卓然。精深高遠。視脈察色。以決死生。雖不敢以爲眞是元化之書。若行於世。使醫者得以習讀之。所濟多矣。惜乎差舛難據。遂擕至姚江。以叩從老。從老笑曰。此吾家所祕。不謂版行已久。因出其書見假。取而校之。乃知閩中之本未善。至一版或改定數十百字。前有目錄。後有後序。藥方增三之一。閩本間亦有佳處。可證陸本之失。其不同而不可輕改者。兩存焉。始得爲善本。老不能繕寫。俾從子㮣手錄之。蘄春王使君成父聞之欣然。欲於治所大書鋟木。以惠後學。且以成余之志。㮣所錄。面授而記其始末於左。藥方凡六十道。亦有今世所用者。其間難曉者有之。恐非凡識所及。佗傳稱處齊不過數種。又未知此爲是否。好事者能以閩本校之。始知此本之爲可傳也。

呂復曰。中藏經八卷。少室山鄧處中云。華先生佗游公宜山古洞。值二老人。授以療病之法。得石牀上書一函。用以施試甚驗。余乃先生外孫。因弔先生寢室。夢有所授。獲是經於石函中。其託爲荒誕如此。竟不考傳獄吏焚書之實。其僞不攻自破。按唐志有吳普集華氏藥方。別無中藏之名。普其弟子。宜有所集。竊意諸論非普輩不能作。鄧氏特附別方。而更今名耳。蓋其方有用太平錢。並山藥者。蓋太平乃宋熙陵初年號。

薯蕷。以避厚陵偏諱。而始名山藥。其餘可以類推。然脈要及察聲色形證等說。必出元化遺意。覽者細爲審諦。當自知之

俞弁曰。中藏經八卷。相傳華元化撰。按唐書藝文志。有吳普集元化藥方。別無中藏之名。普。廣陵人。親授業于元化之門。以術藝知名。今集中諸論。非普不能作。靈洞道士鄧處中自序。元化外孫。因弔寢室。得此書於夢中。余竊疑其妄誕。論後附方。意者皆鄧生增入之耳。如此黃煎丸。內有山藥。古方名薯蕷。爲避宋英宗諱。故易名山藥。燒肝散內。有白朮蒼朮。本草及古方書。止云朮。不分蒼白二種。牢牙地黃散細注云。此方。見僧文瑩湘山野錄。文瑩宋僧。二者可證其出於鄧生之手。覽者當自知之。

馮夢禎跋趙魏國書華氏中藏經并祕方眞蹟曰。此趙魏國晚歲養閑書也。錄華氏中藏經四十七條。首尾俱不完。爲二卷。而後附祕方六十道。別爲一卷。分而復合。喜爲潤卿所有。筆法蕭散。閑肆無意。意多弇州先生王百穀董玄宰跋之詳矣。而潤卿復乞余一轉語。余觀古人以文章書畫名後世者。類不肯虛其暇日。至於晚歲。娛老養閑。此意不廢。相傳魏公日課萬字。佛道聖典。人間祕書。隨意揮灑。不脛而走天下。況此二卷。二萬餘言。爲祕論名方。是活人壽世。而希傳者耶。晴牕雨軒。隨拈

一卷。焚香披閱。便可永日。愼卿其寶之。快雪堂集

周錫瓚跋曰。世傳醫書。莫古於素問。王冰謂卽漢藝文志之黃帝內經。然已不合於十八卷之數。况後出之書耶。惟求其是者信之而已。華氏中藏經。陳直齋書錄解題云。一卷。宋史藝文志同。然魏志佗傳。佗出一卷書與獄吏。吏不敢受。索火焚之。則佗之書久絕矣。何以至宋世而忽出耶。傳又稱其弟子吳普樊阿從佗學。普準佗治。多所全濟。阿善鍼術。普年九十餘。阿壽百餘歲。則佗書雖不傳。而弟子習其業者。亦可以著書傳後。隋經籍志載吳普撰華佗方十卷。華佗內事五卷。觀形察色。幷三部脈經一卷。枕中灸刺經一卷。普集華氏藥方。新舊唐書皆載於經籍藝文志。而宋藝文志亦有華佗藥方一卷。其書想北宋時。尙有流播。或多殘缺。故其時名醫綴輯而成此書。別立名目。以託於華氏。且宋自建隆以來。甚重醫學。乾德初。考校醫官藝術。太平興國間。訪求醫書。其時王懷隱成太平聖惠方。李昉詳定唐本草。仁宗時。許希亦著神應鍼經要訣。宋重醫學。幾與唐之明法明算等。疑其書或出於此時。雖非元化之書。要其說之精者。必有所自也。書一刻於宋之閩中。爲倉司本。一爲樓攻媿鑰所校本。余得舊鈔本。前後多缺。無序文目錄。幷樓公跋。且避高孝兩朝諱。疑卽攻媿所校本。因取新安吳氏刻本補其缺。而用一

按字註於下。以別於原註。并從攷姚集中錄跋附後。始得爲完書。後附藥方。吳本倍於此本。其相同者。僅二十方。餘皆後人以意增入。非原書也。今悉依舊本。雖未得宋刊校補。然已與吳本迥別矣。書之可傳。攷姚跋之已詳。茲述其書之由來。而使世之學者。勿以魏志有火於獄之說。而疑之也。書凡一卷。後附方六十道。因爲上下二卷云。乾隆五十七年。秋九月。茂苑周錫瓚識於楓橋之香嚴書屋。

孫星衍序曰。華氏中藏經。見鄭樵通志藝文略。爲一卷。陳振孫書錄解題同。云漢譙郡華佗元化撰。宋史藝文志華氏作黃。蓋誤。今世傳本有八卷。吳勉學刊在古今醫統中。余以乾隆丁未年。入翰林。在都見趙文敏手寫本。卷上。自第十篇。性急則脈急已下起。至第二十九篇。爲一卷。卷下。自萬應圓藥方至末。爲一卷。失其中卷。審是眞蹟。後歸張太史錦芳。其弟錄稿贈余。又以嘉慶戊辰年。乞假南歸。在吳門見周氏所藏元人寫本。亦稱趙書。具有上中下三卷。而缺論診雜病必死候第四十八。及察聲色形證決死法第四十九兩篇。合前後二本校勘。明本每篇脫落舛誤。凡有數百字。其方藥名件。次序分量。俱經後人改易。或有刪去其方者。今以趙寫兩本爲定。此書文義古奥。似是六朝人所撰。非後世所能假託。考隋書經籍志。有華佗觀形察色。并三部脈經一卷。疑卽是中卷論診雜病必死候已下二篇。故不在趙寫本中。未敢定之。鄧處中之名。不見書傳。陳振孫亦云自言爲華先生外孫。稱此書因夢得于石函。莫可考也。序末稱甲寅秋九月序。古人亦無以干支紀歲。不著歲字者。疑其序僞作。至一卷。三卷。八卷。分合之異。則後人所改。趙寫本旁注。有高宗孝宗廟諱。又稱有庫本陸本異同。是依宋本手錄。元代不避宋諱。而不更其字。可見古人審愼闕疑之意。此書。四庫書既未錄存。又兩見趙寫善本。急宜刊刻。以公同好。卷下萬應圓等。皆以丸散治疾。而無湯藥。古人配合藥物分量。案五藏五味。配以五行生成之數。今俗醫任意增減。不識君臣佐使。是以古人有不服藥爲中醫之歎。要知外科丸散。率用古方分量。故其效過于內科。此卽古方不可增減之明證。余所得宋本醫學書甚多。皆足證明人改亂古書之謬。惜無深通醫理者。與共證之。嘉慶十三年。太歲戊辰。十月四日。孫星衍撰序于安德使署之平津館。

按是書名中藏者。取寶而藏之之義。後漢百官志曰。中宮私府令一人。六百石。註。官者。主中藏幣帛諸物。又蓋勳傳曰。多出中藏財物以餌士。註。中藏。猶內藏也。孫星衍謂卷第分合之異。後人所改。然考樓跋。宋時已有兩本。蓋吳勉學所輯據閩中倉司刊本者。與樓氏所謂一版或改定數十百字。藥方增三之二者相符。趙文敏所書。則以蘄春王成父刊本爲祖者。其詳記樓氏校語。并避兩朝廟諱。則可以爲證爲。特周刻合爲二卷。殆不可解。孫氏序稱周本具有上中下三卷。而周刻卷末。有已上八方。陸本在中卷四十論後語。則原又爲三卷。孫又稱中卷論診雜病必死已下二篇。以爲隋志所載佗書遺文。因查王叔和脈經。有扁鵲華佗察聲色要訣。其論約略相類。則知其出于佗書。孫說可謂詳確矣。

華佗尤候　佚

按右見于幼幼新書。

青囊方　佚

徐春甫曰。魏華佗得異人授受。今亡之。

耿氏（奉）方　七錄六卷　佚

李氏（謐之）藥方　七錄一卷　佚

呂氏（廣）金韜玉鑑經　宋志三卷　佚

葛仙公杏仁煎方　宋志一卷　佚

晉書葛洪傳曰。洪祖玄。吳時學道得仙。號曰葛仙公。

醫籍考卷四十

東都　丹波元胤紹翁編

方論十八

王氏叔和論病　七錄六卷　佚

皇甫氏謐依諸方撰　隋志一卷　佚

支氏法存申蘇方　七錄五卷　佚

劉敬叔曰。沙門有支法存者。本自胡人。生長廣州。妙善醫術。遂成巨富。有八尺毾㲪。光彩耀目。作百種形像。又有沈香八尺板牀。居常香馥。太原王琰爲廣州刺史。大兒邵之屢求二物。法存不與。王因狀法存豪縱。乃殺而籍沒家財焉。異苑

孫思邈曰。諸經方往往有脚弱之論。而古人少有此疾。自永嘉南渡。衣纓士人。多有遭者。嶺表江東。有支法存仰道人等。並留意經方。偏善斯術。晉朝仕望。多獲全濟。千金方

阮氏文叔河南藥方唐志作阮炳。　七錄十六卷　佚

册府元龜曰。阮炳。字叔文。爲河南尹。精意醫術。撰藥方一部。

按文叔叔文。必有一誤。葛洪肘后方序云。阮河南等撰集暴卒備急方。豈是書之外。別有所採錄歟。

謝氏泰黃素醫方 舊闕撰人名氏。今據新唐志訂錄。 七錄一十五卷 舊唐志。作十五卷。 佚

按葛洪肘后方序。有崔中書黃素方。似與是書不同。

葛氏洪玉函方 晉書洪傳。作金匱藥方。 百卷 佚

葛洪曰。余見戴霸華佗所集金匱綠囊。崔中書黃素方。及百家雜方。五百許卷。甘胡呂付周始甘唐通阮南河等。各撰集暴卒備急方。或一百十。或九十四。或八十五。或四十六。世人皆爲精悉。不可加也。余究而觀之。殊多不備。諸急病其尚未盡。又渾漫雜錯。無其條貫。有所尋按。不即可得。而治卒暴之候。皆用貴藥。動數十種。自非富室。而居京都者。不能素儲。不可卒辨也。又多令人以針治病。其灸法又不明處所分寸。而但說身中孔穴榮輸之名。自非舊醫備覽明堂流注偃側圖者。安能曉之哉。余所撰百卷。名曰玉函方。皆分別病名。以類相續。其九十三卷。皆單行徑易。籬陌之間。顧眄皆藥。衆急之病。無不畢備。家有此方。可不用醫。醫多承襲世業。有名無實。但養虛聲。以圖財利。寒白退士。所不可得使。使之者乃多誤人。未有若自閑其要。勝於所迎無知之醫。醫又不可卒得。得又不肯即爲人使。使腠理之微疾。成膏肓之深禍。乃至不救。且暴急之病。而遠行借問。卒多枉矣。抱朴子

晉中興書曰。葛洪。字稚川。丹陽句容人。幼覽衆書。近得萬卷。自號抱朴

子。善養性之術。撰經用救驗方三卷。號曰肘后方。又撰玉函方一百卷。于今行用。太平御覽

玉函煎方　隋志五卷　佚

肘后方 晉書洪傳。作肘后要急方。唐志。作肘后救卒方。　隋志六卷 舊唐志。作四卷。本朝現在書目。作一卷。　佚

自序曰。余既窮覽墳索。以著述餘暇。兼綜術數。省仲景元化劉戴祕要。金匱綠秩。黄素方。近將千卷。患其混雜煩重。有求難得。故周流華夏九州之中。收拾奇異。捃拾遺逸。選而集之。使種類殊分。緩急易簡。凡爲百卷。名曰玉函。然非有力不能盡寫。又見周甘唐阮諸家。各作備急。既不能窮諸病狀。兼多珍貴之藥。豈貧家野店。所能立辦。又使人用鍼。自非究習醫方。素識明堂流注者。則身中榮衞。尚不知其所在。安能用鍼以治之哉。是使鳧雁摯擊。牛羊搏噬。無以異也。雖有其方。猶不免殘害之疾。余今採其要約。以爲肘后救卒三卷。率多易得之藥。其不獲已。須買之者。亦皆賤價草石。所在皆有。兼之以灸。灸但言其分寸。不名孔穴。凡人覽之。可了其所用。或不出乎垣籬之內。顧眄可具。苟能信之。庶免橫禍焉。世俗苦於貴遠賤近。是古非今。恐見此方。無黄帝倉公和鵲踰跗之目。不能採用。安可強乎。

按是書名肘后者。言其方單省。足以立辦。其卷帙亦不多。可掛之肘后。以隨行也。隋志。有扁鵲肘后方一卷。

抱朴子曰。辟蛇蝮。以乾薑附子。帶之肘后。其意並同。友人都梁伊慵甫恬亦曰。肘后者。斥佩囊之類。謂常在于肘腋下也。猶斥劍云腰間物。玉臺新詠集。魏繁欽詩。何以致叩叩。香囊繫肘後。晉書周顗傳曰。今年殺諸賊奴。取金印如斗大繫肘后。抱朴子勤求篇曰。盡其囊枕之中。肘腋之下。秘要之旨。王子年拾遺記曰。浮提國獻神通善書二人。乍老乍少。隱形則出影。聞聲則藏形。出肘間金壺四寸。蓋腋下者。肘之所抵。故云肘後。又云肘下。又云肘間。抱朴退覽篇。載崔文子肘后經一卷。李先生口訣肘后二卷。其義可以類推也。

葛氏單方　藝文略三卷　佚

陶氏弘景補闕肘后百一方　新唐志。作補肘后救卒備急方。　七錄九卷　新唐志。作六卷。書錄解題。作三卷。本朝現在書目。有葛氏肘后方三卷。陶弘景撰。又有肘后百方九卷。　佚

自序曰。太歲庚辰。隱居云。余宅身幽嶺。迄將十載。雖每植德施功。多止一時之設。可以傳方遠裔者。莫過於撰述。見葛氏肘后救卒。殊足申一隅之思。夫生人所爲大患。莫急於疾。疾而不治。猶救火而不以水也。今輦掖左右。藥師易尋。郊郭之外。已似難值。况窮村迥野。遙山絕浦。其間枉天安可勝言。方術之書。卷軸徒煩。拯濟殊寡。欲就披覽。迷惑多端。抱朴此制。貴爲深益。然尚闕漏未盡。輒更採集補闕。凡一百一首。以朱書甄別。爲肘后百一方。於雜病單治。略爲周遍矣。應璩昔爲百一詩。以箴規心行。今余撰此。蓋欲備輔我躬。且佛經云。人用四大成身。一大輒有一百一病。是故深宜自想。上自道人。下逮衆庶。莫不各加繕寫。而究括

之。余又別撰效驗方五卷。具論諸病證候。因藥變通。而並是大治。非窮居所資。若華軒鼎室。亦宜修省耳。葛序云。可以施於貧家野居。然而不止如是。今縉紳君子。若常處閑佚。乃可披檢方書。或從祿外邑。將命遐征。或宿直禁闈。晨宵隔絕。或急速戎陣。城栅嚴阻。忽遇疾倉卒。唯拱手相看。曷若探之囊笥。則可庸豎成醫。故備論證候。使曉然不滯。一披條領。無使過差也。尋葛氏舊方。至今已二百許年。播於海內。因而濟者。其效實多。余今重以該要。庶亦傳之千祀。豈止於空衛我躬乎。舊方都有八十六首。檢其四蛇兩犬。不假殊題。喉舌之間。亦非異處。入塚御氣。不足專名。雜治一條。猶是諸病部類。強致殊分。復成失例。今乃配合為七十九首。於本文究具都無忖減。復添二十二首。或因葛一事。增構成篇。或補葛所遺。準大更撰。具如後錄。詳悉自究。先次比諸病。又不從類。遂具復勞在傷寒前。霍亂置耳目後。陰易之事。乃出雜治中。兼題與篇名。不盡相符。卒急之時。難於尋檢。今亦考其銓次。庶歷然易曉。其解散腳弱。虛勞渴痢。發背嘔血。多是貴勝之疾。其傷寒中風。診候最難分。則皆應取之於脈。豈凡庸能究。今所載諸方。皆灼然可用。但依法施治。無使違逆。其癰疽金瘡。形變甚眾。自非其方。未易根盡。其婦女之病。小兒之病。並難治之。方法不少。亦載其綱要云。凡此諸方。皆是撮其樞要。或名醫垂記。或累世傳良。或博聞有驗。或自用得力。故復各題秘要之說。以避文繁。又用藥有舊法。亦不復假事事詮詔。今通立定格。共爲成準。凡服藥不言先食者。皆在食前。應食後者。有各言之。凡服湯云三服再服。有要視病源准候。或疎或數。足令勢力相及。毒利藥皆須空服。補瀉其間。自可進粥。丸散日三者。當取旦中暮進之。四五服。則一日之中量時而分均也。凡下丸散。不云酒水飲者。本方如此。而別說用酒水飲。則是可通用三物服也。凡云分等。卽皆是丸散。隨病輕重。所須多少。無定銖兩。三種五種。皆分均之分兩。凡云丸散之若干分兩。是品諸藥。宜多宜少之分兩。非必止於若干分兩。假令日三服方寸匕。須差。止是三五兩藥耳。凡云末之。是擣篩如法。㕮咀者。皆細切之。凡云湯煎取三升。分三服。皆絞去滓而後酌量也。字。方中用鳥獸屎。作矢字。尿作溺字。牡鼠亦作雄字。乾作干字。凡云錢匕者。以大錢上全抄之。若半錢。則是一錢抄取一邊爾。並用五銖錢也。方寸匕者。卽用方一寸抄之可也。刀圭。準如兩大豆。炮熬炙洗治諸藥。凡用半夏。皆湯洗五六度去滑。附子烏頭炮。去皮。有生用者。隨方言之。礬石。熬令汁盡。椒。皆出汗。麥門冬。皆去心。丸散用膠。皆炙。巴豆。皆去心皮。熬。有生用者。隨而言之。杏人。去皮尖。熬。生用者言之。葶藶。皆熬。皂莢。去皮子。藜蘆。枳殼。甘草。皆炙。大棗。支子。擘破。巴豆。桃杏人之類。皆別研搗如膏。乃和之。諸角皆屑之。麻黃皆去節。凡湯中用芒硝。阿膠。粘糖。皆絞去滓。內湯中更微煮令消。紅雪。朴硝等。皆狀此而入藥也。用麻黃。即去節。先煮三五沸。掠去沫。後乃入餘藥。凡以上諸法。皆已具載。在余所撰本草上卷中。今之人有此肘后百一者。未必得見本草。是以復疏方中所用者載之。此事若非留心藥術。不可盡知。則安得使之不僻繆也。案病雖千種。大略只有三條而已。一則府藏經絡。因邪生疾。二則四支九竅。內外交媾。三則假爲他物橫來傷害。此三條者。今各以類而分別之。貴圖倉卒之時。披尋簡易故也。今以內疾爲上卷。外發爲中卷。他犯爲下卷。具列之云。上卷三十五首。治內病。中卷二十五首。治外發病。下卷三十□首。治爲物所苦病。

陳振孫曰。肘后百一方三卷。晉葛洪撰。梁陶隱居增補。本名肘後救卒方。率多易得之藥。凡八十六首。陶併七首。加二十二首。共爲一百一首。取佛書人有四大。一大輒有一百一病之義名之。

楊氏用道附廣肘后方　八卷　存

自序略曰。方之行於世者多矣。大編廣集。奇藥羣品。自名醫貴胄。或不能以兼通而卒具。況可以施於民庶哉。於是行省乃得乾統間所刊肘後方善本。即葛洪所謂皆單行徑易。約而已驗。籬陌之間。顧眄皆藥。家有此方。可不用醫者也。其書經陶隱居增修。而益完矣。既又得唐慎微證類本草。其所附方。皆洽見精取。切於救治。而卷帙尤爲繁重。且方隨藥著。檢用卒難。乃復摘錄其方。分以類例。而附於肘後隨證之下。目之曰附廣肘後方。下監俾更加讐次。且爲之序。而刊行之。方雖簡要。而該病則衆。藥多易求。而論效則遠。將使家自能醫。人無夭橫。以溥躋斯民於仁壽之域。以上廣國家博施愛物之德。其爲利豈小補哉。皇統四年。十月戊子。儒林郎。汴京國子監博士楊用道謹序。

四庫全書提要曰。肘後備急方八卷。晉葛洪撰。洪字稚川。句容人。元帝爲丞相時。辟爲掾。以平賊功。賜爵關內侯。遷散騎常侍。自乞出爲句漏令。後終於羅浮山。年八十一。事蹟具晉書本傳。是書初名肘後卒救方。梁陶宏景補其闕漏。得一百一首。爲肘后百一方。金楊用道又取唐慎微證類本草諸方。附於肘后隨證之下。爲附廣肘后方。元世祖至元間。有鄔某者。得其本於平鄉郭氏。始刻而傳之。段成己爲之序。稱葛陶二君。共成此編。而不及楊用道。此本爲明嘉靖中。襄陽知府呂容所刊。始並列葛陶楊三序於卷首。書中凡楊氏所增。皆別題附方二字。列之於後。而葛陶二家之方。則不加分析。狀無可辨別。案隋書經籍志。葛洪肘後方六卷。梁二卷。亡。陶宏景補闕肘后百一方。九卷。亡。宋史藝文志止有葛書而無陶書。在隋已亡。不應元時復出。又陶書原目九卷。而此本合楊用道所附。衹有八卷。篇帙多寡。亦不相合。疑此書本無百一方在內。特後人取宏景原序冠之耳。書凡分五十一類。有方無論。不用難得之藥。簡要易明。雖頗經後來增損。而大旨精切。猶未盡失其本意焉。

范氏汪陽東方 案千金方太醫習業。有云范東陽張苗靳邵等。諸部經方。然則陽東。當作東陽。 隋志一百五卷錄一卷

梁一百七十六卷亡 佚

晉書曰。范汪字玄平。性仁愛。善醫術。常以拯恤爲事。凡有疾病。不限貴賤。皆爲治之。十能愈其八九。撰方五百餘卷。又一百七卷。後人許用。多獲其效。太平御覽

舊唐志曰。雜藥方一百七十卷。范汪方。尹穆撰。

陳氏延之小品方 隋志十二卷 佚

廩丘公論 隋志一卷 佚

殷氏仲堪荊州要方 七錄一卷 佚

晉書曰。殷仲堪。陳郡人。能清言。善屬文。名士咸愛之。謝玄以爲長史。厚遇之。仲堪父病積年。衣不解帶。躬本醫術。究其精妙。執書揮淚。遂眇一目。太平御覽

于氏法開議論備豫方 隋志一卷 佚

紹興府志曰。于法開好仙釋。後避支遁君剡。更學醫。醫術明解。嘗旅行。暮投主人。其家妻臨產。而兒積日不墮。法開曰。此易治耳。殺一肥羊食十餘臠。而鍼之。須臾兒下。羊膋裹兒出。

宋武帝雜戎狄方　七錄一卷　佚

羊氏欣中散雜湯丸散酒方　隋志一卷　佚

宋書本傳曰。羊欣字敬元。泰山南城人也。曾祖忱。晉徐州刺史。祖權。黃門郎。父不疑。爲桂陽太守。欣少靖默。無競於人。美言笑。善容止。汎覽經籍。尤長隸書。不疑初爲烏程令。欣時年十二。時王獻之爲吳興太守。甚知愛之。獻之嘗夏月入縣。欣著新絹裙。晝寢。獻之書裙數幅而去。欣本工書。因此彌善。起家輔國參軍。府解還家。隆安中。朝廷漸亂。欣優遊私門。不復進仕。會稽王世子元顯每使欣書。常辭不奉命。元顯怒。乃以爲其後軍府舍人。此職本用寒人。欣意貌恬然。不以高卑見色。論者稱焉。欣嘗詣領軍將軍謝混。混拂席改服。然後見之。時混族子靈運在坐。退告族兄瞻曰。望蔡見羊欣。遂易衣改席。欣由此益知名。桓玄輔政。領平西將軍。以欣爲平西參軍。仍轉主簿。參預機要。欣欲自疏。時漏密事。玄覺其此意。愈重之。以爲楚臺殿中郎。謂曰。尚書政事之本。殿中禮樂所出。卿昔處股肱。方此爲輕也。欣拜職少日。稱病自免。屛居里巷。十餘年不出。義熙中。弟徽被遇於高祖。高祖謂諮議參軍鄭鮮之曰。羊徽一時美器。世論尤在兄後。恨不識之。卽板欣補右將軍劉藩司馬。轉長史。中軍將軍道憐諮議參軍。出爲新安太守。在郡四年。簡惠著稱。除臨川王義慶輔國長史。廬陵王義眞車騎諮議參軍。並不就。太祖重之。以爲新安太守。前後凡十三年。游玩山水。甚得適性。轉在義興。非其好也。頃之又稱病篤自免。歸除中散大夫。素好黃老。常手自書章。有病不服藥。飲符水而已。兼善醫術。撰藥方十卷。欣以不堪拜伏。辭不朝覲。高祖太祖並恨不識之。自非尋省近親。不妄行詣。行必由城外。未嘗入六關。元嘉九年卒。時年七十三。

羊中散藥方　七錄二十卷宋書欣傳。作十卷。　佚

謝南郡療消渴病方　隋志一卷　佚

宋建平王典術　七錄百二十卷　佚

宋書曰。建平宣簡王宏字休度。文帝第七子也。早喪母。元嘉二十一年。年十一。封建平王。食邑二千戶。少而閑素。篤好文籍。太祖寵愛殊常。爲立第於雞籠山。盡山水之美。建平國職。高他國一階。二十四年。爲中護軍。領石頭戍事。出爲征虜將軍。江州刺史。二十八年。徵爲中書令。領驍騎將軍。元凶殺立。以宏爲左將軍丹陽尹。又以爲散騎常侍。鎭軍將軍。

江州刺史。世祖入討邵。錄宏殿內。世祖先嘗以口手板與宏。宏遣左右親信周法道。齎手板詣世祖。事平。以爲尚書左僕射。使奉迎太后。還加冠軍將軍。中書監。僕射如故。臧質爲逆。宏以仗士五十人入六門。爲人謙儉周愼。禮賢接士。明曉政事。上甚信杖之。轉尚書令。加散騎常侍。將軍如故。給鼓吹一部。尋進號衞將軍。中書監尚書令如故。宏少而多病。大明二年。疾動。求解尚書令。以本號開府儀同三司。加散騎常侍。中書監如故。未拜。其年薨。時年二十五。追贈侍中司徒。中書監如故。給班劍二十人。

徐氏叔嚮雜療方舊唐志。作徐叔和撰。　隋志二十二卷　佚

雜病方舊唐志。作體療雜病方。徐叔和撰。　七錄六卷　佚

療脚弱雜方　七錄八卷　佚

徐氏悅體療雜病疾源　七錄三卷　佚

徐氏文伯藥方　七錄二卷本朝現在書目。作一卷。　佚

徐大山試驗方　隋志二卷　佚

巾箱方　隋志三卷　佚

墮年方本朝現在書目。作隨手方。　隋志二卷　佚

徐氏嗣伯落年方　隋志三卷　佚

藥方　隋志五卷　佚

雜病論　舊唐志一卷　佚

徐氏（裴）要方　七錄一卷　佚

隋志曰，無錫令徐裴撰。

徐氏（方伯）辨脚弱方　七錄一卷　佚

徐氏（辨卿）藥方　隋志二十一卷　佚

徐氏（闕名）雜方　隋志一卷　佚

效驗方　隋志三卷　佚

秦氏（承祖）藥方　隋志四十卷見三卷（舊唐志。作十七卷。）　佚

胡氏（洽）百病方（新唐志。作治百病要方。）　隋志二卷（唐志。作三卷。本朝現在書目同。）　佚

劉敬叔曰，胡道洽者，自云廣陵人。好音樂醫術之事。體有臊氣。恆以名香自防。唯忌猛犬。自審死日。誡弟子曰，氣絕便殯。勿令狗兒見我尸也。死於山陽。殯畢。覺棺空。即開看。不見尸體。時人咸謂狐也。（異苑）

張杲曰。胡洽道士。不知何許人。性尚虛靜。心棲至道。以拯救爲事。醫術知名。（醫說）

釋氏（僧深）藥方（舊唐志。作集方。）　七錄三十卷　佚

孫思邈曰。宋齊之間。有釋門深師師道人。述法存等諸家舊方。爲三十

卷。其脚弱一方，近百餘首。千金方

又曰，深師述支法存所用，永平山敷師連范祖耀黄素等。諸脚弱方。凡八十餘條。皆是精要。同上

摩訶胡口口出胡國方　七錄十卷　佚